真柳誠 著

郭秀梅 譯

黄帝醫籍研究

人民衛生出版社

KOUTEIISEKIKENKYU by Makoto Mayanagi

Copyright © Makoto Mayanagi,2014

All rights reserved.

Original Japanese edition published by KYUKO-SHOIN,Co.,Ltd.

Traditional Chinese translation copyright © 2020 by People's Medical Publishing House Co.,Ltd

This Traditional Chinese edition published by arrangement with KYUKO-SHOIN,Co., Ltd.,Tokyo,through HonnoKizuna,Inc.,Tokyo,and Shinwon Agency Co. Beijing Representative Office,Beijing

圖書在版編目(CIP)數據

黃帝醫籍研究／(日)真柳誠著；郭秀梅譯. —北京：人民衛生出版社，2020

ISBN 978-7-117-29234-4

Ⅰ.①黄… Ⅱ.①真… ②郭… Ⅲ.①中醫典籍–研究 Ⅳ.①R2-5

中國版本圖書館 CIP 數據核字(2019)第 252918 號

人衛智網	**www.ipmph.com**	醫學教育、學術、考試、健康，購書智慧智能綜合服務平臺
人衛官網	**www.pmph.com**	人衛官方資訊發佈平臺

黃帝醫籍研究

著　　者：真柳誠

譯　　者：郭秀梅

出版發行：人民衛生出版社（中繼綫 010-59780011）

地　　址：北京市朝陽區潘家園南裏 19 號

郵　　編：100021

E - mail：pmph @ pmph.com

購書熱綫：010-59787592　010-59787584　010-65264830

印　　刷：三河市潮河印业有限公司

經　　銷：新華書店

開　　本：850×1168　1/32　印張：17.5

字　　數：470 千字

版　　次：2020 年 3 月第 1 版　2020 年 3 月第 1 版第 1 次印刷

標準書號：ISBN 978-7-117-29234-4

定　　價：85.00 元

著者簡介

　　真柳誠　一九五〇年生於北海道札幌市,一九七七年東京理科大學藥學部畢業,一九八〇年日本針灸理療專門學校畢業,一九八一年至一九八三年北京中醫學院(現北京中醫藥大學)進修。昭和大學博士(醫學,1992),京都大學博士(文學,2015)。一九八三年至一九九六年北里研究所東醫研醫史學研究部研究員等。一九九六年至二〇一六年茨城大學人文學部、同大學院人文科學研究科教授(中國科學史),現名譽教授。現任日本醫史學會常任理事、東亞醫學協會理事。

　　主要著作:《和刻漢籍醫書集成》,共編著16輯70部書,東京,エンタプライズ(1988—1992)。《小品方、黄帝内經明堂古鈔本殘卷》,共編,東京,北里研究所東醫研(1992)。《中國本草圖録》,翻譯、監修、解説11冊,東京,中央公論社(1992—1993)。《龍谷大學大宮圖書館和漢古典籍貴重書解題——自然科學之部》,單著,京都,龍谷大學(1997)。《〔善本翻刻〕傷寒論、金匱要略》,共編著,東京,日本東洋醫學會(2009)。《跨境的傳統,飛翔的文化——漢字文化圈之醫史》,編著,福建科學技術出版社(2014)。

譯者簡介

郭秀梅　中國吉林省長春市生,一九八三年畢業於長春中醫學院(現長春中醫藥大學),一九九〇年獲得醫學碩士學位。一九九二年留學日本,先後任日本富山醫科藥科大學和漢診療部、日本醫科大學東洋醫學科、順天堂大學醫史學研究室、北里研究所東洋醫學總合研究所醫史學研究部客員研究員。順天堂大學醫學博士(2001),上海中醫藥大學博士後(2004)。點校出版醫籍十九部,譯著三部。

目　　録

序説　黃帝醫籍

縱然冥思苦想　仍有難以明晰之事
倘若思之不止　將豁然冰釋若鬼神
但非鬼神使然　實則精氣極致之藝

思之思之　又重思之
思之而不通　鬼神將通之
非鬼神之力也　精氣之極也

《管子·内業》第四十九篇

　　"黃帝醫籍"一語,筆者所造,恐此前尚無相同用例,故即刻聯想此造語之意趣及範疇,抑或頗難。然而,若但云"黃帝内經",或"*Huangdi Neijing*",或"*Yellow Emperor's Inner Canon*",大凡漢字圈傳統醫學相關者,以及世界中國學研究者,想必皆曾有所見聞,其基奠之作《素問》《靈樞》,夙已周知。非僅對此二書,而拙著中所涉黃帝醫籍,後世所撰註釋、研究、入門書籍繼出,古典名著及近代著述夥多,堪稱汗牛充棟,流傳閭巷。

　　東漢一世紀《漢書·藝文志·方技略》載錄醫書目録,其内容基於西漢公元前一世紀,侍醫李柱國整理宫廷庋藏醫學相關書籍所編目録[1]。然而,其中所著錄醫書,無一見載於後代正史之中,或至遲梁《七錄》編纂(523)之前,皆已亡佚。但唯一著錄於《方技略》醫經部卷首(圖0-1)之"黃帝内經十八卷",其後分爲二帙,即《素問》九卷與《針經》九卷(現行《靈樞》祖本)傳承於世,而依其卷數等加以敷衍推述,則肇始《甲乙經·序》。

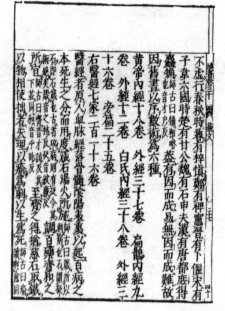

圖 0-1 《漢書·藝文志》(《和刻本正史》,東京,汲古書院,1972)

　　然而,僅就卷數而言,因缺乏同一性,故無須推論是否與同時所著録"《(黃帝)外經》三十七卷"及"《扁鵲内經》九卷、《外經》十二卷,《白氏内經》三十八卷、《外經》三十六卷、《旁篇》二十五卷"具有關聯性,而且似可忽略與其前成書之《史記·扁鵲倉公列傳》具有承繼關係。依據廖氏[2]論述,《甲乙經·序》推論所存問題頗多,筆者亦認爲當時文獻傳播絶非如此單純。關於《漢書·藝文志·方技略》所著録其他書籍,其内容及後世傳承狀況皆未詳,期待今後新出土資料或可提供有力綫索。

　　現行《素問》《靈樞》内容,多以中國傳説人物三皇五帝之一"黃帝"與下臣問答形式記述。緣此,衍生出上述推論,聯想此二書與《漢書·藝文志》"黃帝内經"相關,故於書名前冠以"黃帝"或"黃帝内經",至今已延續千數百餘年。現今,非但中國,以致世界各國皆視《素問》+《靈樞》=《黃帝内經》,猶如定説而人云亦云。

　　繼而，二書編成之後，直至初唐，相關醫書不斷編纂問世。效仿問答形式，並屬於《漢書·藝文志》醫經內容，或者與二書類似，或者內容有所發揮等著述，已見有《難經》《明堂》《甲乙經》及《太素》。諸書亦皆附加"黃帝""經"，或冠以"黃帝內經"，如此現象逐漸擴展。鑒於醫書傳承歷史，筆者將以上諸書總稱爲"黃帝醫籍"，實因各書之間，不僅內容，而且成書及傳承、普及經緯等方面皆相互關聯，故必須總括考察，方可探究來龍去脈。

　　關於各書歷史演進，僅觀近代，諸多先賢刻苦研究及精湛論述，層出疊見，不遑枚舉。盡管如此，仍有部分內容有待考證，諸多問題尚未解決。時至今日，若排除"黃帝內經"傳說色彩，則難以簡明敍述其歷史原委，實爲學界之憾事。然而，時過境遷，當今研究環境巨變，凝聚前賢智慧之古籍善本，以及出土文物不斷公諸於世，影印、攝製等技術極其便利。世界各地圖書館逐漸網絡公開古籍，而且調查原本亦非若昔日之難。史書、工具書及古醫籍，已製成大量電子文本，字字句句得以瞬時檢索等等，可謂令人驚讚之新時代。

　　今日，承襲先賢研究成果，挑戰遺留問題，開拓研究視野，尋繹未曾聞見之史實，抑或使史實與史實錯節交織之歷史現象重現光明，並非不可能。或許經過驗證傳說，可爲以往紛紜議論劃上句號。基於如此預測及希望，余始拙筆著述。關於各書內容，雖有超越舊說之見解，然仍存商榷餘地，希冀所陳管見可成江湖諸賢引玉之磚。

　　然而各書歷史性問題繁複，尚難一概而論。譬如，版本系統方面，《素問》問題；傳承史方面，唐代以前《九卷》《針經》及宋代以後《靈樞》問題；原始狀態混沌之《難經》問題；成書年代及現行本來歷之《甲乙經》問題；成書與傳承史皆不明之《明堂》《太素》問題等，各書重點問題不同，必須針對各書每一具體問題詳細論述，即便時有省略個別考察內容，但爲把握問題論旨，各章引用文獻，單設概要、成書、傳承、現行本等章節或細目。考察涉及範圍較廣之處，別撰小結或結語、總括，附於細目、節、章之後。書末附錄拙著援引或出典明確之"所出文獻關聯年表",便於同仁參照。

漢字除特殊示例外,皆使用繁體字。古籍等引文所附記如"9-7b-7"等,爲原本或影印本所出卷、葉等標號,依次表示爲:卷九第七葉左面(右面 a)第七行。卷子本《醫心方》,以安政影刻版爲準,表示卷次、葉碼、右面、左面及行數。楊上善《太素》及《明堂》依照影印本,表示卷次、頁碼、行數。〔　〕内引用文,爲雙行小字註釋内容。□爲脱文空格,■爲未刻墨釘,以上爲拙著所使用表記。(　)内大凡爲筆者補充文字。

但各章首見故人姓名,確知生没年者,附記其名後。或有部分疏漏,仍望海涵。

第一章 《素問》

無限之宇宙亦始自虛空，故當心存無欲與清靜。

無限之生命力蓬勃煥發，則精氣與神氣充溢周身，是以病當無從而生。

此乃聖人養生之道。

> 恬惔虛無　真氣從之
> 精神內守　病安從來
>
> 《素問·上古天真論篇第一》

第一節 序 論

一、概要

《素問》多托名傳說中人物黃帝與下臣岐伯、雷公、鬼臾區等以問答形式編述而成。採用問答形式之古代文獻，中國、印度、希臘等國並非罕見。該書各篇內容雖有異同，但主要以陰陽五行及三才學說為基本邏輯，並應用臟腑、經脈等概念，囊括生理、病理、病因、診斷、藥理、治療、養生等全部基礎醫學。又分別論述孔穴與灸、針石、九針、藥物等各種治療方法。第六十六至第七十一、第七十四篇闡發運氣理論，記敘每年、每季節氣候變化，及受其影響而罹患疾病傾向，並收載相應治療方法。

該書係中國傳統醫學重要經典之一，對後世影響深不可測。尤其經北宋時期校定、刊行之後，眾多醫家將書中所載醫論應用於實踐,並有所發揮,乃至成爲中國以及周邊諸國傳統醫學之根基,注釋及研究書籍夥多。但日本江戶時代,該書及黃帝醫籍等,曾遭古方派排斥,並對諸書來歷表示懷疑,故後世僅作爲針灸醫學古典給予重視,漢方醫家多等閑視之。盡管如此,綜觀中國醫學形成與發展,以及日本等周邊國家醫學歷史,確知對於該書之研究仍不可或缺。

二、成書

《素問》書名,始見《傷寒論》張仲景序[3]所云"《素問》《九卷》《八十一難》"。一般認爲,《傷寒論》成書於公元三世紀初或前期。三世紀前中期王叔和《脈經》卷三亦記述經文出典,云"右《素問》《針經》、張仲景"等。然而,《傷寒論》仲景序編成及年代存在諸多疑問,《素問》成書年代自古亦諸說紛紜。但據前賢考證,一致認爲,該書完成經歷漫長而複雜,即先秦時代以來,不斷蓄積醫學知識與文獻[4,5],歷代傳承,匯集編纂成書。其集大成時期,或可推定爲西漢,或公元前一世紀。猶如《漢書‧藝文志》所載"《黃帝內經》《外經》,《扁鵲內經》《外經》,《白氏內經》《外經》,《旁篇》"等,對歷史傳存繁多的基礎文獻進行取捨選錄,並加以整理,至東漢一世紀前半,《素問》之書名及原始內容大體形成。進而,至二世紀前後,《九卷》(後稱《針經》,又稱《靈樞》)之書名及原始內容編纂成文[2,4,6,7]。歷經幾多變遷而傳承至今。詳述於後。

當然,《素問》與《靈樞》皆非一人一代之作,現行傳本內容及語言表現形式,或可上溯至秦代、漢代,或推定爲漢以降,混然並存[4]。甚至同一篇中,並載不同發展階段論述內容。由於反復校訂重刊,文字句式亦發生複雜變化,因而理解研究皆當熟思詳考。

三、唐代以前之傳承

原始《素問》現已無傳,其原貌不得而知。爾後,南北朝齊梁間,即五〇〇年前後,全元起對《素問》加以訓解,並調整篇目順序[8~10]，編纂全元起本《黃帝素問》八卷[11]。此時首次冠以"黃帝"書名，或與時代背景相關，受黃老思想影響，托其名而渲染權威性，但尚未冠以"內經"二字。北宋之後，該《黃帝素問》既已散佚，爲恢復原貌，自多紀元簡《素問識》(1806)附錄"全元起本卷目"以來，直至現今，相關研究未曾間斷[9,10]。

據丸山氏考證[12]，唐代永徽二年(651)醫疾令規定《素問》爲針生必習書、考試書之一。開元七年(719)、二十五年(737)醫疾令承襲前代規定。唐令當時曾傳入日本及新羅，日本大寶令(701)及養老令(757)等，大致設立與唐同樣規定。《日本國見在書目錄》(891—897)"醫方家"頭條著錄該書"《黃帝素問》十六，全元起注"[11]，各國醫疾令所規定之書，極可能即指全元起本。若果真規定爲教育、考試教材，則永徽令時期承擔醫學教育之國子監，及負責選拔醫官之太醫署，亦當參與校書。或於庋藏《黃帝素問》之秘書省[13]等，實施所謂"校定"工作。又，各醫疾令規定醫生必習書、考試書之一《甲乙經》，其現傳本中仍遺存唐代注釋內容。於第四章第三節敍述。據復原本唐醫疾令第十一條云"私有精達此三部(《素問》《黃帝針經》《甲乙》)者，皆送尚書省，於流內比校"[12]，可推知校定曾由尚書省統括掌管。

其後，唐代王冰亦參照全元起本，爲各篇"次"加"注"，編纂而成"次注本"[寶應元年(762)序]，書名與全元起本同稱"黃帝素問"。王冰注亦以訓解爲主，大量引用同書他篇經文及歷代典籍，字義考證頗多。據篠原氏等調查[14]，王注所引醫藥文獻中，以《靈樞經》次數爲最多，同一內容，或時稱引自《針經》。關於王冰稱《針經》謂《靈樞》問題，於第二章討論。其他亦援引《甲乙經》《難經》《(黃帝內經)中誥(流注孔穴圖經)》及《正理傷寒論》、"古本草經"、《神農》等。《腹中論》篇所引"古本草經"，未區分《神農本草經》與《名醫別錄》內容，混同載錄。又，唐政府敕撰《新修本草》(659)，因避高宗(李治)諱，理當改字或刪之"治"字尚存，故或仍屬陶弘景《本草經集注》(約500)系統。

王冰序云,全元起時期已殘缺之卷七,得先師秘本而增補,對全篇順序,分合改編,成二十四卷八十一篇,補訂原文誤字、脱文,並加注釋,所補文字皆以朱書[15]。王冰增入舊本卷七内容,載於現行《素問》卷第十九至第二十二,即以下七篇。

《天元紀大論篇第六十六》《五運行大論篇第六十七》《六微旨大論篇第六十八》《氣交變大論篇第六十九》《五常政大論篇第七十》《六元正紀大論篇第七十一》《至真要大論篇第七十四》。

此七篇以五運(木運、火運、土運、金運、水運)與六氣(厥陰風木、少陰君火、少陽相火、太陰濕土、陽明燥金、太陽寒水)爲框架,貫通運氣邏輯,故日本稱其爲"運氣七篇"。又因篇名皆云"大論",中國稱爲"七篇大論"。北宋《新校正注》3-7a-6 認爲,《六節藏象論篇第九》前半内容亦屬王冰所補,故其後亦視爲運氣篇之一。

運氣篇與其他諸篇邏輯、内容皆有顯著差異,無疑與原始《素問》來歷有別。鬼臾區與黃帝問答内容僅見於該篇,其完成年代諸説不一,甚至有早於西漢之説。然而,全元起本佚文以及《甲乙經》《太素》中,未見與運氣篇相似記載,故大多論證成文年代範圍,即王冰以前,大致推斷爲東漢至隋唐之間[16,17]。

此外,運氣篇徹底貫穿五行學説,而匯集五行相關條文之隋《五行大義》(581)中未曾引用。又,運氣篇以外各篇王冰注中,亦全然未見引用運氣篇經文,引用文獻趨向亦與運氣篇注文迥異。況且運氣篇影響始自北宋時代,而唐代以前醫學領域毫無蹤跡可尋。基於此,范氏發表見地[18],其後山田氏更有發揮,並述新見解[19],認爲五代至北宋初期,首先編撰運氣篇經文,繼而假託王冰之名,編纂注釋内容,改編王冰序,後至北宋初期,編入次注本中。確實,《至真要大論》等運氣篇中關於五味説,多取自《藏氣法時論》等篇,或本草書所論,並顯現掩飾出典意圖。故筆者認爲,范氏、山田氏論説具有較強説服性。

而且次注本原書亦無傳,《素問》木版刷印普及始於北宋,與此同時,前代全元起本及次注本等寫本,或隨之散佚。

四、版本系統

現存《素問》既知有金、元、明以降各種版本,其祖本皆溯源於北宋版。正如學界所周知,明代顧從德仿宋本堪稱善本,然而顧從德本是否完全保留北宋版原貌,仍存疑義。而且現存別本中,散見較顧本更加妥當字句。諸如此類問題,若給予重視,徹底考證,則各本系統原委將隨之而明瞭。但以往金元版等貴重資料,難以寓目,殆無研究。現今其影印本均已面世,大可裨益探究版本系統。《四庫全書》等電子文本普及,得以廣泛檢索相關記載,未曾稽考之史實或可躍然紙上。

北宋以降之中國版或日本、朝鮮版《素問》,均附錄新校正注。唐代以前之全元起注本與王冰次注本,以及後文所述北宋一〇二七年、一〇三五年校刊本等所直系派生之版本、寫本,皆蕩然無存。故現存《素問》,本質上僅屬由王冰改編、次注,後經北宋校正醫書局校定、補注(新校正),即熙寧二年(1069)本以降系統,絕非一世紀前半成書之《素問》原貌。但若云唐代以前《素問》佚文[20],則《五行大義》(581)、《諸病源候論》(610)、《藝文類聚》(624)、《史記正義》(736)、《外臺秘要方》(752)、《太平御覽》(983)、《醫心方》(984)等,以及敦煌文書中,仍遺存殘編斷簡。又,本書第四章《甲乙經》(4世紀後期)與第五、第六章楊上善《太素》《明堂》(675)中多載錄《素問》佚文。一般認爲一〇六九年新校正原本亦已亡佚,後世沿用新校正本系統仍廣泛流傳。

據筆者調查研究,新校正系統古版本大致可區分爲以下四種系統,並且證明,以往僅籠統稱爲"新校正本",實際上存在各種不同古版本。爲便於理解論述內容,首先展示四種古版本原篇系統圖(圖1-1)。該系統圖包括經文、注文系統,但排除音釋及亡篇(遺篇)。各本分爲甲系統、乙系統、丙系統、丁系統,並以背景顏色區別。圍框文字,表示現存本。

1. 甲系統 ①覆刻北宋熙寧二年新校正本,並於卷末附加音

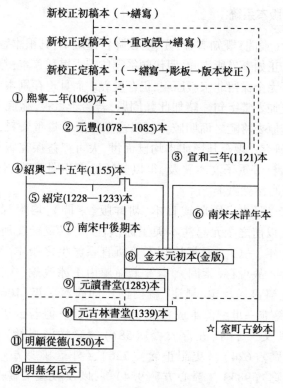

新校正初稿本（→繕寫）

新校正改稿本（→重改誤→繕寫）

新校正定稿本　（→繕寫→影板→版本校正）

① 熙寧二年(1069)本

② 元豐(1078—1085)本

③ 宣和三年(1121)本

④ 紹興二十五年(1155)本

⑤ 紹定(1228—1233)本

⑥ 南宋未詳年本

⑦ 南宋中後期本

⑧ 金末元初本(金版)

⑨ 元讀書堂(1283)本

⑩ 元古林書堂(1339)本

☆ 室町古鈔本

⑪ 明顧從德(1550)本

⑫ 明無名氏本

圖 1-1　古版本《素問》原篇系統圖

釋之④南宋紹興二十五年本;再版紹興本之⑤南宋紹定本;影刻紹興本之⑪明顧從德本;覆刻顧從德本之⑫明無名氏本。

　　2. 乙系統　再校定新校正改稿本及熙寧本,並於注文下附加音釋之②北宋元豐本;翻刻元豐本之⑦南宋中後期本;覆刻南宋中後期本,附錄亡篇之⑨元讀書堂本;翻刻南宋中後期本及亡篇,並刪改部分文字之⑩元古林書堂本。

　　3. 丙系統　併用熙寧本、元豐本中新校正初稿本及定稿本,注文下附加音釋之③北宋宣和三年本;翻刻宣和本之⑥南宋未詳年本,以⑥爲底本之日本室町時代古鈔本。

　　4. 丁系統　併用元豐本、宣和本與紹興本系,並於卷末附加音釋,補録亡篇之⑧金末元初刊金版。

①~⑦均已亡佚,現僅存以⑥爲底本之室町古鈔本,及⑧以降版本。筆者將現存各本相關文字,與歷代著録、史料等加以比較研究,逐一闡明各系統原委。以下依年代順序論述①~⑫各本,其中包括已亡佚之北宋、南宋版本。因而,論述要點或不拘年代順序,以期詳盡説明。

第二節　北　宋　版

據《宋會要輯稿》[21]與南宋《玉海》[22]記載,以及先賢研究[23~25],可了解其刊行狀況。即北宋政府,於天聖四年(1026)、景祐二年(1035)、嘉祐二年至熙寧二年間(1057—1069)、政和八年(1118),總共實施四次校定,曾分別刊行天聖、熙寧、政和校定本。天聖七年(1029)醫疾令,指定《素問》爲針學必習第一書,此時期雖尚未實行考試[12],但必然以天聖校刊本爲教材。又,除政府校刊本之外,元豐年間(1078—1085)家刻本似已出現。亦知北宋時期反復校刊醫藥書籍,而《素問》之外,僅有本草一書。正可説明,《素問》自古受到極其重視,然而達到完善校刊亦實屬不易。北宋諸原本已無存,現可披閲者,僅有自熙寧二年(1069)校刊本派生而來之後世版本。

一、①熙寧二年(1069)新校正本——熙寧本

(一) 校刊經緯

該本校定規模頗大,所需時間較長,政府編修院内設置校正醫書局,由儒臣高保衡、孫奇、林億等主持,之後孫兆亦參與其中。據郭氏[26]考證,高保衡、林億,分別爲高若訥(997—1055)之次男及女婿。高若訥官至樞密使,著有《傷寒類要》四卷、《素問誤文闕義》一卷。《傷寒類要》佚文見載於《證類本草》,引用四十三處[27]。孫奇、孫兆兄弟,爲太醫令孫用和之子,弟孫兆入高若訥門下[26],父用和善用仲景法治傷寒[28]。

據劉氏推定[29]，當時所用校定底本，或屬次注本系一〇二七年校刊本之一〇三五年校正本。具體方法，即援用《甲乙經》，以及當時殘存之全元起本，或《太素》等諸書，精密校勘，詳加考證，補注遺缺。此項工作，始於嘉祐二年（1057）校正醫書局設置之後，首先似由林億、孫奇、高保衡等校定、補注，次由孫兆校正文字並加注釋。又據松木氏推考[25]，"臣億等按（詳）"用語，明代顧從德仿宋本中僅見四處，皆屬與《甲乙經》或全元起注本覈對部分。其他皆云"新校正云"，其龐大注釋內容，似主要由孫兆執筆完成。別有"今詳""今按"等注釋用語[30]，或係孫兆補充內容（後述於元豐本）。校定經過，正如林億等序云"臣等承乏典校，伏念旬歲"，即耗費十餘年歲月，於熙寧二年（1069）[31]校刊始告完成，故稱該系統爲新校正本。該本經初稿本、改稿本、定稿本，反復校正而成，即使彫版後，亦曾對書版加以訂正、刪補（後述於宣和本）。關於熙寧校刊本內容、版式等[32]，後述於南宋紹興本。而明代顧從德仿宋本，基本忠實承襲熙寧本，但書名與總目，以及音釋存缺等皆發生變化。

（二）熙寧本舊貌

對於北宋本形貌描述，見清敕撰《天祿琳琅書目後編》（1798）。其中宋版子部，著錄顧嗣立、陳選、王時敏各自所藏三本。顧嗣立本記云："a《重廣補註黃帝內經素問》二函十一冊，b 唐王冰次註，孫兆重改誤，宋林億、孫奇、高保衡校正。c 書二十四卷八十一篇，前有林億等進表，錄寶應元年冰序、校正銜名，d 每卷末附音義。"陳本、王本記云"同上，係一版摹印（同一書版印本）"，以下並著錄南宋版二本[33]。若是，所謂一版摹印之最初三本，無疑皆判斷爲北宋本。據齊氏等[34]所述，《書目後編》所著錄書籍，由於清末、民國初局勢混亂，相當多數目自宮廷流出。或緣於此，北宋本《素問》，臺北故宮博物院等現存書中未見，著錄中無法檢索原木。然而，以上 a～d 之記述仍存疑點。

a"重廣補註黃帝內經素問" 之 "重廣補註（注）"，有必要加以討論。原因在於，南宋《直齋書錄解題》著錄"《黃帝內經素問》二十四卷。……嘉祐中，光禄卿林億、國子博士高保衡承詔校定補注"[35]，明記林億等曾加以"補注"，但書名並未冠"重廣補注"。又南宋《通志·藝文略》亦云"《補注素問》二十四卷，林億補注"[36]，僅冠"補注"二字而著録。一方，北宋校正醫書局最初工作，林億亦親自參加《開寶本草》(973)增注及新增藥物，該版乃嘉祐六年(1061)繕寫定稿本而成，賜書名"嘉祐補注神農本草"。又醫官陳承將該《嘉祐本草》與《圖經本草》合併，附元祐七年(1092)林希序，名曰"重廣補注神農本草并圖經"[37]並刊行[38]。依當時事例推論，《素問》增補新校正等注文之後，書名冠以"補注"二字，完全合乎情理。然而，熙寧本時期，冠以再次增補意義之"重廣"二字，實屬欠妥。又《經籍訪古志》曾疑似"重廣"並非北宋格式[39]。因而，若屬熙寧二年刊本，則書名當題"補註(注)黃帝内經素問"。每卷首書名，據上述《直齋書録解題》記載及宣和本推論(後述)，僅題曰"黃帝内經素問"之可能性頗大。

其次，關於 b"唐王冰次注，孫兆重改誤，宋林億、孫奇、高保衡校正"，宋版或仿宋版未曾於"林億等"冠以"宋"例。"唐王冰"之"唐"字或《書目後編》爲説明年代而附加。又，新校正本並非如王冰序所云八十一篇，實際正文爲七十九篇。因《刺法論篇第七十二》與《本病論篇第七十三》兩篇，似亡佚於王冰之前。正如新校正注所云，當時已有託名王冰之《素問亡篇》兩篇(《刺法論》《本病論》)與《昭明隱旨論》，皆不足取之僞作，故未載録[40]。若是，《書目後編》所以著録 c"書二十四卷八十一篇"，必定對第七十二篇與第七十三篇僅存篇名而正文闕如之實情毫無察覺。

d"每卷末附音義"，亦當存疑。本來高保衡、林億等序中云"增注義者二千餘條"，即新校正注中考校字義内容較多，但關於字音，僅見《長刺節論》篇中一處。醫書卷末附録音釋(字音、字義、聲調)，盛行於北宋末以降，若見於熙寧本，則爲時過早。將音釋附加注文之後，最早或見於元豐本(後述)。總之，《書目後編》著録所謂北宋版三本，肯定屬於熙寧本系統，但極可能係南宋紹興本系之誤認[41]。

綜上所述,熙寧二年新校正原題當作"補注黃帝內經素問",內題"黃帝內經素問",二十四卷七十九篇,注下及卷末皆未附音釋。關於王冰序或題曰"黃帝內經素問序",林億等序或題曰"校正黃帝內經素問序"之考察,於元豐本中敍述。

又原初本完成之時,書名似作"素問",而全元起本冠以"黃帝",而成"黃帝素問",王冰次注本亦襲用同名。然而必須銘記,熙寧本時期,或天聖、景祐校定時期,又附加"內經",遂成"黃帝內經素問"。此名之所以沿用至今,乃因《素問》成爲傳說西漢《黃帝內經》一部分之見證。或可換言曰,由於傳說而改稱"黃帝內經素問"。

二、②元豐間(1078—1085)孫氏校刊本——元豐本

(一)古林書堂本相關記録

關於該本,元古林書堂本(1339)總目冒頭牌記云:"是書乃醫家至切至要之文,惜乎舊本訛舛漏落,有誤學者。本堂今求到元豐(1078—1085)孫校正家藏善本,重加訂正,分爲一十二卷,以便檢閱。"[42]然而,古林書堂本及其復刻本系以外,其他與該本相關記録皆未見。故"元豐孫校正家藏善本",約二百五十年後轉入古林書堂,可能富有誇耀意圖,不可輕信。

他方,古林書堂本經文與注文,各本之間異同且特殊字句頗多,新校正注末尾亦屢見音釋。諸如此類特徵及特異字句,與元讀書堂本(1283 或 1343)大體相同,但與緣自熙寧二年本之顧從德本大致相異。元代兩本俗體略字非鮮,然經文、注文雙方字句相同,無矛盾之處,語法、文字多通順。可以推知,曾由具有較高學識者校正而成。元代兩本中,偶見避北宋諱之缺筆或改字,於讀書堂本後述。然則,北宋元豐年間,曾出現依據熙寧本校正字句,附加音釋之書,該書不可否定或爲元代兩本之源頭。

若如古林書堂本所云"元豐孫校正家藏善本",或許暗喻參與校刊熙寧本之孫奇、孫兆兄弟家藏本,因而獲得渲染作用。古林書堂本即使係元坊刻,如此記敍,想必亦有所根據。首先從孫氏兄弟

活動情況,考察"元豐孫校正家藏善本"之憑信性。

(二) 孫用和與孫奇、孫兆

孫奇、孫兆之父孫用和,頗有醫名,曾因治愈仁宗帝光獻后(曹皇后)疾病,而拔擢爲太醫令[28]。進士孫奇、孫兆,雖非醫官,但醫學造詣甚高,嘉祐二年(1057)新設校正醫書局,其後二人皆擔任校正官。孫用和與孫兆醫案等,多見載於《雞峰普濟方》[43]中,二人治方亦載於《證類本草》(約1098)墨蓋子下續添附方,如"藥方尚孫、孫用和方、孫兆方、孫兆口訣"等[27],並見引入現行本《肘後方》卷二、卷三中。孫兆醫案多載於南宋《醫説》卷二之後,又,明《普濟方》《名醫類案》中亦多有收錄。依據諸多引用文推察,似存有《孫兆口訣》一書。南宋《通志》"《孫兆傷寒方》二卷"[44],清《千頃堂書目》[45]及《明史・藝文志》[46]著錄孫兆《素問注釋考誤》十二卷。但此書僅著錄於清代編纂之《千頃堂書目》及《明史・藝文志》二書中,而明趙府居敬堂十二卷本《素問》,卷頭記云"孫兆改誤",故多紀元簡曾懷疑莫非此本之誤認歟[47]。

據鄭氏論述[48],孫兆與父用和皆醫名頗高,嘉祐八年二月癸未(1063年3月11日),仁宗帝發病,諸醫官束手無策。於是,三月甲辰(4月2日)兆受命與名醫單驤共同治療。單驤,熙寧八年(1075)官至太醫局提舉(局長)、大理寺丞[49]。經其治療,病情好轉,壬戌(4月20日)仁宗褒賞二人,命爲校正醫書官,授予孫兆殿中丞官職。之後,稱其爲殿中丞。宰臣於乙丑(4月23日)祝賀仁宗康復,但辛未(4月29日)夜,仁宗似因心肌梗死,或腦血管疾患,突然駕崩。遂傍系英宗帝即位,對於仁宗之死,欲問罪於孫兆、單驤,但因曹皇太后勸阻,免於死罪。同年四月甲戌(5月2日),處以二人流刑,逐於邊域編管(孫兆至安徽省池州)。

編管前後情狀,見載於《外臺秘要方》內降劄子[50]及孫兆序。據內降劄子,即皇祐三年(1051)劄子,決定校勘《外臺》,孫兆即時從事校正。並且對校與謄清草稿,治平二年(1065)由"前校正官"孫兆,提交校正醫書局。《外臺》孫兆序亦署"前將仕郎守殿中丞同校正醫書臣"官銜。可知,英宗逝去及神宗帝即位(1067)後,孫

兆編管解除,並着手"重改誤"林億等所校定《素問》,故官銜未冠
"前"字。一方,林億等似於 1065 年着手修訂孫兆所校《外臺》四
十卷,治平四年(1067)三月進上,熙寧二年(1069)五月,王安石等
政府官吏傳下聖旨,鏤版刊行。依《外臺》卷數推論,實際刊行年
代或當爲翌年。孫兆傳等資料未記生没年,其醫案多見治平至熙
寧之間(1064—1077)[51]。又據蘇軾於元豐五年(1082)三月述懷
云"今(單)驤爲朝官,(孫)兆已死矣"[52],兆逝年當稍早於此前。
有資料云,孫兆後裔 1103 年以降,曾於首都開封府經營"孫殿丞
藥鋪"[53]。

又南宋初《郡齋讀書志》著録《孫尚(用和)秘寶》十卷,記云,
吕惠卿帥邊日,尚(用和)之子在屬部,因取此書刻板,傳於世[54]。
類似著録亦見於南宋末《直齋書録解題》,元豐八年(1085),兆弟
宰爲河東漕,屬吕惠卿帥并(山西省太原),從宰得孫氏(用和)《傳
家秘寶方》三卷,序而刻之[55]。《宋史·藝文志》著録同名孫用和
《傳家秘寶方》五卷[56]。但書名及卷數,或當以孫用和《傳家秘寶
脈證口訣并方》三卷爲準。與此相關,後第五章第四節詳述小島寶
素(1797—1848),天保十三年(1842)京都訪書,並據所謂宋版鈔
本(伊良子光通藏,缺卷上)重抄,故同書名之三卷本流傳於世。
該本《經籍訪古志》及《留真譜》(圖 1-2)皆有著録。小島寫本現藏
於臺北故宮博物院[57]。該本由於反復抄寫,僅依據字體判斷,雖
有草率之嫌,但行數、字數多而密等格式特點,及大字跨行書題,令
人聯想建刊本。吕惠卿出身於福建,但該本卷上殘缺,故無吕惠卿
序,出版狀況不得而知。

吕惠卿(1032—1111),熙寧七年(1074)受實施革新變法政策
之王安石拔擢,並作爲其後繼者,一時權勢顯赫於朝廷。然而,因
惡政及非難,熙寧八年十月左遷。之後,徽宗時亦遭新法派宰相蔡
京排擠,未得返還京師。《宋史》將其列入姦臣榜。元豐五年
(1082),任知太原府、資政殿大學士,立即轉至知單州,但自元
豐六年至八年五月,再次官復原職[58]。惠卿於治平四年(1067)曾
擔任編校集賢院書籍、秘書省校書郎,之後任判國子監[58],亦精通

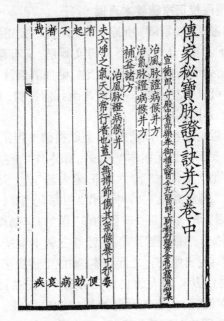

圖 1-2 《傳家秘寶脈證口訣并方》(《留真譜》,臺北,廣文書局,1972)

出版諸事。故《郡齋讀書志》《書錄解題》依據呂惠卿序所編載内容,值得憑信。無疑,元豐八年(1085)經呂惠卿斡旋,《傳家秘寶脈證口訣并方》得以出版。

孫奇傳未見,但相關記載最終截至神宗逝去約一個月前[59]。元豐八年二月乙丑(1085 年 2 月 27 日)所載,朝散大夫孫奇致仕之後,受命領銜與太醫局主任潘璟、席延賞,邵化及教授共同執事於御藥院。同年二月庚午(3 月 4 日),下命河南等各地方官吏,速求精通醫術者入朝。此時,孫奇雖高齡退任,仍奉命歸朝,可知當時神宗病情篤重。兩日之後,即二月壬申(3 月 6 日),孫兆之弟孫宰,赴任德郎河東(山西省)相度坑冶官,因精通醫術,即令入朝。呂惠卿及孫奇抑或臨陣指揮,同時並可說明,孫用和、孫兆身後,宫廷及官僚仍對孫氏一族醫術高度信賴。又,關於席延賞所編《黄帝針經音義》一卷,於第二章第三節及第四節敍述。

（三）元豐孫校正家藏善本真僞

關於古林書堂本《素問》所據底本"元豐孫校正家藏善本"之真僞，試作如下考察。《素問》不僅經文難解，又有超過經文内容數量之王冰注，繼而新校正注不遜王注，更加詳細注解，以雙行小字充斥紙面。可以想見，儼然一部經注疏具備書體，不僅令讀者目眩，寫工及刻工亦同惑耶。

現僅將元版兩本卷四以前内容，與顧從德本相比較，則可察知顧本所存魯魚亥豕。如元兩本"七録"，顧本作"土録"，同樣例證又見"土抑水"作"土抑木"，"六元正紀大論"作"天元紀大論"，"陽氣炎爍"作"陽氣炎燥"，"冽寒"作"列寒"，"陽上薰肺"作"陽土薰肺"，"太素"作"本素"，"口目動作"作"口自動作"等，各例文義均以前者爲長。然而，訛字、誤字皆無之版本世所不存，即便經過精細繕寫、彫板、書版校正之熙寧本，類似上述訛字抑或非鮮。

另外，孫兆活動時期大約止於元豐五年（1082）之前，而史書有關孫奇、孫宰記載，約止於元豐八年（1085）之前。特別值得注意的是，《素問》明確記載孫兆擔任"重改誤"，若果如此，則熙寧二年（1069）刊行至孫兆歿逝十數年間，理當將所見訛誤，於熙寧本等中編寫校注。其實，此時孫奇等亦當同樣參加校勘工作，但僅元兩本王冰序末署名孫兆銜名，一般認爲由孫兆校注。

孫兆所用校勘術語，條文曰"今按"，文字曰"今詳"，皆可自各注中尋得傍證。今按注，顧本見有以下兩條。

【刺熱篇】9-7b-7 熱病始於足脛者，……〔新校正云，按此條《素問》本無，《太素》亦無。今按《甲乙經》添入〕。

【至真要大論】22-26b-6 諸痿喘嘔，皆屬於上〔（王注）上，謂上焦……新校正云，詳痿之爲病，似非上病，……今按《痿論》云，五藏使人痿者，因肺熱葉焦，發爲痿躄，故云屬於上也。痿，又謂肺痿也〕。

兩條"今按"注，明顯對新校正注加以補充，敍述見解，而顧本中所載内容則意味着熙寧本中既已存在。如是，一〇六七年孫兆編管解除，其後參加重改誤，極可能由孫兆完成該項工作。一方，

"今詳"注,顧本所見五條。

【氣交變大論】20-2b-10 雨水霜寒〔今詳,水字當作冰〕。

【六元正紀大論】21-8b-6 欬逆頭痛血崩〔今詳,崩字當作崩〕。

【徵四失論】23-10a-10 熟知其道〔今詳,熟當作孰〕。

第三條,對於王冰及新校正皆未出注之經文訛字,僅指出當屬形近而誤,並未徑改經文。無論未冠注者名字之王冰注,抑或冠以"新校正"之新校正注,其"今詳"注作者非同一人,但熙寧本時期既已存在,而以下"今詳"注卻存有疑問。

【六元正紀大論】21-33a-2 戰慄,譫妄〔(王注)譫,亂言也。今詳,慄字當作慄字〕。

經文"戰慄"無誤,故王冰未注,新校正亦無注。但"今詳"注云"慄字當作慄字",同字相注,不僅毫無意義,反而造成混亂。王冰以後,大約於天聖刊本時期,經文"戰慄"或誤刻成"戰慄"。進而至熙寧本或顧本,覆刻過程中,似再度將經文"戰慄"刻成"戰慄","今詳"注亦將〔慄字當作慄〕誤刻成〔慄字當作慄字〕。讀書本,經文"戰慄","今詳"注云〔慄字當作慄〕,具有校勘經文誤字作用。古林本,經文"戰慄","今詳"注云〔慄字當作慄〕,經文有混亂。室町古鈔本,經文"戰慄","今詳"注云〔慄字當作慄〕,注文有混亂。以下顧本"今詳"注亦存疑問。

【至真要大論】22-3a-5 岐伯曰,司歲備物,則無遺主矣〔(王注)……其所主用無遺略也。□今詳,前字當作則〕。

據此"今詳"注,可知經文"則"原爲"前",而元兩本經文、王注皆與顧本同,但"今詳"注皆作〔今詳,則字當作用〕,與王注〔主用無遺略〕相符。又古鈔本云〔今詳,則字當作則〕,其實此"今詳"注並無校勘意義。但於下"則"字傍記"○",欄上注"用"。即顧本"今詳"注"前"爲"則"之誤,"則"爲"用"之誤。又顧本中所未見"今詳"注內容,卻見於元兩本。所知一例如下。

【四氣調神大論】使志若伏若匿〔今詳,匿字當作匿〕。

顧本 1-12b-7 該條經文,採用"今詳"注,將經文改作"使志若伏若匿",並刪除〔今詳,匿字當作匿〕七字。因顧本之祖本熙寧本,既已依據"今詳"注校徑改原文訛誤,故"今詳"注無需留存。無疑,至元版兩本時期,已無法依據校改後之熙寧本"使志若伏若匿",復原經文"使志若伏若匡"及"今詳"注〔匡字當作匿〕。但孫兆不僅藏有熙寧本,或亦收藏擔任"重改誤"時所用新校正改稿本。如是,校正熙寧本之前經文訛誤,及其"今詳"注,並附"今按"注等,大凡皆係孫兆所爲。如此推斷,或無大過。因古鈔本併載熙寧本經文"使志若伏若匡",及元豐本"今詳"注"匡字當作匿",故使經文與注文發生矛盾。

綜上所述,元兩本爲保存經文原貌,避免徑改,並且將熙寧本以前孫兆所纂"今詳"注,亦一同保留。因而,"元豐孫校正家藏善本"之存在,基本無可置疑。問題在於,其"家藏善本"約二百五十年後,是否果真轉入古林書堂。

(四)孫氏校刊本之存在

正如上述,古林本特殊字句,大致與讀書本一致,但仍見部分相異。譬如,顧本與古林本總目中篇名"刺熱論",讀書本與古鈔本作"刺熱篇"。反之,顧本與讀書本王冰序中"退至教",古林本與古鈔本作"退至道"。元兩本之特殊字句,同樣存在差異,經調查得知三十三例,若精細對校,或可有數倍之多。一方,古鈔本及金版(後述)中,見有與元兩本部分相同特殊字句。關於音釋,古林本與讀書本基本一致,古鈔本亦大致相同,但稍有增加。

所存諸多一致或差異,於後各本中敍述討論,一併考察元兩本之兄弟關係,但金版與古鈔本關係,既非父子,亦非兄弟。盡管如此,熙寧本系統之顧本中所未見之特殊字句,而金版、古鈔本、元兩本三系統中多共同記載。古鈔本與元兩本,另一共同點,即多數卷中音釋較顧本音釋偏少,並且均將音釋置於注文之後。又關於書寫格式,爲便於閱讀,《六元正紀大論》篇中"太陽"等各項,自第二行起皆低一格書寫,古鈔本、元兩本,直至篇末均保持相同格式,而顧本自21-18a"甲子"以下格式不一。諸多異同,意味着具有音釋、特殊字句、格式等特徵之《素問》,曾經被古鈔本祖本、元兩本祖本,以及金版等三者分別使用。但如此一部《素問》,若作爲家藏寫本則難以被廣泛利用,即三系統分別所用之《素問》,當爲刊本。元兩本部分內容,僅見爲避北宋諱而缺筆或改字,亦佐證其祖本當爲北宋版。

已知孫用和《傳家秘寶脈證口訣并方》三卷,元豐八年(1085)經呂惠卿斡旋,得以上梓刊行。或係少量家刻本,日本發現一部抄寫本之外,中國已佚不存。同理推知,孫兆再校正《素問》,亦極可能於元豐年間少量出版。若此刊行與《宋史》所貶姦臣呂惠卿密切相關,南宋《郡齋讀書志》及《直齋書錄解題》皆未予著錄,又關於元豐本記載未見於後世史書,其理由則不言而喻。

關於音釋,有必要假設其他可能性。元兩本孫氏等序跋皆無,亦無根據證明元豐孫氏校刊本當初已附錄音釋,因一般認爲,附加音釋始於南宋初期。然則,元豐本原無音釋,南宋再版之際所附加,此南宋版音釋,被古鈔本祖本與金版所引用。再者,元兩本或係翻刻南宋版之可能性仍然存在。欲解決該問題,必須比較現存各本音釋,澄清相互關係。詳細將於宣和本與讀書本中敍述,所得結論,即可以推定元兩本據孫氏校正本之南宋中後期版,而此時期附加音釋之可能性被否定。

(五) 小結

可以推定,北宋元豐年間孫氏校刊本既已存在,其出版抑或得力於所謂姦臣新法派呂惠卿。又,明記以孫氏本爲底本之元古林書堂本,與元讀書堂本屬兄弟關係。故此兄弟元兩本,正可謂元豐孫氏校刊本子孫。元豐本曾由學識淵博之孫兆精詳校定。關於全篇注文之後附加音釋,後述於宣和本。孫氏校刊本,或僅屬家刻本,但堪稱熙寧新校正本正統補訂版,亦可稱作"新新校正本"。故該本內容及音釋,包括其中所存差異,不僅元兩本,而後各版本皆承襲傳抄。

參照讀書本、古林本、古鈔本諸特徵,試推考孫氏校刊元豐本原貌,原題當作"補注釋文黃帝內經素問",內題或曰"新刊黃帝內經素問"。林億等序題曰"校正黃帝內經素問序",末尾列記高保衡、孫奇、林億等列銜,但未見孫兆之名。王冰序單題"黃帝內經素問序",末尾似記云"將仕郎守殿中丞孫　兆　重改誤"。

繼考北宋校刊醫書宋臣序,如一〇六六年"校正金匱玉函經疏"[60],同年"校正備急千金要方序"[61],同年頃"校正千金翼方表"[62],一〇六九年"校正外臺秘要方序"[63],一〇九六年"校正金匱要略方敍"[64]等,大多冠以"校正"二字。然而對於各書原序,如孫思邈序等則無冠稱,可以認爲,林億等序題曰"校正黃帝內經素問序",即王冰序題"黃帝內經素問序",乃爲熙寧本與元豐本原貌。

三、③宣和三年(1121)校刊本——宣和本

(一)校刊經緯——與徽宗及蔡京父子相干

該刊本相關記載見於《玉海》,云"政和八年(1118)四月二十四日,詔刊正《內經》"[22],可知政和八年曾校刊《內經》,但校刊經緯與背景卻不得而知。經過調查推論,得知前後經緯如下。

徽宗帝(1100—1125年在位)崇寧二年(1103)九月十五日准奏,令首都開封國子監所屬"醫學(校)"爲培養方脈科、針科、瘍科等三科高級醫官,規定教育與考試教材[65]。三科共同醫書,有《素問》《難經》《病源候論》《嘉祐本草》《千金方》五部書。又方脈科,《脈經》《傷寒論》;針科,《甲乙經》《龍木(樹)眼論》;瘍科,《甲乙經》《千金翼方》。每科各兩部書。開封醫學(校)於大觀四年(1110)併入太醫局,改稱"太醫學",但政和五年(1115)正月十八日奏令地方州、縣亦設立醫學(校),教育及考試規定[65]大致與首都開封相同。伴隨培養醫官人數擴充,必然大量印刷廉價且具有權威性教材。

另一方面,徽宗政和五年七月下詔,於執政場所修建仿古式"明堂",政和七年(1117)三月建成[66]。於是,太師(宰相)蔡京(1047—1126)等,於明堂依經據典制定各種行事。同年七月,禮制局奏告,曰明堂爲"布政之宮",其根據之一,記云"《黃帝內經》亦載坐明堂問臣下之事"[67]。此內容無疑出自《素問·著至教論》經文"黃帝坐明堂,召雷公而問之曰,子知醫之道乎",以及王注"明

堂,布政之宫也"。《宋史·禮志》明堂聽政儀,禮制局上進七議,云"六曰,古者以明堂爲布政之宫,……政和七年九月一日,詔頒朔布政自十月爲始"[68],此内容抑或引自王注"明堂,布政之宫也"。

以上諸事或出自有因,據《宋會要輯稿》載,政和八年(1118)四月二十四日,蔡京長子蔡攸(1077—1126)建言徽宗云,《素問》新校正本錯亂、疑惑頗多,當令儒臣"精加刊正",詔旨下達禮制局。同年五月十三日依蔡京進言詔令禮制局,選任官吏校正《素問》。其陣容[21]即參詳官劉植、李庶(以上太醫學司業)、張虚白(通元冲妙先生),檢討官趙壬(大素處士)、皇甫自牧、黄次公(以上明堂頒朔)、龔璧(迪功郎)、王尚(從事郎),檢閲官宋喬年(上舍及第)、宋炳(助教),詳定官薛嗣昌(刑部尚書)。其中,張虚白奉侍徽宗道士[69],趙壬别號大素處士,亦似道士身份,或爲校正七篇大論而選任二人。

又兩年前,即政和六年(1116)校刊《政和本草》,校勘列銜中,同樣見載劉植(太醫學博士)、龔璧(太醫學内舍生)二人,全員官銜冠以"編類聖濟經"[70]。政和八年九月七日,徽宗詔令尚書省[71],天下學校諸生加習道家經典《(老子)道德經》《莊子》《列子》,並學《内經》(《素問》)。同年(1118)改元,年號重和元年,十一月十五日徽宗再詔曰,常理至於《内經》,非常理《天元玉册》盡之,故令政府及校正所頒布兩書於天下後世[21]。

時稱《天元玉册》,所謂王冰編撰運氣論書,流行於宋代,劉温舒《素問人式運氣論奧》(1099)亦有所引用[72],但新校正注斷言"與王冰之義多不同"[73]。徽宗崇尚時令王權論[66],重視運氣論,不僅下令頒布《天元玉册》,而且敕命編纂《聖濟總録》二百卷,並於卷首記載運氣論内容。徽宗通曉醫理,自撰《聖濟經》十卷,以《素問》爲基準論述醫藥旨意,政和八年五月十一日向天下學校頒布、講讀《聖濟經》[74]。科舉制度統制下之諸府州縣學校,生徒爲考中舉人而就學[75],此時不僅令習讀道家書,並且講授醫書《素問》《聖濟經》,如實反映出徽宗對於道教、醫學之熱衷程度。

重和元年十二月十二日,中書省遵旨,決定於裕民局設置《素問》校正所。並任命蔡京爲提舉官,徐處仁爲詳定官,韓昭爲參詳官,崔陟爲檢討官。徐處仁除拜"校正內經詳定官",緣於前日曾諫言徽宗,云天下兵民困窮[76]。宣和三年(1121)十二月二十五日,賜予保和殿學士、中奉大夫、禮制局詳議官、"校正內經同詳定官"蔡儵(蔡京次子)進士出身[77]。當時科舉制度,皇帝臨席進士科最終殿試,二甲合格者取士,賜"進士出身"。然而,"蔡儵"條,關於中舉理由,如成績優秀,或緣於何故,皆無記載。宣和六年蔡行(蔡攸之子),七年蔡絛(蔡京季子),皆原因不詳而賜進士出身[77]。即蔡京一族取士,無須任何理由。據此可以推測,蔡儵校正內經詳定官,於宣和三年結束,徽宗遂特賜進士出身。

校定《素問》始於蔡攸建言,任命蔡京爲提舉官,擔當重要責任。蔡儵等爲詳定官,發揮實際監督作用。由裕民局出資,政和八年五月於校正所開始校定,至宣和三年十二月完成,同年前後上梓刊行。《聖濟總錄》大致於政和四年(1114)開始編纂,政和八年之前完成[78]。大約此時銜名冠以"編類聖濟經"校正組織人員,亦同時一同參與政和六年校刊《政和本草》事業。《聖濟總錄》與《政和本草》皆由提舉入內醫官(宮廷醫長)曹孝忠領銜[78],而迎合徽宗意向,校刊《素問》工作,則由蔡氏父子主導完成。

《宋史》姦臣傳[79]列入新法派蔡京,徽宗在位後期,作爲宰相掌握專制政治,長達十六年之久[66]。以新法爲名,課收酷稅,無論新舊兩派,凡反對者皆遭左遷。利用徽宗耽溺於道教、書畫、酒色等嗜好,以文化事業、明堂,乃至艮岳等大規模土木工事,巧取寵信。蔡京、蔡攸父子於操縱皇權時期,校刊宣和本《素問》,實屬博得徽宗歡心之舉。此外,亦多方怠慢財政,使國力衰弱,其後成爲導致北宋滅亡誘因之一,故蔡氏父子惡名昭著。宣和七年(1125)十二月,金軍包圍首都開封,迫使徽宗退位,欽宗即位,改元靖康(1126)。如《宋史》所載,蔡京斷罪"六賊之首",七月死於流放途中。株連子孫二十三人,遭流放或誅戮。宣和本校刊後五年,發生如此慘案,蔡氏一族校正醫書些少功績,一筆抹消。南宋以後史書、目錄書,皆未見宣和本相關記載,其經緯斷片僅遺存於《宋會要輯稿》中。然而,史上宣和本銷聲匿跡,則另有原因。

金軍攻陷首都開封,欽宗與金和議,支付賠償金及割讓領土。然而,金軍撤退後,毀約拒絕執行。金軍再度發起總攻擊,四十餘日攻防戰,靖康元年十一月開封陷落。靖康之變後,金軍將徽宗、欽宗等皇族及官吏、技藝、工匠、娼優等數千人,於靖康二年(1127)四月虜回北方。諸多宮廷寶物,以及太清樓秘閣三館圖書、天下州府圖,皆遭掠奪,正如《宋史》所云"府庫畜積,爲之一空"[80]。據尾崎氏示例論證[81],此時國子監等蓄藏書版亦搶劫殆盡。《四庫提要》[82]亦明確指出,其中包括《政和本草》及《聖濟總錄》書版。毋庸置疑,宣和本《素問》書版必遭略奪。金、元兩代雖未見重印宣和本之形跡,但曾被金版《素問》所利用(後述)。

(二) 室町古鈔本之存在

據《玉海》記載[22],政和(當作宣和)本之存在,早已爲世所知,但該系統現仍有傳存之事實,卻未引起注意。其根據首見《經籍訪古志》(1856)著錄"重雕補注釋文黃帝內經素問"二十四卷,古鈔本,躋壽館藏"[83]。記云,該古鈔本係肥後(今熊本縣)古方醫村井琴山(1733—1815)舊藏,天保十四年(1843)其子玄濟,將此本獻於江戶醫學館。現藏於日本宮內廳書陵部,室町寫本十二冊,架藏(558 函 39 號)[84],並有影印本[85]。

《經籍訪古志》未記該本抄寫年月及抄者名氏,但依據紙質及字體推定,係四五百年前之物,似以南宋本爲底本之謄寫本[86],即十四世紀中期至十五世紀中期寫本。以此時代日本實情而言,較之北宋版則更多利用南宋、元、明前期版本。

日本文獻記錄"素問"之書名,首見於七〇一年大寶醫疾令。與該古鈔本年代相近之記載,並見有《衛生秘要抄》(1288)"素問經",《醫家千字文注》(1293)"素問〔新校正〕",《頓醫抄》(1304)與《福田方》(1363)"素問",《萬安方》(1327)"新校正黃帝內經素問"等引用內容。又《普門院經論章疏語錄儒書等目錄》(1353)"素問經",《撮壤集》(1454)"素門(問)經"等書名[87]。然而,僅據以上各書引文或書名記錄,難以窺見古鈔本舊貌。

(三) 校正醫官列銜與校刊資料

古鈔本僅卷十八末列記擔當校正者列銜,"假承務郎權醫學錄臣趙叔度校正/軍器庫副使兼翰林醫官臣盧德誠校正"。關於二人,《宋人傳記資料索引》及《補編》,以及《中國地方志宋代人物資料索引》等專書中均未見載。參照小曾戶氏考察[88],明代沈際飛本《脈經》中,熙寧元年(1068)進呈劄子文末,記載與古鈔本相同銜名"假承務郎權醫學錄臣趙叔度校正",其下亦記高保衡、孫奇、林億等官。然而,明代仿南宋何大任本《脈經》中未記趙叔度衔名,故難以斷定趙叔度與林億等爲同年代人。《四庫全書》《四部叢刊》所收史書中,亦未見趙叔度相關人物傳或年代記錄[89]。

關於盧德誠,慕容彥逢(1067—1117)奉侍徽宗,並將當時敕旨等編成《摛文堂集》,其中記載"翰林醫官副使"盧德誠等醫功有勞,進官一等[90]。可知,盧德誠等進官,係徽宗在位一一〇〇年以降,慕容彥逢殁一一一七年以前之事。前述始自政和八年(1118)之北宋最後校定《素問》,正值盧德誠進官稍後。因此,據古鈔本所記盧德誠軍器庫副使兼"翰林醫官"官銜,可知與《摛文堂集》所載爲同一人物,遂可確證古鈔本之底本,乃屬宣和三年校刊本系統。雖然史書及目錄中未見記載,但同年前後,趙叔度等曾再校正《脈經》,可以推定,此校刊本即沈際飛本之源頭。

再者,校刊《政和本草》領銜曹孝忠,其列銜見有"修建明堂所醫藥'提舉'"及"編類聖濟經'提舉'"[70],相同官銜亦見載"政和新修經史證類備用本草序"中。依此類推,擔任校正內經"提舉"官蔡京,理當爲宣和本賦序或題跋,亦當有刊行牒文及列銜。又,古鈔本底本,若果如《經籍訪古志》所推定係南宋版,則宣和本於南宋翻刻之際,所謂"六賊之首"蔡京序跋或牒文、列銜必遭刪除,其後古鈔本亦當然無存鑿痕。

然而,前述宣和本校正成員中未見趙叔度、盧德誠,而二人衔名爲何僅載於古鈔本卷十八末,推述如次。其他宣和本校正成員,曾於政和八年五月及同年(重和元年)十二月二度被選定,但第二

次人選,如"參詳官三員,先次差朝散郎韓昭。檢討官五員,先次差
承議郎通判永興軍崔陟"[75],即定員一名事前已決定。故趙叔度、
盧德誠二人,或其後編入校正人員之中。類似事例,小曾戶氏曾有
論述[91],即東京靜嘉堂文庫所藏南宋紹興版《外臺秘要方》,卷四
十除外,卷末列記紹興年間茶鹽司趙子孟或張實校勘。而第一、
九、十七、二十三卷末,趙子孟或張實之前,亦記銜名"朝奉郎……
太醫令醫學博士裴宗元校正"。太醫令裴宗元政和三年進言曰,應
將太醫局設置於太醫學內[92],故《外臺》於政和三年前後亦校正再
版,並於紹興年間刊行第三版。同理推知,政和後不久之宣和本
《素問》,亦某卷末或各卷末記載擔當校正官銜名,而古鈔本之底
本南宋翻刻版,僅卷十八末偶然遺留刪除未盡之銜名,亦與理
不違。

　　該宣和本係徽宗詔敕校刊,故必當使用善本文獻加以校正。
當時校正醫書局已不存在,擔當熙寧本校勘之儒臣亦無一人存世,
但熙寧本校刊所用各種資料,尚保存於秘書省或國子監等。孫兆
後裔至一一〇三年以降,仍居住都內[53],如早年孫氏所校元豐本,
即使係少數家刻本,必然作爲校刊重要資料參考利用。

　　(四) 書名與古鈔本底本
　　室町古鈔本全卷,基本由一人以嫻熟筆跡書寫。除個別例外,
皆每半葉八行、每行二十字(小字亦同)統一格式,可以推定,底本
亦屬相同行款刊本。欄上文字出自數人之手,指出脫字或誤寫等
勘正。更見諸多"一本"或"一"等依據別本校注內容,顯現精心校
訂狀態。依別本對校所加文字,多與顧從德本相吻合,然而,十四
至十五世紀之古鈔本,無緣參照一五五〇年之顧本,或許依據顧本
所影刻之紹興本系統。所加校注既有與元兩本相同者,亦有與元
兩本皆相異者。此外,總目標題與每卷首、卷末書名統一標示"重
雕補注釋文黃帝內經素問(卷之幾)",故古鈔本之底本亦屬相同
書名之刊本。書名冠以"重雕",即意味再版,而未重雕之"補注釋
文黃帝內經素問",或爲宣和三年校刊本原題。此書名與前文推定
之元豐本原題相同,寓意着二者之關聯。可以肯定,《經籍訪古

志》所推測之南宋再版本曾經實存,此再版本即係古鈔本之底本。

僅卷十八見有例外,卷末列記趙叔度與盧德誠銜名,列銜前行題名"黃帝內經素問卷第十八"。古鈔本林億等序前後亦題"黃帝內經素問序""黃帝內經素問序終",繼之王冰序,未載序題。而未冠"重雕補注釋文"之卷十八末"黃帝內經素問",乃真正係熙寧本及宣和本卷頭、卷末書題之遺存乎。如此現象,或緣於南宋始盛行商業出版,爲達到販書目的,甚至連內題均冠以"重雕補注釋文"等事例頗多。趙叔度與盧德誠列銜,僅卷十八末遺存未刪,雖屬異例,反而顯示出南宋再版時混亂情狀。可以認爲,未冠"重雕補注釋文"之舊題,偶然殘留於卷十八末。南宋監本等官刻本,難以容忍出現如此疏忽,古鈔本之底本,當屬南宋書店坊刻。再者,每次再版,均可自由變化序跋題,無題之例亦未嘗不鮮。無題之王序末尾,列記孫兆、高保衡、孫奇、林億四人銜名,與顧本相同,此處仍遺留熙寧本舊態。即如前述,宣和本似曾收載蔡京序或跋,以及校刊牒文、列銜等,但南宋再版時必當刪除。

(五) 與元兩本音釋相關

該古鈔本亦屬新校正注二十四卷本,但獨自特徵頗多。其一,如《經籍訪古志》所云"釋音移在每注下"。即顧本等所見各卷末一括列記音釋,《經籍訪古志》判斷古鈔本之底本將音釋內容分別移至原文難字注文之下。若以此爲據,則將音釋一括收載各卷末,爲初始編寫形式。而如古鈔本將音釋分別置於注文之後,乃爲改編形式。然而,實際情況抑或相反。故究竟初期形式如何,亦當判斷各本時代前後以及系統,慎重討論。

首先,調查比較古鈔本與元兩本,自序至《血氣形志篇第二十四》(二十四卷本卷七),包括同一文字多處重複音釋,總共音釋對象字數,及字音、字義、聲調等。作爲參考數據,顧本字數亦列於表1-1,總稱"音釋對象字數"。此數據佔《素問》全部內容30%有餘。其結果,元兩本之對象文字完全一致,兩本相異點,即古林本反切較多用〔○○反〕(讀書本多爲〔○○切〕),○○有部分誤刻(讀書本一字)。古鈔本與元兩本之對象文字及音釋內容大致相同,整體而言,古鈔本對象文字稍多,但因雙方仍有出入,故將僅見於古鈔本音釋列記於下,而僅見於元兩本音釋記於末尾【逆例】之後。但對音釋所用音通字異等,忽略不計。

表1-1　音釋對象字數

卷次	元兩本	古鈔本	顧本
序	2	3	4
一	57	68	71
二	29	30	15
三	23	23	20
四	4	1	16
五	2	0 *	9
六	6	6	7
七	20	21	15
計	143	152 *	157

*影印本當有音釋部分,因脫簡,難以確認,或可增加1例。

【序】藏(訛字,當作蔵),敕輦切。【逆例】無。

【卷一】蕃,音煩。蔞,音樓。蝒,古獲切,蛙也。蚓,以忍切。蜩,音條。溽,音辱。涸,胡各切。豺,音柴。窔,苦予切。否,符鄙切(古鈔本兩見,元兩本一見)。粗,千胡切。齜,直利切。【逆例】蕴,音尹。

【卷二】廩,力稔切。【逆例】無。

【卷三】無。【逆例】無。

【卷四】無。【逆例】著,直略切。瞏,音瓊。睒,音閃。

【卷五】無。【逆例】眴,音順。㑊,音能,困弱也。

【卷六】無。【逆例】無。

【卷七】罷,音疲(卷三既出)。【逆例】無。

依據以上音釋情況,可知古鈔本序及卷一、卷二、卷七大致與元兩本音釋相同,而卷一音釋多於元兩本。相反,元兩本卷一、卷

四、卷五中一部分音釋,古鈔本中未見。卷三、卷六,二者完全一致。顯然,古鈔本之祖本,參考元兩本之祖本音釋,並選擇性引用。又,古鈔本同一文字重複音釋較明顯,或爲便於習讀者歟。並見一有趣現象,即一般最引人注目之序文及卷一,增加較多新音釋,或爲美化校正成果,使之顯而易見歟。

反切法、直音法及有無釋義,存在少數異同,依據上述方法列記於下,但古鈔本音釋下( )內,記入元兩本不同音釋。古林本反切多用〔反〕字,現統一作〔切〕。

【卷一】荔,力計切(音利)。燠,於六切(音欲)。瘻,於内切(於危切,弱也)。

【卷二】無。

【卷三】溲,所鳩切,小便也(小便也。"溲,所鳩切"同卷既出)。楯,音巡(聖久切)。

【卷四】憢,行了反(古堯切),行縢也。

【卷五】無。【卷六】無。【卷七】無。

限於筆者調查範圍,古鈔本及元兩本各有音釋一百五十左右,其中,僅上述七例內容相異。依此既知,古鈔本之祖本,大致轉引元兩本祖本所載音釋,並且將同一文字、同一内容音釋反復用於其他注文之下,該現象亦與元兩本相同。

可知古鈔本音釋具有選擇轉引,及重複音釋或美化成果等特徵。而其特徵,難以想象形成於古鈔本之底本,即卷十八末顯見混亂之南宋再版坊刻本。必定於北宋宣和本時期,曾奉敕實施校正,即宣和本依據熙寧本之外,更多參照元兩本之祖本,所謂孫氏校刊元豐本。而且暗示二者原題似同稱"補注釋文黃帝内經素問"。

正因宣和本經北宋政府校刊,元豐本或亦得以利用。然而,前述北宋元豐本是否有南宋再版本等問題,尚未完全得以解決。該問題與音釋附加時期相關,故必須從另一角度加以考察。

(六)醫藥書音釋及其附錄位置

有清以來,學界認爲對於儒家經典,編著經注疏合刻本,繼而引用《經典釋文》加"附釋音",實始自南北宋間,或南宋紹興以後[93]。據尾崎氏考證,現存最古附釋音本,即南宋建安劉叔剛一經堂刊《附釋音毛詩注疏》《附釋音春秋左傳注疏》[81]。其中音釋見於經文所出部位,置於注文末尾疏證之前。難解字音釋插入所出部位,或便於研習。

再者,醫藥書於所出部位插入音釋,最早見於五〇〇年前後陶弘景《本草集注》(718 年筆寫,敦煌本,京都龍谷大學藏),如"凡湯酒膏藥,舊方皆云㕮〔敷汝反〕咀〔子汝反〕",文中插入小字反切音釋[94]。其後,唐政府《新修本草》及宋政府《大觀本草》《政和本草》等,皆於難字所出部位插入小字直音或反切音釋。以黃帝醫籍而言,初唐六七五年《太素》(仁和寺本)楊上善注各條首,多見〔䐜,叱鄰反,張起也。湌,音孫,謂食不消〕〔摽,末也,方昭反〕[95]等字音與字義注釋。《太素》爲遣唐使攜回本,則音義記入注內,無疑初唐楊上善時期既已存在。北宋校正時亦曾附加小字音釋,如一〇六九年校刊《外臺秘要方》"陽盛則欲衄〔女六反〕""此爲火疸〔七居反〕"[96]等,一〇八八年校刊小字本《傷寒論》"嘔〔乙骨切〕""讝〔之廉切,又女監切。下同〕"[97]等,但北宋校正各書所加音釋較少。《素問》文字考證,多見於王冰注及新校正注,而關於字音,王冰注直音僅見四例(顧本 20-18a-4〔黰,音陰〕,21-28a-5〔雰,音紛〕,22-6a-7〔食,亦音飼〕,22-14a-6〔爇,音焫〕)。新校正注《長刺節論》篇所見一例(顧本 14-9b-9),引用《釋音》糾正經文誤字,即依據《釋音》反切字音,證明原文字訛。

一方,對醫藥書之難字加以音義注釋而單成一本者,隋代以前亦非罕見[98]。如上記新校正注所引《釋音》,僅據書名推測,極可能指《宋史・藝文志》所著錄之唐代楊玄操《素問釋音》一卷。此外,與《素問》相關音義書,如《日本國見在書目錄》著錄《素問音訓并音義》五卷,《新唐書・藝文志》著錄王冰《(黃帝素問)釋文》一卷,南宋《通志・藝文略》著錄《素問音釋》一卷等。故可推知,孫兆再校正熙寧本之時,必當參照《素問釋音(音釋)》等書,遂將音釋附加注下。如此推測大概最具有合理性。

（七）注下音釋與卷末音釋附加時期

南宋紹興二十五年（1155）國子監刊《素問》，原樣覆刻熙寧本經注文，同時於各卷末餘白處附加音釋。所加音釋內容大多與古鈔本及元兩本一致，但亦有僅與其中某一本相同文例。如此狀態，正意味着紹興本曾參照古鈔本及元兩本各祖本，即宣和本與元豐本系統。所附加音釋，混亂訛誤頗多，其大多由於將注下音釋摘錄、總匯卷末所造成。即紹興本所參照之宣和本與元豐本系統，其音釋原本置於注下。（後文詳述）

然而，元豐本於南宋中後期曾經被翻刻，該翻刻本似係元兩本之祖本。相關問題於讀書堂本中論述。果真如此，則必須設想該南宋中後期版，音釋亦有附加於注下之可能性。依據設想，則古鈔本祖本所謂南宋未詳年再版本，當參用元豐本之南宋中後期翻刻版音釋內容。但是，毫無國家事業跡象之南宋再版本，難以想象會呈現前述選擇性轉引，或增刪音釋、美化成果等現象。而假設南宋前期紹興二十五年國子監本採用兩坊刻本音釋，實不合常理，且年代前後亦屬牽強。因此，元豐本之南宋中後期翻刻版，基本不具有被附加音釋之可能性。考察推理，判斷結果，認爲北宋熙寧本尚無音釋，孫氏元豐本時期，首次將音釋附加注下。

再考醫書，書末或卷末附加音釋最早起於何時。北宋龐安時《傷寒總病論》（1093）[99] 南宋版（靜嘉堂文庫藏）書末，門人魏炳於政和三年（1113）附錄"傷寒論音訓"及"修治藥法"。"音訓"兩葉，匯總該書六卷所見難字，並以反切或直音注音，或解釋字義。南宋嘉定十三年（1220）臨安府太廟前尹家書舖刊，周守忠《歷代名醫蒙求》二卷（臺北故宮博物院藏[100]，北京，人民衛生出版社 1955 年、1956 年影印），書末亦有三葉"歷代名醫蒙求釋音"，注釋字義、字音、聲調等。篠原氏推測所謂南宋編刊《難經集注》[101]，卷末亦有字音、字義"音釋（或釋音）"。金版《素問》（後述）各卷末匯總多數"音辨"。元至正二十五年（1365）版《傷寒論注解》（《再造善本》本）各卷末有"釋音（或音釋）"，直音，反切注音及一部分釋義[102]。

以上示例證明，醫藥書自唐以前，既於經文所出部位記入音釋。然而熙寧本《補注黃帝內經素問》中未記音釋,於是孫兆再校正之際,於注下附加音釋,編成《補注釋文黃帝內經素問》,此本至元豐年間似稱爲孫氏校刊本。注下音釋形式,宣和本亦仿效沿用,後經由南宋再版本傳至古鈔本。又,音釋附加於書末或卷末,大約始自北宋末,至南宋、金元擴展普及。該結論說明,《經籍訪古志》所云古鈔本"釋音移在每注下",實有欠考之嫌。

(八) 經文及注文特徵

《經籍訪古志》介紹該古鈔本,云"經注文字,間有異同,往往與元槧(古林書堂本)合,要雖不及宋本(顧從德仿宋本)之善,然亦卓有可以訂諸本之謬者",試舉以下七例(記號等筆者附加)。

a【天真論】"年半百而動作皆衰","半"上有"至"字,與《太素》及《千金》合。

b【陰陽應象論】"化五氣","化"下有"爲"字。

c【平人氣象論】"脈小實而堅者病在內","病"上有"曰"字,與例合。

d【痹論】"或燥或濕",無"或燥"二字,與岐伯答合。

e【大奇論】"脈至如火薪然","薪"作"新",與注合。

f【氣府論】"俠背以下至尻尾","背"作"脊"。

g【水熱穴論】"關門不利","門"作"閉",與注合。

《經籍訪古志》編者雖曾寓目古林本,但對元讀書堂本及金版之存在則全然不知,而以顧從德本文字與古鈔本或古林本相校對。故將讀書本及金版相關內容,與各本對照,列表 1-2 一覽。

考察表 1-2 中七例,得知僅古鈔本全部例句合理性較高,或認爲因古鈔本祖本,即宣和本經過校正所致,但如此簡單即刻判斷,尚屬輕率。他方,金版中 c 例與古鈔本相同,語義較妥,然亦不可認爲偶然巧合。因爲僅見於古鈔本中之多數特殊字句,或有誤寫等可能性。可是,若與他本一致之特殊字句夥多,則來自共同祖本之可能性較高。

表 1-2　顧本、古鈔本、金版、元兩本之異同

		顧本	古鈔本	金版	元兩本
a		年半百	年至半百	（缺卷）	年半百
b		化五氣	化爲五氣	（缺卷）	化五氣
c		者病在内	者曰病在内	者曰病在内	者病在内
d		或燥或濕	或濕	或燥或濕	或燥或濕
e	經文	薪然	新然	薪然	薪然
	〔注文〕	薪然	新然	薪然	新然
f	經文	俠背	俠脊	俠背	俠背
	〔注文〕	俠脊	俠脊	俠脊	俠脊
g	經文	關門	關閉	關門	關門
	〔注文〕	關閉	關閉	關閉	關閉

（九）宣和本字句

最初,森立之（1807—1885）、澁江抽齋（1805—1858）彙編顧本與古鈔本、古林本異同字句,名曰"仿宋槧本素問校譌",附録於安政四年（1857）刊《〔仿宋本〕黄帝内經素問》。其後,宫川氏加以補訂[103]。故依據兩者對校方法,將古鈔本與金版相同,而與顧本、元兩本相異字句摘出,除上記 c 例以外,仍發現以下十數例。又經文字句依舊,小字注記入〔　〕内,其下（　）内爲顧本所出部位及字句,若元兩本字句有異同,則附記説明。

〔三十二月〕(3-4a-1〔三十二日〕),〔以季夏戊己〕(4-4a-5〔季夏戊己〕),〔莖枝葉華〕(4-4a-8〔莖枝華〕),〔不用動〕(4-10b-1〔不能動〕,元兩本〔不欲動〕),〔謂胇胦也胇胦〕(11-6b-3〔謂胇胦〕),〔陽明之正〕(13-12a-1〔陽明之脈〕,元兩本〔陽明之止〕),〔左右十也〕(15-12a-7〔左右是也〕),〔經不一一指〕(16-4b-10〔經不二指〕),〔又次兩傍〕(16-10a-2〔又刺兩傍〕),〔大經循喉嚨〕(18-5a-6〔大經喉嚨〕),〔經并素問〕(18-11b-2〔經及并素問〕),以次相傳(18-12b-2 以次是相傳)

以上十二例,係古鈔本與金版二本共有特殊字句,而其文字意

義,未必皆屬妥當。加算 c 例,現僅得十三例,實際上或存更多字句。盡管實例有限,但若云古鈔本與金版毫無關係,而發生同樣字句變化,其可能性大約等於零。忽略其他要素,僅單純計算,則金版一字,假設與顧本、元兩本文字各不同,其選擇約數爲 n,最低當爲 2,因此出現不同文字概率最大爲 1/2,但實際上甚至可達到 1/9。於是,十三例均爲不同文字之概率爲 $1/n^{13}$,幾乎近於 0,故斷然不可推想金本與古鈔本相同字句例皆屬偶然巧合。以上十三例皆屬古鈔本之祖本,即宣和本舊貌,進而可以證明金版曾參照宣和本系統一部分字句。如前所述,靖康之變,宣和三年所刊《素問》,連同書版,或皆遭金軍掠奪。緣於此,金版中抑或見存宣和本字句。

同樣,僅見於古鈔本,並且合理性較高字句,《經籍訪古志》已指出七例,此外仍存多數字句。然而,半數以上存於金版殘卷部分,故是否屬於宣和本字句,本書割愛俟考。

(十) 依從元豐本之字句

古鈔本與金版、元兩本相同,而與顧本相異之字句甚多。故首先將前四卷,古鈔本、金版、元兩本共通字句用例摘錄,以下( )內列記顧本所出部位及相異字句。無字空格以□表示。

〔以脈宣〕(3-1b-1〔以敷宣〕),〔開蒙昧者〕(3-5a-3〔開蒙胅者〕),關格之脈羸(3-9b-1 關格之脈贏),〔頑,胡浪切〕(3-15b-4 頑〔胡浪切〕),〔熱氣外〕(4-2a-7〔熱氣內〕),毫毛生而(4-6b-4 毫毛而生),〔按太素〕(4-7a-1〔按本素〕),〔草莝之〕(4-7a-5〔草莝之〕),〔深伏〕(4-9a-6〔深復〕),〔生成篇〕(4-9a-7〔生成論〕),〔血氣內散〕(4-10b-2〔血氣內〕),〔善忘〕(4-10b-5〔善渴〕),〔兊○故載〕(4-11b-2〔兊故載〕),〔字○故終則〕(4-11b-9〔字故終則〕),〔□目動作〕(4-11b-9〔□自動作〕),〔與素問重〕(4-12b-3〔與素問□〕)

毋庸贅言,以上數例所載古鈔本之祖本與金版相同字句,可以說明元兩本之祖本來自元豐本。古鈔本之祖本即宣和本,曾利用元豐本,其結論已通過考察音釋而明瞭。金版亦曾利用元豐本,其證據於後文金版項中討論。

（十一）依從熙寧本之字句

古鈔本、金版、顧本相同，但與元兩本相異字句亦多數存在。現仍考察前四卷內容，例舉顧本所出條文位置，及古鈔本、金版、顧本相同字句，以下（　）內記載元兩本字句。

3-1a-5〔新校正云按〕（〔新校正按〕），3-2a-7〔安可不至〕（〔安有不至〕），3-2b-1〔文重彼消〕（〔文重意同彼消〕），3-4b-10〔分爲藏〕（〔分於外〕），3-5a-5〔以八爲太〕（〔以八爲大〕），3-5b-8 帝曰太過不及（帝曰大過不及），3-7a-7 悉哉問（悉乎哉問），3-13b-2〔不上則但虛〕（〔不上則俱虛〕），4-4b-5〔有留血〕（〔有流血〕），4-5b-1 炊之稻薪（炊以稻薪），4-12a-8〔外燔而生也〕（〔外燔而然也〕）

以上舉例，説明古鈔本之祖本宣和本，並未採用元豐本文字，而依據顧本之祖本熙寧本字句，或因判斷元豐本字句係屬衍誤。又古鈔本字句與金版一致，表明金版介於宣和本系而採納熙寧本字句可能性較大。

（十二）新校正改稿本與定稿本字句——熙寧本書版校正痕迹所見

顧本《四氣調神大論》（1-12a-8）載經文及王注"使志安寧，以緩秋刑〔志氣躁則不慎其動，不慎其動則助秋刑急，順殺伐生，故使志安寧，緩秋刑也〕"。雖無新校正注，但如圖 1-3，王注下雙行小字，見十個字左右空白，略呈不自然狀態。元兩本經文及王注與此同，但該處無空白部分。一方，僅古鈔本王注下見〔今詳，利刑當作秋刑也〕之"今詳注"九個字，正與顧本王注下不明十個字空白相符合。但古鈔本經文及王注皆不作"利刑"而作"秋刑"，故今詳注出現矛盾，注文意義不明。

正如前文元豐本中所考察，今詳注爲孫兆所作，孫兆重改誤時，使用新校正改稿本，其經文或作"利刑"，故添加〔今詳，利刑當作秋刑也〕注文。而彫版熙寧本所用新校正定稿本，或受今詳注影響，而將經文校改成"秋刑"，於是使今詳注以矛盾狀態彫版。然而或於校對樣張之際,發現該矛盾,故將今詳注九個字從書版中挖去。如此修版經過,造成王注下約十個字空白痕跡,令人費解。其後,孫兆校定元豐本時,未錄今詳注九個字注文,致使元兩本亦無空白。因古鈔本今詳注九個字,他本皆未見,僅保留於其祖本宣和本中。若是,則宣和本不僅以熙寧本爲底本,同時亦參照定稿本,而卻疏忽今詳注中矛盾,造成今詳注九個字遺存。關於挖去書版九個字時期,雖可以推定以熙寧本爲基礎之南宋紹興本或明顧本階段,但正如後文紹興本中所述,其可能性基本應當否定。

顧本《上古天真論》經文 1-10b-10 云"辯列□星辰,逆從陰陽,分別四時",列與星之間空一格。元兩本無空格,但古鈔本□部分作"宿"字,金版該卷缺,實情不詳。該條文爲四字對句,故□中加一文字,則不合文法,王注亦未曾言及"宿"字,該條文新校正未注。可知該空格與前例相似,校正熙寧書版之際,斷定"宿"字爲衍文,故被挖去,於是遺留一空格出版痕迹。其情形與前例完全相同,再度證明,宣和本選用底本之時,連同定稿本一併參用。

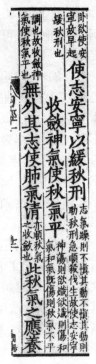

圖 1-3　顧本不明空白

並見類似例證,顧本《玉版論要篇》新校正注 4-7b-10 云〔按全元起本,容□作客〕,容與作之間空一格。元兩本及金版無空格,作〔按全元起本,容作客〕,但古鈔本□部分作"色"字,云〔按全元起本,容色作客〕。被注經文爲"容色見上下左右",或全元起本作"客見上下左右"。若全元起本果然作"客色見上下左右",則〔按全元起本,容作客〕注釋當無誤。即新校正注〔色〕字被斷定爲衍文,故從熙寧書版中挖去,但由於宣和本同時亦參用定稿本,〔色〕字得以遺存。再者,後述文淵閣四庫全書本《素問》,該新校正注作〔按全元起本,容一作客〕。然而,新校正注凡云〔一作〕,大多指

《素問》不同傳本,而全元起本並無多傳本,且全元起本〔一作〕用例,別無他見。可以推想,由於四庫本擔當者對空格不思其解,故妄補〔一〕字。

又顧本《陰陽類論》新校正注 24-3b-5 中〔又□全元起本及《甲乙經》《太素》等並云,二陰一陽〕,亦空一格。元兩本無空格,古鈔本空格部分有〔以〕字(金版該卷缺)。而加〔以〕字,使上下文語義不通,校正熙寧書版之際,認爲語義不明而挖去〔以〕字。其後元豐本亦依從熙寧版,但宣和本依照新校正定稿本,故仍保留〔以〕字。更有例證,如顧本同樣作空格,而古鈔本與元兩本存在類似文字關係,尚見於顧本 2-12b-10 王注與 5-3b-10 新校正注,以及 14-1a-5 篇名。

顧本爲區別王注與新校正注,於二者之間空一格。此外,文字行列中亦有無文字空格,而古鈔本、元兩本、金版則於空格處刻入文字,如此例證頗多[104],皆依文字有無而導致文意發生微妙變化。其文字新校正改稿本及定稿本均有記載,但校正熙寧本書版時,將其認作衍文而挖去,然而,顧本以外其他各本皆保留其文字,説明元豐本及宣和本極可能未認同挖去文字之判斷。金版參用元豐、宣和二本,理所當然沿用其文字。又顧本 24-4a-8 王注〔以其能盛受故而□□也〕,元兩本及古鈔本(金版缺)無〔而□□〕,作〔以其能盛受故也〕。此例説明熙寧本書版當挖去,但卻疏漏,致使〔而〕字遺存。

與挖去文字空格相反,顧本中亦見增字例。2-13a-8 經文"岐伯對曰,四經應四時,十二從應十二月,十二月應十二脈",其中"對曰四經"四字,字體扁平,刻入三個字位置中。古鈔本亦同文(金版該卷缺),但字體無特殊變化。一方,元兩本作"岐伯對曰,經應四時,……"缺"四"字,導致以下句式及文意欠通。可以推知,新校正改稿本脱"四"字,其後,元豐本參照此段文字,未察知該脱字而彫版,故元兩本經文亦缺"四"字。然而,熙寧本校正書版,發現脱字,挖去"對曰經"三字,並於三字空格中以扁平字體修補"對曰四經"四字。宣和本此段文字,參照補刻後熙寧本,因古鈔本亦無脫字,亦此處字體正常。

同樣例證,又見顧本 13-3b-1 王注。王注小字記載〔尋前後經文〕,其中〔經文〕二字字體甚小,刻入一小字格中。元兩本、金版此處以通常小字雕刻〔尋前後經文〕,但古鈔本作〔尋前後文〕,無〔經〕字。可知,新校正定稿本亦當作〔尋前後文〕,而校正熙寧本書版時,發現〔經〕脫文,故挖去〔文〕一字而修補〔經文〕二字,致使小字更小。元豐本、金版依照此本,故無脫字。但宣和本依從定稿本,而脫〔經〕字作〔尋前後文〕,無疑古鈔本即沿襲該傳承而脫〔經〕字。

據以上各例,首先得知,熙寧本彫版之後,校正書版,仍對訛誤脫衍實施挖去或修補。其次又知,元豐本一併參照熙寧本與新校正改稿本,而宣和本使用熙寧本、元豐本之外,亦參照新校正定稿本,依據各種底本,選擇取捨文字。若更加詳細調查,或可得出更多例證。

(十三) 新校正初稿本字句

雖然《經籍訪古志》未曾述及,但前述"仿宋槧本素問校譌"認爲,顧本王注 1-13a-2〔初五日鴈北鄉〕以下無文字記載,而古鈔本連續記載三十四字,當從之。

〔新校正云,按月令無此三字。□次五日鵲始巢,後五日埜鷄始鳴,次大寒氣,初五日雞始乳〕

該文〔新校正云,按月令無此三字〕十一字以下有二十三字,因開頭空一格,故二十三字無疑與新校正注前之王注〔初五日鴈北鄉〕相連續。二十三字後半句〔大寒氣〕,若不加算該二十三字,則與該王注末尾〔凡此六氣一十八候〕不相符合。該文元兩本皆未見,金版卷缺,不知存否。

顧本、元兩本闕該三十四字,理由甚明。開頭新校正注云〔按月令無此三字〕,即指王注〔鴈北鄉〕三字,未見《禮記‧月令》。然而,實際《禮記正義》卷十七《月令》記載"鴈北鄉,鵲始巢,雊雉,雞乳",見於唐石經以後各版本[105]。林億等察覺誤注,必定指令寫工刪除新校正初稿本〔新校正云,按月令無此三字〕十一字。但是,寫工不僅刪除十一字,而且將王注〔次五日鵲始巢,後五日埜鷄始鳴〕,與注文後半部分類似句型〔次五日鷙鳥厲疾,後五日水澤腹堅〕相混,結果連同王注,總共刪除二十三字,並繕寫錯刪後之改稿本。此後定稿本亦延續脫文現象,直至校正熙寧本書版仍未發現,故顧本及元兩本皆脫文。一方,宣和本因併用初稿本,故文字完整無脫。

又四庫全書本〔鴈北鄉〕以下有〔次五日鵲始巢,後五日雉雊,次大寒氣,初五日雞乳〕二十字,與古鈔本二十三字相類似。但依據版本關係,即熙寧本→紹興本→顧本覆刻、影刻,可推知,熙寧本及紹興本均未載此二十字。顧本該部分亦未見修補跡象等,毫無鑿痕。進而,古鈔本及四庫本,兩處文字稍異,如〔後五日<u>墊鷄始鳴</u>〕與〔後五日<u>雉雊</u>〕,〔初五日<u>雞始乳</u>〕與〔初五日<u>雞乳</u>〕。如是,四庫本二十字,令人生疑,或敷衍《禮記・月令》相同文句"鴈北鄉,鵲始巢。雉雊,雞乳"而成。類似文例,又見顧本1-13a-1王注〔鶡鳥不鳴〕,古鈔本、元兩本作〔鶡鳥不鳴〕。而僅四庫本與月令文[106]一致,作〔鶡旦不鳴〕。筆者認爲,四庫本擔當官發現該文王注脫字,於是仿效王注前後文句,引自《月令》相關內容。後述無名氏本所附錄四庫本中詳細考察。

總而言之,古鈔本正確填補顧本及元兩本皆未見之王注脫文,但室町古鈔本筆寫之時,難得參照具有如此根據確鑿資料,亦非筆寫底本南宋再版時所爲。故應當承認,最初僅存於新校正初稿本之二十三字,顯然經過宣和本校正,使其復原並得以傳存。若繼續精查,亦可得出相同例證。

(十四) 經注文之刪除

顧本、元兩本,及金版現存卷中所見字句,古鈔本經文、注文皆闕而未見。如顧本13-12a-7"所謂色色〔新校正云,詳色色字,疑誤〕",及19-15b-10"其用爲〔本闕〕",又19-16a-4"其令〔本闕〕"(金版卷缺)。以上各例均見新校正〔疑誤〕〔本闕〕注記,而古鈔本闕文。原因何在,可作如下推論。對於文字內容,並未付諸重視之南宋書店翻刻本,以及曾經詳細對校之古鈔本書寫時,皆不可能對文字擅加刪補。因此,可以斷定宣和本校正時,將上例文字刪除。

如此刪除文字,雖略顯草率。但〔本闕〕注記,僅見上記兩條,其他新校正記曰〔疑誤〕之條文,未見被刪補跡象。或因當時有其他根據,認定係後世衍文而刪除。總之,反映宣和本校正過程中另一側面,即曾對底本加以刪補。

(十五) 小結

宣和本係北宋政府最後校刊之《素問》。政和至宣和年間,先後曾完成再校刊《脈經》《外臺秘要方》,編刊《政和本草》《聖濟總錄》等出版事業。該校刊事業,引發徽宗重視,由新法派蔡京、蔡攸父子領銜。蔡京爲主要責任者,其子蔡儵爲實際監督,校正成員選任儒官、醫官、道士。裕民局出資,自政和八年五月於校正所開展事業,至宣和三年十二月完成,並於其前後得以刊行。然而,靖康之變前夕,蔡京一族坐罪株連。繼之,金軍入侵,連同書版皆遭掠奪。校刊經緯及該本系統,雖以室町古鈔本傳存,但長期湮沒於歷史塵埃之中,今日終得大白學界。

經過對古鈔本與元兩本、金版、顧本字句比較、研究,得知宣和本主要以熙寧新校正本及元豐孫氏校正本爲底本。又見採用新校正初稿本一例,而參照新校正定稿本例證頗多。根據古鈔本特有文例,使熙寧本書版校正實態鮮明再現。亦有判斷屬於後世衍文,而將經注文刪除之例。

再者,北宋政府依從舊法派王欽臣進言,於元祐八年(1093)刊行高麗所獻《針經》九卷。該書刊行於宣和本之前,故宣和本校定似當參照《針經》,然而調查古鈔本,未見絲毫形跡。或因舊法派刊行等理由,以新法派爲主導之宣和本校定注文,無視《針經》之存在。

宣和本舊貌,依據古鈔本推察,即林億等序題當作“黃帝内經素問序”,王冰序無題。王序文後,沿用熙寧本方式,列記孫兆、高保衡、孫奇、林億銜名。或一部分篇章,沿用元豐本原題曰“補注釋文黃帝内經素問”。凡政府刊本卷頭、卷末題似作“黃帝内經素問”,而南宋書店重刻本卷頭、卷末題“重雕補注釋文黃帝内經素問”,但僅卷十八末出現混亂,使舊題及擔當校定者列銜偶然殘存。

其後古鈔本一一遵行。

經注文亦大多繼承熙寧本、元豐本雙方特徵,但亦有新添字句校正及文字補充,其中一部分較他本更具有合理性。依照元豐本,採用注文下配置音釋形式,多轉載其音釋,並有部分增減。古鈔本與金版、元兩本、顧本所見特殊字句,異同俱見,可知金版亦曾採用宣和本系統作爲底本之一。

綜上所述,古鈔本係保持宣和本舊貌唯一現存傳本,今後作爲校勘《素問》經注文重要對校本,必須給予高度重視。

第三節　南　宋　版

一、④紹興二十五年(1155)刊本——紹興本

(一)紹興本之存在

明顧從德本經注文,多見避宋諱缺筆文字。小曾户氏指出,自宋初代太祖趙匡胤,故避“匡”“恇”字,至五代英宗趙曙(1064—1067年在位),故避“屬”字,該避諱當屬北宋熙寧原刊時所爲。又據小曾户氏考證[107],顧本與南宋初期刊、南宋前期修《吳書》(靜嘉堂文庫藏)刻工名極其相同,故南宋再版熙寧本時之刻工名,顧本亦忠實影刻,推定該再版時期大約於南宋紹興年間。可謂確論。一方,清朝敕撰《天祿琳琅書目》(1775)著録明仿宋版[108],斷定缺筆乃爲明人僞裝宋版所捏造。此明仿宋版實態不詳,但讚曰“撫刻特精,固翻版之絶佳者”,該本僅將顧氏初刻本中顧從德影刻跋文破棄而已(見後述)。而且,刻工姓名等尚無法檢索之時代,顧從德不可能正確捏造南宋刻工姓名。又父顧定芳,如後章所述,曾刊行仿宋版《醫説》,係宋本喜好者。

顧本除一部分誤刻之外,基本保存着紹興本原貌。即意味着版匡大小、格式,全書文字位置、大小、行款,版心魚尾、記載内容,甚至字體皆相仿。又顧本中所以僅見存北宋熙寧本避諱缺筆字,乃因紹興本亦除刻工名及誤刻文字之外,完全原貌覆刻熙寧本所

致。北宋官刻本書版多由首都開封國子監保管,但如前述,因遭金軍入侵,掠奪一空,故南宋紹興末年以前之官刻本,皆係北宋國子監本之覆刻[81]。故而,斷定紹興本曾經覆刻熙寧本,則無大疑義。簡言之,顧本介於紹興本,基本保持着熙寧本舊貌。但顧本字體具有浙江杭州地區風格,故極可能僅字體稍作變化。紹興本音釋附加卷末,與熙寧本相異。此外,關於書名變更,見後述。

再者,前述《天祿琳琅書目後編》(1798)宋版子部著録南宋《素問》《靈樞》合刻本[109],記述如下[33]。

> 《黄帝内經》〔四函二十四册〕。《素問》二十四卷,篇目同前。《靈樞》二十四卷八十一篇,前有紹興乙亥(二十五年,1155)史崧序,亦每卷附音義。……《甲乙經》序稱《針經》九卷、《素問》九卷,與漢志十八篇合。此兩書所由合刻也。

依此記載,證明南宋版《素問》《靈樞》合刻本存世,似總稱爲《黄帝内經》。遺存或見於顧本"黄帝内經"目録,及明無名氏本《靈樞》"黄帝内經"靈樞目録等。兩目録均爲紹興新作,詳述於後。他方,《書目後編》亦言及史崧"黄帝内經"靈樞序,述曰[110]。

> ……但恨《靈樞》不傳久矣,……僕……參對諸書,再行校正家藏舊本《靈樞》九卷,共八十一篇,增修音釋,附於卷末,勒爲二十四卷。庶使好生之人,開卷易明,了無差別。除已具狀經所屬申明外,准使府指揮依條申轉運司,選官詳定,具書送秘書省。國子監令崧專訪請名醫,更乞參詳,免誤將來。……時宋紹興乙亥仲夏望日,錦官(四川成都)史崧題。

史氏係四川豪族。史堪,政和間(1111—1117)進士,官至郡守,亦頗有醫名,著有《史載之方》二卷傳世。陸心源曾獲該書北宋版(實際係南宋版,現藏静嘉堂文庫)並翻刻刊行,認爲史崧乃史堪後裔[111]。有關史崧記載,僅見該"靈樞序"[112],但序中所云承上手續,經由行政所屬(居住地役所)→使府→轉運司→秘書省→國子監,可以推知,史氏出身成都,具有高名之民間醫。又宣和本校定,主要責任者稱提舉官,實際責任者稱詳定官,具體擔當者稱參詳官。據史崧序可知,由轉運司官詳定,名醫參詳,但未載提舉官。或許提舉官序或跋，另載別處（後述）。現行《靈樞》皆載史崧序，無疑史崧進呈後，經由秘書省，於國子監刊行。

史崧序所云"家藏舊本《靈樞》九卷"，即屬北宋元祐八年（1093）刊《針經》九卷系統（第二章第五節論證）。史崧將《針經》九卷稱作《靈樞》九卷，或爲與《素問》王冰序所云"《靈樞》九卷"及王注多引用"靈樞經"書名相吻合。爲出版家藏《靈樞》，而將九卷改編成二十四卷，亦爲與《素問》二十四卷相匹配。卷末附錄音釋，迎合當時風潮所爲。依此可以推知，紹興二十五年序刊時期，由國子監將《靈樞》與《素問》合刻刊行。其系統即《書目後編》所著錄《素問》《靈樞》合刻而稱南宋版《黃帝內經》。

（二）統一書名

如前推定，熙寧本原題似爲"補注黃帝內經素問"，內題"黃帝內經素問"。而顧從德本宋臣序、王冰序以及各卷頭、卷末，均題"重廣補註（注）黃帝內經素問"。可見，原題冠"重廣"，卷頭、卷末題"重廣補註"，皆由紹興本或顧本時期附加、統一。所謂"補注"即指熙寧本新校正注，所謂"重廣"即再度增補之意（既述於熙寧本中）。然而，若紹興二十五年序刊國子監本《靈樞》與《素問》合刻，則依據增補意義，書名當冠以"重廣"；若爲區別於無注之《靈樞》，則書名當冠以"補注"等，皆不違於理。又《琳琅書目》認爲，"重廣補注"由孫奇、孫兆或明人所附加[108]。然而，北宋元豐本及明顧本單載《素問》內容，無須冠以"重廣"。結果，《琳琅書目》論點被否定，統一書名"重廣補注黃帝內經素問"，當始自紹興本時期。

另外，《書目後編》之所以斷定《素問》《靈樞》合刻本係南宋版，實因參照《靈樞》史崧序年爲南宋紹興；之所以僅著錄"《素問》二十四卷，篇目同前"，實因書前所著錄北宋版三本及南宋紹定（1228—1233）重刊本，書名皆爲"重廣補注黃帝內經素問"。當然，所謂北宋版三本，亦僅依據北宋避諱缺筆而斷定，其實屬於紹興本系統。

一方，顧本缺筆比較嚴密，且保持端正宋版浙本字體，底本當屬南宋國子監本。與"重廣補注"同樣例證，有冠稱之書名，大凡由南宋監本加以統一，如臺北故宮博物院藏《增修互注禮部韻略》[113]等。又，因反復重印，書版破損，南宋監本屢次補版，故某一部分混入不同時期刻工名，如此例證非鮮。有論文[114]調查，依據混入不同時期刻工名及顧等刻工名，推定顧從德本直接底本，即南宋末咸淳間（1265—1274）修補本。又，柯逢時（1845—1912）於元版《本草衍義》影刻本跋文[115]中論證，北宋《本草廣義》（1116成，1119校刊）於南宋慶元元年（1195）復刻之際，爲避當時寧宗帝（趙擴）之諱，更改書名爲《本草衍義》。以理推之，則咸淳間修補"重廣補注"之際，或應當改作"重衍補注"等。但因僅一部分補版，並未達到更改全卷書名程度。更作可否雙重討論，即或因爲紹定（1228—1233）重刊本亦冠有"重廣"（後述），故書名冠稱屬於避諱之外，無需改"重廣"爲"重衍"。相反，既然有所謂官刻紹定重刊本，其後咸淳年間，紹興本部分書版修刻之重印本，似乎可能性較小。

據以上討論，南宋國子監，於紹興二十五年《靈樞》序刊之際，曾將《靈樞》與《素問》合刻，似乎毋庸置疑。該《素問》經注文，雖覆刻熙寧本，但內題及序題皆改稱"重廣補注黃帝內經素問"。該紹興本其後成爲顧本之底本。

（三）卷末音釋問題

依據宣和本推定，似乎熙寧本注下及卷末皆無音釋。然而，間接來自熙寧本之顧本，除卷十八以外，全書卷末附字音、字義、聲調等音釋注文，僅於卷二十四末題曰"釋音"。然則熙寧本卷末音釋或已存，或由後世附加，必須對兩種可能性加以討論。

但是，顧本卷末音釋存在諸多問題。譬如卷一末《四氣調神大論》文字音釋有"雊〔古豆切，雉鳴〕"，而顧本不僅《四氣調神大論》未載，他篇亦無"雊"字記載。僅調查《四氣調神大論》，元兩本及古鈔本中皆未見"雊"字（金版缺卷），亦無音釋。抑或因雊與南宋初代皇帝高宗（趙構）之構字同音而嫌名[116]，則紹興本即使不便改字，亦當缺筆，然顧本音釋亦不見缺筆。又，卷九末《刺腰痛》

篇文字音釋有"嘿〔音黑〕",與此相應經文"默默然",未使用異體字嘿。而元兩本與古鈔本經文作"嘿嘿然",但注下無音釋。抑或因嘿、默發音非爲黑而爲墨,顧本正確音釋當作"默〔音墨〕"。

以下分類列舉顧本音釋問題,究其原因,討論卷末音釋係熙寧本既存,抑或後世附加。

a. 顧本卷末音釋中存在多數難解文字及異同,卷一音釋總數七十一,其中九例[117]意義不明。古鈔本、元兩本音釋置於注文下,故類似問題幾乎未見,直接於文字所出部位注記,大致不易發生錯亂。同類錯誤,見於卷八音釋中,被注字句所出篇名記曰"陰陽脈解論",而該卷正文篇題曰"陽明脈解篇",陽明誤作陰陽,篇誤爲論。同卷音釋中,篇名作"通平虛實論",評誤爲平。

b. 顧本音釋記載順序,與經注文所出順序相異例證頗多。僅卷一音釋見有二例。如音釋排列順序齒更、恬憺,但經文字句所出正確順序爲恬憺、齒更。所列瘻、瘍順序亦相反,正確順序當爲瘍、瘻。古鈔本、元兩本音釋附於所出部位之下,當然無由發生如此混亂。

c. 顧本卷七甚至將卷六已出音釋重複收載,而且該兩葉或非同一刻工所雕,如卷六衃(衄異體字)〔所甲切,飲血也〕、坰〔古營切〕。又卷七衄〔所甲切,飲血也〕、坰〔古螢切〕,出現文字異同。而該音釋,古鈔本、元兩本共作〔衄,所甲切〕、〔坰,古螢切〕。顧本音釋中衄字義"飲血也",既見於顧本 6-9a-10 王注中,作〔衄血,飲血也〕,音釋似屬蛇足。可見,卷七重複記載卷六音釋,明顯屬誤,假設熙寧本卷末既存音釋,則校正書版之時,必定刪除卷七音釋重複部分。

d. 顧本音釋兩字詞語時,未明確指出對上字或下字注音,故被注音文字不明例證頗多,僅卷一即見十七例[118]。一方,古鈔本、元兩本,如〔俠,胡夾切〕形式,每一字後直接釋音,故不易造成誤解。

e. 顧本音釋中有字義不通以及重複王注者,既於 c 列舉卷六中一例。類似例證,僅卷一中可見三例。考其原因,可分兩點。爲二字詞語釋音,未明確指出上字或下字,而造成語法混亂;傳抄王注重複釋音,或者引用内容欠妥[119]。

f. 顧本卷末音釋順序排列,即經注文末、空一行、卷末題、音釋,但僅卷三至卷六、卷十、卷二十四卷末題、音釋之間空一行,格式無統一性。又或因卷十八卷末無餘白,經注文末後僅有卷末題,音釋皆無。而卷十八音釋,古鈔本中有四個字,元兩本中有五個字。

g. 顧本卷二十三音釋,末尾僅記"徵四失論徇",徇字未作釋音。考《徵四失論》中本無徇字,而徇字音釋,既出於卷一。

以上 a~g 所出現問題及混亂,分明由於倉卒操作所致,而校刊熙寧本,並校訂書版,耗費約十年歲月,難以想見會呈現如此狀態,故仍當認爲熙寧本卷末未曾附録音釋。他方,古鈔本、元兩本注下音釋中,未曾出現 a~f 所發生之訛誤。並如後述,顧本音釋大部分内容與古鈔本、元兩本一致,少數相異。推考上述問題發生原因,由於大多數摘録古鈔本系祖本,與元兩本系祖本注下音釋,以及經注文中詞語,並經過修改,補刻熙寧本卷末餘白處。

然而,或可假設熙寧本注下亦有音釋,後由紹興本或顧本,將該音釋移植卷末。但是,移動熙寧本注下音釋,不外乎兩種方法。方法一,注下音釋部分不予彫板,但顧本未見因修改所遺留空格痕迹。方法二,將注下音釋部分刪除,重新製作刻版稿本,並摹刻熙寧本。此新彫版若製作於紹興本時期,則南宋高宗以前帝名皆當避諱。而必須避諱哲宗(趙煦)之休,徽宗(趙佶)之吉,欽宗(趙桓)之院、完、丸,高宗(趙構)之構、遘、句、雊、穀等皆無缺筆或改字,顧本原樣照刻。再者,若顧本時期新彫書版,則注下音釋較多之葉或卷,經注文位置將隨之發生錯位,而且與南宋各刻工所雕葉碼出現矛盾,因此必定有削除刻工名等僞裝行爲,可是類似痕迹顧本皆未見。大凡北宋書版遭金軍掠奪之後,南宋初期國子監爲恢復其版而覆刻,並致力於重現宋版之顧從德本,絕不會重新製作稿本並彫版等。

根據各方面考察,顧本卷末音釋,係摘抄注下附録音釋系統版本,並於紹興本或顧本時期,將音釋附加卷末。如此判斷最爲妥當。

(四)卷末音釋來源及附加時期

將顧本卷末音釋與別本音釋相比較,可根據互相之間相似性考察其來源。但因顧本底本即紹興本系與金版年代頗近,故於後述金版中討論,並與顧本音釋比較。

假定卷末音釋係紹興本時期所附加,當時最易參考並附有音釋之《素問》,當爲元兩本之祖本元豐本,以及古鈔本之祖本宣和本。但因宣和本音釋亦多引用元豐本,故古鈔本與元兩本相同音釋較多。若雙方相異之音釋,反而卻與顧本音釋相一致,其意外一致之音釋,則當斷定曾被紹興本所引用。如此例證甚多,現僅舉卷一至卷四各卷所見,列記於下。首先載録顧本音釋,其下( )內記載古鈔本與元兩本音釋,但元兩本反切相同時,表記統一作切。

【卷一】

• 蔵〔敕輦切〕(古鈔本〔藏(蔵訛),敕輦切〕。元兩本蔵無音釋)

• 壽敝〔毗祭切〕(古鈔本〔敝,毗祭切,盡也〕。元兩本〔敝,皮祭切,盡也〕)

• 蕃秀〔上,音煩〕(古鈔本〔蕃,音煩〕。元兩本蕃無音釋)

• 螻蟈〔上,音樓。下,古獲切,蛙也〕(古鈔本〔螻,音樓。蟈,古獲切,蛙也〕。元兩本螻蟈無音釋)

• 蚓〔以志(忍訛)切〕(古鈔本〔蚓,以忍切〕。元兩本蚓無音釋)

• 蛚〔音條〕(古鈔本〔蛚,音條〕。元兩本蛚無音釋)

• 溽暑〔上,音辱〕(古鈔本〔溽,音辱〕。元兩本溽無音釋)

• 始涸〔胡各切〕(古鈔本〔涸,胡各切〕。元兩本涸無音釋)

• 豺〔音柴〕(古鈔本〔豺,音柴〕。元兩本豺無音釋)

• 荔挺〔上,力計切。下,大頂切〕(古鈔本〔荔,力計切。挺,大頂切〕。元兩本〔荔,音利。挺,大頂切〕)

• 爲否〔符鄙切〕(古鈔本〔否,符鄙切〕。讀書本〔否,部鄙

切〕。古林本〔否,部都(鄙訛)反〕)

- 燠熱〔上,於六切〕(古鈔本〔燠,於六切〕。元兩本〔燠,音欲〕)
- 否隔〔符鄙切,塞也〕(古鈔本〔否,符鄙切,塞也〕。元兩本〔否,塞也〕)
- 粗〔千胡切〕(古鈔本〔粗,千胡切〕。元兩本粗無音釋)
- 巇〔直利切〕(古鈔本〔巇,直利切〕。元兩本巇無音釋)

【卷二】
- 能冬〔上,奴代切。下,能夏,形能並同〕(古鈔本〔能,奴代切。下,能夏,形能並同〕。元兩本〔能,奴代切。下,能夏,形能並同上〕)

【卷三】
- 膻〔徒旱切〕(古鈔本〔膻,徒旱切〕。元兩本〔膻,徒亶切〕)
- 溲〔所鳩切,小便也〕(古鈔本〔溲,所鳩切,小便也〕。元兩本〔溲,小便也〕)
- 楯〔音巡〕(古鈔本〔楯,音巡〕。元兩本〔楯,聖久切〕)

【卷四】
- 懘〔古堯切〕(古鈔本〔懘,行了反,行滕也〕。讀書本〔懘,古克(堯訛)切〕。古林本〔懘,古堯反〕)
- 睘〔音瓊〕(古鈔本睘無音釋。元兩本〔睘,音瓊〕)
- 睒〔音閃〕(古鈔本睒無音釋。元兩本〔睒,音閃〕)

如上所述,顧本卷一至卷三音釋基本與古鈔本相同。而且,元兩本同一字或無音釋,或有音釋亦互不一致。而顧本卷四音釋,正與此情況相反。顯然,顧本卷一至卷三音釋引自古鈔本之祖本宣和本,或南宋再版本。顧本卷四音釋曾參考元兩本,或其祖本元豐本,或南宋復刻本。再查顧本卷五至卷七,雖然未見如卷一至卷四明顯傾向,但仍然有與元兩本及古鈔本相合或近似音釋。他方,顧從德所在嘉靖年間,古林書堂本流傳並非罕見,但未見有關宣和本及其南宋再版本之著錄。因此,卷末附加音釋,仍當認為始於南宋紹興本時期,此時宣和本及元豐本抑或共同存在。南宋政府機關,尤其秘書省或太醫局等,極有可能收藏宣和本及元豐本。

(五) 卷末附加音釋之理由

參考前表 1-1"音釋對象字數",與上記音釋比較,顯然可知,紹興本(顧本)卷一僅摘抄音釋文字較多之宣和本(古鈔本),又對音釋較少之元豐本(元兩本),完全未予採用,而卷四則正與其相反。或因爲音釋中所使用之宣和本及元豐本皆非足本,即宣和本卷一至卷三傳存,元豐本卷一至卷三闕如,而卷四存佚情況與此正相反。然而,考慮僅音釋數量多者一方被採用,則擔當摘錄者所參考之宣和本及元豐本,極可能係足本。又前述卷末音釋存在諸多問題,係由倉卒操作所造成。綜合分析,推測原因:其一,與採錄宣和本、元豐本雙方注下音釋並加考察相比,而僅採錄音釋數多者一方,則相對簡單。其二,每數卷由多名擔當者完成,故各自隨意採錄宣和本或元豐本而成。

若熙寧本、元豐本、宣和本皆以足本傳存,何故未原樣復刻注下有音釋之宣和本及元豐本,又爲何特以無音釋之熙寧本爲底本,並援引宣和本與元豐本音釋,附加於卷末。設想理由大致有二。

理由之一,在於宣和本、元豐本二書相關者。宣和本領銜者,所謂姦臣蔡京,當然南宋亦周知之事實。因此,南宋政府紹興本,以宣和本作爲底本,其可能性極小。類似情況,亦可類推元豐本。如前所推述,所謂姦臣呂惠卿,極可能參與元豐本出版事業。若果如此,則元豐本亦不可能被作爲底本使用。本來,元豐本似指孫氏家刻本,即或與呂惠卿毫無干係,南宋政府亦難以選擇私家刻版作爲底本。

理由之二,在於求得與《靈樞》合刻。前述史崧《黃帝内經靈樞序》明確記云"增修音釋,附於卷末"。實際,明無名氏本《靈樞》卷末大多數附記"音釋"。史崧序《靈樞》二十四卷,自家藏舊本《靈樞》九卷,以及源自北宋元祐八年刊《針經》九卷,其實情已述於前。此元祐本《針經》無音釋,故史崧出版《靈樞》序中,記述附加音釋。同時合刻《素問》,必當採用同樣體例,故於原無音釋之熙寧本卷末附加音釋。

（六）秘書省、國子監及“名醫”參預

查閱現存明無名氏本《靈樞》各卷末，僅卷二十未見音釋[120]。音釋數目少於顧本卷末音釋，但援引《太素音義》反切例，多見依“一本”或《素問》《甲乙經》《難經》等校注，並冠以“謹按”“謹詳”“詳”等字注文。

一方，前述史崧序末尾云“……具書送秘書省。國子監令[121]崧專訪請名醫，更乞參詳，免誤將來”。若紹興本《靈樞》亦經“名醫”參詳，則音釋中所見冠以“謹按”“謹詳”“詳”等注，甚至引用歷代史書、目録均未見之《太素音義》，亦均可憑信。謹按、謹詳，似官僚口吻，而民間醫史崧得以參考《太素音義》，似乎難以置信。

又，上記史崧序連續使用“請、乞”，意味向上發出請求。南宋秘書省主要承擔藏書與校書，國子監主要掌管教育及出版，而國子監命史崧懇請“名醫”參詳，當然，名醫肯定屬於身分頗高人物。當時醫名至高者，應當首推因籠絡高宗，而被《宋史》伍於佞幸行列[122]之王繼先（1098—1181）[123]。

（七）王繼先與太醫局校刊本草書

據《宋史》等記載，王繼先自建炎初年，擔任南宋初代高宗（1127—1162年在位）侍醫，時稱幸醫、國醫、王醫師。紹興十二年（1142）與金和議後，曾遭劫持之顯仁太后（徽宗妻，高宗生母）歸還，並由王繼先診治病愈，其後更加得寵，歷賜高官。自紹興初，數十年之中，掌握絕大權勢。當時，督促與金達成和議之專制實權者秦檜（1090—1155）[124]，亦與繼先爲結義兄弟。可稱高宗所委之人，即“國事（秦）檜，家事（張）去爲，一身之事（王）繼先”，甚至最得高宗寵信之大宦官張去爲，亦對繼先敬畏三分，此三人執掌紹興中後期中樞權力[125]。繼而，王繼先挪用國費，占據運河及民居數百，營造私宅，時人稱之爲快樂仙宫。掠奪良家婦女百餘人入宫爲侍妾、奴婢，私置兵甲五百，賄賂賣官免罪等等，肆意橫行[126]。然而，顯仁太后紹興二十九年（1159）九月[127]卒後，繼先權勢喪失，並遭杜莘老彈劾，紹興三十一年（1161）流放福州，淳熙八年（1181）没於當地。曾令門徒張孝直等校定本草，進獻高宗，但其

出版卻遭楊椿阻止。《宋史》有載。

此本草校定記録,見載於《玉海》[128]。紹興二十七年(1157)八月十五日,王繼先獻上校定《大觀本草》三十二卷(目録一卷、正文三十一卷)及《釋音》一卷,詔敕秘書省修潤,國子監刊行。繼先企劃校刊該書,乃因政和六年(1116)新校刊《政和本草》書版遭金掠奪,南宋僅存舊本《大觀本草》。《宋會要輯稿》中有詳細記載[129],《玉海》中未見內容,簡述如下。因本草書經注異同等訛誤較多,繼先令御醫張孝直、柴源、高紹功等檢閱、校勘,合計紹興新添六種,共得一千七百四十八種藥物。更搜索方書、經典,並加補釋,校定目録品類及序説,而成《紹興校定經史證類備急本草》。又由秘書省官修潤該三十二卷及《釋音》一卷內容,而成五冊,與原本合計共三十八冊,進上。

紹興本《大觀本草》,即《紹興校定經史證類備急本草》三十三卷,歷代未見著録,現無存本。但據秘書省實録《南宋館閣録》(1177年之後編成)記載,刊行詔敕及準備工作,實已就緒。同書卷五列記秘書省撰述項目,用意置於卷末之"刪潤文字",記録該《大觀本草》情節[130],亦載《玉海》及《輯稿》未見內容。即紹興二十七年八月十五日,王繼先將該書校定本進獻高宗,賜下聖旨,命秘書省修訂文字,國子監刊行。秘書省十一月完成修訂進呈。該項工作由秘書省秘書郎、著作佐郎、校書郎、正字及儒官十名各擔當三至四卷,並列舉實名,詳細敍述。此次校正,非僅由校書郎、正字擔當,可知其具有特殊重要意義。

紹興五至三十一年,秘書省定員,除負責者監、少監、丞之外,共計十八名[131],其大半約持續工作三箇月。平均一名儒官負責一卷餘,所需時間一箇月,可知其工作量相當之大。繼先與門下醫官雖校定、增補《大觀本草》,但典籍校定或修辭等會存在問題。因此,秉承聖旨,命秘書省修訂潤色。但是,繼先盟友秦檜,紹興二十五年十月二十二日死去,繼先失去支撐勢力。秘書省不滿繼先專橫跋扈,並詳記內部實情。該《大觀本草》末尾附加《釋音》一卷,開啓以往宋本草所未見之新篇,與紹興本《素問》卷末附加音釋相類似,值得重視。

秘書省修訂,於紹興二十七年十一月結束,但國子監彫版全部稿本三十三卷,即使大量動員寫工、刻工,最短大約需要一年以上時間。而且如《宋史》所記,楊椿極力阻止該書出版,故據《建炎以來繫年要錄》[132]二十九年二月記云,彫板似未完成。

> (紹興二十有九年二月丙戌……)初昭慶軍承宣使致仕王繼先欲得節鉞,使其徒張孝直等三人,校本草獻之。詔秘書省修潤刊印,孝直等皆進三官。給事中楊椿言,此但取古注、《圖經》(《本草圖經》1062)合而錄之,其勢甚微而賞太重,況多訛錯,不可傳世。詔前降指揮更不施行。

楊椿(1094—1166),因與秦檜不睦而遭左遷,秦檜没後,紹興二十五年復歸朝廷,執掌政權。紹興二十六年四至八月,任秘書省少監(副省長)官職[133],對於繼先獲旨牽强修潤《大觀本草》之事必定知曉。紹興二十九年,楊椿擔任國子監祭酒[134],有權中斷刊行紹興本《大觀本草》,與秦檜及繼先之宿怨,得以復仇雪恨。一直接受繼先診治之顯仁太后,紹興二十九年興辦八十大壽慶禮[127],但於同年九月太后逝去。繼先於太后生前,仰仗宮廷勢力,尋得另一出版途徑。繼先等自紹興本《大觀本草》稿本倉猝摘錄大字文(《神農本草經》《名醫別録》文)、繪圖,選錄紹興校定文、紹興新添文,新獲高宗詔旨,該節録本非由國子監,而於殿中省修內司刊行。

南宋《直齋書録解題》對該本如此惡評[135]。

> 《紹興校定本草》二十二卷。醫官王繼先等奉詔撰,紹興二十九年上之,刻板修內司。每藥爲數語,辨説淺俚,無高論。

該《紹興校定本草》二十二卷與紹興本《大觀本草》三十三卷二者之間存在如何關係,以及是否刊行,以往雖有諸説[136~138],但皆有誤解之處。而掌管宮城及大廟修繕之"修內司",能否出版《紹興校定本草》,亦遭懷疑。然而,根據諸説未見之《南宋館閣録》及《建炎以來繫年要錄》,可以證明,紹興本《大觀本草》曾實施刊行準備,但後被迫中止。進而,於宮城內設置與皇帝日常生活密切相關之修内司,屬殿中省管轄,由繼先及盟友張去爲[125]等内侍(宦官)管理、監督[139],因楊椿權力所未及,故此時尚可令刻工彫板[140]。因紹興二十九年進獻,而紹興三十一年罷免繼先官職之前曾出版。緣於如此經緯,故印刷册數頗少,《紹興校定本草》二十二卷(附目録一卷)著録至明代爲止[141],於清代散佚。

一方,該書鐮倉末期傳入日本,其後自江户寫本派生出傳抄本,現今日本及世界數國有所收藏[142],日本影印出版,中國活字刊行。曲直瀨懷僊閣舊藏本(現京都府立植物園大森文庫藏),避宋諱缺筆摹寫[143],可推知曾存有宋版。本書附王繼先等《紹興校定經史證類備急本草序》,雖未記卷數,但内容似抄録紹興本《大觀本草》序。當然“秘書省修潤”等一概未載。序年係紹興二十九年二月,恰與楊椿中斷《大觀本草》刊行同時,可見,繼先等遽然改變方針,編輯摘録本,名爲《紹興校定本草》。序末列記“檢閲校勘官翰林……太醫局教授……高紹功/檢閲校勘官翰林……太醫局教授……柴源/檢閲校勘官……太醫局教授……張孝直/詳定校正官……王繼先”四人銜名,與《宋會要》《建炎以來繋年要録》記録相符合。繼先門徒張孝直等,皆擔任太醫局教授,培養醫官。該書係宋代最後一部官撰本草,首次將豌豆、胡蘿蔔、香菜、銀杏等如現代日常食品載入書中,頗有新見解[136,138]。但是與北宋巨帙《大觀本草》《政和本草》相比較,此節録本則略顯單薄,故《書録解題》所作評價亦當給予理解。後因繼先惡名昭彰,其書不得再版,遂於中國散佚。

(八) 王繼先、太醫局與《素問》《靈樞》之校刊

紹興二十五年,國子監合刻《素問》《靈樞》之際,正值王繼先權勢强盛時期,與秘書省、國子監關係亦頗融洽,令秘書省修潤《大觀本草》,並新附《釋音》一卷。據此,假設刊行紹興本《素問》《靈樞》,亦與繼先[144]及太醫局醫官權力相干,則所存疑問即可冰釋。

史崧期望出版《靈樞》,必然受國子監所命,懇請“名醫”相助。史崧序文之始,基於《素問》王冰序,記云“昔黃帝作《内經》十八卷,《靈樞》九卷、《素問》九卷,廼其數焉”,次文亦摘録、引用林億

等序。但爲與《素問》及王注相合,將《針經》九卷改編爲《靈樞》二十四卷,關於其理由未作任何説明,實屬難解疑問。秘書省主管典籍收藏及校勘書籍,而擅自更改出自有據之《針經》九卷書名及卷數,畢竟難以置信。若其變更非史崧本意,而屬繼先等輩意圖,則容易理解。進而,考察紹興本《素問》卷末音釋,引用内容包括元豐本及宣和本,若是,則《素問》出版與史崧幾乎毫無關係。獲得史崧獻上《靈樞》即《針經》,而將其與《素問》合刻,北宋時期尚未曾實現,此次極可能出自王繼先或秘書省,或國子監等想法。

推測兩種可能性,一則爲熙寧本附加音釋,秘書省等向繼先提供資料及建議。二則或相反,繼先爲達到使門下醫官昇進目的,向秘書省索求資料等。則由彼等醫官於《素問》冠以"重廣補注",並統一書名,卷末附加音釋等,方可大膽改編熙寧本舊貌。如此推論,不違於理。所附加音釋,訛誤連篇,全然不似秘書省儒官做法,顯然係不諳此業之醫官所爲。但《素問》刊行後,察覺音釋存在問題,或被指摘訛誤,其後,刊行《紹興校定經史證類備急本草》之時,接受教訓,令秘書省修潤文字。

又與《紹興本草》相同,紹興本《素問》必定記載王繼先等序,並有列銜等。然而,其後國子監重印、重刻紹興本《素問》時,當然刪除紹興三十一年遭彈劾之繼先序跋及列銜等。南宋諸史籍,避嫌秘書省及國子監曾協助繼先等污點,故意不予採録。致使合刻及附加音釋等情節,至今仍未引起重視。

(九) 紹興本覆刻程序及訛字,附加總目

紹興本《素問》覆刻熙寧本經注文,並實施統一書名及附加卷末音釋等增補工作。其影刻本即所謂顧本。紹興本覆刻程序,極可能將熙寧本表裏顛覆,黏附於木板,加以雕刻,自然原熙寧本隨之消失。一方,嘉靖年間,宋版已價值高昂,顧從德絶不會對熙寧本任意處置,必定將原本謄寫而影刻。可以想象,無論覆刻或影刻,原本不鮮明印字及注文小字,必將屢被誤刻。故如,上土、止正、下不、代伐等訛誤,究竟產生於熙寧本,抑或紹興本,或顧本,皆無法判明。

　　但熙寧本書版亦曾經校正,故卷末音釋所見各種問題,大多發生於紹興本階段。假設諸問題始於顧本誤刻,則顧本經注文亦當存在大量問題,然而事實並非如此。綜合上述分析,可以認爲,顧本經注文中所存少許訛字,極可能大多產生於紹興本時期。

　　顧本總目"黃帝內經目録"亦存在較多文字問題,如"徵四失論"之"徵"字,正文篇名避宋諱缺筆,但總目未見缺筆。"方盛衰論"屬第八十,但總目誤刻"方盛衰論八十一"。又如正文篇名"五藏生成篇""刺熱篇""刺腰痛篇",總目則作"五藏生成論""刺熱論""刺腰痛論"。僅四葉總目,卻出現五處問題,可見,與音釋相同,因倉猝操作而造成訛誤。總目四葉彫版刻工付言、陳安,同時亦擔當正文書葉刻板,故紹興本時期,總目肯定既已存在。

　　再者,北宋政府校刊醫藥書,時或編纂詳細目録,單成一卷附於書前。較早例證見於《開寶重定本草》(974)序云"今以新舊藥合九百八十三種并目録二十一卷,廣頒天下,傳而行焉"[145],可知正文二十卷附目録一卷。南宋版《備急千金要方》目録十一葉,及《外臺秘要方》目録四十七葉,目録題次行落款"……林億等校正""……林億等上進"銜名,故目録(總目)或於北宋校刊時所附加。

　　又考察《金匱要略》吳遷本,一般認爲,吳遷本忠實摹寫北宋小字本《金匱要略》,但各卷首列記所收篇目,而書前未附總目。又南宋何大任翻刻北宋小字本《脈經》,其後有何大任本之明仿宋版,形式與吳遷本相同,亦未載總目。翻刻北宋大字本《金匱》之鄧珍本附録總目,但未記林億等銜名,總目沿襲正文誤刻,收載方名亦有脱落,分明屬鄧珍所附加。依此推之,大字本《金匱》亦似乎未附總目。趙開美本《〔宋板〕傷寒論》,與陳世傑本《金匱玉函經》總目,亦同樣令人生疑。北宋所校刊諸醫書中,極可能亦有未附總目者。

　　顧本卷十七及卷二十二,各卷中僅收録一篇,除此兩卷之外,卷首均載篇目,但書前總目未見林億等銜名。讀書本、古鈔本亦同。故可推測,因北宋版《素問》未存總目,至南宋各版編制並附加書前。另據遺存少許紹興本《靈樞》舊貌之明無名氏本,每卷首未載篇目。此紹興本《靈樞》，即將北宋所刊《針經》九卷改編二十四卷刊行而成。書前總目"黃帝內經靈樞目録"，依二十四卷，配列各篇，無疑屬於紹興新作。又目録題名次行，不僅未記擔當者銜名，而且全四葉篇名配列格式亦與顧本近似。因此，若與上記文字問題一併考察，應該斷定，顧本總目屬紹興本時期新作並附加於書前。

（十）新作音釋之來源與附加操作

紹興本卷末音釋，多交互引自元豐本或宣和本某一方，一部分參考王注，詮釋字義。並非全面抄録元豐本或宣和本音釋，而選擇引用。顧本中記載元兩本、古鈔本未見之音釋，其明示取自紹興本，或依據韻書等，獨自新作内容。統計顧本前五卷獨見音釋數目，卷一中十一例（其中王序一例），卷二中一例，卷三未見，卷四中十三例，卷五中七例[146]。五卷總計三十二例新作音釋，與上田氏《<素問><靈樞>音釋對照表》[147]相驗證，多採用《廣韻》（1008）及《集韻》（1037）共同記載，一部分僅與一方相符合，或雙方均無記載。即紹興本獨自新作音釋，主要參照《廣韻》《集韻》等韻書。

此外，據顧本所知卷末題以下餘白行數，與前載表1-1"音釋對象字數"以及紹興新作音釋字，似乎具有一定關聯性。即顧本卷一餘白有十五行之多，音釋七十一，而古鈔本、元兩本中有六十左右音釋，查知紹興本應新作十一音釋。以下同樣，顧本卷二餘白五行，音釋十五，古鈔本、元兩本音釋三十左右，紹興本新作一音釋。顧本卷三餘白十行，有二十音釋，元兩本、古鈔本音釋二十三，紹興本無新作。顧本卷四餘白六行，音釋十六，元兩本音釋四，古鈔本音釋一，紹興本新作十三音釋。顧本卷五餘白六行，音釋九，元兩本音釋二，古鈔本無音釋，紹興本新作音釋七。

新作音釋，由注釋者對該字難易程度理解而決定。然而，考察前五卷呈現傾向顯示，作注者考量卷末餘白同時，自元豐本及宣和本中選擇音釋。音釋數較他卷少者，便新作增補。尤其讀者最易寓目之卷一，卷末音釋最多，明顯反映作注者之思慮。當然，判斷有必要音釋之文字，隨着卷數後移，新出字數自然減少。因此，即使餘白較多,亦不如卷一音釋量多。如是,上述出注者考量餘白而選擇音釋之傾向稍顯模糊。但無餘白之卷十八,音釋亦皆無,據此,餘白行數與音釋數目多少,存在一定關聯。進而,依據卷末餘白之特點,可以證實紹興本之底本即爲熙寧本。

(十一) 小結

現行《靈樞》二十四卷,係依據北宋元祐刊《針經》九卷系統改編而成,祖本爲南宋國子監紹興二十五年序刊本。此時國子監將《靈樞》與《素問》合刻,兩書合刻本總稱《黃帝內經》。正因合刻本包括兩書,意在依據《漢書・藝文志》"黃帝內經"之傳說,試圖使其成爲現實。

紹興本《素問》經注文,完全覆刻熙寧本,但與《靈樞》合刻之際,序題與卷頭、卷末書名皆統一改稱"重廣補注黃帝內經素問"。一方,因北宋元祐本《針經》中未載音釋,似由史崧及儒官補加於《靈樞》各卷末。爲與該《靈樞》格式相同,以未加音釋之熙寧本《素問》爲底本,於各卷末附加音釋。其中另一原因,既然屬於南宋政府主持刊行,必定避免使用領銜者遭彈劾之北宋宣和本,或私刻元豐本作爲底本。

爲《素問》附加音釋,或由王繼先門下醫官所爲。音釋大多參考選擇引用元豐本與宣和本,同時亦以《廣韻》《集韻》爲主,附加新作音釋。選擇音釋與附加新作,皆考量熙寧本卷末餘白及各卷音釋協調關係,而決定音釋數目。卷一音釋字數最多,卷十八即無餘白亦無音釋,該現象證明餘白與音釋數目相關。附加音釋,操作結果導致卷末音釋出現各種差錯,同時附加總目"黃帝內經目錄"亦存在諸多問題。顧本經注文訛字亦可能多出自紹興本,然而,紹興原本現存未詳,確切狀況不明。

經歷上述過程,紹興本《素問》得以刊行,而影刻紹興本者即顧從德本。

二、⑤紹定(1228—1233)重刊本——紹定本

該本之存在,仍據《天祿琳琅書目後編》得知[109],其宋版子部

著録[33]云:

> 《重廣補注黃帝內經素問》〔一函十冊〕。見前。每版心有紹
> 定重刊四字。林億等於仁宗嘉祐中,奉敕校正。……此則南
> 宋理宗時重雕,版式、字數、尺寸仍照原帙。松江朱氏藏本。

即該本各版心刻記"紹定重刊"四字。又云,"見前""版式、字
數、尺寸仍照原帙",即表明與紹定本前所著録北宋版"唐王冰次
注,孫兆重改誤,林億、孫奇、高保衡校正。書二十四卷八十一
篇,……每卷末附音義"相同。

既如前述,該北宋版實屬紹興本之誤認。而據"重廣補注黃帝
內經素問"書名及"每卷末附音義",可以佐證紹定本或係紹興本
重刊。紹興本原附王繼先等序跋及列銜,紹定重刊時,必定一概刪
除。全版心刻記"紹定重刊"等,即宋官刻本所見特徵,或許因查
知紹興本存在諸多問題,或許因培育醫官所需而重刻頒行。

紹定本,包括所謂松江朱氏藏本,現均無存,其他明清或江戶
時期藏書記録等皆未見。該系統覆刻本亦未詳,故繁複推論實屬
蛇足。後文考察中,爲便於敍述,將紹定本及顧從德本包括在內,
一併稱爲紹興本系統。

三、⑥南宋未詳年坊刻本

前文宣和本中,曾敍述日本宮內廳所藏古鈔本《重雕補注釋文
黃帝內經素問》二十四卷,其筆寫底本,即南宋未詳年坊刻本。如
前所述,此坊刻本以宣和本爲底本。但關於南宋未詳年刊本,歷代
著録皆未見載,其現存亦世所未知。現今唯知其關聯性:宣和本→
南宋未詳年坊刻本→古鈔本。以後將其一括稱作宣和本系統。古
鈔本價值所在,既述於宣和本中。

四、⑦南宋中後期坊刻本

該本傳存及歷代著録皆未見,根據與元兩本之關係,及讀書堂
本版式等,可推定其曾存在。稍事慎重翻刻元豐本而成二十四卷
本,一部分見宋諱缺筆、改字,推定係南宋中後期所刊。其覆刻本

即讀書堂二十四卷本,關於其舊貌等,於讀書本後述。後文論述中,包括該南宋版及元兩本,統稱爲元豐本系統。

第四節　金　版

⑧金末元初刊本——金版

金版一種一部殘卷,僅存於北京中國國家圖書館,係現存最古版《素問》,關於圖版及考察,曾發表簡報[148]。其後二〇〇一年オリエント(東洋)出版社《東洋醫學善本叢刊1》收載,二〇〇四年北京圖書館出版社影印收錄於《中華再造善本》,終歸得以參閱。互聯網上 World Digital Library (http://www.wdl.org/en/item/3044/)自二〇一二年卷三至卷五彩色畫像既已公開。首先依據現狀,試考刊行年代。

(一)現狀與書誌及刊行年代

金刻本《黃帝内經素問》,架藏號01191[149]。卷三至卷五、卷十一至卷十四、卷十五至卷十八、卷二十、亡篇(兩篇)各一冊,現存本總計十三卷五冊。卷三至卷五爲第一冊,卷十一至卷十四爲第二冊,卷十五至卷十八爲第三冊,僅此三冊所收卷、篇名,由後世同一人墨書總目各一葉,補入冊前。因書頭欠缺,原存序文、總目、刊語等情況不詳。各卷頭題"黃帝内經素問卷第幾/啓玄子次注,林億、孫奇、高保衡等奉□敕校正,孫兆重改誤",以下記錄所收篇名目錄。各卷末題"黃帝内經素問卷第幾",次行題"内經音辨(或題音辨或音釋)",各篇有字音、字義、聲調等音釋,偶見一字二音。王注與新校正注之間多隔置◑或○符號,亦有空格之處。注文所見疊字,下字多略,如郊‖、牧‖。略字、俗字、異體字較少。未發現因避諱、嫌名而改字、缺筆等現象。屬、鼻等時見類似缺筆,屬乃沿用宋諱,鼻字缺末筆或亦屬俗字。彫板雖屬仔細,但筆拙不整。字體膨擴正方形,右角上提,略顯金平水本特色。

紙張屬楮紙系,包括後補總目,因潮濕發黴等,明顯破損黃變部分較多,破損既已補修。有界(一部分無界),四周雙邊,版心白口,雙向下黑魚尾。象鼻刻字數,魚尾間"素問幾(二、四、五、六、八)、亡篇一",下象鼻處所記葉碼按每"素問'幾'"連續排列。未破損部分下象鼻處,隱約可辨刻工名,如"何令一(2-5)、何念一(2-7)、鄧一(6-37)、鄧(6-38),丁一(8-4~5、8-9~12)、吉一(8-24~26)"。卷三第一葉,半葉版匡高17.8cm×寬13.6cm,十三行、行二十一至二十三字(亡篇二十字),雙行小字,行三十字。卷十三《奇病論》《大奇論》,卷二十《五常政大論》,一部分有朱點、朱線,卷三首頁與亡篇末尾有陽刻方印"國立北/平圖書/館所藏"朱印記。

該金版或由原二十四卷與附錄《亡篇》一卷構成。魚尾間所記"素問幾(二、四、五、六、八)",與該部分所收卷次(3~20)不符,而僅按每"素問幾"於下象鼻處刻記葉碼。由此推定"素問幾"當爲1~9,依此數字,可以推想當初製本計劃,以"素問九卷"九冊加《亡篇》一冊爲前提。如此版本實屬罕見。因《亡篇》二篇,新校正認定爲僞撰,既已除外[40],故熙寧本及紹興本等宋版中不應存在。《宋以前醫籍考》[150]曾認爲,附錄此二篇始於元古林書堂本《遺篇》。但該金版中亦存附錄,金版《亡篇》字句與元兩本相異,關於其特徵後述於古林本。

該本序跋文及刊語等皆缺,故年代難以判斷,但據《中國古籍版刻辭典》,刻工丁一、鄧一、吉一之名,亦見於《重修政和經史證類備用本草》[151]。調查北京人民衛生出版社一九五七年影印《重修政和經史證類備用本草》線裝本版心,確認以下刻工名:

張,張一,張二,張珎,何,何川,姜,姜一,四,卯,丁,丁一,鄧,鄧一,鄧二,鄧恩,楊三,薛,吕,吕一,□(彬)進,吉,吉一,梁,趙,世一,李成。

該書由山西平陽府(平水)張存惠(晦明軒),於金泰和己酉年(金已滅亡,實際係元海迷失皇后元年,1249)編刊。平陽亦爲金版產地。該書唯一存於中國國家圖書館。而且,金版《素問》可辨別之刻工名中,除何念(令)一之外,其他刻工皆參與本書彫板。因此,該《素問》亦當斷定爲金末元初,十三世紀中期之平水版。筆者遵從中國國家圖書館著錄,將此金末元初本稱作金版。

(二) 歷來著録及格式問題

該本中唯一藏印記爲北平圖書館,該館前身係宣統元年(1909)所開設京師圖書館,之後由民國政府接管,一九二八年改稱國立北平圖書館。民國政府運往臺灣所餘藏書,均移交新中國北京圖書館(今中國國家圖書館)。關於金版《素問》,直至清代,藏書記録皆無,似乎於民國時代遽然出現。王文進自一九三五年,於北京琉璃廠等販書,其《文禄堂訪書記》(1942)有如下著録[152]。

> 《黃帝内經素問》二十四卷,唐王冰注。金平水刻本,附音釋。存卷一,卷三至五,卷十一至十四。半葉十三行,行二十一字,注雙行三十字。白口,版心上記字數,下記刊工姓名〔丁一,章,半,何念一,口〕。

該著録與中國國家圖書館本版式及一部分刻工名相一致,無疑爲同一版本。又,與國家圖書館本卷三至卷五、卷十一至卷十四及卷次、分冊相同,可知一九三五年以降,北平圖書館自文禄堂購入該書並收藏。然而,《文禄堂》本未存國圖本之卷十五至卷十八、卷二十及亡篇,卻有國圖本未見之卷一。一般而言,卷一之前或有目録卷,載録序文或牌記等出版信息,王文進極可能根據卷前内容,著録爲"金平水刻本"。爲何北平圖書館未存卷一,頗感遺憾,期待今後重現於世。

此外,清末、民國期間,活躍於上海醫界之丁福保(1874—1952),其《四部總録醫藥編》中《素問》二十四卷本,列舉嘉祐中刊本(指熙寧本)、紹定重刊本,次略記"金刊本,附亡篇一卷"[153]。丁福保所據資料,以及該金版屬足本或殘本,現已不得而知,但附録《文禄堂》本未見之亡篇,確實值得注目。國圖本亡篇有北平圖書館印記,確證當時收藏之物。抑或北平圖書館除《文禄堂》本以外,另自別處購得金版卷十五至卷十八、卷二十及亡篇。故對國圖本各卷加以比較,格式及音釋題具有以下差異。列舉卷三與卷十五,參考圖1-4。

> 【卷三至卷五、卷十一至卷十四,兩冊】a. 内題以下所收篇目,每行記載兩篇。b. 正文頭篇名上空四格。c. 卷末音釋題

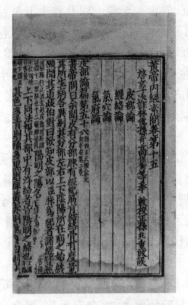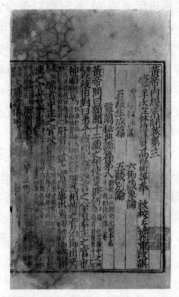

圖1-4 金版《素問》(《再造善本》,2004)

曰"內經音辨"(僅卷三)或"音辨",僅卷十四無音釋題。
d. 卷末音釋文字所出篇名上空四格,但僅卷十四無空格,頂
頭書寫篇名。

【卷十五至卷十八、卷二十,兩冊】a. 內題以下所收篇目,每
行僅記一篇。b. 正文頭篇名上無空格,頂頭書寫篇名。c. 卷
末題"音釋"。d. 卷末音釋文字所出篇名上無空格,頂頭書寫
篇名。

【亡篇兩篇,一冊】a. 卷頭所收篇目一行記載兩篇。b. 正文
頭篇名上空三格。cd. 卷末無音釋。

如前所述,《亡篇》曾於北宋時期流傳,但新校正認爲不足取,
故熙寧本未予收載。其後,元豐本、宣和本、紹興本亦理當未載。
雖然金版《亡篇》來歷不明,但劉温舒《素問入式運氣論奥》三卷
(1099),附録宋版時期之《素問遺篇》一卷[154]等,或自前代未詳文
獻抄録。因此,《亡篇》格式及版式與《素問》正篇稍有差異,畢竟

容易理解。一方,上記卷三至卷五、卷十一至卷十四及卷十五至卷十八、卷二十中 a~d 之異同,或可認爲兩者另爲別版。然而,僅卷十四末尾音釋所出篇名,與卷十五以下同樣格式,其他版式、字體,兩者亦相同或酷似。《文禄堂》卷一、卷三至卷五、卷十一至卷十四記録刻工"丁一",而格式不同之卷二十(8-10~12)亦見同名。故兩格式相違,並非緣於補刻或翻刻。繕寫金版底稿之際,並未統一格式,此類坊刻本頗多。

又卷三與卷十五,據圖 1-4 可知,皆因長年保存不善,狀態惡劣黄變。各冊卷首附録總目,顯然出自一人墨筆,亦同樣有黄變破損,説明亦於較早時期將總目補入各冊,或因原金版未載總目。又卷十五至卷十八,《文禄堂》本未收。或可推想,本來該金版一套,"泣離"分別爲《文禄堂》本與別處本,兩者後由北平圖書館收藏而"再會"。

(三)音釋來歷及特徵

金版特徵,在於各卷末題曰"音辨"或"音釋",而且所出各篇列記大量音釋。卷末配置音釋始見於紹興本,而金末元初,極有可能曾參照紹興本系統,亦可能利用熙寧本、元豐本系、宣和本系統宋版,但絶無使用元兩本之可能性。遂將金版現存卷三、卷四、卷五音釋與各本比較,結果多與顧本(紹興本系)一致,而與元兩本(元豐本系)或古鈔本(宣和本系)相異例如下。首先,於顧本所出部位之下記入金版、顧本字句,其後( )內記入元兩本及古鈔本字句。

3-15b-3 偢〔即就切〕(元兩本、古鈔本〔偢,即就切,遂盡也〕),4-12b-7 滌〔音迪〕(無音釋),4-12b-7 穊〔音畏〕(無音釋),4-12b-8 瘲〔音縱〕(無音釋),5-13b-6 莠〔音誘〕(無音釋),5-13b-6 癉〔都赧切〕(無音釋),5-13b-7 佟〔音亦〕(無音釋),5-13b-7 儜〔女耕切〕(無音釋),5-13b-7 喀〔虚畏切〕(無音釋)。

該九例中,八例未見於元兩本及古鈔本,故屬紹興本新作。假設文字音釋係金版獨自編制,則以上九例幾乎不可能與顧本(紹興本系)完全相同,即金版肯定參照紹興本系統,不僅音釋,經注文亦同樣。此外,亦見採用元豐本系音釋形迹。然因例數較少,自何本引用,或屬偶然巧合,均難以驗證。包括經注文等相關諸問題,綜述於後。

金版中存在諸多先代各本未見之音釋,其理由,即同一個生僻字,每次出現則重複附加音釋,甚至偶爾對通常文字亦加釋字音或字義。如僅卷三即見五例,盛〔音成〕、薄〔冰各切〕、食人〔音祀〕、揭〔丘謁切〕、紺〔感暗切,青赤色也〕。皆屬常用字音義,大凡以讀書人而言,並非難字。

以上五字,前代各本均無音釋。又如卷四獨自音義注釋:砭〔補兼切。古者以石爲針,刺病〕、鑱〔仕衫切。《説文》云,鋭也。鑱石,石之鑱者,古人以刺病〕等。然而,對於習讀《素問》者而言,砭字並非生疏之字。卷三、卷四、卷十三、卷十五、卷二十音釋中引用《説文解字》注釋字義。卷十六、卷十七音釋,仍引王安石《字説》(1082)注解字義。但《説文解字》僅記述漢代以前字義,而《字説》以分解法解説字義,牽強附會之處較多,鮮得後世好評而亡佚。或許金版出於商業目的,爲使初學者易讀易購,而大量附加新作音釋。

(四) 參照宣和本系及元豐本系

金版中亦收載新校正注,無疑以熙寧本以後版本爲底本。卷頭、卷末均題"黄帝内經素問",與所謂熙寧本舊貌相符。内題次行記"……林億、孫奇、高保衡等奉□敕校正,孫兆重改誤",錢氏[155]認爲,敕上有空格,係敬畏宋朝格式。一方,音釋未附録注下而載於卷末,似與紹興本系相關聯,但毫無紹興本系之"重廣補注"痕迹。故可推想,此金版曾併用數種宋版。前述宣和本中已討論各本異同關係,金版中僅集出十三例與宣和本系相同字句。同一字句之變化,與其他版本系毫無關係而獨自出現多數例證,似乎不合情理,顯然金版曾參考利用宣和本系。

另外,元兩本之祖本即元豐本,已如前述。金版、元兩本相一致之字句,而與顧本(紹興本系)、古鈔本(宣和本系)相異,存在如此例證,説明金版曾使用元豐本系。調查經注文及音釋,得出以下十八例字句,若精查全書,例證仍可增加。首先,排列金版、元兩本共同字句,其後( )内記入顧本所出部位及顧本、古鈔本相異字句。元兩本反切表記,統一作切。

〔陰交生〕(4-9a-4〔陰支生〕),著〔直略切〕(4-12b-8 著無音釋),〔曰關格〕(5-3a-3〔曰關格也〕),如脈所分(5-3b-6 知脈所分),〔大過不及〕(5-3b-9〔太過不及〕),〔其義則未通〕(5-5a-10〔義則未通〕),〔布散於外〕(5-9b-4〔而散於外〕),如發蒙(11-1b-3 而發蒙),〔下(映),烏郎切〕(11-13a-8〔下(映),烏郎切。古鈔本無音釋〕),〔殰居亦異〕(12-6b-4〔食居亦異〕),病已止(14-10b-6 病止),脫無音釋(14-11a-3 脫〔上活切。古鈔本〔脫,土活切〕),鼽骨下(15-16a-1 甌骨下),〔上星留六〕(16-9b-10〔上骨留六〕),〔楊上善云心之憂〕(17-2a-3〔楊上善云□脾之憂。古鈔本〔楊上善云心虛之憂〕),帝曰善氣有餘(17-2b-6 帝曰善有餘),〔不差晷刻〕(20-10b-10〔不差瞖刻〕。古鈔本〔不差智刻〕),〔謂湯浸漬也〕(20-25b-3〔是湯漫漬也〕。古鈔本〔是湯浸漬也〕)。

又,關於宣和本使用元豐本,依據兩本音釋關係已得到證明。再者,因金版使用宣和本系,並可參照宣和本而間接轉引元豐本字句。然而,以上十八例,明示未經由宣和本而直接引自元豐本系內容,已見於金版,即金版亦曾使用元豐本系。

(五) 參照紹興本系

金版參照轉引紹興本系音釋,必然亦涉及經注文。其證據即金版與顧本(紹興本系)相同字句,而未見於元兩本(元豐本系)、古鈔本(宣和本系)之例。因例證甚多,僅列舉現存金版卷三、卷四字句如下。首先,記錄顧本所出部位與金版、顧本字句,其後( )內記入元兩本及古鈔本字句。

3-2a-9〔按太素作〕(〔按大素作〕),3-2a-10〔知要妙哉〕(〔知其要妙哉〕),3-2b-2~4 毫氂、〔毫氂〕(毫釐、〔毫釐〕),3-5b-6 其太過不及(其大過不及),3-5b-9〔太過不及〕(〔大過不及〕),3-6a-7〔應古人錯簡〕(〔應古文錯簡〕),3-15b-2 溲無音釋(〔溲,所鳩切,小便也〕),3-15b-3 僦〔即就切〕(〔僦,即就切,遂盡也〕),3-15b-4 疝無音釋(元兩本〔疝,所晏切〕,古鈔本〔疝,所宴切〕),4-2b-2〔中人用爲〕(〔中央用爲〕),4-3a-4 當今之世(今之世),4-3b-10〔外在筋紐〕(元兩本〔外在於筋紐〕,古鈔本〔外在於筋〕),4-5b-3 伐取得時(代取得時),4-7a-2 微動(是以微動),4-10a-5 惕惕如人(惕惕如人),4-10a-8 令人惕然(令人惕然),4-12b-7 滌〔音迪〕(滌無音釋),4-12b-7 穢〔音畏〕(穢無音釋),4-12b-8 瘲〔音縱〕(瘲無音釋)。

若進一步精查,僅卷三、卷四亦可發現更多例證。可知金版以紹興本系爲主要底本,卷末音釋形式亦仿效紹興本系。

又因紹興本係熙寧本之覆刻,若僅考察經注文,二者基本相同,所以依據上記例證,仍難以判明金版經注文究竟來源於熙寧本,抑或紹興本系。熙寧本既已失傳,紹興本時期經注文發生如何變化,筆者現今無法考證。僅依金版卷頭、卷末題"黄帝内經素問"特徵,與所推定之熙寧本及宣和本舊貌相符合。因而,曾使用熙寧本之可能性尚難完全否定,但據轉引音釋及時代相近而言,筆者認爲,金版以紹興本系爲主要底本之可能性頗高。

(六) 經文、注文問題

金版以紹興本系爲主要底本,且參照元豐本系及宣和本系,並新作多數音釋,附錄《亡篇》,編纂而成。若此次編纂成功,或能構成令學者認同之理想版本。但金版版式與顧本相異,非若紹興本及顧本之覆刻、影刻,而屬重新繕寫稿本、彫板刊行。繕寫、彫板過程中,無論如何精心細緻,難免出現誤寫、誤刻。如前圖 1-4 所示,卷三第八行"肺爲……",依照其後同類句型推測,當係"肺者……"誤寫。元兩本、古鈔本、顧本經注相同字句,而金版卻作別字,僅卷三即可見以下數例。金版字句後( )内,以顧本爲代表,記入顧本所在部位與字句。

肺爲(3-1a-8 肺者),〔勞而能〕(3-1a-9〔勇而能〕),〔引道陰陽〕(3-1b-6〔引導陰陽〕),〔粗可深尋〕(3-2b-1〔粗可探尋〕),〔同者以其積〕(3-3a-6〔何者以其積〕),〔又太疾日〕(3-3b-6〔又大疾日〕),〔受於陰陽〕(3-4b-1〔裏於陰陽〕)。

以上數例,皆以金版字句意義欠妥或難解,乃因誤寫或誤刻所致。若詳細查閱,無疑會發現更多訛誤。但是,速斷此訛字誤句等皆係金版所致,尚屬輕率。金版似直接依照元豐本系、宣和本系、紹興本系原本,但諸本現已無存,仔細研究金版文字,或可探源已佚各本之舊傳字句。

(七) 小結

中國國家圖書館唯一現存金版,依據刻工名,可以斷定爲金末元初十三世紀中期之平水刊本。出現於民國時期,北平圖書館於一九三五年以降,自文祿堂購得卷一以外之卷三至卷五、卷十一至卷十四兩冊。大約同時期亦購得卷十五至卷十八、卷二十及亡篇三冊,將兩次購入補配,傳存至今。兩傳本一部分格式相異,並非補刻或翻刻所致,乃因金版格式未曾統一。

卷末附錄大量音釋,一部分顯然轉引紹興本系。同一文字,每次出現皆重複音釋,甚至一般常見文字亦新作音釋,故使數量增加。將經注文與各本相比較,金版以紹興本系爲主底本,一部分亦參照元豐本系及宣和本系。是否曾使用熙寧本,雖難以否定,但可能性頗小。所附錄《亡篇》,來歷不明,關於其特徵及異同等問題,於古林書堂本項目中比較研究。

金版似由於誤寫、誤刻,而導致較多句意欠妥,或呈現字義難解現象。已知現存金版來源於紹興本系、元豐本系、宣和本系,比較正確傳存其舊貌之現存其他各本,亦大致考察清楚。然而,終究難以確認金版價值可超越其他各本。但對於嚴謹校勘及版本文獻研究,具有參考意義,若反復詳細研究金版,或可使元豐本、宣和本、紹興本舊貌更加清晰可見。

第五節　元　　版

一、⑨前至元二十年(1283)讀書堂刊本——讀書本

讀書堂本僅一部足本,現藏於北京中國國家圖書館。二〇〇六年北京圖書館出版社《中華再造善本》收錄影印本,自此終於得以參考利用。可知該本亦與古林書堂本(後述)併用,且可推定前

述元豐本之存在等。首先，敍述現狀如下。

(一) 現狀與書誌

元讀書堂刻本《新刊黃帝內經素問》二十四卷十四冊，附《亡篇》一卷二冊，架藏號 7499[149]。書頭附寶應元年王冰《黃帝內經素問序》四葉，末尾一行落款"孫兆重改誤"。並附高保衡、林億等《校正黃帝內經素問序》三葉，無記年。末尾三行落款列記高保衡、孫奇、林億銜名。版心魚尾間刻記"（問）序"，隱見通葉順序一～七痕迹。總目《新刊黃帝內經素問目錄》四葉，魚尾間刻"目"字，隱見連續葉碼一～四痕迹。卷一至卷二十四表記冠○符號，以下一行中記錄兩篇所收篇名。卷二十一《刺法論》篇、《本病論》篇之下附記小字"亡"，該本所附《亡篇》，總目中未載。末尾題"新刊黃帝內經素問目錄終"，以下四周雙邊，有"□□□□□/□讀書堂刊"特殊牌記，空白□部分，推測當有六個字。各卷頭題"新刊黃帝內經素問卷第幾"，以下一行記"啓玄子次注，林億、孫奇、高保衡等奉敕校正，孫兆重改誤"。次下，以每行記錄兩篇篇名格式，排列各卷所收篇目。各卷末題"新刊黃帝內經素問卷第幾"，無音釋。僅卷六末尾無餘白空行，文末記"六卷終"。正文篇名頭冠○符號，王注與新校正注之間，以及今詳注之間置○符號（或空格）相隔。被釋字每字用圓角□或（ ）框圍，記於注下。見有部分北宋避諱缺筆字[156]，但北宋神宗（熙寧）以後，及南宋高宗（建炎）以後之避諱缺筆，似乎未見。又，顧本 2-3b-6 王注〔喜怒不恒〕之"恒"，避真宗諱而缺筆，但讀書本與古林本，則改字〔喜怒不常〕。經注文各種略字或俗字頗多。

紙張及補修狀況未詳。版匡左右雙邊，有界或無界。版心細黑口、雙內向黑魚尾。正篇象鼻，或者下象鼻餘白，多有刻字數目，魚尾間記"問幾　葉碼"，但無刻工名。或因影印本而致使版裂不清楚，但據版匡四隅文字磨損情況，可知屬後印本。半葉版匡縱約 16.4cm×橫 11.0cm，正篇、《亡篇》均葉十行、行十八字。雙行小字、行十八字，僅卷一第二十四葉大字、小字均每行十九字。王冰序每半葉大字、小字均十行、行十五字，宋臣序每半葉十行、行十四字。1-8、2-4、2-18、6-6補寫。刻字稍呈長方形,橫畫細而右角上提,似柳公權體,類似南宋至元之建刊本。

附録《亡篇》題"新刊黄帝内經素問亡篇",次行記"刺法論本病論"篇目。正文篇名冠〇符號,經文末改行,大字注文低一格書寫。無音釋,除特殊例外,無小字。書末題"黄帝内經素問亡篇終",無跋。約半數係拙筆補版,字體類似明嘉靖前後新安彫板。極少一部分象鼻有刻字數目,無刻工名。魚尾間刻有"問亡 葉碼(1~92)",但第二十三葉刻"三 丶丶丶(33)",而第二十三至第三十二葉共缺十葉。又第七十三葉刻"七二之八四",以下葉碼,自八十五始,至末葉九十二,連續缺十一葉。因而,實際《亡篇》全七十一葉。與金版、古林本相比較,讀書本《亡篇》該部分内容並無缺文。

主要各冊首尾見"東吴/文獻/世家""裕陽/之印""應麟""海鹽張元濟/庚申蔵經收""筱齋""涵芬樓",以及"北京/圖書/館藏"等藏書印記。無識語、添書。17-7b-9"曰"字(古林本同)加筆爲"内"字(顧本同)。

(二) 歷代著録及序刊年

依據讀書堂本所存諸特徵,具有判斷爲元版或宋版之可能性。其特徵,如正篇二十四卷附録《亡篇》,又卷頭等書名僅冠"新刊",而未見"重廣補注""補注釋文"等。以上諸特徵皆見於歷代著録。

明代趙開美(1563—1624)因編刊《仲景全書》(1599)而聞名醫界,並遺存龐大藏書記録《脈望館書目》。該書目舊鈔本[157]與清末刊本[158],皆於餘字號"不全宋元板書"著録"《内經素問》一本〔存二十卷之二十四卷〕"。觀其前後記載,即云所藏宋版或元版《内經素問》二十四卷本中卷二十至卷二十四之一冊[159]。然而,該著録是否與讀書本相關,仍不得而知。徐乾學(1631—1694)《傳是樓宋元本書目》記"宋本《皇(黄)帝内經素問》,二十四卷,十本。又偏木,十二本。二套"[160],又《帶經堂書目》(1910前後)亦記《黄帝素問》二十四卷,元刊本"[161],記述皆過於簡略,其相關性不明。

　　清末大藏書家，陸心源（1838—1894）《皕宋樓藏書志》著録"《新刊補注釋文黄帝内經素問》，二十四卷，元刊本"[162]，但僅記林億等序，未載相關文獻信息。該書名與讀書堂本不符，與後述古林書堂十二卷本相同，故或某處有誤。古林書堂於一年後亦刻印《靈樞》十二卷，或指著録兩書合冊本二十四卷。陸心源考證周詳，遺留如此誤記，難以置信。

　　一方，孫殿起自一九一四年於北京琉璃廠經營通學齋書店，其《販書偶記》（1936）著録如下[163]。

　　《新刊黄帝内經素問》二十四卷，附《亡篇》一卷。無刻書朝代，約元至正癸未讀書堂刊。首有王冰序，次□□歲癸未中和節書於讀書堂行書序，次林億序，次總目。總目後有長方牌記"讀書堂刊"四字。每頁二十行，行十八字，小字雙行，上下單欄。口中雙魚尾，上有字數，黑線口。惟卷一第二十四頁，每行十九字。此本較明影宋刊本，小字注文增多。

　　《販書偶記》著録本版式特徵所見，卷一僅第二十四葉每行十九字，總目末長方牌記僅見"讀書堂刊"四字等，與國家圖書館本相同。其行書（寫刻體）序"□□歲癸未中和節，書於讀書堂"，值得重視，國圖本此序缺。牌記亦見有難以理解之□缺字，序文"□□歲癸未"，依據下文"中和節"，即陰曆二月初一，□□無疑爲削除年號。故孫殿起於卷首云"約元至正癸未（三年，1343）讀書堂刊"，附加"約"字，意在推定"□□"即"至正"。

　　幾乎同一年代，上海丁福保亦於《四部總録醫藥編》中著録讀書堂本[153]，"元□□癸未，讀書堂刊本。題新刊黄帝内經素問，附亡篇。此本每半頁十行，行十八字，小字雙行，大小字同。版心細黑口，注文較明影宋刊本增多"，一見，或視爲抄録《販書偶記》内容，但所云"大小字同"，即正確記録大字、小字每行字數同，僅此記述未見於《販書偶記》。丁福保無疑曾親見附録"□□歲癸未中和節，書於讀書堂"序文之讀書本，或自孫殿起購得。然而，丁氏僅記"元□□癸未"[164]，與孫殿起推定"□□"即指"至正"不同。所稱"元癸未歲"，史見"至正三年"，及一甲子前之"前至元二十年

（1283）”，故丁氏考慮該兩種可能性。

又牌記、刊語等年號，一部分被削除，類似元版並非少見。多用於僞稱宋版，以求高價販賣。讀書堂本序“□□歲癸未”，牌記“□□□□□/□讀書堂刊”等缺字，又國家圖書館本缺讀書堂序，如此現象，實有蓄意僞造之嫌。再者，國圖本缺讀書堂序，據後文所述藏印記，可知與《販書偶記》本及丁福保著錄本，確爲別本。若各各讀書堂本牌記一致，皆有缺字“□□□□□/□讀書堂刊”，則意味着挖去書版該處文字後刷印所致，而僅留存“讀書堂刊”字樣，則成爲故意作僞。國圖本《亡篇》亦存明嘉靖前後補版。推測其可能性，即元讀書堂之後裔所爲，如明讀書堂補版、重印之時，僅挖去元朝年號等。且牌記似缺六個字，而此六字並非不可推定[165]。

又，國圖本有“海鹽張元濟/庚申歲經收”“筱齋”與“涵芬樓”藏印記。張元濟（1867—1959）浙江海鹽縣出身，字筱齋，長期主宰上海商務印書館，其後任董事長，並將商務印書館所附設（1904）藏書室，改稱涵芬樓（1909）、東方圖書館（1924）[166]。國圖本係張元濟於庚申歲（民國九年，1920）所獲涵芬樓舊藏書。商務印書館與東方圖書館，一九三二年一·二八事變，遭日本軍攻擊破壞，但別處仍保管一部分善本，免於戰火。張元濟編著幸存書目解題，名《涵芬樓燼餘書録》（1951），其中著録“《新刊黄帝内經素問》二十四卷 宋刊本。十六册”[167]。雖該版本稱爲“宋刊本”，而其卷首順序附録王冰序、林億等校正序、三人銜名、目録，而云“讀書堂刊四字不全牌記”等。並記云，有“應麟、裕陽之印、東吳文獻世家”藏印，與今國圖本完全一致。新中國成立之後，《涵芬樓燼餘書録》諸本庋藏北京圖書館，保管至今，可謂勢之使然。

總括以上所述，得知中國國家圖書館本，係張元濟一九二〇年所獲之書。另有別本，即附録“□□歲癸未中和節，書於讀書堂”序文之讀書本，孫殿起及丁福保於民國時代既已著録。依據二人著録所見讀書堂序“歲癸未”，推知讀書本序刊於元前至元二十年

（1283），或至正三年（1343）。但觀察中國國家圖書館本書版磨損，及《亡篇》補刻字體，可推定爲明嘉靖前後，由新安修補、重印，或新安出身刻工補刻而成。

（三）讀書本之底本

首先，大體輻輳讀書本所據底本，值得參照之古籍，即唯一現存於北京大學圖書館之福建劉氏天香書院刊《監本纂圖重言重意互注論語》二卷（楊守敬舊藏）。據尾崎氏考證，該本係南宋中後期所刊[81]。此《監本論語》版式與讀書堂本完全相同，甚至字體及被音釋字圍框格式亦酷似（圖1-5）。但讀書本雕刻字跡明顯拙劣，故中國國家圖書館鑑定爲元版，確實可以理解。依此推定，若南宋中後期存有以元豐本爲底本之建刊本，則元讀書堂本必定屬於建刊本之覆刻本。故讀書本遺存南宋本版式、字體、格式以及宋諱缺筆等。雖然讀書本覆刻水準較低，但當承認基本保留南宋本舊態。

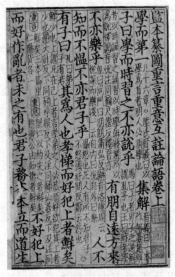

圖1-5 南宋建刊《監本論語》卷首（《北京大學圖書館藏善本書錄》，1998）（左）及元讀書堂刊《素問》1-18a（《再造善本》，2006）（右）

然而,讀書本中僅見北宋避諱缺筆或改字,故亦可推測讀書本未中介於南宋版等,而直接覆刻北宋元豐本原本。然而,讀書本多見略字及俗字,皆屬南宋以降坊刻本特徵,若讀書本果真係覆刻元豐本,則不當存有該略字、俗字等。又,南宋坊刻本因未嚴格遵守避諱,故南宋中後期本亦僅沿用元豐本一部分缺筆及改字,繼而遺存於讀書堂覆刻本中。如此判斷尚不悖理。

再者,讀書本《亡篇》注文格式,未見與正篇同樣之小字注釋,說明該《亡篇》疑似非爲元豐本原存,而係後人所附加。毋庸贅言,元豐本或其他北宋版,皆無附錄《亡篇》之可能性,既於前所述。因而,可以推測,爲元豐本附錄《亡篇》,或南宋中後期本,或元讀書堂覆刻時所加。相關問題,於後文古林書堂本中敍述。

(四) 南宋中後期本彫板情況

讀書本版式,正篇與《亡篇》大字、小字,皆統一爲每半葉十行、每行十八字。但僅卷一第二十四葉,大字、小字共爲每行十九字,較他葉每行多一字。該葉左面末行,小字注文〔四十日〕三字,緊湊刻入兩個字位置內,省掉一個字位置。故以下餘出一個大字位置,自此位置直至行末,皆刻寫文字,與第二十五葉開頭文章順利連續。即第二十四葉文字,以大字換算,較他葉多二十個字,或由於何種原因而必須增加字數。除字數以外,版式及字體與他葉未見任何不同。該葉內容自“應天之陰陽也”(開頭經文)至〔火之躁動〕(末尾注文),與古林本、古鈔本、顧本相同部分對照,音釋及一部分字句相違以外,未見約二十個字缺少或增加。似用二十四葉每行多一字方法,巧妙補入脫字。讀書本其他葉亦見補刻脫字或訛字等痕跡。

又,既已於讀書本現狀中指出,《亡篇》版心葉碼相當混亂。《亡篇》字句問題於古林本中詳述。但讀書本見有雜亂補增缺字現象,如此讀書本自身亂雜程度,以及慎重補刻脫字或訛字等,頗欠缺完整均衡性。若卷一第二十四葉係南宋中後期本所刻,則其覆刻本即讀書本中亦當留存。推測經過如下。

南宋中後期本寫工,一邊參照元豐本,一邊繕寫書版底稿之際,於第二十四葉某一處,看誤竄行,而漏抄相當於大字約二十個字(小字則約四十字),而繼續繕寫稿本,直至卷末。但校正時,發現第二十四葉有脱字,然而爲補刻脱文,必須重新繕寫至卷末第二十六葉之三葉。但若僅於第二十四葉,每行增加一個字,則脱落文字大體得以補入,故形成第二十四葉改槁狀態。由同一寫工繕寫,故字體前後統一。

再考,若漏抄約二十個字,則脱落一整行可能性極大,顧本每行二十字,故熙寧本亦當每行二十字。假設校定熙寧本之元豐本亦每行二十字,則依據元豐本之南宋中後期繕寫本,脱落約二十個字之理由容易理解。試將讀書本卷一第二十四葉全文按每行二十字排列,全葉共二十行(圖 1-6),因第五、第六行“其”字並列,易竄行誤看,灰色部分文字,抄寫時極易漏抄。或許出現其他與此類似狀況。總而言之,南宋中後期本,並非覆刻元豐本,而係重新繕寫底稿,彫板翻刻本。或因元豐本係其他地域刻版,故南宋中後期本,爲體現建陽刻本風格,而有必要改變字體、版式等。

應天之陰陽也以其氣象參合故能上應於天帝曰五藏應四時各
有收受乎岐伯曰有東方青色入通於肝開竅於目
藏精於肝精謂精氣也木精之氣其神魂陽升之方以目爲用故開竅於目其病發
驚駭象木屈伸有搖動也○新校正詳東方云病發驚駭餘方各闕者按五常政大論委和之紀其發
發驚駭疑此文爲衍其味酸其類草木性柔脆而曲直其畜雞以雞爲畜取巽
言之易曰巽爲雞其穀麥五穀之長者麥故東方用之本草曰麥爲五穀之長○新校正按五
常政大論云其畜犬其穀麻其應四時上爲歲星木之精氣上爲歲星十二年一
周天是以春氣在頭也萬物發榮於上故春氣在頭○新校正詳東方言春氣在頭不
言故病在頭餘方言故病在某不言病某在某氣在某者互文也其音角角木聲也孟春之月律中太蔟
林鍾所生三分益一管率長八寸仲春之月律中夾鍾夷則所生三分益一管率長七寸五分○新校正
按鄭康成云七寸二千一百八十七分寸之千七十五○季春之月律中姑洗南呂所生三分益一管率
長七寸又一十分寸之一○新校正按鄭康成云九分寸之一○凡是三管皆木氣應之其數八
木生數三成數八尚書洪範曰三曰木是以知病之在筋也木之堅柔類筋氣故
其臭臊凡氣因木變則爲臊○新校正云詳臊月令作羶南方赤色入通於
心開竅於耳藏精於心火精之氣其神神舌爲心之官當言於舌舌用非竅故云
耳也繆刺論曰手少陰之絡會於耳中義取此也故病在五藏以夏氣在藏也其味
苦其類火性炎上而燔灼燔音煩其畜羊以羊爲畜言其未也以土同王故通而言
之○新校正云按五常政大論云其畜馬其穀黍黍色赤其應四時上爲熒
惑星火之精氣上爲熒惑星七百四十日一周天是以知病之在脉也
火之躁動

圖 1-6　讀書堂本《素問》卷一第二十四葉全文,若按每行二十字排列,則第五、第六行兩“其”字並列,容易誤讀

　　讀書本亦見有以其他方法增補脱字現象,譬如 1-18a-2 小字注文右行〔雖醫良法妙〕(顧本 1-17b-6)中,僅"良法"二字,刻入小字一個字位置内。推其原因,即底稿脱落"良"或"法"一字,而彫板試印之後,校正時發現脱字,便於書版一個字位置中補刻兩個字。同樣,5-12a-1 經文"少曰肝"與次行經文"毛曰秋"(顧本 5-9a-2,3),分別刻入兩個字位置;21-8a-9 經文"嚏欠"(顧本 21-6b-2)刻入一個字位置;22-18a-10 經文"腎竅寫無度"(顧本 22-13b-8)刻入四個字位置;24-7a-7 經文"爲生歸"(顧本 24-5a-10)刻入兩個字位置。"腎竅寫無度"五字,前後文字字體完全相同,似於底稿時發現脱字,同一寫工將五個字寫入四個字位置。其他尚有相當繚亂字體,或彫板後剜補。補刻文字與前後字體差别較大,故不僅南宋本,即使讀書本彫板後亦存在被剜補之可能性。然而補刻字句完全與他本一致。一方,如後所述,讀書本補入《亡篇》所缺字句,多與他本相異。然則,上記剜補多似爲南宋本時期所作。

　　而南宋中後期本彫板之後,將其判斷爲衍文,自書版中挖去,如此例證並非少見。20-28b-1 新校正注(顧本 20-20b-7)〔《脈要精微論》□□□云巓疾〕挖去三個文字(第一空格挖去未淨),該部分空格,古林本、古鈔本、顧本、金版均未見,作〔《脈要精微論》云巓疾〕。22-3a-7 經文(顧本 22-2b-5)"在泉□□爲鹹化",挖去兩個文字,但古林本、古鈔本、顧本未見空格,作"在泉爲鹹化"。22-6a-6 新校正注(顧本 22-4b-9)爲〔與氣則□□快然〕,古林本、古鈔本、顧本仍字句完整,未見空格。

　　古林本中亦見有一部分與讀書本相同之文字挖去痕迹,譬如以下兩例,顧本 19-25b-5 及古鈔本王注〔質者陰陽〕(金版缺卷),元兩本作〔質者□陰陽〕;顧本 20-1b-5 及古鈔本、金版王注〔請受於天〕,元兩本作〔請受於□天〕。但古林本將十二卷本底稿重新繕寫翻刻,故其他部分空格省略,使字句連續成文。再者,因讀書本原樣覆刻南宋本,故南宋本剜補痕迹及缺筆仍有部分遺存。元兩本或屬源於南宋中後期本之"兄弟",或讀書本爲"父",古林本爲"子",除此之外,諸多空格情況難以發生。元兩本之間關係,後於古林本再考。

讀書堂所覆刻之南宋中後期本,如上所述,經由底稿與書版兩階段周密校正文字。讀書本雖屬坊刻,但由於具有特殊背景,故字句等問題卻較他本少見。

(五) 字句問題及序刊年

根據以上討論,大體推知元豐本→南宋中後期翻刻本→讀書堂覆刻本之傳續關係。應當認爲,讀書本不僅保留南宋中後期本之舊貌,而且一定程度上殘留元豐本之形跡。讀書本王冰序題"黃帝內經素問",林億等序題"校正黃帝內經素問",各卷頭題"新刊黃帝內經素問","孫兆重改誤"銜名置於王冰序末,注下附加音釋等,基於此特徵,筆者推測出元豐本舊態。

如前所述,讀書本與古林本皆保存較正確字句,與金版、顧本相比,更勝一籌。若將古林本與讀書本相比,讀書本則略字、俗字、異體字較少。盡管如此,略字、俗字或通假字如万、与、声、齐、变、宝、无(無)、谷(穀)、尔(爾)、迁、辛(舉),疊字使用省略記號,"太"多作"大"等等文例仍較明顯。多用略字、通假字或俗字,大體始於南宋坊刻本,南宋中後期翻刻本用字習慣,讀書本皆仿效覆刻,沿用留存。

此外,仍存在字句問題,調查卷一至卷五字句,發現以下文字例。( )內爲顧本所出部位及字句。

〔故致之人壽延長〕(1-13a-5〔故致人之壽延長〕);氣骨以精(1-20a-2 骨氣以精);〔精食氣,歸精〕(2-2a-6〔精食氣,故氣歸精〕);〔《宣明五藏氣篇》〕(2-4b-8〔《宣明五藏篇》〕,正確《宣明五氣篇》);經應四時(2-13a-8 四經應四時);《五藏生成論》(3-1a-4《五藏生成篇》);〔按《大素》作〕(3-2a-9〔按《太素》作〕);〔月一日至四日〕(3-3b-5〔月一日至四日〕,古鈔本〔自一日至四日〕)較爲妥當;〔目臉膶動〕(3-12a-5〔目臉膶動〕,古鈔本頭注〔目臉瞤動〕當屬準確);〔中央用爲〕(4-2b-2〔中人用爲〕);〔令舌卷知〕(5-4b-8〔令舌卷短〕,古林本亦同);〔髀如所也〕(5-5a-8〔髀如折也〕,古林本亦同);〔大陰脈〕(5-5b-2〔太陰脈〕,古林本亦同);〔效出厥陰〕(5-5b-2〔交出厥陰〕，古林本亦同）；〔上循膝胎内〕（5-5b-2〔上循膝股内〕，古林本亦同）；〔言洗弱不必疝瘕〕（5-10b-4〔言沈弱不必疝瘕〕，古林本亦同）；脈來不止不下（5-12b-8 脈來不上不下）。

以上例中，多以（　）内顧本等字句較爲妥當，古林本一部分字句亦與顧本相同。若詳細調查二十四全卷，讀書本合理性較低之字句必定仍多數存在。然而，其數量當少於古林本，大約與顧本同等程度。

又，古林書堂獲得所謂"元豐孫校正家藏善本"南宋中後期本，並"重加訂正"，此外，似亦參照讀書本宋臣序（後述），故讀書本序刊年早於古林本（1339），即前至元二十年（1283）。孫殿起及丁福保著錄本中，見存讀書堂序文，其中或對古林本所云"元豐孫校正家藏善本"有相關記述，期待今後該本序文重現。

（六）讀書堂本系統

宣和本、金版經注文及紹興本音釋等内容，曾參照讀書本之祖本元豐本。一方，後世傳存讀書本字句特徵之版本，管見範圍僅知《正統道藏》（1445）所收《黃帝内經素問補注釋文》五十卷本。然而《道藏》本中亦受古林本部分影響。《道藏》本版式所見，所附錄《遺篇》與正篇經文末尾皆改行，大字注文低一格書寫，與讀書本版式、格式明顯相違。林億等序文非作"序"，而題曰"黃帝内經素問'表'"。"序"記作"表"，大致爲敕撰書，編纂完成後，由宋朝柄臣呈進皇帝時所書，但難以推定爲宋版《素問》舊貌。

（七）小結

中國國家圖書館現存元讀書堂唯一足本二十四卷，即張元濟一九二〇年所獲涵芬樓舊藏書，幸免一・二八事變戰火，新中國成立後移存於北京圖書館至今。所謂中國國家圖書館本，實係別本，又附錄"□□歲癸未中和節，書於讀書堂"序文之讀書本，民國時代北京與上海見有著錄，但現存不明。據序文"歲癸未"，可知讀書本或係元至元二十年（1283）或至正三年（1343）序刊本。又一三三九年刊古林本亦似曾參照讀書本，推測讀書本序刊於一二八三年。但據國圖本書版磨耗及《亡篇》修版字體推之，當屬明嘉靖前後修版、重印。

讀書本見有宋諱缺筆字，與南宋中後期刊《監本論語》版式完全相同，且字體及被音釋字格式等亦酷似。因而，元豐本曾有南宋中後期翻刻本，可以斷定，覆刻該翻刻本者即讀書本，翻刻該翻刻本爲十二卷本者即古林本。南宋中後期本，與熙寧本同樣，曾對稿本及書版實行縝密校正，可見證於讀書本空格或挖補所遺留痕迹。但因南宋中後期本未附錄《亡篇》，故讀書本與古林本各自附錄《亡篇》，相關事宜於古林本後述。

總而言之，讀書本二十四卷，雖附錄僞撰《亡篇》，但比較完整保存元豐二十四卷本舊貌，經注文字句問題較少。注下音釋，便於參照，而且合理性較高。因此，今後應將讀書本與顧本同視，作爲《素問》研究之重要底本。

二、⑩後至元五年（1339）古林書堂刊本——古林本

（一）現存書

該十二卷本，歷代著錄頗多[168]，目錄所載現存書亦不少。然而，或有將殘卷以及熊宗立翻刻本等明建刊本，誤認爲古林本而著錄。以下各本，筆者經眼或依據諸資料而認定爲古林書堂本。

• 中國國家圖書館 6834 號，十二卷四冊（6835 號《新刊黃帝內經靈樞》十二卷三冊〔至元五刻、至元六印〕亦爲古林本）

• 中國國家圖書館 11911 號，存六卷（1～6）二冊（11912 號《新刊黃帝內經靈樞》十二卷二冊〔至元五刻、至元六印〕，11910 號《黃帝內經素問遺篇》一卷、《新刊素問入式運氣論奧》三卷二冊〔元刻〕，亦爲古林本）

• 中國國家圖書館 01441 號，存五卷（5～9）一冊。

• 中國國家圖書館 01440 號，存五卷（8～12）一冊，以上據[169]。

• 北京大學圖書館李 688 號，十二卷（《黃帝內經素問遺篇》一卷、《新刊素問入式運氣論奧》三卷八冊〔後至元五刻〕，亦爲古林本）[170]。

• 中國中醫科學院圖書館 0911 號, 存三卷(4~6) 三冊(元刻本, 圖 1-7)[171]。

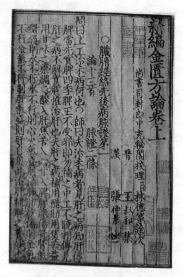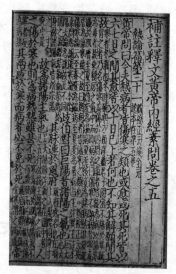

圖 1-7　鄧珍本《金匱要略》1-1a(左)(北京大學圖書館藏)
古林書堂本《素問》5-1a(右)(中國中醫科學院圖書館藏)二者近似

• "國家圖書館〔臺北〕" 05857 號, 十二卷六冊(後至元五刊)(05873 號《黃帝內經素問遺篇》一卷一冊〔元刊本〕, 05874 號《黃帝素問靈樞集注》〔當作《新刊黃帝內經靈樞集注》十二卷四冊(明初刊本)〕, 05883 號廬陵古林書堂刊《新刊素問入式運氣論奧》三卷二冊、《黃帝內經素問遺篇》一卷一冊, 亦爲古林本)[42,172,173]。

• 日本宮內廳書陵部 403 函 94 號, 十二卷、遺篇一卷四冊(至元五版)(403 函 96 號《新刊黃帝內經靈樞集注》十二卷二冊〔至元六版〕、403 函 95 號《素問入式運氣論奧》三卷一冊〔元版〕, 亦爲古林本, 多紀家舊藏,《經籍訪古志》著錄本)[174]。

• 大阪杏雨書屋貴 242 — 1 號, 十二卷、《新刊素問入式運氣論奧》三卷、《黃帝內經素問遺篇》一卷八冊(元刊)[175]。

其中, 宮內廳本《素問》, 包括《遺篇》全四冊, 一九九三年オリエント(東洋)出版社影印,收載《黃帝內經版本叢刊1》中。中國國家圖書館6834號,二〇〇六年北京圖書館出版社《再造善本》中影印收錄。又宮內廳本《素問》與《遺篇》同帙,但現存本多將《遺篇》附錄於《素問入式運氣論奧》。《四庫全書》亦將《遺篇》作爲《運氣論奧》之附錄。

(二) 版本書誌及刊年

總括上記影印本,以及筆者經眼諸本版本書誌,記述如下。

無記年之高保衡、林億等《校正黃帝內經素問序》二葉末尾三行,列記高保衡、孫奇、林億銜名。"國家圖書館〔臺北〕"本,末行遺存陰刻牌記"書堂刊",但其上方有文字切除及書版挖去痕跡。其他本"書堂刊"亦被挖去。寶應元年王冰《黃帝內經素問序》三葉末尾,附記"孫兆重改誤"銜名一行。亦有兩篇序文前後位置顛倒本。兩序版心魚尾間刻有"素問序",葉碼順序另排。

其次,有跨行題"補注釋文黃帝內經素問總目"三葉,卷首有四周雙邊牌記,云"是書乃醫家至切至要之文,惜乎舊本/訛舛漏落,有誤學者。本堂今求到元豐/孫校正家藏善本,重加訂正,分爲一十/二卷,以便檢閱。衛生君子幸垂　藻鑑"。總目有冠跨行花蓋子,卷一至卷十二大字標記,每卷所收篇名,一行列記三篇。再次,上下有跨行花蓋子,其中大字記"〇元本二十四卷　今併爲一十二卷刊行〇"。總目末尾半葉,僅牌記四周有雙邊版匡,其中文字被挖去,末行跨行題"補注釋文黃帝內經素問總目畢"。有牌記總目末尾半葉被切除,或牌記部分被切除,各本情況不一。總目魚尾間刻字"素問目錄",於下魚尾下方,刻記葉碼一~三。

正篇卷頭大字跨行題"新刊補注釋文黃帝內經素問卷之幾",唯卷一、卷十一下一行有"啓玄子次注,林億、孫奇、高保衡等奉敕校正,孫兆重改誤",但每卷無篇目。卷尾大字跨行題"新刊補注釋文黃帝內經素問卷之幾",卷四尾題與卷五至卷九首尾題缺"新刊"。卷十尾題一行,以通常字號題"新刊黃帝內經素問卷之十",卷十一末尾無餘行,利用僅存餘白,陰刻題"十一卷終"。音釋置於注下,卷末無音釋。卷十二末尾半葉,有四周雙邊牌記,題"至元己卯(後至元五年,1339)菖節/古林書堂新刊"(古林本《新刊黃帝内經靈樞》十二卷,總目末有陰刻刊語"至元己卯古林胡氏新刊",卷一末有牌記"至元庚辰〔後至元六年,1340〕菖節/古林書堂印行"。古林本《新刊素問入式運氣論奧》,劉温舒序末行有"廬陵古林書堂"刊語)。正文各篇名冠〇,王注與新校正注之間,以及今詳注之間皆置〇。注下音釋,被釋一字陰刻,但亦有一部分陽刻,與讀書本相同,以圓角口,或( )圍廓。反切多作"〇〇反",一部分作"〇〇切"。《再造善本》本卷三第十四葉與第十五葉全文,相互交換刻寫,但版心葉碼似見補寫,或因誤記而導致裝訂有誤。

正篇紙張爲竹紙,有界、四周雙邊。每半葉版匡 20.4(~5)cm×12.3(~4)cm,十三行、每行二十三字,小字雙行、每行二十三字。序文葉大字、小字皆每半葉十行、每行十九字(《新刊黃帝内經靈樞》每半葉 19.7cm×12.4cm,十四行、每行二十四字,小字雙行)。版心上下象鼻,小黑口,雙下向黑魚尾,魚尾間刻"素問幾",下魚尾下方刻葉碼,但無刻字數、刻工名。見有部分宋諱缺筆,如北宋太祖"匡"及真宗"恒"。顧本 2-3b-6 王注〔喜怒不恒〕,恒字缺筆,但古林本(讀書本亦同)改作〔喜怒不常〕。元豐以降,神宗、哲宗、徽宗、欽宗,及南宋高宗等,皆未見缺筆或改字。

《遺篇》,卷首大字跨行内題"黃帝内經素問遺篇",尾題"黃帝内經素問亡篇終",無篇目。正文篇名冠〇,經文末改行,注文低一格,但無音釋。疊字多略記爲"╎╎"。紙張爲竹紙,有界、四周雙邊。每半葉版匡約 19.7cm×12.4cm,十四行、每行二十二字,注文稍小字,每行二十四字。版心上下象鼻小黑口,雙下向黑魚尾,魚尾間刻"素問亡篇",下象鼻下方刻葉碼,但未刻字數及刻工名。

古林本字體,類似元建本系,現存本多係後印,書版磨耗或裂隙較明顯。又《再造》本卷三第五葉等,一部分顯然係明中期字體,印字亦鮮明可見補刻葉,可知直至明代,曾經反復重印。現存本多將古林書堂牌記文字挖去,或因書版流入其他書店,重印時所致。該本書末牌記所謂"至元己卯",指前至元十六年(1279),或後至元五年(1339),但各目録均斷爲後者。誠然,筆者亦無異議。

後至元五年(1339),與建刊系鄧珍序(後至元六年,1340)刊本《新編金匱方論》(每半葉 19.6cm×12.6cm,十三行、每行二十四字,北京大學藏）[176],時間相差一年,兩本字體、版式亦近似(圖 1-7)。即古林本《素問》必定刊於一三三九年,而現存本多爲明中期之前所補刻重印者。

根據上述各機構著錄,可知繼古林本《素問》之後,至元五年刊、六年(1340)印《靈樞》十二卷,以及後至元五刊《運氣論奧》三卷、附錄《素問遺篇》一卷,被刊行並合印,故現存數書合帙者頗多。一方,據《靈樞》總目末牌記,得知古林書堂係胡氏,而據《運氣論奧》序末牌記,並知亦稱廬陵古林書堂。依此推之,《經籍訪古志》所著錄元廬陵古林書堂刊《增廣太平惠民和劑局方》《指南總論》《圖經本草》(多紀氏聿修堂舊藏[177],每半葉 18.4cm×11.3cm,十三行、每行二十二字,宮內廳現藏[178]),《中國版刻綜錄》所見廬陵胡氏古林書堂刊此書(《書林清話》著錄本)[179],皆可與《素問》一同並稱爲古林書堂本。

廬陵,即今江西省中部吉安市之古稱,東南約百五十公里,與福建隣接。前記鄧珍亦自旴江(今江西省撫河流域之撫州市等)丘氏[180]獲得大字本系《金匱要略》並出版。又江西刊南宋版較多。當地胡氏古林書堂,陸續出版宋刊醫書,對於覓索宋版與翻刻刊行,堪稱得心應手。

（三）特徵

該本特徵之一,如總目卷首牌記所云"本堂今求到元豐孫校正家藏善本,重加訂正,分爲一十二卷,以便檢閱",善本即元豐本系二十四卷,每兩卷合爲一卷,改編成十二卷。述其理由曰"以便檢閱",但主要目的仍在於小型印刷,廉價出售。每葉字數,大字五百九十八字(26 行×23 字),較讀書本三百六十字(20 行×18 字)多刻字數 60%以上。而且全十卷內題後未刻王冰與宋臣銜名一行,每卷頭所收篇目亦省略,卷十一末尾無餘行,僅於餘白處記云"十一卷終",故節省行數。其結果,正如篠原氏所統計[181],讀書本包括序目、亡篇(遺篇),總共六百零九葉,而古林本全三百七十葉,即大幅壓縮印刷成本。此次非爲覆刻，乃繕寫底稿，新製書版，所需費用頗大，然而彫板、紙張、刷印、製本等皆得以縮減。因此，古林本《靈樞》及《運氣論奧》《素問遺篇》三書相加，抑或與讀書本《素問》所費相近。故直至明代曾反復重印，大量出售，其結果導致古林本現存數量較讀書本約十倍之多。

特徵之二，該本中顯見南宋中後期本，或讀書堂本格式等部分特點。古林本注下音釋及字句等特徵，顯然屬於元豐本系，但卷頭、卷末書名冠"新刊補注釋文"，與宣和本系之古鈔本冠稱"重雕補注釋文"相似，而且僅卷十尾題作"新刊黄帝内經素問"，與讀書本書題相同。原篇正文篇名冠〇，王注與新校正注之間等隔置〇等，亦同於讀書本。注下音釋之被釋字陰刻，但一部分與讀書本同"陽刻圍廓文字"。反切亦多作"〇〇反"，仍有一部分類似讀書本作"〇〇切"。僅序文爲每半葉十行、每行十九字，字數少於正文之特點，亦與讀書本同。又所見部分北宋避諱，二本大致無別。《遺篇》内題作"黄帝内經素問遺篇"，但尾題作"黄帝内經素問亡篇"，版心刻"素問亡篇"，大體與讀書本相一致。

特徵之三，明顯可見格式不統一、混亂或脱文、節略，較多使用略字、俗字，具備坊刻本特徵。譬如，卷五至卷九首尾題缺"新刊"，與其他卷題"新刊補注釋文黄帝内經素問"相異。上記卷十與《遺篇》尾題，音釋中被釋字及反切表記法亦不統一。《六元正紀大論》經注文"故同者多之，異音少之〔多謂燥熱，少謂燥濕。氣用少多，隨其歲也〕"全文脱簡。《陰陽別論》音釋，讀書本、古鈔本作〔皋，音皋〕。古林本繕寫稿本之時，小字雙行文改行位置錯亂，造成書寫空白不足，故省略"音"字，僅作〔皋，皋〕。尤其注文中多用略字、俗字。同一内容中，讀書本所用略字、俗字，古林本亦同樣使用，而讀書本正字部分，古林本卻大量使用略字、俗字記述。例如，无、鮮、収、万、変、肅、帰、声、獣、数、与、沉、实、鳴、坏等。注文中疊字亦多略記爲"‖"。

特徵之四，合理性較低字句較讀書本等明顯多見。調查卷一至卷六，列舉字句如下，（　）内爲記入顧本所出部位及字句。

"肌肉滿溢"（顧本 1-9a-4、讀書本等"肌肉滿壯"），〔分之寸千〕（顧本 1-22b-1、讀書本等〔分寸之千〕），〔否，部都反〕（顧本 1-24b-2 否〔符鄙切〕、讀書本〔否，部鄙切〕），〔生物……所心也〕（顧本 2-5a-1、讀書本等〔凡物……所生也〕），"在激爲口"（顧本 2-5b-9、讀書本等"在竅爲口"），"伸宦之形"（顧本 4-2b-10"伸宦之形"、讀書本"伸宦之形"〔仁和寺本《太素》亦同〕），〔弦於平和〕（顧本 6-7b-5、讀書本等〔弦爲平和〕）

　　然而，古林本較爲妥當字句，見有一例[182]，或經過"校正"所致。

　　以上第二與第三特徵一部分内容相同，因古林本牌記所云"元豐孫校正家藏善本重加訂正"，而重新繕寫底稿所致。但並未徹底校訂，仍隱約可見"元豐孫校正家藏善本"舊貌。然而，甚至故意將反切〔○○切〕亦改字作〔○○反〕，畢竟難以認爲屬於"重加訂正"範疇。大幅度調整格式等，其目的或在於有別於讀書本。

　　（四）元豐本系以外之字句

　　若古林本明記對元豐本系"重加訂正"，則肯定存在與讀書本相異字句。因此，將讀書本卷一至卷五與古林本試作比較。筆者調查各本該範圍内容，集出異同共四百七十字，其中元兩本相違僅二十七字，而元兩本與他本相違字句遠多於此，該數字提示元兩本當爲同一系統。此二十七字抑或一方誤刻所造成異同，但雙方字句分別與顧本，或古鈔本，或金版一致，故並非單純誤刻，而顯然屬於系統特徵。如此特徵統計有十四句，將其分爲甲乙丙三類，整理各類如表，並加以討論。又顧本冠以字句所出部位。

　　甲、【讀書本、金版與古林本、顧本、古鈔本】類

　　如表 1-3 所示，元兩本相異 a ~ f 字句，分成讀書本、金版與古林本、顧本、古鈔本兩組。兩組相異各字句，多來自底本或所參照版本。又 a"舌卷短，而不能言""舌卷，知而不能言"，皆指語言障礙症狀，意思皆通。又，其他條文以及《靈樞》《太素》《甲乙經》均

未見"舌卷""不能言"之間加入"短而"或"知而"用例,對於兩字句之妥當性,難以裁斷優劣。d亦屬同類。b、c、e、f四句,讀書本、金版組顯然合理性較低。即該字句,讀書本及金版依據或參照同一系統版本爲底本,故未曾留意其本訛字而承襲。

表1-3　讀書、金版與古林、顧、古鈔之類

	顧本	古林本	讀書本	古鈔本	金版
a	5-4b-8〔舌卷短而不能言〕	〔舌卷短而不能言〕	〔舌卷知而不能言〕	〔舌卷短而不能言〕	〔舌卷知而不能言〕
b	5-5a-8〔髀如折也〕	〔髀如折也〕	〔髀如所也〕	〔髀如折也〕	〔髀如所也〕
c	5-5b-2〔太陰脈〕	〔太陰脈〕	〔大陰脈〕	〔太陰脈〕	〔大陰脈〕
d	5-5b-2〔上端内循〕	〔上端内循〕	〔上端伏循〕	〔上端内循〕	〔上端伏循〕
e	5-5b-2〔交出厥陰〕	〔交出厥陰〕	〔效出厥陰〕	〔交出厥陰〕	〔效出厥陰〕
f	5-5b-2〔循膝股内〕	〔循膝股内〕	〔循膝胎内〕	〔循膝股内〕	〔循膝胎内〕

讀書本之祖本係元豐本,金版來源於紹興本系、元豐本、宣和本。該字句之另一組各本,即顧本祖本屬紹興本系,古鈔本祖本係宣和本,古林本祖本係元豐本。依此推之,讀書本、金版 a~f 來源於元豐本。當然,元讀書本採用金版 a~e 之可能性亦未必等於零,但參照混合本金版,而且特意傳抄合理性較低之 b~e,則缺乏可信性。一方,古林本以元豐本系爲底本,但極可能同時依據熙寧,或紹興本系,或宣和本系改訂字句。與讀書本相異之古林本 a~f 內容,顧本集中出現於卷五第四葉左面及第五葉右面,約一葉之內,此現象亦可佐證古林本"重加訂正"之事實。

　　乙、【讀書本、古鈔本與古林本、顧本、(金版)】類

　　該類如表1-4所示,分爲讀書本、古鈔本與古林本、顧本二組,因

金版卷缺,僅 j 字句置於古林本、顧本組中。目録 g,因讀書本、古鈔本組"刺熱篇"與正文篇名統一,故合理性較高。但 h、i、j,兩組意思皆通,合理性僅稍有差異而已。k 之是非,已於元豐本中論述。

表 1-4　讀書、古鈔與古林、顧、(金版)類

	顧本	古林本	讀書本	古鈔本	金版
g	目-2a-7 刺熱論	刺熱論	刺熱篇	刺熱篇	缺卷
h	1-7b-3〔明人虛〕	〔明人虛〕	〔謂人虛〕	〔謂人虛〕	缺卷
i	1-13b-4〔霈於原澤〕	〔霈於原澤〕	〔霈於源澤〕	〔霈於源澤〕	缺卷
j	3-5b-9〔藏論已具〕	〔藏論已具〕	〔藏論具〕	〔藏論具〕	〔藏論已具〕
k	21-33a-2 戰慄	戰慄	戰慄	戰慄	缺卷

　　考察兩組來源,來自元豐本之讀書本,與以宣和本爲祖本之古鈔本,g~k 相一致。宣和本以熙寧本、元豐本,以及新校正初稿本、定稿本爲基礎。因此,讀書本與古鈔本 g~k,極可能大體傳存元豐本舊貌。反言之,假設讀書本僅僅採用古鈔本之祖本宣和本,或底本南宋翻刻本中該字句,其可能性亦並非不存在。然而,讀書本相當程度保留着元豐本舊貌,僅此一點,其假設則難以成立。他方,古林本 g~k 與顧本一致,顧本經注文屬紹興本系,而與 j 一致之金版,其來源亦與紹興本系相關。可以推定,古林本以元豐本系爲底本,同時參照紹興本系,對該字句加以改訂。

　　丙、【讀書本、顧本、(金版)與古林本、古鈔本】類

　　該類如表 1-5 所示,分爲讀書本、顧本與古林本、古鈔本兩組,因金版卷缺,故將 n 字句置於讀書本、顧本組中。又 l~n 兩組意思皆通,合理性無大差別。l 之"退至教"屬王冰序字句,依據前後文意,解釋所指《素問·著至教論》篇。但同篇經文既云"至教",亦云"至道"。m,顧本其他條文,僅見"腪憒"用例,偏旁"月"與"目"誤刻、誤寫例頗多,抑或發生偶然一致現象。然而,l 與 n 之相違,難以考慮屬於字形類似而誤刻,或音通而誤寫,必定因某種"校正"所產生。

表 1-5　讀書、顧、(金版)與古林、古鈔本類

	顧本	古林本	讀書本	古鈔本	金版
l	1-4a-7 退至教	退至道	退至教	退至道	缺卷
m	1-17a-3〔色赤䐜憤〕	〔色赤䐜憤〕	〔色赤䐜憤〕	〔色赤䐜憤〕	缺卷
n	3-4b-2〔人施九竅〕	〔人有九竅〕	〔人施九竅〕	〔人有九竅〕	〔人施九竅〕

　　若依據各本來源討論,金版屬紹興本系及元豐本系併用,故 n 例與顧本、讀書本相一致,並非不可思議。又讀書本之祖本元豐本,顧本之祖本紹興本,共以熙寧本爲基礎,故 l～n 若係熙寧本原有字句,則與讀書本及顧本相一致,則毫無疑義。但仍有一種假定,即讀書本亦因參照紹興本系,故與顧本相一致。但從中僅引用該三例之可能性甚小,其假定幾乎不成立。以元豐本系爲底本之古林本中 l～n,與古鈔本相一致之事實,意味着古林本亦曾參照古鈔本之祖本宣和本系字句,並加改訂。

　　通過考證以上甲、乙、丙三類字句異同,可以判斷,古林本雖然以元豐本系爲底本,但首先參照紹興本系,其次參照宣和本系,並對部分字句加以改訂。紹興本系中包括南宋紹興二十五年刊本及紹定重刊本,《素問》以外,擅長翻刻宋版之元古林書堂,極有可能亦利用紹興本系。然而,北宋宣和本因時代稍遠,故可以推想,古林書堂所利用本,或爲宣和本之南宋未詳年翻刻本。終究難以推想讀書本因參照其他版本,而致使該十三字句與古林本相違。即讀書本字句接受他本影響之可能性,大致應當否定。南宋中後期本翻刻元豐本,讀書本覆刻該南宋本,雖屬間接過程,但讀書本仍屬元豐本直系產物。

(五) 古林本與讀書本之關係

　　元兩本皆以南宋中後期本爲基礎,並屬兄弟關係,既已反復論述。其中主要依據,即二者不僅大量特異字句相一致,甚至古林本中所使用略字、俗字,亦皆與讀書本同文所載字句相一致。又元兩本同樣多使用合理性較低之"大素"(顧本 1-1b-3"太素")或"大僕"(顧本 1-1b-4"太僕")等,如此諸例,難以認定係經過孫兆再校

正之元豐本舊貌。即古林書堂牌記所謂"元豐孫校正家藏善本"並非元豐本，而與讀書堂相同，底本極可能係南宋中後期略字、俗字頗多之翻刻本。二本字句或略字相互一致，故難以排除二者具有親子關係。論述至此，古林本→讀書本，毫無可能性，已無需贅述。而應該討論讀書本→古林本之蓋然性。

首先，綜觀全般狀況。筆者所用讀書本與古林本，係原寸影印《再造善本》本，但均爲後印本，不清晰文字較多。對校兩本，不僅存在單純刷印不良，而且讀書本小字注文亦屢見字形損壞，然依據古林本，可以辨認出正確字形。似多因讀書本覆刻水平較低，以及底本南宋中後期本印刷欠明等所致。因此，古林本寫工依據讀書本，繕寫底稿，同時對於損壞不明字形，雖然具有辨認能力，但經過抄寫，古林本即使存在更多誤字，亦不足爲怪。然而，如前所述，古林本並未見大量訛字。又如，僅出現於讀書本中之明顯誤刻，而古林本則與其他本一致，使用合理性較高文字，例證雖爲數不多[183]，但可佐證古林本曾參照紹興本系及宣和本系。並且僅於古林本中發現一例[184]保留南宋中後期本舊貌字句。

以上考察，確知古林本亦以南宋中後期本爲底本。不僅如此，所見例證，隱然揭示古林本亦可能曾參照讀書本。

顧本與古鈔本所附林億等序文，凡遇仁宗、聖祖、詔、明詔、聖意、皇帝等文字則改行平擡（頂格書寫），以示對宋朝敬畏。然而，後世版本爲節約紙張，或省略敬畏格式，或於敬畏文字上空一格。元兩本林億等序文，敬畏格式完全消失，空擡皆無，全葉文字連續書寫。元版不循宋律，改變格式。

顧本林億等序末"國子博士臣高保衡……"，及王冰序末"聖旨，敷暢玄言……"亦改行頂頭，但古鈔本未改行，當然元兩本亦未見改行。官名中所附"國"字，是否敬畏，似屬微妙，但王序稱唐代"聖旨"，於宋代給予敬畏，頗爲不可思議。"國""聖"未見平擡之古鈔本，係熙寧本舊貌，而將兩字平擡，或紹興本，或顧本所爲。

再者，顧本、古鈔本林億等序，前半"垂法以福萬世"，元兩本作"垂法以福後世"。林億等原取"以福（宋朝）萬世"之意，但元代,宋朝"萬世"已無意義,因而元兩本改爲"後世"。元代大量翻刻宋版,同時更改宋臣序跋文例證多見。譬如,宋版《本草衍義》跋文中"本朝",元版作"宋朝"例[185]等。當然,以上改字,決非始於元兩本之祖本北宋元豐本,或南宋中後期本。或可假設由於元兩本各自改訂,結果偶然構成同樣格式及文字之可能性。

然而,古林本牌記云"惜乎舊本訛舛漏落,有誤學者",此處所云"舊本",或指元豐本,或其南宋中後期翻刻本以外各本,即或指古林本所參照之紹興本系及宣和本系。但限於所見,兩系統之顧本及古鈔本,並非"有誤學者"狀態。而且,古林書堂所用兩系統,當屬南宋版,而指責遠隔時代之南宋版或其原底本,於古林書堂並無利益可言。因此,古林本所云"舊本",當指時代接近之讀書本,將其訛字或空格貶稱爲"訛舛漏落"。古林書堂獲得"元豐孫校正家藏善本"之南宋中後期本,若原樣覆刻,則與讀書本全同。因時代及地域皆爲接近,故或生盜版讀書堂之嫌。如此推測,若一語中的,則故意合併爲十二卷本,並改寫反切表記"○○反",書名冠以"新刊補注釋文",字句亦"重加訂正",大幅度改編底本舊貌,其理由將不言而喻。

分析以上諸點,筆者推測,古林書堂曾目睹讀書堂本,當然所參照部分,大概僅限於讀書本宋臣序等極少一部分而已。即古林本身爲讀書本之弟,雖追隨兄長身影,但極力展示相異之處,如此形容古林本,或許更加貼切。

(六)《遺篇》《亡篇》之討論

所謂《素問亡篇》一書,林億等新校正時期既已存在,但斷定爲僞作而未加載録。現存最古《亡篇》即金版所附録,其次爲讀書本附録,繼而古林書堂本《運氣論奥》附録。皆爲一卷本,由《刺法論第七十二》《本病論第七十三》兩篇構成。金版、讀書本卷頭、卷末皆總稱"黄帝内經素問亡篇"或"亡篇",古林本卷頭題"黄帝内經素問遺篇",卷末題"黄帝内經素問亡篇終",版心題"亡篇"。可以推知,古林本之祖本,或古林本時期,既亦使用"素問遺篇"書名。

關於《亡篇》最初刊行年代,未見記錄,但見著錄路小洲所藏宋版《素問入式運氣論奧》三卷,附錄《素問遺篇》一卷[186]。朝散郎太醫學司業官(正六品)劉温舒[187]所著《運氣論奧》,北宋元符二年(1099)自序。翌年,徽宗治世,徽宗喜好運氣學説,或對該書出版起到一定促進作用。徽宗曾敕命刊行所謂王冰著《天元玉冊》。因此,路小洲所藏《運氣論奧》附錄《遺篇》,或屬北宋版,但該本現存未詳,亦不可否定或爲南宋版。路慎莊(1791—1861),號小洲,字子端,盩厔(陝西省周至)人。道光十六年(1836)進士,好古之學,亦稱藏書七萬餘卷,多富宋元版。其《蒲編堂路氏藏書目》八十卷二十六冊,各書均附錄解題[188]。

《醫籍考》酷評《遺篇》云:"今所傳《遺篇》一卷,此乃王冰已後人所托而作。經注一律,出於一人之手,辭理淺薄,不足取。"[189]正如所云,經文、注文術語、語法完全相同,由同一人所作,僅將主題(經文)與補充説明(注文)分書而已。因此,多以經注文連續書寫成文。語法方面,模仿古文,多用連接詞"即"或語氣助詞"也"等。完全不見《素問》經文之古雅、王注之縝密。刺針時多唱呪文,或鬼神論説等特點,自然聯想或由以針治療爲主,並嗜好醫藥之道士,參照《素問》運氣七篇,及《天元玉冊》《玄珠密語》等編造而成。王玉川等[190]經過嚴密考證,推斷編成年代,即北宋初期咸平四年至景祐二年(1001—1035)之間。

關於各本格式,古林本《遺篇》如同金版,注文非爲小字割注,經文末改行,大字注文低一格書寫。讀書本亦同樣格式,表明兩者關係相近。但讀書本正文篇與亡篇,每半葉行款一致,而與古林本正文篇半葉十三行,行二十三字,遺篇半葉十四行、行二十二字相異。金版每行字數,正文篇二十一至二十三字,亡篇二十字。金版、古林本所存異同,乃因《素問》正文篇與亡篇(遺篇)分別引自不同系統,而讀書本或將亡篇行款與正文篇統一。又,古林本《遺篇》,並非《素問》所附,而係《運氣論奧》附錄,亦導致相異之原因。

讀書本《亡篇》格式等具有特徵,譬如,經文、注文末尾文字僅多出一字情況下,必定緊湊調整本行文字間隔,將多出一字寫入本行中[191]。又,第二十三葉版心葉碼刻作"三ヽヽヽ(33)",僅數字上缺二十三至三十二共十葉部分,第七十三葉刻"七二之八四",以下葉碼自八十五至末葉九十二,連續缺十一葉部分,顯見草率之處。而覆刻南宋中後期翻刻本之讀書本正文篇,未見如此現象。可見,刻寫讀書本《亡篇》者,曾更改刻寫格式,亦可佐證讀書本正文篇所據南宋中後期本原無《亡篇》。而且《亡篇》一部分象鼻處,見有與正文篇同樣刻字數,可知《亡篇》並非明代讀書本補刻時所加,當係元代附錄。

各本《亡篇》經注文亦多見相違字句,筆者依據讀書本版心數字,將前六十葉(約佔全書70%)與古林本、金版對校,相互之間異同字句約二百七十處,其中多爲太、大,或主、王、卯、卵等字形近似所致異同,其他特定字句或有或無混在。其中約百九十處字句或形態與元兩本一致,而與金版相異。例如,讀書本37b-1注文"飲二盞吐之不疫者也",古林本亦作注文,但金版卻作經文。大體觀之,元兩本《亡篇》《遺篇》屬同一系統,金版《亡篇》爲另一系統。

元兩本相違,如讀書本54a-8注文"六日不升爲日久也"與次行54a-9經文"木發正鬱"共兩行,又67b-1以下經文"太陽不退……温瘧晚發"與67b-4以下注文"太陽天數……心藏也"共五行,古林本皆脫文(金版存)。因此,基本可以否定無脫文之讀書本《亡篇》,取自有脫文古林本《遺篇》之蓋然性。相反例證,如讀書本55a-5經文"□暴熱㾓……"開頭一字缺,但古林本與金版作"即暴熱㾓……"有"即"字。中國國家圖書館讀書本缺字,或由破損所致,但若非屬破損而出現缺字,則古林本《遺篇》依據讀書本《亡篇》補入之可能性極小。因此元兩本《亡篇》與《遺篇》,非爲親子關係,而屬於同系祖本之兄弟或堂兄弟關係。

然而亦可設想,《亡篇》作者或傳佈者爲仿造古傳本,於經文及注文各處故意僞造一字或兩字空格,誤導他人以爲蟲蝕、破損所致,猶如謎語拼圖。如此空格,各本經注文參差不一殘存後世,故根據《亡篇》傳承過程及各本出版時期情況,對於空格文字,可推定者補入,未可推定者遺留空格,或將空格省略。調查讀書本前六十葉,某一版本有空格(□)字句二十五例,將其分爲十類如下。

a【各本皆空格】一例：讀書 4b-2 注文"留□呼"，與古林、金同。

b【讀書、古林空格，金省略空格】一例：讀書 7b-3 與古林經文"萬化之□其皆"，金作"萬化之其皆"。

c【讀書、古林空格，金補入】六例：讀書 12a-8 經文"□行於上"，古林作注文"□行於上"，金於空格中補入文字，作經文"清行於上"。同樣僅金補入文字例，亦見於讀書本 20b-6、22b-8、22b-9、34a-5、47a-10。

d【讀書空格，古林省略空格，金補入】二例：讀書 11a-6 經文"當刺□手厥陰"，古林無空格，作"當刺手厥陰"，金於空格中補入文字，作"當刺其手厥陰"。同樣例證，亦見於讀書本 12a-7。

e【讀書空格，古林、金補入同字】三例：讀書 45a-10 注文"用長□"，古林、金作"用長針"，補入"針"字。同樣例證，亦見於讀書本 45b-4、55a-5。

f【讀書空格，古林、金補入不同文字】二例：讀書 46a-7 注文"失守□神元"，古林作"失守則神元"，金作〔失守中神光〕，分別補入"則"與"中"字。同樣例證，亦見於讀書本 47a-9。

g【讀書空格，古林補入文字，金省略空格】一例：讀書 2b-9 注文"左間□之日也"，古林作"左間氣之日也"，金作〔左間之日也〕，古林補入"氣"字。

h【讀書、金補入不同文字，古林空格】六例：讀書 13a-5 注文"退可依天元"，古林有空格，作"退可□天元"，金作〔退可則天元〕，讀書補入"依"，金補入"則"。同樣例證，亦見於讀書本 18b-6、20b-9、36a-10、38b-4、41a-7。

i【讀書、金補入相同文字，古林空格】二例：讀書 36a-4 與金經文"相似欲施救療"，古林有空格，作"相似□施救療"，故讀書與金補入"欲"。同樣例證，亦見於讀書本 39b-10。

j【讀書補入，古林空格，金省略空格】一例：讀書 39b-7 注文"舌縮如不卵"，古林作"舌□如不卵"，金作〔舌如不卵〕，讀書補入"縮"字。

　　上記十類,空格、省略、補入三種不同形式,分別出現於三種版本中,理論上推算當爲 3^3,即使出現二十七類,亦不足爲怪。然而,若三本皆於空格中補入文字情況下,則原爲空格之依據無法求證,故未包括上記統計中。同樣,若三本皆將空格省略,以及皆補入同一文字情況下,則無法求其三本異同。故調查範圍所得字句異同二百七十處,其中各本必然存在於空格中補入文字之例證,即便加算此例證,字句異同大多數屬於字形相近例,推算填補空格例證,最多不超過六十例以上。故上記十類,二十五例所呈現傾向,大致反映實際情況。

　　b~d 之九例,表明讀書本與古林本,皆來自同位置處有空格之系統。又,元兩本若屬兄弟或堂兄弟關係,則補入與金版異字例證當非鮮。然金版空格,僅 a 一例,自上記十類中脱落,無法確定。另一方面 e~j 十五例,成爲元兩本對於空格不同處理之證據。又讀書本與他本相異,獨自補入文字 h 與 j 等七例,雖無須一一舉例,但難以認定其具有合理性。讀書本補文例,與上述《亡篇》版式同樣,呈現杜撰端倪。

　　試整理各本對空格處理情況,讀書本遺留十六例空格,補入文字九例,省略空格零例。古林本遺留十七例空格,補入文字六例,省略空格二例。金版空格一例,補入文字二十一例,省略空格三例。即對於各本或其祖本所存空格如何處理,其用心程度差別甚大。又,元兩本處理水平頗相近,但兩者處理體例未見明顯相關性。

　　如是,元兩本《亡篇》字句分別重加“校正”,二者關係,可比喻爲堂兄弟關係,或異父同母、異母同父兄弟關係。元兩本正文字句,似屬雙胞胎兄弟關係,僅因兩本共同以南宋中後期本爲基準所致。以上考察,可以斷定南宋中後期本未附錄《亡篇》,故元兩本分別參照系統相似之《亡篇》,並重新“校正”出版。

(七) 古林本系統諸本

　　古林書堂繼《素問》十二卷之後,亦刊行《靈樞》十二卷(圖 1-8)

及《運氣論奧》三卷、附録《素問遺篇》一卷,進而將各書合印,當時似極受歡迎,故大量刷印販賣,以致現傳世本頗多。該書對後世影響甚大,尤其明代,出現諸多基於古林本之版本。關於本系統諸本記載首見《經籍訪古志》[83],繼之,篠原氏既已報告詳細調查結果[181]。依據兩者記述以及筆者見解等,僅對明版、朝鮮版,概述如下。

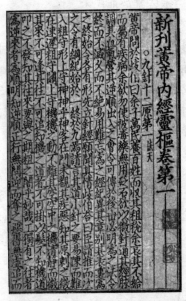

圖 1-8　古林書堂本《靈樞》("國家圖書館〔臺北〕"藏)

【明道藏本】

正統年間(1436—1469)編刊《正統道藏》所收本,《經籍訪古志》云,依據"《黄帝素問靈樞集注》二十三卷"書名特徵,可知依據古林本而成。其所收《黄帝内經素問遺篇》三卷及《素問入式運氣論奧》三卷亦屬古林本系。但所收《黄帝内經素問補注釋文》五十卷,如前所述,受讀書本影響較强,亦見部分古林本字句。

【明熊宗立本】

成化十年(1474)熊氏種德堂刊本,《新刊補注釋文黄帝内經素問》十二卷、《新刊黃帝内經靈樞》十二卷、《新刊素問入式運氣論奧》三卷、《黃帝内經素問遺篇》一卷,並自著《素問運氣圖括定局立成》一卷及《黃帝内經靈樞音釋補遺》一卷,一同出版。熊本《素問》版式、格式、音釋皆與古林本相同,僅見部分異點。熊宗立(1409—1482)[192],福建出版商兼營書店,著述、刊行諸多醫書,對日本室町至江户初期醫學界影響頗大。小曾户氏有詳細研究報告[193]。又,以下三本皆基於熊氏本。

【明田經本】

田經,嘉靖初期人,與熊宗立本校刊同一書目,其《靈樞》目録載"黃帝素問靈樞集注目録/歷城縣(今山東省濟南市)儒學教諭田經 校正"。或有田經係宋人説,由此誤認爲宋代曾有十二卷本《靈樞》。各本字體與熊宗立本之建本風格相似,但版心相異,爲白口[194]。又朝鮮乙亥活字本《新刊黃帝内經靈樞集注》十二卷(日本宮内廳書陵部藏[174])係翻印田經本。

【明詹林所本】

由《京本校正注釋音文黃帝内經素問》十二卷、《京本黃帝内經素問遺篇》一卷、《京本黃帝内經靈樞》二卷(僅第十四、十五卷)、《京本素問入式運氣論奧》一卷構成,誤刻頗多。《素問》係嘉靖前期字體,但後三書見有稚拙文字,或爲後人補刻。詹林所乃福建書店[195]。

【明種德堂本】

熊宗立後裔於嘉靖三十二年(1553)重刊,刊行書目與成化本同。

【明趙府居敬堂本】

嘉靖年間(1522—1566)趙府居敬堂刊本,《補注釋文黃帝内經素問》十二卷、《黃帝内經素問遺篇》一卷、《黃帝素問靈樞經》十二卷合刻本。藩府白棉紙本,較民間竹紙之古林本、熊宗立本頗感優良。《素問》《靈樞》總目末尾記"元本二十四卷,今併爲一十二卷八十一篇"等。版式、格式異於古林本,經注文與古林本同。被音釋字非陰刻,而以口圍廓,稍似讀書本。尚未見追加音釋,但將略字、俗字改作正字,屬典型嘉靖字體。遺篇將注文改作小字雙行,配置經文之下[195]。

【明吳悌本】

嘉靖十一年(1532)進士吳悌於嘉靖年間校刊,《黃帝內經素問》十二卷、《黃帝素問靈樞經》十二卷合印本。《素問》刪除注文,僅刻大字經文,但散見音釋與校勘小字雙行注[181]。林億等序題"校正黃帝內經素問表",此特徵或受《道藏》本影響。

【明吳勉學本】

萬曆二十年(1601)所編刊《醫統正脈全書》中收載《黃帝素問靈樞經》十二卷,書名云"素問",但僅載《靈樞》單經本。又《醫統正脈》所收《素問》,係顧從德本翻刻。

【朝鮮本】

三木榮[196]報告,朝鮮本《新刊補注釋文黃帝內經素問》十二卷活字或整版,共六種,據其書名、卷數等,認爲當屬古林本系。其中有刊年記載僅見第五種,萬曆四十三年(1615)內醫院刊訓鍊都監活字本,附印《素問入式運氣論奧》三卷。乙亥活字本《素問》中亦附印《運氣論奧》,皆屬古林本系。

(八) 小結

古林本《素問》十二卷,後至元五年(1339)刊行,其後,直至明中期,持續反復補刻、重印。出於大量販賣目的,印本頗多,現今既已確知之古林本,包括殘缺本在內,共存九部。此外,江西廬陵古林書堂所出版書籍,亦見《增廣太平惠民和劑局方》《指南總論》《圖經本草》。尤其繼《素問》之後,亦刊行或合印《靈樞》十二卷、《運氣論奧》三卷、附錄《素問遺篇》一卷,因其價廉,似深受當時醫界歡迎。古林本影響之大,可見證於明代及朝鮮諸版。

古林本翻刻所謂"元豐孫校正家藏善本"南宋中後期本,與覆刻南宋中後期本之讀書本形成兄弟關係。然而,已知古林本一部分字句,依據第一紹興本系、第二宣和本系之南宋末詳年翻刻本而"訂正"。而讀書本先此曾對南宋中後期本所存"訛舛漏落"加以訂正,但古林本變更卷數及諸格式等,其目的似乎爲有別於讀書本。

一方,北宋初年道士僞作《素問亡篇》,因熙寧本避而未録,乃至元豐本、宣和本、紹興本皆未予附載。盡管如此,金版與讀書本仍附録《亡篇》,古林本將《遺篇》(舊名《亡篇》)附於《運氣論奥》。比較其字句,古林本、讀書本屬同系,金版爲他系。《亡篇》作者或傳佈者,爲仿造古傳本,似於經文或注文數處,僞作一字或二字空格。而金版極力推測空格原來所應有文字並補入,古林本及讀書本亦爲填補空格付出一定努力。該"校正"顯然由於各本之祖本,或出版時期不同所爲。依據所作"校正"特徵,可以推斷,翻刻元豐本之南宋中後期本並無《亡篇》,而後讀書本、古林本分別附録。

若忽略《亡篇》不論,則古林本亦屬傳存元豐本舊貌之版本。但格式不統一、混亂或脱文、節略,略字、俗字等多見,並明顯存在合理性較低字句,故當承認讀書本較古林本略勝一籌。又,現存本大多數由磨耗書版後印而成,難免出現不清晰文字。今後《素問》研究底本之一,選擇讀書本更優越於古林本。

第六節　明　版

明版種類較多,大致分爲前述緣於古林本十二卷本系,以及後述顧從德二十四卷本系,並有諸多清版及和刻版,以下僅略記顧本相關問題。

一、⑪嘉靖二十九年(1550)顧從德仿宋刊本——顧本

顧從德本作爲最善仿宋版而廣泛傳用,對其研究頗多。關於其字句及音釋特徵等,以顧本爲底本之紹興本等項中既已反復論述。紹興本除音釋及書名外,經文乃覆刻熙寧本而成,實際上,顧本中基本保留着熙寧本舊貌。然而,如後所述,因明無名氏本等之存在,直至今日目録書等著録仍然處於混亂狀態。筆者亦曾驚嘆顧本與無名氏本之相似至極,一九八四年以來,直至今日,古籍調查中閱覽《素問》諸版,不斷積蓄見識,現對諸多混亂及疑問一一

闡述如下。

(一) 顧定芳與顧從德

如所周知,顧本一般有楷書體刻字跋(或序)兩葉,記云"嘉靖庚戌(二十九年,1550)秋八月既望(十六日),武陵顧從德謹識",卷二十四末葉校記云"明修職郎直 聖濟殿太醫院御醫上海顧定芳校"。但如後述,由於某種原因,兩者缺落之傳本非罕。前者記述,家大人(顧定芳)覓得《素問》宋刻善本,爲廣傳佳本,公暇校讐,至忘寢食,遂命從德翻刻(影刻)。關於顧定芳一族,《天禄琳琅書目》著録宋版《漢書》及明版《秦漢印統》中已有詳細考證[197]。又顧從德跋中,顧氏祖先出身地冠以"武陵",而定芳校記冠以同時代"明"等,故兩者皆屬清代書店所附加。亦有定芳、從德並非父子之説,若了解以下諸實情,其誤認則不言自明。

一九九三年二月至四月之間,上海打浦橋發掘七基明墓(93打 M1~7),多爲夫婦合葬。據高氏[198,199]及孫氏[200]調查,M4 墓柩用錦布包裹,記"明故太醫院御醫東川顧君之柩",顧定芳(1489—1554,字世安,號東川)之墓。顧家世代上海名門,定芳嘉靖十七年(1538)任世宗(嘉靖帝)太醫院御醫,侍奉聖濟殿御藥房,官至修職郎[198,201]。曾獲宋版《醫説》十卷(紹定元年〔1228〕跋刊),曰"不敢以爲家傳之秘",爲廣傳於世,嘉靖二十三年(1544)[202]影刻,其序反復強調《素問》之重要性。

將原本紹定本(北京大學圖書館藏)與顧定芳影刻本("國家圖書館〔臺北〕"藏)相比較(圖 1-9),雖然未若顧從德本《素問》具有逼真性,但一定水平上可稱仿宋版。據高氏[203]所述,定芳自母方親戚陸深獲得南宋版聞人規《痘疹論》四卷,並盡力復刻。

定芳生育六男三女,M5 墓錦布記"明故加四品服色光禄寺少卿顧□□□柩",長男顧從禮(1510—1583,字汝由)之墓。從禮因倭寇對策等立功,官至光禄寺少卿。出土定芳夫妻未腐爛乾屍(原濕屍),引發世間譁然,現收藏於上海科技館自博分館(原上海自然博物館)。參考諸特徵等,孫氏[200]推測,M3 墓爲次男顧從德(字汝修),M6 墓爲三男從仁(? —1547,字汝元),M2 墓爲大理評

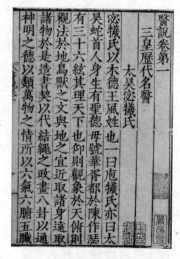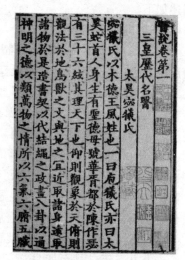

圖 1-9　顧定芳影刻本《醫説》（左）（臺北，新文豐出版公司，1981）
紹定本《醫説》（右）（北京大學出版社，1998）

事、又書法家、金石家、收藏家四男從義（1523—1588，字汝和），M1 墓爲五男從敬（1526 前後—1556 前後，字汝所），M7 墓爲六男從孝（字汝達）之墓。

關於顧從德生没年，孫氏[204]有詳細論述。沈明臣《豐對樓詩選》卷七《秋水亭賦》序云："顧汝修與余生同年且同月，余生月十二日十九，時爲酉。汝修生日二十，時乃爲子時。"同卷《萬曆戊寅歲初度所寫影堂》序云："萬曆戊寅（六年）冬，余客海陵，值六十歲初度。"可知，生年當爲正德戊寅（十三年，1518）陰曆十二月二十日（陽曆 1519 年 1 月 20 日）。又，同書卷十一記云："顧汝修死二年矣。每欲走吊，會大病而止，萬不得已。己丑春（萬曆十七年〔1589〕）遣家童方銘置束芻於墓下，系之以詩。"從德没年爲萬曆十五年（辛亥，1587）春，當屬確論。

又顧從德官屬似爲鴻臚，而《天禄琳琅書目》卻視有疑問[197]。然而，從德妻家"劉母瞿孺人墓誌銘"中，記曰"女三適鴻臚寺序班顧從德"[205]，故官至鴻臚寺序班，確信無疑。鴻臚寺主理朝廷儀禮官廳,明代所設"序班"職務,儀禮時掌管整理官僚班位。從德影刻《素問》之外,自鈐《集古印譜》四卷,其中收録秦漢古印一千七百五十方,隆慶六年(1572)出版。周知,該本係傳存原鈐本最古印譜,篆刻家羅王常(1535—1606後)協助再度增補,萬曆三年(1575)亦由從德顧氏芸閣翻刻。其後,羅王常繼續增補,羅王常没後,吳伯張刊行《秦漢印統》八卷[206]。《琳琅書目》卷五著録有顧從德藏印記元版《資治通鑑》[207]。從德胞弟顧從仁亦爲著名金石家、收藏家,顧定芳一家有好古之風,亦與影刻宋版醫書有相似背景。

(二) 現存本之類別

顧從德本,包括殘本,《中國古籍善本書目》著録四十一部[208],《中國中醫古籍總目》著録四十部[209],但極其相似之明無名氏本,頗多混入其中。筆者參閱原本及影印本、照片等,確屬真正顧本者,約有二十部,而中國及日本其他現存實數,或許有約三十部[210]。諸本現狀各個不一,其中最引起注目部分,即如前述,顧從德跋兩葉與顧定芳校記一行之有無。現存本依據兩者有無,大致分成以下各類。

【顧氏初刻本】

顧氏初刻本,僅收顧從德跋文,未刻顧定芳校記。初刻與補刻所見不同,僅區別於定芳校記之有無。譬如,上海圖書館線善839704-839713本[211],如圖1-10,卷二十四末葉左面(24-10b)完全保存,但無第五行顧定芳校記。將該行切斷,修補粘貼,或削除書版文字等僞作痕迹皆無。圖中○圍廓特徵性破斷界行,與後文揭載顧氏所補刻各本相同,書末附顧從德跋文兩葉。中國國家圖書館8929號本與北京中醫藥大學任應秋文庫所藏本亦同樣狀態。日本宮内廳書陵部403函45號本,與南京圖書館1108號本,顧從德跋文均被刪除,顧定芳校記亦未刷印[212],但將初刻本跋文兩葉刪除而已。如此,認定顧氏本之證據已無存,故可簡單僞造成宋版。後述惲鐵樵影印本亦與24-10b特徵破斷界行一致,影印時未見清除定芳校記形迹,故似依據顧氏初刻本而成。又,無顧從德跋,與宮內廳本相同類型。細閱上海圖書館本及惲鐵樵影印本小字注文,即使筆畫較多文字,均清晰刷印。

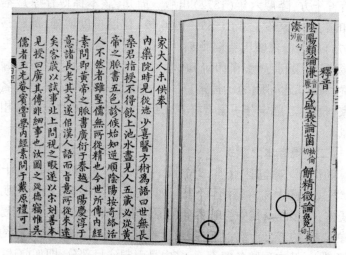

圖1-10　顧氏初刻本(○部各本相同界行破斷)

【顧氏補刻本】

顧從德跋兩葉,單獨刻寫未與正文連接,故擅自刪除亦不易發現。出於該理由,從德於書末24-10b-5挖嵌加刻顧定芳校記一行。或因於此,亦有將顧從德跋附載書頭本。補刻校記,不僅防止偽裝宋版,或明記父定芳校正,目的在於顯彰功績。因此,校記似成於定芳没年一五五四年之後。當然,無論初刻本或補刻本,皆屬顧氏家刻本,出版並非出於販賣目的,而爲廣傳學術與名聲。

再者,刷印時等爲防止書版斷裂,必將木紋橫向製造,柔軟生木彫刻,乾燥堅硬之後刷印,故普通書版天地寸法縮小二至四毫米程度,覆刻本及"挖補牌記"等,可見縱向縮小。金子氏[213]詳述。如圖1-11右,顧定芳校記,將原來版匡縮小,可謂挖嵌加刻之證據。與圖1-10同一部分有界行破斷,無疑爲同一書版。

現存本中,"國家圖書館〔臺北〕"05863號本(臺北,"中國醫藥研究所"影印本之底本)(圖1-11右)與05865號本,東京靜嘉堂

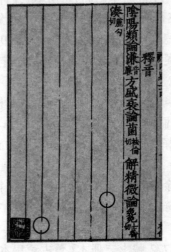 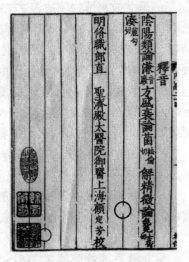

圖 1-11　校記切除半葉 9 行本（左），顧氏補刻本（右）

文庫十函六十三架本屬該類，顧從德跋文置於書頭。臺北故宮博物院平圖 011521～011526 號本跋文配置書末。

【校記切除本】

現存本中大多數屬該類，不僅自顧氏補刻本刪除跋文，並使用不同方法切除校記。若故意刪除"明修職郎……上海顧定芳校"，其目的除僞裝宋版，別無意義。削除校記見有以下類型。

a. 僅遺留校記周圍界行，切除校記，巧妙粘貼裏紙，此僞造方法見臺北故宮博物院故善 7761～7772 號本。無顧從德跋。

b. 切除校記一行，自其左右貼合紙裏，此本較多。因此顧本半葉十行，而僅 24-10b 成爲九行。該例見有"國家圖書館〔臺北〕"05846 號本，北京大學圖書館 SB/599. 11/1032. 2 本，大阪杏雨書屋貴 341 本等。《四部叢刊〔初編〕》第一版影印本（《四庫善本叢書》再影印本）亦同樣操作，半葉成爲九行（圖 1-11 左），但保留同一部分破斷界行。然而，某種原因附錄顧從德跋兩葉，或許影印時自別本補入而成。《四部叢刊〔初編〕》第二版係另一顧本影印，但同樣經過僞造，僅 24-10b 九行，無顧從德跋。

c. 臺北故宮博物院故善 7773~7788 號本(舊古董房本),白棉紙本,已嚴重黃變,24-10b 有音釋三行遺留,以下切除,並以同色紙貼補,又墨書版匡、界行。無顧從德跋。該本有陰刻"顧從德印"及陽刻"顧氏芸/閣珍秘"印記,顧從德舊藏本之可能性難以否定,但將顧定芳校記切除,偽裝宋版,獻上故宮。

d. 臺北故宮博物院故善 7789~7798 號本(舊景陽宮本)有校記之 24-10b 第五行以下切除,貼補刷印格紙。無顧從德跋。

e. 24-10b 半葉全部切除,且無顧從德跋例,見中國國家圖書館 5025 號本。

f. 大阪杏雨書屋貴 343 本切除 24-10b 半葉,粘貼別紙,並補寫所缺落音釋及顧定芳校記,但無顧從德跋。可視爲補修 e 例。

【與無名氏本混合本】

臺北故宮博物院故善 7761~7772 號十二冊本(舊古董房本,即上記 a 例本)與故善 7799~7808 號十冊本(舊景陽宮本),共屬顧氏補刻本與明無名氏本二者混合本,但混合方法雙方正相反,偽造痕跡極其醒目。

即十二冊本總目採用顧本。卷一第一葉爲無名本,第二至第五葉爲顧本,第六至第十四葉無名本,第十五至第二十四葉顧本。卷二第一至第十五葉顧本,第十六葉無名本。卷三第一葉無名本,第二至第四葉顧本,如此混合而成。卷二十四末校記,如上記 a 方法,巧妙切除。十冊本總目採用無名本。卷一第一葉顧本,第二至第五葉無名本,第六至第十四葉顧本,第十五至第二十四葉無名本。卷二第一至第十五葉無名本,第十六葉顧本。卷三第一葉顧本,第二至第四葉無名本,混合而成。卷二十四末葉無名本,元來校記無刻字。十二冊本以無名本爲主,混入顧本。十冊本以顧本爲主,混入無名本。

顧本、無名氏本紙張皆爲白棉紙,故一見極相似,但仔細比較,無名氏本刻字顯然拙劣。可是將兩種版本特定葉相互交換裝釘,極易偽造成兩部宋版。隨之,兩本分別流傳或獻上,構成景陽宮十冊本與古董房十二冊本,一同作爲臺北故宮博物院本收藏至今。雖可堪稱奇遇，然如此煞費心機僞作宋版，慨嘆顧本仿宋之逼真所致。

【後世補版後印本】

中國中醫科學院圖書館 184160～184166 本，後補四周單邊内封“宋板摹刻/黃帝内經素問/童敬山梓”，鈐記朱印“每部定/價參錢”。顧從德跋配置書頭，係利用顧本書版後印楮紙本，卷一第八葉以下現存。卷十九第二十五、二十六葉爲補版，未記刻工名，版匡亦較大，書末有挖補顧定芳校記。確知顧氏將書版傳於童氏敬山，後補刻重印。依據元鄧珍本《金匱要略》(1340)，嘉靖年間補版例[214]推知，中國堅固書版，大約可保存二百餘年，仍可刷印。童氏補刻重印年未詳，推計至遲當於清代前期十八世紀。

【削除刻工名之後印本】

“國家圖書館〔臺北〕”05862 號本係楊守敬舊藏，版心刻工名等皆無[194]。因蟲損部補修及補筆，一見疑非似顧本。而《醫統正脈全書》亦翻刻顧本，並轉載從德跋，且版心刻工名幾乎省略，但仍與該本明顯不同。該本與顧本仔細比較，刻字同一，訛字及版匡、界行及缺損部位等亦相一致，書版磨耗更加嚴重。卷二十四末葉左面第四行之前存，第五行校記以下切除，界行模仿第四行之前墨書。顧從德跋亦無。筆者讎校前十四卷，得出以下與顧本相異字句，均可判斷爲加筆或書版文字缺畫所致。

顧本 1-1a-8“萬世(世)”→加筆作“萬出”。

顧本 1-1b-3“太素”→書版缺畫“大素”，加筆作“太素”。

顧本 1-24b-2“雛〔古豆切，雊鳴〕”→書版缺畫作“雛〔占豆切，雊鳴〕”。

顧本 1-24b-8“巇〔直利切〕”→加筆作“巇〔直利切，蟄〕”。

顧本 5-3b-9〔太過不及〕→書版缺畫作〔大過不及〕。

顧本 5-5a-8〔火氣牧(救之訛)之〕→書版缺畫作〔火氣攽之〕。

又書頭配置楊守敬題記[215]，云雖未必即嘉祐(指熙寧本)初刻本，但係近於北宋年代覆刻，因翻刻宋代，版心刻工名無關精要，故特去之，不足怪也。然而紙張明顯黃變(使其黃變?)，其實係宋代所無之白棉紙，守敬之宋版說缺乏憑信。其解說頗爲牽強，宋板説之真正目的或爲高價販賣。該本巧妙刪除全葉版心刻工名可能性雖然不能完全否定，但察看版心切割部分紙背，毫無任何痕迹，故該本實屬僅將顧本書版刻工名挖除之後印本。然而將（底本）宋版之佐證，即刻工名挖除，其意圖全完不可理解，他處未見同樣現存本，亦與前載後世補版後印本相關，仍疑念未釋。

如上所述類別、類型，除少數現存顧從德初刻本之外，皆屬顧氏補刻本系統。其中大多數將顧從德跋文刪除，並以不同方法將卷二十四末顧定芳校記切斷。如此但將顧本證據消去，即可簡單僞造宋版，可見顧本仿宋技術之精湛。如此現存本之多，致使後世誤認不絕。

（三）多紀元胤説

澀江全善等《經籍訪古志》，醫部卷頭載記“《重廣補注黃帝内經素問》二十四卷。明代摸刻宋本。聿修堂藏”。詳述如下[39,83]。

……每卷末附釋音。板心記刻手名氏，不記刊行年月。每卷捺東井文庫〔朱文〕、静然之印〔朱白相錯〕二印。柳沜先生（多紀元胤，1789—1827）跋曰：右本與顧氏所刻同，從北宋板重彫者。若殷匡炅恒玄徵鏡字，並缺末筆，其楮墨鋟摹並臻精妙，遠過顧刻。卷首鈐東井文庫印，蓋係慶元間名醫一溪先生（曲直瀨玄朔，1549—1631）舊物。……按：
《素問》以此本爲最正，而明代覆刻者，凡有三種。其一嘉靖庚戌顧定芳所重彫，其行款體式一與此同〔首有顧從德序。《松江府志》及《秦漢印統》舉顧氏世系履歷，宜考〕。其一爲無名氏所刊，板式亦同，不記梓行歲月，文字或有譌，蓋係坊間重彫〔存誠藥室（多紀元堅）藏〕。……

《經籍訪古志》所得結論，最善本爲“明代摸刻宋本”，即曲直瀨玄朔舊藏，後爲多紀氏本家（元胤）聿修堂所藏。其次，列舉顧本，並提及存有譌字之明無名氏本。諸本皆據同一宋版重彫，即屬兄弟關係。小島尚真（1829—1857）不僅爲編纂《經籍訪古志》提供大量資料，而且自撰《醫籍著錄》[216]中，對於該三本更有詳述。該書因有順序變更，及欄上批文，故整理如下。

次注／廿四卷本

明代翻彫宋本〔每卷末附釋音，板心有刊手名氏，不記刊行歲月。有東井文庫、靜然之印二印。東井文庫舊藏，a醫庠（江戶醫學館藏）。高七寸強，幅五寸二分，十行廿字，注卅字。卷中有闕筆。柳沜文稿中所載之本。又，b楓（紅葉山文庫本），有諸僞印。他本，無其比。<u>必爲初明刊本</u>。c伊澤柏軒（1810—1862）亦藏此本。印刻稍劣〕

明嘉靖庚戌顧從德重彫本〔行款亦同前。卷首有題言。卷末有明修職郎直聖濟殿太醫院御醫上海顧定芳校一行。《松江府志》及《秦漢印統》，舉顧氏世系履歷，可考〕

明代坊刊宋本〔醫庠（藏）。行款體式同前。無梓行年月〕……

《醫籍著錄》所云"必爲初明刊本"，即指"明代翻彫宋本"，無疑與《經籍訪古志》所云"明代摸刻宋本"同書。又"柳沜文稿中所載之"a醫庠本，即指有多紀元胤跋文之聿修堂藏本。然而，該聿修堂本之所在，杳無所知。一方，"有諸僞印"之楓（紅葉山文庫）本，即前文所類別之宮内廳顧氏初刻本，自初刻本中删除顧從德跋文。與實際年代相互矛盾之僞印頗多，小曾戶氏認爲，"奸商佯裝宋刊本，按捺僞印，輸入日本之物"。又對於"印刻稍劣"之c伊澤柏軒藏本，小曾戶氏疑指臺北故宮博物院藏箱號1162"明嘉靖間覆宋刊"五冊本，根據昔日調查記憶，似爲明無名氏本[212]。筆者調查[217]結果，該本（故觀11472～11476號）有"伊澤／書藏"印記，無疑屬明無名氏本。該故宮本，是否與《醫籍著錄》所云c柏軒藏本相同，尚無確證，但《醫籍著錄》明代翻彫宋本中混雜宮内廳顧氏初刻本之事實，足以説明兩本相似程度。

《經籍訪古志》"以此本爲最正"，《醫籍著錄》"他本，無其比"，兩書所判斷明代"摸刻宋本（明代翻彫宋本）"，當然顧從德跋及顧定芳校記皆無。筆者詳細調查包括顧本在内之《素問》各種版本，結果僅未發現與顧本酷似之明代摹刻宋本，而現存宮内廳本等則與其極爲相似，皆將顧氏初刻本顧從德跋文删除。如是，應當質疑所謂明代"摸刻宋本",實際或爲顧氏初刻本。

日本安政四年(1857),占恒室藏版仿宋本《黄帝内經素問》出版,該本有安政三年度會常珍跋。其初刻校正本,實爲森立之、約之(1835—1871)父子批校本,現藏於早稻田大學圖書館(ャ09/00549),約之明言,度會常珍跋,"其實,茞庭先生(多紀元堅,1796—1857)代撰"。該跋文記述如下。

　　……醫庠藏有明初所鋟者,文字端正可喜。澀江道純(抽齋)所弄顧從德本,全覆刻之。……因今倩道純本,更校以醫庠本,纖毫無差。乃命工鋟梓,以廣其傳。……而校讐之任,道純及森立夫俱有力焉。道純名全善,弘前醫員。立夫名立之,福山醫員。並爲醫庠講授,云。

可知,元堅亦以醫學館明初本爲最善,並提出兩點新見解。其一,顧本係覆刻明初本。其二,兩本纖毫無差。若依前者,則明初本(明代摸刻宋本)與顧本形成親子關係,而元胤及《經籍訪古志》認爲,兩本係以宋版爲基礎之兄弟關係,故見解相左。後者亦與元胤見解迥異,元胤以爲明代摹刻宋本"遠過顧刻"。然而,兩本並非完全相異,不用醫庠之明初本,而將抽齋所藏顧本直接貼附木板覆刻而成,其事實見載於《經籍訪古志》森約之後注,"澀江氏顧本者,久志本氏滅之,成和刻本,實可惜矣"[39]。當然,若屬兄弟關係,則必然存在少許異同,故元堅所見"纖毫無差"兩本,當屬親子關係。

　　幕末至明治初期,彫板水平急劇提高,據駐日清國公使館黎庶昌、楊守敬所編《古逸叢書》(1884)得以充分了解[218]。該叢書出版,令清末識者驚嘆,儘管如此,若閱覽前述早稻田大學圖書館所藏安政版初刻校正本,雖係顧本貼附木板覆刻,但仍未免發生魯魚亥豕。雖經過抽齋、立之校讐訂正,修刻後刊印,而如顧本 5-5b-2〔太陰脈〕,安政本作〔大陰脈〕等部分訛字仍散見其中。

　　結果證明,若非避免一切加工行爲影印原本,即使顧定芳、從德,將明初本附貼木板覆刻,即使"校讐至忘寢食",亦難以複製"纖毫無差"之顧本。而顧定芳及從德,必定有機會瀏覽宋元版原本,而將時代接近之明初仿宋版誤認爲真正宋版而覆刻,畢竟難以置信,所謂明初仿宋本,仍當指顧氏初刻本。若果然如此,則醫學館諸氏認爲聿修堂藏本並非明中期顧本,而判斷爲明初期仿宋版,其理由亦了然可知。

理由之一,聿修堂本,即未刻定芳校記之顧氏初刻本,或與宮內廳本同樣,因無從德跋文所致。而且元胤時代,僅知聿修堂所藏未刻定芳校記本。尚真雖然發現幕府紅葉山文庫本與其相同,但從德跋文均被刪除。同類傳存本,並有從德跋文者如上海圖書館本,因未曾親見,而做出如此判斷,實屬囿於所見。元胤所謂"其楮墨鋟摹並臻精妙",或因初刻本即屬初印本,印字鮮明清晰而已。

理由之二,可以推測,紙張經年嚴重變色。筆者親見顧本,中醫科學院後世補刻後印本用楮紙,此外,其他本皆使用白棉紙。以構樹皮爲原料之白棉紙,明前期書籍始見,嘉靖以降急增,或因其潔白而價高之故,官刻本、藩府本等精致書籍多用之。其經年色變,亦非若竹紙之顏色濃厚,所見現存嘉靖白綿紙本多有少許黄變。亦有一部分白綿紙本,雖然非潮濕及發黴,但由某種原因致使全體明顯黄變,或因白棉紙漂白劑與書籍保管方法發生化學反應所致。而醫學館本或許嚴重黄變,致使尚真及元堅皆以爲早於顧本,故判斷爲明初版。

《經籍訪古志》《醫籍著録》所云明代摹刻宋本、初明翻彫宋本,據筆者推定,實爲顧氏初刻本之誤認。而且發現元胤所謂明代重彫北宋本與顧本二者完全無異之元堅、擔當安政覆刻顧本校讐字句及校訂誤刻之抽齋、立之,抑或内心疑慮元胤跋文所述欠妥。然而,元胤之弟、另立門户之元堅,及多紀門生抽齋、立之,若無視或否定元胤見解,於情於理皆不允。《醫籍著録》《經籍訪古志》及安政本元堅跋文語言表達變化,不難想象諸氏微妙心情及苦心表述。

（四）顧從德本系統

顧本精善兼美,故被安政本等反復翻刻、覆刻或影印,直至現代其影響遠遠淩駕於古林書堂本之上。

【明吳勉學本】

《經籍訪古志》中列舉明仿宋版，云"其一爲吳勉學重彫顧氏本，收在醫統正脈中，卷首宋臣序，序字作表，板心文字頗屬削卻"[39]。新安(今安徽省)吳勉學，編刊《古今醫統正脈全書》(1601)，因後世反復修補重印，故現存本頗多。《醫統》本《素問》卷首有顧從德跋兩葉，版式亦基本相同，但字體不同，係翻刻本。書末亦未刻顧定芳校記。王冰序以下，有孫兆、高保衡、孫奇、林億列銜，空一行刻記"明　新安吳勉學重校　梓"，通稱《醫統》本。又如《經籍訪古志》所云，林億序"重廣補注黄帝内經素問序"改作"重廣補注黄帝内經素問表"。前述《道藏》本及吳悌本亦見同樣改字，《醫統》本或受其影響而致，版心刻工名多數被省略。吳勉學本刊行於顧從德身後，故如此翻刻，或無版權之慮。

【明潘之恒本】

《經籍訪古志》云"潘之恒黄海所收本，亦依無名氏仿宋本〔昌平黌藏〕"[83]，但未載所據爲何。現内閣文庫藏潘之恒本(300 函143 號)，經調查確認，後述明無名氏本所存特徵性訛字，及偽裝經注文等，毫無痕迹可尋。一方，經注文之特殊字句，與顧本特徵一致，王冰序、宋臣序皆作"重廣補註(注)黄帝内經素問序"。又，潘之恒(景升)附宋序(萬曆庚申四十八年，1620)云"宋本《素問》"，馬之駿題語云"潘景升先生編黄海……内《素問》廿四卷，又得舊家宋本，讐校繕寫……"因而，該本以紹興本爲底本之可能性難以輕率否定，但揣度諸般狀況，潘之恒本亦極可能屬於顧本系統。該本總目末刻記萬曆庚申識語，頗有潘之恒風範，字體亦屬典型萬曆新安明朝體，係萬曆四十八年(1620)序刊新安刻本，毋庸置疑。

【江户安政四年覆刻本】

前述占恒室，即久志本左京家幕府醫官度會常珍之室號，所藏《〔仿宋本〕黄帝内經素問》書版，於安政四年(1857)由江户岡田屋嘉七、山城屋佐兵衛、三田屋喜八等發行。附多紀元堅代撰安政三年度會(久志本)常珍跋之外，有安政二年元堅序，並附錄森立之、澀江抽齋撰《仿宋槧本素問校譌》。如前所述，該本係將抽齋所藏顧本附貼木板覆刻而成,故抽齋藏本隨之消失。

關於江戶醫學館出版事業,其中有依靠幕府資金官版,及醫學館資金躋壽館版,並利用相關者釀金,或個人資金等方法,刊行善本醫書。個人資金刊行書籍,其書版由出資者收藏,但受市井喜讀之書,似依托書肆彫板及販賣。此類書中,多紀本家(元簡、元胤、元昕)聿修堂藏版本,元胤敬業樂群樓刊本,及多紀分家(元堅)存誠藥室藏版本夥多,但醫學館相關者或幕府醫官藏版本亦非鮮。千田子敬濯纓堂藏版本《難經集注》(1804)中有元簡序。附錄元堅序之書籍,如喜多村直寬(1804—1876)學訓堂木活字本《醫方類聚》(1852—1861),山田業廣(1808—1881)九折堂藏版本《〔新校〕新編金匱要略方論》(1853),森立之溫知藥室藏版本《〔重輯〕神農本草經》(1854),堀川舟庵(1818前後?—1857頃)觀理藥室藏版本《〔趙開美本宋板〕傷寒論》(1856)等。繼之,度會常珍占恒室藏版安政本《素問》(1857),此年二月元堅逝世。

元堅代撰跋云"校讎任,道純及森立夫俱有力",但此校讎,並非僅指《仿宋槧本素問校譌》。該"校譌"主要以古鈔本及元槧本(古林本)校對,其成果反映於安政本字句中。筆者調查安政版,發現諸氏依據古鈔本、古林本字句,校改顧本 43 例[219]。若精查之,或更有增加。

所校改例,基本屬於校正顧本魯魚亥豕之訛。然而,諸氏"校譌"過程中,發現古鈔本或古林本,與顧本相異字句多例。其中顧本字句難解,而古鈔本、古林本易解例頗多,但未必一一"校正"。雖然顧本字句可疑,但若尚可訓釋,則保留不改,此可理解爲諸氏校讎體例。所校正大多數字句,僅限於古鈔本、古林本一致,而顧本作異字部分,而且據顧本字義、字形分析,可以斷定屬於訛誤之字句。關於顧本卷七音釋與卷六音釋重複記載問題,早稻田本卷七音釋欄上,約之批注,"此二行與前卷複,古抄本、元板並无,宜從削"。但安政本未刪除,保留原狀,如此處理並無礙文意,故以保留舊貌爲先。

但僅顧本 4-7b-4 王注〔遞僞囚王〕一例,儘管古鈔本、古林本

(金版、讀書本)皆同字，而安政本則作〔遞僊囚王〕。一方，早稻田大學圖書館所藏安政版初刻校正本作〔遞僊囚王〕，欄上立之朱筆批註"因"，故諸氏加以校正爲〔遞僊因王〕。依據文義可知，作"因"較爲妥當，顯然"囚"爲訛字。但此非"對校"結果，乃屬例外之"理校"所得。

再舉一理校例。顧本 6-14b-3 卷末音釋"蠕〔而勻切〕"，安政本、早稻田初刻校正本均作形似字"蠕〔而勻切〕"，早稻田本欄上，約之批注"勻"。而且該例明無名氏本刻字似"勻"，但古林本等他本無該音釋。又顧本該音釋，重複載於卷七末"蠕〔而勻切〕"，安政本及早稻田本亦作同字。若作"勻"字，音釋尚可通，但四庫本《素問》或依據《廣韻》，改作標準釋音"蠕〔而兖切〕"。然而，安政版初刻本卷六"蠕〔而勻切〕"，或許忽視刻字筆誤，但不能否定理校之可能性。

如上所述，雖然安政本係覆刻顧本，但一部分明顯訛字，經過校勘而訂正，足以反映森、澀江等校讐成果。假若僅允許選擇一種《素問》版本，則安政本具有相當高憑信性。然而安政本亦非盡善盡美，無疑仍存在筆者尚未發現之訛誤，故當與讀書堂本、古鈔本併用，而爲取得正確研究成果，仍然應該使用顧本。

【民國惲鐵樵影印本】

惲鐵樵(1878—1935)上海中醫，兼採中醫、西醫之長，主張中西匯通，一九二九年民國中央衛生委員會批准"廢止中醫案"，惲氏率先掀起反對運動而知名[220]。惲氏一九二三年影印出版《〔宋板〕傷寒論》，即前述堀川本，其詳細經緯，小曾戶氏既有論述[221]。又參考多紀元簡《傷寒論輯義》，著述《傷寒論輯義按》(1928)[222]。民國十一年(1922)，惲鐵樵將清光緒帝御醫薛福辰手澤本，以玻璃板彩色影印刊行，原寸大線裝本，相當精美。全經文有薛福辰朱點，一部分欄上有朱筆批校。出版至今，經近百年，稍顯"古色"，誤認或詐稱新出影宋版、宋版等，攜古籍弄喧於古書店或圖書館事例，北京及臺北皆有傳聞。二〇〇九年北京學苑出版社朱墨影印惲鐵樵本，不僅稱爲影宋本，並對注文附加句點。

該本多種藏書印記亦被影印,元文宗帝(Toq-Temür,圖帖睦爾)大型陽刻印,"天曆/之寶"(1328—1330頃)僞造鈐捺。無顧從德跋及定芳校記。然而,薛福辰手澤本字句等特徵,顯然與顧本毫無二致。又書末24-10b界行狀態,與上海圖書館線善839704-13一致,似乎無影印時清除定芳校記之痕迹。考察該本特點,可以推斷,薛福辰本類屬顧氏初刻本。但修正顧本總目"方盛衰論八十一"之誤刻,改爲"方盛衰論八十"。書末24-10b-4有朱筆識語"同治九年(1870)歲在庚午夏四月,無錫薛福辰校閱點句,於武昌節署",及陰刻"薛福辰"印記。24-10b-9亦有墨書"惲鐵樵醫書版權所有"及"鐵樵"陽刻印記,但將此巧妙削除,謊稱原本而流入古籍書肆。學苑出版社本亦被削除。並有著録爲薛福辰同治九年校刻顧本[209],實屬惲鐵樵本之誤認。

惲鐵樵本印面較後述諸影印本鮮明,小字注文亦清晰可見。藏印記較多,而添加句點,如同玉石有瑕,但未見修正字句跡象。顧氏初刻宮內廳本、上海圖書館本,尚未影印,現再影印惲鐵樵本,即學苑出版社本,可稱爲準善本。

【民國四部叢刊影印本】

民國時代上海商務印書館張元濟,曾藏有讀書堂本《素問》。該館以張氏等爲中心,利用涵芬樓藏本,及全國各地,乃至日本藏書,影印宋元版等多數善本,名曰《四部叢刊》,線裝本。一九一九年初編,一九三四年續編,一九三五至一九三六年第三編第一版刊行。但初編幾度重印,又於一九二九年發行第二版時,更換十八種版本,一括重印[223]。《素問》初編第一版及第二版,影印兩種顧從德本。一九三六年,刪除初編、續編、三編版心,始以平裝縮印本刊行,但因戰火而中止。臺灣商務印書館一九六五年完成影印初編第一版,其後,初編(第二版)、續編、三編,以平裝縮印大本正編(1979),及新追加平裝縮印大本廣編(1981)亦相繼出版。此正編與廣編,保留版心,但一部分藏印記似被刪除。此外,一九八四年起,上海書店再影印民國期《四部叢刊》。

凡云影印本,一般認爲當與原本毫無二致,其實並非完全如此。據筆者經驗而言,不得已需對原本照片或複印件作相當大幅度修正等複雜情況有之。若原本爲線裝古籍,則更加繁複費時,必需處理事項,如清除各種污濁斑點,修補破損、蟲蝕等。尤其版心附近污損最爲嚴重,若消除污損,則版心内文字會有部分缺失。因此,必須複製別葉版心貼補,並巧妙筆描。蟲蝕或破損造成缺欠文字及版匡,皆需同樣修補復原。不僅塗鴉文字,尚有斷定爲無價值批注或句點,紙背透印文字等,亦必須清除。如此操作,若委付業外人士,則會發生過度消除或加筆補訂等情況,對以影印原本十分不利。又補寫葉或缺落葉,一般依據同版別本補充。若省略如此繁雜修繕過程,污跡斑斑之原本,難以影印出版。

《四部叢刊》,影印宋元版等善本,故文獻價值高於通行活字本,但仍需要注意因修繕所造成之訛誤。然而,叢刊所收顧本,似未曾對字句加以考校。又一九一九年第一版,及一九二九年第二版,以不同顧本爲底本。一般認爲,第二版改版,乃因影印新出善本所致,但《素問》似乎並非如此。

檢閱臺灣商務印書館一九六五年縮印本初編第一版,内封"黃帝内經/二十四卷/四部叢刊初編子部",其裏面有"上海商務印書館/縮印明翻北宋本"牌記。此處僅記"明翻北宋本",而書末卻附錄顧從德跋文兩葉,其矛盾現象已於前述。一九一九年第一版線裝本,24-10b 因顧定芳校記被切削,而變成九行。如圖 1-11 左。一方,削除版心之一九六五年縮印本書末部分,上段 24-10,下段從德跋文第一葉爲二十行,爲使上下行數相符,於 24-10b 九行之後添加一行。如此明顯差異,大約兩第一版中未見,但筆者卻發現以下諸問題。首先記述顧本原來字句、部位,→以下記錄四部叢刊初編第一版字句。

1-4a-2 缺筆"鏡"→補筆作正體"鏡"。

1-8a-4〔冝(冥)心〕→似補加人旁作〔偵心〕。

1-11a-5〔第九卷〕→似補一字作〔第九卷一〕。

20-10b-10〔不差暋刻〕→去右上人作〔不差暑刻〕(當以金版、元兩本〔不差暋刻〕爲正)。

24-9a-1"夫水"→去"夫"上部作"天水"。

若詳細調查，絕非僅以上五例。除第四例以外，均以顧本原來字句爲正，訛誤皆屬第一版補筆或消去所造成。關於上記問題及藏印記，調查完全相同之四部叢刊線裝本，內封"重廣補注黃/帝內經素問/四部叢刊子部"，無"初編"二字。可知初編第一版亦成於一九一九年以降，係一九二九年第二版刊行之前再印本。其裏面牌記"上海涵芬樓景印明/顧氏翻宋本原書板/心高營造尺六寸七/分寬四寸九分"，變更第一版初印本書名，並重新判斷版本，將原"明翻北宋本"，改爲"明顧氏翻宋本"。該本版心刻工名雖見以下相異，而所指相同。

1-6、22-5 王文→三文，2-10 林才→林一，4-3、4-4 王太→三太，5-6 朱保→□□，13-2、18-11、18-12、24-5 丁保→一保，24-9 林仁→林才。

王作三，丁作一，因版心折疊處最易沾汙，並易斷裂，難免發生訛誤。而才作一，仁作才，亦可以理解，但爲何將"朱保"二字清除，頗費解。儘管產生如此變化，但刻工名並無大誤。

他方，一九二九年線裝第二版內封墨書"重廣補注黃/帝內經素問/四部叢刊子部"，與第一版線裝本書名相同，但運筆有異，仍屬一九三四年以前本，故無"初編"二字。裏面牌記"上海涵芬樓景印明/顧氏翻宋本原書版/匡高營造尺六寸七/分寬四寸九分"，將第一版"版心高"正確表達作"版匡高"，依其尺寸及版本判斷，沿襲第一版再印本。此第二版底本亦屬顧本，係與第一版藏印記等相異之別本，書末半葉九行，即顧定芳校記一行被切削。且無從德跋文，故未見判斷爲"顧氏翻宋本"之根據。然而，故意除去顧氏記載，或爲第二版底本之實態。依據諸字句特徵，及印字磨損或擦傷，無疑屬顧氏補刻版後印本。

故而，對第一版前記問題加以確認，得知第二版與顧本全同，未作消去或加筆等修訂，因未曾補筆，故小字注欠清晰部分較第一版明顯。即並非因出現新善本，而第二版實施影印，卻因第一版影印方法存在問題，故第二版原樣影印別種顧本。然而，商務印書館四部叢刊,至今反復再印或再版等,故筆者經眼本以外,或仍存在不同版式本。又,四部叢刊本底本皆係顧氏補刻本,故清晰程度劣於以初刻本爲底本之憚鐵樵本。

【臺北四庫善本叢書影印本】

該本由臺北藝文印書館再影印《四部叢刊》第一版線裝本,編入《四庫善本叢書》,線裝本,未記刊年,但《四庫善本叢書》自一九五八年刊行。以《四部叢刊》第一版爲底本,故前述字句及刻工名等問題原樣保留。又該本對原本加以清除等,同時增加以下訛誤。→之前爲顧本,之後爲四庫善本叢書本字句。

1-7b-5〔太一〕→〔太 -〕。

3-11b-3 二俞→一俞。

12-5b-2〔股陰入髦中〕→〔股陰□髦中〕。

20-13b-4〔火氣/高明〕→〔火氣/高月〕。

此數例皆屬偶然寓目,若詳細調查,或可發現更多例證。令人遺憾之事,即該本係日本經絡學會影印本(1992)之底本,亦爲筆者所常用。當時選擇底本,筆者曾建議使用該本,並參與作成影印底稿,蹉跎二十餘年前之往事,令筆者汗顏。有幸經絡學會影印本並未造成新訛誤,並與明無名氏本《靈樞》一括影印,附錄解題及縝密校勘、訂正資料,使之更加完善,極其便於利用,其功績足以得以慰藉。

【北京人民衛生出版社影印本】

該本一九五六年、一九六三年、一九八二年,由北京人民衛生出版社影印出版,但其後是否再版,寡聞不知。與《四部叢刊》縮印本形式及開本完全相同,不僅版心被除去,甚至大多數避諱缺筆字,皆被拙筆填補,顧本史料價值消滅殆盡。

【臺北"中國醫藥研究所"影印本】

該本臺北"中國醫藥研究所"影印,封面、內封、刊語記有"明嘉靖年顧從德重雕版"。一九六〇年、一九七一年、一九七九年反復再版,現仍有售。底本爲"中央圖書館",今"國家圖書館〔臺北〕"5863 號,如圖 1-11 右,挖嵌雕刻顧定芳校記之顧氏補刻本。

又於卷頭配置從德跋文,並以紅絲欄信箋書寫,插入卷頭[195]。該本亦於卷頭影印兩跋文,雖屬費解,但如此現狀,並無大礙。

該本將兩葉併入一頁,上下影印縮刷。其方法,翻開書頁攝影,照片右左分前葉左面與後葉右面,剪裁各半葉,將各葉版心銜接。而各冊前半,開卷書頁之右側距照相機較遠,影像稍小,左側較近,影像稍大。而其各冊後半,左右大小相反。即同一葉右面、左面分別攝影,大小發生微妙差別,故版匡或版心難以達到嚴絲合縫。而該本並未勉強對接,導致各葉版匡上部左右不相連貫,版心刻工名亦與四部叢刊本同樣,如王文→三文等例散見。

原本前十二卷,有朱點朱線,僅微黃變,無蟲損,堪稱美本。該本製作版稿時有大塊補修,似乎將一部分天頭朱墨批注清除,而未消去朱點、朱線等,故可推知未曾對經注文字句補筆增刪。但版心刻工名一部分補筆,使左右相連,11-13 顧本本來"□賜",補筆而成"周賜"。

該本底本係顧氏補刻本,但印面鮮明精美,大部分小字注清晰可見。A5 開本,文字過小,視爲缺欠,但可稱良質影印本。

(五)小結

明代一五五〇年跋刊顧本,逼真影刻南宋紹興本,作爲仿宋本,當時獲得極高評價,現存部數二十有餘。因經注文字句亦保留紹興本及熙寧本舊貌,現今其影印本及翻字本皆廣爲使用。一方,對於顧從德與父定芳故事,及顧本版本問題,卓見頗少,以往曾諸説紛紜。

以上海發掘出七基明墓爲契機,顧氏一族身世大致明瞭。顧定芳(1489—1554),一五三八年爲太醫院御醫,官至修職郎。有子六男三女,次子即顧從德(1518—1587)。從德官達鴻臚寺序班,曾珍藏宋版《漢書》及元版《資治通鑑》。父子爲裨益學術,流傳後世而家刻顧本,與販書獲利者迥異。

他方,依據真正顧本現狀,得知顧本有初刻本及顧氏補刻本。初刻本僅附從德跋文兩葉,未刻定芳校記。因此,僅刪除跋文,即可謊稱宋版。其實體據《經籍訪古志》著録明代摹刻宋本形態得以證實。

　　爲防止僞造，並銘記顯彰定芳業績，故刊行顧氏補刻本，即或於定芳没後(1554)，書末版片挖嵌補刻校記。盡管如此，現存大多數補刻本，不僅刪除跋文，並用巧妙手法等切除校記。其中亦有如後世童氏敬山補版重印本，及削除顧氏補刻本刻工名之後印本，後者雖存有疑義，但諸本皆因讚賞顧本精善完美，而相繼摹刻影印。

　　總而言之，尚能保留亡佚紹興本，及熙寧本經注文舊貌，唯一傳存於世者，乃此顧本矣。雖遺存少許訛字及欠妥字句，但作爲《素問》版本第一選擇，今後仍無可取代者。各種影印顧本中，惲鐵樵本底本似爲顧本初刻本。

　　又《經籍訪古志》認爲明無名氏本係覆刻宋版，但筆者斷定爲顧本覆刻本。亦有依據無名氏本之明代版本，甚至清代《四庫全書》本亦以無名氏本爲底本。諸問題比較複雜，故與顧本別立，一括敍述如下。

二、⑫明無名氏本

(一) 現存書及狀況

　　目錄書等渾然著録爲"明嘉靖間刊本、明覆宋本、明翻宋本"者，大凡爲無名氏本，但削除顧本跋文、校記本，亦有同樣著録。相反，將無名氏本著録爲顧從德本，見以下五例。

　　• 中國中醫科學院圖書館本(《素問》，登録書號、冊數未詳)[224]。

　　• "國家圖書館〔臺北〕"05860 號(《素問》《靈樞》合 20 冊)，05861 號(《素問》《靈樞》合 8 冊)[194]。

　　• 臺北傅斯年圖書館 1070 號(《素問》10 冊)[225]。

　　• 日本國立公文書館内閣文庫 300 函 140 號(《素問》8冊)[226]。既如周知，該本係昌平黌舊藏無名氏本，而著録爲顧從德本。

　　以上所示内閣文庫本，一九九二年作爲影宋明版，收載於オリエント（東洋）出版社《東洋醫學善本叢書》22、23 中。中國中醫科學院圖書館本，作爲顧從德本，與明無名氏本《靈樞》合帙，一九九四年由中醫古籍出版社影印出版，線裝本。中國中醫科學院圖書館本，因卷頭摹寫附錄顧從德跋二葉，故誤認爲顧本，對不清晰印字有補筆。同樣誤認例，中國大陸未調查書目中仍然較多，若統計著錄爲明嘉靖間刊本等書數目，各國現存無名氏本總合約有三十餘部。

無名氏本，如圖 1-12 所示，與顧本酷似。極其相似之處，即普通讀書人必閱之序文、總目及卷首數葉等醒目部分，皆精心雕刻。然而，亦散見明顯刻字拙劣部分，若對校兩本，則不難辨別兩書異同。但目錄書中有與顧本混同記載，甚至出現如前所述兩版混合本。

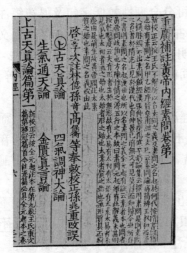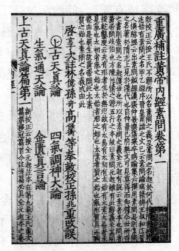

圖 1-12 　無名氏本（左）（北京，中醫古籍出版社，1994），顧本（右）
（臺北，藝文印書館，刊年不詳）"上"字○圈括部分相異

該本二十四卷，無刊語、牌記及封面，但依各本現存情況推知，似與無名氏本《靈樞》二十四卷合刻並販賣。或因二經合刻而頗爲暢銷，故反復重印，導致書版斷裂，文字磨損，其狀況可見證於現

存後印本。大量刊印結果,致使現存部數頗多。該本現狀,《素問》有界,左右雙邊,版心白口、單黑魚尾,魚尾下刻有"內經幾葉碼",一部分下象鼻記刻工名。半葉版匡大體縱 21.4cm×橫 15.7cm,半葉十行、行二十字,小字雙行、行三十字。《靈樞》亦有界,左右雙邊,版心白口,但白魚尾及綫魚尾,魚尾間刻"靈樞卷幾葉碼",下象鼻無刻工名。半葉版匡大體縱 21.2cm×橫 15.5cm,半葉十行、行二十字,與《素問》同。兩書均爲中葉白棉紙本,稍顯黃變之傳本頗多。

(二)問題與疑點

《經籍訪古志》列舉《素問》明代仿宋本中,繼顧本之後,僅記云"其一爲無名氏所刊,板式亦同,不記梓行歲月,文字或有譌。蓋係坊間重彫〔存誠藥室藏〕"[83]。然而,無名氏本所存問題程度,非僅"文字或有譌"。諸訛誤文字,可分合理性較低字句及僞造經注文,疑點亦頗多。筆者參照中醫古籍出版社本,查對所存訛誤文字。臺北故宮博物院無名氏本(明嘉靖間覆宋刊本,故觀 11472～11476)及前記內閣文庫本,亦見同樣僞裝。無名氏本雖有補版等,估計大多數本存在共通現象。

至此,既已指出顧本音釋及經注文中存在合理性較低字句,而無名氏本字句皆與顧本相同。更有諸本未見,而僅無名氏本所存合理性較低字句。例舉卷一,首先記載顧本位置及字句,以下併記無名氏字句。

1-5a-6〔今世(世)所謂〕、〔今出所謂〕,1-5a-6〔天元玉冊〕、〔不元玉冊〕,1-7a-9〔慎事〕、〔愼事〕,1-23a-1〔凡氣因〕、〔反不因〕,1-24b-5 瘻〔尺制切〕(王注非瘻而作瘲)、瘻〔天制切〕。

他卷,合理性較低之無名氏本固有字句或俗字、缺字,限於調查範圍,既知卷二有三例,卷三有三例,卷七有二例,卷十二有二例,卷十五有一例,卷十九有二例。多由字形近似所致訛字,但若全面調查,例證或更多。

再者,顧本 15-11b-5〔如魄□戶法〕,元兩本、古鈔本、金版均同文字,但無空格。已知熙寧書版校正時,挖除不正確文字所致空格,他本亦依從熙寧判斷。盡管如此,無名氏本卻作〔如魄二戶法〕,於空格中刻入無意義"二"字,故與前後注文中刺灸分壯"魄戶法"用例意思不相吻合。顧本 18-12a-7〔按《靈樞經》□及《甲乙經》各云〕,元兩本、古鈔本、金版皆作無空格文句,但無名氏本空格部分有"云"字,導致語義不通。以上二例,皆屬無名氏本無稽妄改。此外,筆者於無名氏本中甚至未發現一例[227] 優於顧本字句。

他方,筆者認爲,所謂僞裝,或指"亂刻造成錯葉"現象,具體見有以下僞造手法。譬如版心所刻十卷第二葉之經注文,非原該葉内容,故前後葉經注文不相連貫。調查得知,實際將十八卷三葉經注文全部内容,雕刻另一版片,僅將版心改爲十卷第二葉。同樣操作共計以下六例。首先列記僞造卷次、葉碼,以下( )内記入被轉用經注文原本卷次、葉碼。

十、二(十八、三),十三、三(十三、五),十九、二(十九、十九),十九、三(十九、十八),二十、十一(二十二、二十一),二十一、三十(十二、二)。

此外或仍存在相同例證,而如此稚拙僞裝手法,筆者尚無寓目經驗,亦未知有關同類例證報告。又,或僅中醫古籍出版社本缺卷九第六葉。

所見疑點,如注文中未刻墨釘,及版心刻工名甚少。筆者所見未刻墨釘有如下五例,( )内表示顧本位置及字句。

〔■喘〕(7-1a-10〔故喘〕),〔■氣〕(7-2a-2〔穀氣〕),〔骨之■〕(12-10b-4〔骨之中〕),〔兩■脈〕(12-10b-5〔兩傍脈〕),〔内廉■■■及内踝〕(13-10b-1〔内廉□□□及内踝〕)。

墨釘,即底本文字由於蟲蝕、破損等,難以判讀部分,期待後人補刻,故保留未刻墨釘。以上前四例,即屬此類。可是最後一例,顧本爲空格,該空格如前所述,校正熙寧本書版時,發現訛誤字句,故挖除而遺留痕迹。顧本所存其他空格,無名氏本亦同作空格,但僅該例無法判讀而作墨釘,是否出於某種難以明言之實情,不得而知。

關於刻工名,依據楠本氏調查結果,全三百九十九葉中,有刻名葉者,安政本三百七十九葉,中國醫藥研究所本三百七十一葉,而內閣文庫無名氏本僅一百五十六葉(39.1%)。又安政本(顧本系其他本亦同)刻工名1-2"陳德"與15-19"無記空白",而無名氏本同葉異作"陳仁"與"陳付",而其餘葉皆一致[114]。宋版刻入刻工名,目的在於合理分配酬金,以及明確刻寫責任[228]。若無名氏本係覆刻宋版,則刻工名減少,則酬金分配及所負責任皆出現混亂,實屬費解。又,一百五十四葉刻工名,與顧本系一致,其餘二葉有異,亦令人生疑。

(三) 底本與刊年,刊行經緯

《醫籍著錄》及《經籍訪古志》斷定,無名氏本《素問》係"明代坊間重彫宋本",則當與顧本屬兄弟關係。安政本多紀元堅代撰跋文,另抒己見,認爲顧本即明初仿宋本之覆刻。元堅雖未提及無名氏本,但熟考《經籍訪古志》之說,或亦認同無名氏本爲明初仿宋本之覆刻。諸氏所云明初仿宋本,實指顧氏初刻本。若果如此,則無名氏本是否依據顧本,或遭質疑。

雖然將底本敷貼木板後覆刻,但因《素問》雙行小字注鋪滿紙面,無論如何必然產生誤刻,如此事實,求證安政初刻本,可得一二。故彫板後必須修版,但仍難免遺漏訛誤。儘管顧氏父子"校讐至忘寢食",顧本中仍然存在與底本紹興本相異或訛字。若無名氏本果真如世所說,與顧本同爲宋版,即覆刻或影刻紹興本,則當存較多顧本所未見之合理性較高文字,可是,筆者並未發現如此文字。相反,顧本所存訛字,或欠妥字句,無名氏本亦完全相同。如此字句特徵,僅有一種可能性,即將顧本敷貼木板覆刻而形成。僅據此一點,判斷無名氏本底本即爲顧本,或無大過。無庸置疑,無名氏本晚於顧本,嘉靖二十九年(1550)以後刊行。

無名氏本因使用高級白棉紙,必定書價偏高。其他,種德堂本,或吳勉學本等明版,因屬商業出版,必然多用廉價竹紙。但無名氏本仍似大量售出。多數現存本中,版主刊語、牌記或內封皆無,意味着當時無名氏本既已無版主等記載,並非通常商業出版物。若屬隱蔽版主之商業出版,無名氏本極可能屬於未經顧氏一族允諾之盜版。

一方,《經籍訪古志》著録無名氏本《靈樞》,云"明代無名氏仿宋本 存誠藥室藏"[83]。現檢閱該本字體、版式確有宋版風範,但無缺筆、刻工名,實難稱其爲仿宋本。各卷首尾書題等不統一,或有誤刻[229],底本非紹興二十五年國子監本《靈樞》,或爲依據監本之元坊刻本。詳述於次章第六節。

無名氏本《靈樞》,以嘉靖版典型字體統一刻字,故恐非萬曆彫板。他方,刊行顧本者顧定芳身爲上海名家,嘉靖帝侍醫。宮廷官僚顧從德没於萬曆時一五八七年,而《素問》一五五〇年出版,即無名氏若於顧從德生存時期,未獲許可而覆刻顧本,則屬大膽妄爲之舉。

顧氏一族篤學好古,文人聚集,有關無名氏本,必有所聞。若產生不滿,則可訴訟法律,無名氏或將受到法律制裁。爲預防觸犯法律,版主及序跋文等一切不予記載,僅作無名氏本,措施仍不充分。假使遭到訴訟,必須準備反駁對策。其最可能狡辯之理由,即此本非覆刻顧本,因覆刻與顧本底本相同系統宋版,而導致如此酷似。以上推定若與實際情況無大差別,無名氏本現狀及問題、疑問等,可作如下理解。

無名氏,首先將《素問》與《靈樞》合刻,強調與顧本有別。其次,爲證明所用底本,係與顧本有微妙差異之宋版,於空格内刻入無意味文字,又填補未刻墨釘,削除刻工名等,巧妙改變部分内容。該本雖與顧本相似,但可牽強辯解依據別本宋版覆刻,而非盜版。偽裝六葉經注文,抑或緣由以下情況。

若按一般常理推測,無名氏所獲顧本,或缺落該六葉。而發現缺葉之後,採取權輿之計,轉用別葉補入。然而,如此草率操作,必定遭讀者指責。一般書店,則會依據其他版本,以同樣格式、版式重新彫刻經注文,補充所缺六葉。若重視保持原貌之仿宋版,則缺葉亦當原樣保留。無名氏者所以未作以上兩種處理,倘若部分讀者發覺,遭受詰問,而版主不詳,則無法追究責任。於是,放棄重新補刻缺葉,而簡單轉用別葉,僞裝成足本。

然而,與顧氏時代接近之無名氏,所獲顧本脱落六葉,難以想象。強調無名氏使用之宋版本身即屬錯葉狀態,故絕非顧本盜版,而故意僞裝,以之充分反駁顧氏或專家所提質疑。如此推測亦不無道理。

以上各種推測,如果具有一定合理性,則無名氏絕非經營彫板、販書之一般書店。僅精心彫板醒目部分,並使用白棉紙刷印,仿造精致仿宋版。其背景,即嘉靖年間,宋版盛行,無論内容如何,即使仿宋版,亦可高價售出。乘此之便,追求經濟利益之惡劣業者,抑或影射無名氏之行爲。無名氏各種對策或已奏效,刊行無礙。達到預期目的,世人皆以之爲仿宋版而大量販賣,其後更被誤認爲宋版,珍視爲貴重版本,時至今日,亦頗多傳存。

(四) 無名氏本系統

【明周曰校本】

《經籍訪古志》關於該本,有如下判斷[83]。

又有萬曆甲申(十二年,1584)周曰校刊本,卷數與此(無名氏本)同。今細勘之,實以無名氏仿宋本爲原。

皇國(日本)二百年前活字配印本〔容安書院藏〕,及寬文三年(1663)刊本,並據此(周曰校)本。寬文本序後稱,吳勉學重校梓,每卷宋臣名銜,次稱熊宗立句讀。蓋坊間求售伎倆,不復周氏之舊。

據上原氏考證,周曰校,字應賢,號對峯〔峰〕,與同族周希旦(字元宰,號敬素)[230]共同參照熊氏本(1508),於萬曆十一年(1583)出版《東垣十書》[231]。於金谿(江西省撫州,美稱繡谷)經營周氏仁壽堂,地域與熊宗立故鄉福建接壤。周曰校不僅刊行《素問》,並合刻以無名氏本爲底本之《靈樞》。一五八四年周曰校本刊行,而未翻刻顧本,或因顧從德尚生存於世。

《經籍訪古志》所云"皇國二百年前活字配印本",即指元和間(1615—1624)古活字本,現藏於宮内廳。小曾户氏認爲[232],該本係和刻最初新校正本系。又云,寬文三年本"每卷宋臣名銜,次稱熊宗立句讀”，因該和刻本中亦轉用周曰校本內封“周氏對峯刊行”。此本刊者故誤認“周氏據峯(鼇峯,熊宗立別號),即與熊氏本《素問》(1474)對校刊行”。自此誤認敷衍,刻記爲“熊宗立句讀”。寬文三年本並轉用將林億等“序”改作“表”之吳勉學本,故序後稱“吳勉學重校梓”,其實該本正文僅據周曰校本翻刻而已。

【清文淵閣四庫全書本】

《素問》清版及和刻版,上述之外,仍多有傳存,但皆屬古林本或顧本系子孫,既無討論意義。但乾隆四十五年(1780)校勘呈上《四庫全書》所收本之時,古林本、顧本及無名氏本仍多數存在,且由當時一流儒官紀昀、陸錫熊、孫士毅等奉命擔當編纂。又,校上序,即《四庫提要》文云“世傳宋槧本”[233],故有必要考察諸官以宋版爲底本,校定《四庫全書》所收二十四卷本之可能性。

四庫本將林億等序,題稱“校正黃帝內經素問原序”,但未載王冰序末等所列宋臣銜名。卷頭、卷末亦題“黃帝內經素問”,卷頭書題以下僅記“唐 王冰 次注/宋 林億等校正”,與顧本等形態有異。然而,僅王冰序題曰“重廣補注黃帝內經素問原序”,加冠“重廣補注”四字。據各卷末附錄音釋之特徵,無疑屬紹興本系。而特異字句,幾乎皆與顧本系相一致,據此亦可佐證屬紹興本系。並如前文宣和本中所指出,顧本1-13a-1〔鶡鳥不鳴〕,僅四庫本作〔鶡旦不鳴〕。顧本1-13a-2〔鴈北鄉〕以下,僅四庫本有〔次五日鵲始巢,後五日雊雛,次大寒氣,初五日雞乳〕。推知此處據《禮記·月令》校補,但是否出於四庫本擔當儒官之筆,抑或以紹興本爲底本之紹定(1228—1233)重刊本時所校定,已不得而知。

他方,無名氏本所見疑似訛字等合理性較低字句、俗字,以及空格中補入欠妥當文字,四庫本一部分亦作相同文字。如以下數例,首先記載顧本位置及字句,次併記與無名氏本一致之四庫本字句。

1-5a-6〔今世所謂〕〔今出所謂〕,1-24b-5 瘂〔尺制切〕、瘂〔天制切〕,2-8a-1〔後學〕〔后學〕(無名本作〔后孝〕。孝即學之略字），3-4a-4〔則月不〕〔斯月不〕，15-12a-7〔左右是也〕〔左右足也〕，18-12a-7〔《靈樞經》□及《甲乙經》〕〔《靈樞經》云及《甲乙經》〕。

以上六例，四庫本顯然依據無名氏本。此外，無名氏本其他訛字等，四庫本大多數與古林本等相一致，多數屬合理性較高字句，或經過校勘所致。又，對無名氏本墨釘等，疑惑不解，並加校訂，但補入他本所未見且合理性較低字句，有以下三例。以顧本、無名氏本、四庫本順序記載。

3-4a-3〔日示斗〕〔皆无斗〕〔日表斗〕，12-10b-4〔骨之中〕〔骨之■〕〔骨之端〕，13-10b-1〔內廉□□□及內踝〕〔內廉■■■及內踝〕〔內廉並足少陰經下入內踝〕。

該三例，明顯屬於對無名氏本字句校訂，皆屬四庫本“理校”結果，但對於墨釘補字，實屬被無名氏本所惑之失敗例。

以上各卷共十例，屬於無名氏本字句對四庫本影響例證。該事實證明，四庫本擔當官等，未以明記仿宋之顧本爲底本，而誤以未明記之無名氏本爲宋版，並參照使用。而顧本、無名氏本皆作空格之兩例，四庫本獨自補入他本所未見文字。

4-7b-10〔容□作客〕〔容□作客〕〔容一作客〕，19-5a-4〔五歲而□餘一氣〕〔五歲而□餘一氣〕〔五歲而右餘一氣〕。

該例空格係書版校正所產生，而四庫本未解其意，擅自補字，仍屬妄改範疇。然而，四庫本察覺無名氏本偽裝經注文六葉，並將該六葉正確復原。或因利用理校方法，致使補入僅見於古鈔本之字句三例[234]。但此三例與古鈔本一致，極可能屬偶然巧合。古鈔本之底本南宋本坊刻本，及祖本宣和本，若四庫本曾參照此兩本對校，則當有更多特殊字句與古鈔本一致，然而實際並非如此。而與元兩本一致之特殊字句，大約達百例之多。

據以上例證推斷，四庫本以明無名氏本爲主要底本，參照元兩本，或僅據古林本，校定字句等。其性質與安政本相近，但承擔各卷校勘及謄錄者不同，故出現一部分不當理校。此外，必然仍存在筆者尚未發現之諸類問題。

（五）小結

盜版橫行，不僅限於當時中國，現今仍充斥世界各地。然明嘉靖後期無名氏本給《素問》版本研究帶來極大困擾，並持續至今，而受欺蒙代表例即四庫本。無名氏本之價值，僅如《經籍訪古志》所簡略提及程度而已。但對其所造成混亂，終將劃上休止符，雖非出於本意，仍將該本虛僞面目公諸學界。

第七節　總　括

自先秦時代始，不斷蓄積豐富醫學知識及記錄，而集其大成之文獻群，或即西漢“《黃帝內經》《外經》”，及“《扁鵲內經》《外經》，《白氏內經》《外經》，《旁篇》”。自基礎文獻群中選擇取捨，並加整理，至東漢一世紀前葉，出現名爲《素問》之書及原始內容。至二世紀前後，名爲《九卷》之書及原始內容完成。距西漢時代並非遙遠之兩書名，皆未冠以“黃帝”，或“內經”之事實，足以説明當時原編者等，完全不曾意識與“黃帝內經”具有何等關係。其後，齊梁間五〇〇年前後，全元起訓解《素問》及整理篇序，編纂《黃帝素問》八卷。唐永徽令（651）規定全元起本爲針生教育、考試書，當時新羅、日本亦仿照唐令，但北宋以降亡佚。唐代王冰編纂（762）次注本《黃帝素問》，但五代至北宋初期，運氣七篇經文編成，其注文亦屬託名王冰之僞作，與被篡改之王冰序，同於北宋初期附加，編成次注本二十四卷。

時至北宋，政府曾於天聖、景祐、熙寧、政和，共四次校定《素問》，天聖、熙寧、政和校定本，皆分別刊行。天聖醫疾令（1029），所指定針學必習書《素問》，即或天聖校刊本。其後，由校正醫書局高保衡、孫奇、林億擔當，孫兆亦參與校定，此次新校正，規模最大，前後耗費十年時間，於熙寧二年（1069）完成校刊本。諸氏反復校訂初稿本、改稿本、定稿本，彫板後亦校正書版，挖去訛字，剜補脱字。留存至今之《素問》所有傳本，即祖於此熙寧本。熙寧本原題“補注黃帝內經素問”，內題“黃帝內經素問”二十四卷七十九篇,推知注下及卷末皆無音釋。王冰序似題"黄帝内經素問序",林億等序題"校正黄帝内經素問序"。此時,或天聖、景祐校定時期,書名新附"内經"二字,而成"黄帝内經素問"。緣於此,爲《素問》一書屬於西漢《黄帝内經》一部分之傳説提供佐證,並進化爲現今通行之定論。然而,熙寧本現已無存,

北宋元豐年間(1078—1085),出現全篇注下附加音釋之家刻本,即孫氏校刊本。該本似屬孫兆個人再校定,出版或與所謂姦臣吕惠卿相關。推定原題爲"補注釋文黄帝内經素問",内題爲"新刊黄帝内經素問"。林億等序題曰"校正黄帝内經素問序",末尾列記高保衡、孫奇、林億銜名,王冰序題"黄帝内經素問序",末尾似記孫兆銜名。但是,元豐本現亦無存。

徽宗帝時代變革培養醫官制度,崇寧二年(1103)首都開封醫學校規定教科書,其首要書名即爲《素問》。政和五年(1115),各地醫學校亦大致同樣規定。爲適應擴充培養醫官制度,政和八年開始北宋最後一次校定《素問》,至宣和三年(1121)完成,不久即實施刊行,該書曾引起徽宗關注。本次校定由蔡京、蔡攸父子領銜,蔡京爲主要責任者,其子蔡儵爲實際監督,校正成員選任儒官、醫官、道士。以熙寧本及元豐本爲底本,亦參照新校正初稿本及定稿本。經注文大多數繼承熙寧、元豐兩本特徵,但見新修正字句及補充内容。依照元豐本,將音釋配置於注下,並轉載諸多音釋,亦有一部分增删。原題爲"補注釋文黄帝内經素問",卷頭、卷末題"黄帝内經素問"。然而,該本二十四卷七十九篇,曾遭受政治欺淩,即靖康之變前夕,判罪蔡京一族,淪爲姦臣,書版遭金軍掠奪,故至今仍掩埋於歷史闇莫之中。宣和本雖無跡可尋,但南宋坊刻再版本卷頭、卷末題"重雕補注釋文黄帝内經素問",僅卷十八末偶然殘存舊題,及擔當校定者列銜。室町古鈔本即依此本而成。

南宋國子監,以史崧獻上北宋元祐八年(1093)刊《針經》九卷本系爲底本,紹興二十五年(1155)序刊《靈樞》二十四卷。此時國子監亦合刻《素問》,將兩書總稱爲《黄帝内經》。紹興本《素問》經

注文係覆刻熙寧本,因與《靈樞》合刻,序題及卷頭、卷末題統一改稱"重廣補注黄帝内經素問"。又因北宋元祐本《針經》無音釋,故令史崧及秘書省,於紹興本《靈樞》卷末附加音釋。紹興本《素問》音釋,由高宗侍醫王繼先門下醫官自元豐本及宣和本轉引,並加新作音釋,一同附録卷末,同時出現各種大量問題。所附加總目《黄帝内經目録》亦存疑點。紹興本中亦有王繼先等序及列銜,但其後國子監重印紹興本《素問》之時,將其削除。基於如此背景,合刻紹興本及附加音釋等實情,至今仍隱晦不明。紹興本所在不明。

　　試作表1-6,記載自《漢書·藝文志》(《七略》)至紹興本,本書及相關書之書名、卷數等著録情況。通覽該表書名變化,則可知本書全元起本始被認作"黄帝醫籍",北宋天聖或熙寧校刊時期,因新附書名"黄帝内經素問",導致《素問》作爲《黄帝内經》之一部分,爲《甲乙經》序之"傳説"提供根據。因與紹興本《靈樞》初合刻,《素問》王冰序所謂《黄帝内經》隨之編成,促使"傳説"演化爲"通説",其進化過程不難理解。

　　又,南宋時期,曾有國子監紹定(1228—1233)重刊本,古鈔本之底本即依據宣和本之南宋末詳年坊刻本,精致翻刻元豐本之南宋中後期坊刻本等,但皆亡佚。

　　確定金末元初十三世紀中期之平水刊本金版,唯一現存於中國國家圖書館。該本出現於民國時代,卷三至卷五、卷十一至卷十四兩冊及卷十五至卷十八、卷二十,乃至《亡篇》三冊,爲補配本,傳存至今。卷末附録大量音釋,其中一部分顯然引自紹興本系,經注文亦以紹興本系爲主要底本,一部分參用元豐本系及宣和本系。關於附録《亡篇》兩篇,推測係以針治療爲主,並嗜好醫藥之北宋初道士,依照《素問》,尤其仿效運氣七篇編造而成。既於熙寧本時期開始流布,但宋版《素問入式運氣論奥》附録《素問遺篇》,故兩篇流傳或源於此書。金版之源,即紹興本系、元豐本系、宣和本系,而較真實保留各本系舊貌之傳本皆現存,因而,金版價值難以超過現存各傳本。

表 1-6 《素問》相關書名、卷數著録年表

約前 6	《七略》	《黃帝内經》十八卷、《外經》三十七卷
3 世紀初前期	仲景序	《素問》(八卷?)、《九卷》
3 世紀前中期	《脈經》	《素問》,《針經》(《九卷》)
4 世紀後半	《甲乙經序》	《素問》九卷+《針經》九卷＝《黃帝内經》十八卷
500 前後	全元起本	《黃帝素問》八卷
651	永徽令	《(黃帝)素問》《黃帝針經》
762	王冰序	次注本二十四卷(《素問》九卷+《靈樞》九卷＝《黃帝内經》十八卷)
北宋初期		《素問》二十四卷(缺七卷運氣論經注文追加)
1026	天聖本	《黃帝(内經)素問》二十四卷
1069	熙寧本	《〔補注〕黃帝内經素問》二十四卷
1085?	元豐本	《〔補注釋文〕黃帝内經素問》二十四卷
1093	元祐本	《黃帝針經》九卷
1121	宣和本	《〔補注釋文〕黃帝内經素問》二十四卷
1155	紹興本	《〔重廣補注〕黃帝内經素問》二十四卷+《黃帝内經靈樞》二十四卷(＝《黃帝内經》)

　　元讀書堂本二十四卷,附《亡篇》兩篇,出現於民國時代,張元濟一九二〇年獲得一部,現爲中國國家圖書館本。此外,另一别本,有"□□歲癸未中和節,書於讀書堂"序文,民國時期曾有著録,但現所在不明。據該序文"歲癸未"推定,讀書本於前至元二十年(1283)序刊。但國家圖書館本,屬明嘉靖前後曾作補版之後印本。讀書本見有宋諱缺筆等特徵,故可判斷爲依據元豐本之南宋中後期翻刻本再覆刻本。該本雖附録僞撰《亡篇》,但《素問》正篇字句問題相對較少,真實遺存元豐本舊貌,故今後《素問》研究,當以該本爲重要底本。

　　元代後至元五年(1339)，江西廬陵古林書堂出版十二卷本，現並非罕見，明代及朝鮮諸版多以之爲底本，影響頗大。所謂"元豐孫校正家藏善本"，係據南宋中後期本翻刻，故與讀書本屬兄弟關係。而一部分字句，參照紹興本系，及宣和本系南宋未詳年翻刻本，加以"校訂"。又，變更卷數及諸格式，其目的似乎爲避免與讀書本相似。將古林本《運氣論奧》所附録《遺篇》(舊名《亡篇》)與他本比較，得知古林本、讀書本屬同系，而金版則屬別系。古林本經文亦留存元豐本舊貌，但脱文、節略及多用略字、俗字，合理性較低字句等，顯然多於讀書本。

　　現存各種明版《素問》中，當首推顧從德本。從德出身上海名門，身居朝廷，官至鴻臚寺序班。其父顧定芳，一五三八年爲嘉靖帝侍醫、太醫院御醫。顧氏父子精確影刻紹興本，一五五〇年跋刊顧本《素問》。其初刻本附從德跋文二葉，但未刻定芳校記，故删除跋文，則可僞稱宋版。《經籍訪古志》著録"明代摸刻宋本"實態。其後補刻校記或爲防止僞造，大約定芳没後(1554)，於書末挖嵌加刻校記，而成顧氏補刻本。盡管如此，現存補刻本，大多數以巧妙手法，切除校記，詐稱宋版。顧本盜版之明無名氏《素問》，曾與所謂仿宋版《靈樞》合刻，而嘉靖後期，業者亦費盡心機僞飾而成。無名氏本影響甚大，致使《四庫全書》本蒙受欺瞞。真正顧本，有明、清翻刻本及安政四年(1857)覆刻本，但質量不及現代影印本。影印本亦有優劣，使用時當倍加注意。

　　如上所述，《素問》穿越兩千年時空，漫長傳承中，魯魚亥豕，簡脱文衍叢生，故校定注釋事業歷代不絶，正如筆者所反復強調，將"合理性較低字句"，校改爲"較高字句"。懷抱強烈"復古"之理念，以及"必得復古"之信心，相信經過校定，不僅恢復唐代舊貌，甚至可遠溯漢代上古文句。然而，一旦字句發生變化，無論以如何手段，加以客觀性校勘，邏輯性訓詁，亦至多達到較爲妥當程度，或推定當否而已。如果《素問》《靈樞》經文與《太素》相比較，既已超越客觀推定水平之校正字句及變更結構，時而令人啞然。現今《素問》《靈樞》研究，漸已步入如此階段。

　　僅就《素問》而言，或已無法追溯熙寧本之前形態，唯一保存熙寧本舊貌者，仍屬顧從德本第一版本，其地位今後亦無可取代。對校元豐本系之讀書本，及宣和本系之古鈔本經注文，或更可窺知熙寧本，或其底本狀況。對於理解更古內容，與《太素》及《甲乙經》等讎校，具有一定裨益，當然仍存在一定限度。《素問》釋讀及使用，因存在上述問題，故今後深入研究，必須更加留意。

　　《素問》經文富有人文魅力且寓意深邃，堪稱承載中國最古醫學之經典。故以北宋及南宋政權中樞爲主導，反復校定刊行。然而，對立性新政權誕生，隨即抹消前政權校刊證據，並因遭金軍略奪，致使前代各校刊本傳存及相互關係渾然不明。政權闘爭及戰亂破壞，殃及此書，正負影響之大，令人慨嘆不已。依據僅存之金版、元版、室町古鈔本、明版相互校對，並參考史書、目錄書等，筆者悉心竭力，縷述熙寧本以後之傳承系統（圖1-1），竊感幸甚。

文獻及注釋

　　［1］東漢班固（32—92）編撰《漢書》120卷，約成書於建初三年（78）。《藝文志》大部分內容，引自西漢劉向（前77—前6）、劉歆（前45—公元23）父子所編《七略》7卷（前6年頃成書）。又《七略》方技部，由侍醫李柱國承擔。其實情《藝文志》卷頭述云："詔光祿大夫劉向校經傳諸子詩賦，步兵校尉任宏校兵書，太史令尹咸校數術，侍醫李柱國校方技。每一書已，向輒條其篇目，撮其指意，錄而奏之。會向卒，哀帝復使向子侍中奉車都尉歆卒父業。歆於是總群書而奏其七略，故有《輯略》，有《六藝略》，有《諸子略》，有《詩賦略》，有《兵書略》，有《術數略》，有《方技略》。今刪其要，以備篇籍。"又，根據當時文獻傳承情況，應該認爲，《漢書·藝文志·方技略》所著錄各書，由李柱國整理、分類，並冠加書名。柳長華，《<漢書·藝文志>醫經著錄研究》，《山東中醫藥大學學報》23卷2期137～141頁，1999。

[2] 廖育群,《今本<黄帝内經>研究》,《自然科學史研究》7卷4期367~374頁,1988。

[3] 仲景《傷寒卒病論集》(明代趙開美本《〔宋板〕傷寒論》,傷寒、金匱編刊小委員會《〔善本翻刻〕傷寒論·金匱要略》張仲景自序1,東京,日本東洋醫學會,2009)載:"……乃勤求古訓,博采衆方,撰用《素問》《九卷》《八十一難》《陰陽大論》《胎臚藥錄》并《平脈辨證》,爲《傷寒雜病論》,合十六卷。"

[4] 劉伯堅(丸山敏秋譯),《黄帝内經概論》17~33、106~118頁,千葉,東洋學術出版社,1985。

[5] 松木きか,《<黄帝内經>所引の古醫書について》,《集刊東洋學》69號18~41頁,1993。

[6] 石田秀實,《<黄帝内經>の形成と變遷》,《九州國際大學論集 教養研究》1卷1號55~77頁,1989。

[7] 藤山和子,《<説文解字>に見える醫學用語と<素問>の關聯について》,《お茶の水女子大學中國文學會報》15號1~14頁,1996。

[8] 藤山和子,《全元起注<黄帝素問>の成立について》,《東方學》70輯18~32頁,1985。

[9] 松木きか,《<黄帝内經素問>全元起注本の復元と王冰注本の構成》,《集刊東洋學》66號60~82頁,1991。同研究,浦山きか《中國醫書の文獻學的研究》(東京,汲古書院,2014)附録CD"《黄帝内經素問》全元起注本,卷一~卷九(卷七缺)"中綜合闡述。

[10] 段逸山,《素問全元起本研究與輯復》全276頁,上海,上海科學技術出版社,2001。

[11] 原始《素問》或爲九卷本。然而,前揭注[3]《傷寒論》仲景序,所參照書名載有"《素問》《九卷》《八十一難》",現《靈樞》之祖本,單稱爲《九卷》,以與《素問》區別。而仲景序即三世紀初或前期,原始《素問》既非九卷乎。《舊唐書·經籍志》著録"《黄帝素問》八卷",全元起本亦似八卷。可據以下歷代著録推定真偽,《隋書·經籍志·子部·醫方》"《黄帝素問》八卷,全元越(起)注"。《日本國見在書目録》三十七醫方家"《黄帝素問》十六,全元起注"(或將八卷分爲十六卷)。《宋史·藝文志·子類·醫書類》"《素問》八卷,隋全元起注"。

[12] ①丸山裕美子,《北宋醫疾令による唐日醫疾令の復元試案》,《愛知縣立大學日本文化學部論集》第1號(歷史文化學科編)21~40頁,2010。

②丸山裕美子,《律令國家と醫學テキスト—本草書を中心に》,《法史學研究會會報》11 號 25~41 頁,2007。③程錦,《唐醫疾令復元研究》,天一閣、中國社會科學院歷史研究所天聖令整理課題組《天一閣藏明鈔本天聖令校證》551~580 頁,北京,中華書局,2006。據①復原試案,則開元二十五年令教科考試,如下規定。第三條"諸醫、針生,各分經受業。醫生習《甲乙》《脈經》《本草》,兼習張仲景(《傷寒論》)、《小品》等方。針生習《素問》《黃帝針經》《明堂》《脈訣》,兼習《流注》《偃側》等圖、《赤烏神針》等經"。第十三條"諸醫、針生以業成申送尚書省者,所司覆試策各十三條。醫生試《甲乙》四條,本草、《脈經》各三條。針生試《素問》四條,《黃帝針經》《明堂》《脈訣》各二條。其兼習之業,醫、針各三條。……"

[13] ①宫下三郎,《隋唐代の醫療》,藪内清《中國中世科學技術史的研究》260~288 頁,東京,角川書店,1963。②王振國、臧守虎,《科舉制度影響下的唐代醫學人材選拔》,《中華醫史雜誌》35 卷 4 期 198~201 頁,2005。③《大唐六典》(李隆基等,卷十/220 頁,西安,三秦出版社,1991),列記秘書省藏書,云"十四曰醫方,以紀藥餌、針灸。《黃帝素問》等五十六部、四百一十卷〔作二百五十六部、四千五百一十卷〕",此前亦明記校書郎任務。

[14] 篠原孝市、山邊浩子,《<素問>割注所引書名人名索引》,《東洋醫學善本叢書 8》135~145 頁,大阪,東洋醫學研究會,1981。

[15] 林億等序云:"時則有全元起者,始爲之訓解,缺第七一通。迄唐寶應中,太僕王冰篤好之,得先師所藏之卷,大爲次注。"又王冰序云:"……故第七一卷,師氏藏之,今之奉行,惟八卷爾。……因而撰注,用傳不朽,兼舊藏之卷,合八十一篇,二十四卷,勒撰一部。……其中簡脫文斷,義不相接者,搜求經論所有,遷移以補其處。篇目墜缺,指事不明者,量其意趣,加字以昭其義。……缺漏名目者,區分事類,別目以冠篇首。……凡所加字,皆朱書。"

[16] 郝葆華、王瑾,《<內經>"七篇大論"成書年代新論》,《中華醫史雜誌》14 卷 1 期 46~50 頁,1984。

[17] 廖育群,《<素問>"七篇大論"運氣不同推算方式之分析》,《中華醫史雜誌》24 卷 2 期 78~84 頁,1994。

[18] 范行準,《五運六氣說的來源》,《醫史雜誌》3 卷 1 期 3~14 頁,1956。范行準,《中國醫學史略》126~134 頁,北京,中醫古籍出版社,1986。

[19] 山田慶兒,《氣の自然像》1~25 頁,東京,巖波書店,2002。

[20] 浦山菊花,《隋唐時期書籍中關於<素問>的引用》,《大韓韓醫學原

典學會雜誌》22卷4號249~254頁，2009。

[21]《宋會要輯稿》崇儒四之六、十、一一（徐松輯，北京，中華書局影印本2219、2221頁，1957）中，見有校定、刊行《素問》記錄。"（仁宗天聖）四年十月十二日，翰林醫官副官趙拱等上准詔，校定《黃帝內經素問》《巢氏病源》《難經》，詔差集賢校理晁宗愨、王舉正、石居簡、李淑、李昭遘，依校勘在館書籍例，均分看詳校勘。""（政和）八年四月二十四日，宣和殿大學士寶籙宮使蔡攸言。竊考《內經》所載，皆道德性命之理，五行造化之妙。唐有王冰者，嘗以意輒有增損，故所傳失真。本朝命儒臣校正，然與異同之說俱無所去取，錯亂失次，學者疑惑，莫知折中。今建學，俾專肄業，親洒宸翰，作爲一經。伏望特命儒臣精加刊正，斷自聖學，擇其中而行之。詔依奏，送禮制局。五月十三日，太師魯國公蔡京言：准詔，禮制局選建官吏，校正《內經》。其詳定、詳義、承授官自合兼領外，合置檢討、檢閱、參議官。其理任請給，並依禮制局校討官，仍許兼領。詔太醫學司業劉植、李庶，通元沖妙先生張虛白充參詳官。大素處士趙壬，明堂頒朔皇甫自牧、黃次公，迪功郎龔璧，從事郎王尚充檢討官。上舍及第宋喬年，助教宋炳充檢閱官。後又詔刑部尚書薛嗣昌充同詳定官。重和元年十一月十五日，詔曰：朕閱《內經》，考建天地，把握陰陽，其理至矣。然相生相剋，相刑相制，周流六虛，變動不居，非常理。非常理，所能究者，唯《天元玉冊》盡之。可令頒政府與校正所，以《內經》考其常，以《玉冊》極其變。庶幾財成其化，輔相其宜，以詔天下後世。"

[22]《玉海》卷六十三（王應麟撰，江蘇古籍出版社、上海書店影印本1196頁，1987）記載校定、刊行記錄《素問》。"天聖四年十月十二日乙酉，命集賢校理晁宗愨、王舉正，校定《黃帝內經素問》《難經》《巢元方病源候論》。五年四月乙未，令國子監摹印（《素問》《難經》《病源候論》）頒行，詔學士宋綬撰《病源》序。""景祐二年七月庚子，命丁度等校正《素問》。""嘉祐二年八月辛酉，置校正醫書局於編修院，命掌禹錫等五人，從韓琦之言也。""政和八年四月二十四日，詔刊正《內經》。重和元年十一月十五日，詔以《內經》考其常，以《天元玉冊》極其變。"

[23] 小島尚質、尚真《宋重醫藥表》（7、8、18葉，臺北，故宮博物院所藏，故觀13902號，1847年序自筆本），《玉海》所著錄內容中，將史書相關記錄，亦按年別詳細類纂，當然尚未參照《宋會要輯稿》。

[24] 岡西爲人，《中國醫書本草考》40、41頁，大阪，南大阪印刷センター，1974。

[25] 松木きか，《北宋の醫書校訂について》，《日本中國學會報》48集

164~181 頁,1996。

　[26] 郭秀梅,《良相良醫方寸間——高若訥與<傷寒類要>》,《醫古文知識》1 期 34~38 頁,2003。

　[27] 岡西爲人、佐土丁,《<外臺秘要><醫心方><證類本草>等所引用之古醫籍》,《東方醫學雜誌》15 卷 10 號 543~553 頁,1937。

　[28]《邵氏聞見録》卷二(邵伯溫撰,《唐宋史料筆記叢刊》,李劍雄、劉德權點校本 15 頁,北京,中華書局,1983)記云:"仁宗皇帝初納光獻后,后有疾,國醫不效。帝曰:后在家用何人醫。后曰:妾隨叔父官河陽,有疾服孫用和藥輒效。尋召用和,服其藥果驗,自布衣除尚藥奉御,用和自此進用。用和本衛人,以避事客河陽,善用張仲景法治傷寒,名聞天下。二子奇、兆,皆登進士第,爲朝官,亦善醫。"

　[29] 劉玉賢,《<重廣補注黄帝内經素問>所用底本考》,《中華醫史雜誌》39 卷 5 期 310~315 頁,2009。

　[30] 今詳、今按,據《證類本草》開寶重訂(974)注文中所用官僚標記,或係新校正之前,北宋政府校定《素問》時所注。然而,與記録所載天聖四年(1026)、景祐二年(1035)校定《素問》,年代不符。

　[31] 現傳《素問》皆祖於熙寧新校正本,但各本均未記載刊刻年代。而《素問》及其他校正醫書局校定本中,列記高保衡、孫奇、林億等銜名,逐年變化,根據岡西氏比較,推定爲熙寧元年(1068)或二年(1069)刊行(前揭文獻[24] 195 頁)。又松木氏如前揭文獻[25]所載,研究當時編刊狀況,斷定爲熙寧二年所刊,筆者亦從之。

　[32] 北宋校刊醫書,亦有分大字本及小字本兩次出版。北宋大字本醫書已無傳存,故難以判斷舊貌,但據推測,元版《大德重校聖濟總録》即使用北宋書版、修版、重印本,半葉八行、行十七字,屬於大字本。蜀刊大字本《孟子》及南宋紹興刊大字本《錢氏小兒藥證直訣》("國家圖書館〔臺北〕"藏)亦半葉八行、行近十六字。清代陳世傑本《金匱玉函經》亦半葉八行、行十八字,陳世傑所據底本,似南宋鈔本,極可能依照北宋一〇六六年大字本而成。其半葉八行、行十六至十八字,接近大字本標準。他方,《太平聖惠方》九九二年大字本及一〇八八年小字本,《傷寒論》一〇六五年大字本及一〇八八年小字本,《金匱要略》一〇六六年大字本及一〇九六年小字本,《脈經》一〇六八年大字本及一〇九六年小字本,分別刊行。各小字本行款亦未詳,但基本忠實於小字本《金匱要略》之吳遷鈔本,半葉十二行、行二十四字;南宋何大任小字本《脈經》之明仿宋鈔本,半葉十二行、行二十字。但明仿宋何大任本牒文,因畏

敬有應改行部分(敕如右牒到奉行……),但爲刻入一葉之中,未改行而上方作空格。北宋小字本醫書似乎以半葉十二行、行二十四字爲標準。可以推定,一○六九年校刊《素問》,與顧從德本版式及大小文字皆同,顧本半葉十行、行二十字,取小字本與大字本中間行款,亦可謂宋版標準版式。

[33] 于敏中等,《[欽定]天祿琳琅書目後編》第五卷 11~14 葉,光緒十年(1884)長沙王氏刊,國立公文書館內閣文庫藏(別 53—3)。于敏中、彭元瑞等《天祿琳琅書目 天祿琳琅書目後編》,許逸民等編《中國歷代書目題跋叢書》第二輯 496~499 頁,上海古籍出版社,2007。

[34] 齊秀梅、楊玉良等,《清宮藏書》18~38 頁,北京,紫禁城出版社,2005。

[35] 陳振孫,《直齋書錄解題》,《中國歷代書目叢刊》第一輯下 1360 頁,北京,現代出版社,1987。

[36] 岡西爲人,《宋以前醫籍考》5 頁,臺北,古亭書屋,1969。

[37] 唐慎微,《重修政和經史證類備用本草》548、40 頁,北京,人民衛生出版社,1983。

[38] 該《重廣補注神農本草并圖經》既已散佚,但傳入日本,兼意《香要抄》(1092—1142)中見有引文。森鹿三“解題”,《[天理圖書館善本叢書和書之部第三十一卷]香要抄/藥種抄》3~20 頁,天理市,天理大學出版部,1977。

[39]《經籍訪古志》(澀江全善、森立之等編,大塚敬節、矢數道明編《近世漢方醫學書集成 53》影印本 389 頁,東京,名著出版,1981),記云:“或曰,此本(聿修堂藏明代摸刻宋本《素問》)檢其體式,恐非北宋舊刊。據標目重廣字,卷首署諸臣銜名,俱似非當時之式。南宋刊經傳,往往附釋音,此本亦然。”

[40]《素問》卷第二十一卷頭篇目明記:“六元正紀大論篇第七十一,刺法論篇第七十二亡,本病論篇第七十三亡。”又,篇目下新校正注亦云:“詳此二篇(《刺法論》篇、《本病論》篇),亡在王冰之前。按《病能論》篇末王冰注云,世本既缺第七二篇,謂此二篇也。而今世有《素問亡篇》及《昭明隱旨論》,以謂此三篇,仍託名王冰爲注,辭理鄙陋,無足取者。”

[41]《天祿琳琅書目》著錄書之版本問題,文獻[34]及以下論考較詳。楊果霖,《清乾隆時期“天祿琳琅”藏書的特點及其現象》,《國家圖書館館刊》2 期 123~145 頁,2006。

[42] 真柳誠,《“國家圖書館[臺北]”所藏の醫藥古典籍(1)》,《漢方の臨床》54 卷 4 號 675~680 頁,2007。該記載,文獻[39]《經籍訪古志》亦抄錄,

但“本堂今求到元豐”之“到”字脫。

[43] 張宗棟、張薛,《<鷄峰普濟方>作者考辨》,《中華醫史雜誌》34 卷 3 期 148~152 頁,2004。

[44] 岡西爲人,《宋以前醫籍考》393 頁,臺北,古亭書屋,1969。

[45] 黃虞稷,《千頃堂書目》卷十四/373 頁,上海古籍出版社,1990。

[46] 張廷玉等,《明史》卷九十八/2447 頁,北京,中華書局,1974。

[47] 多紀元胤,《醫籍考》卷三/21 葉,上海,中西醫藥研究社影印本,1935。

[48] 鄭文,《北宋仁宗英宗醫療案件始末》,《中華醫史雜誌》22 卷 4 期 244~247 頁,1992。

[49] 徐松,《宋會要輯稿》職官二二之三七/2864 頁,北京,中華書局,1957。

[50] 宋版《外臺秘要方》(王燾撰,《東洋醫學善本叢書 5》影印本 799 頁,大阪,東洋醫學研究會,1981) 記云:“皇祐三年五月二十六日,內降劄子。……送國子監,見校勘醫書官,仔細校勘。聞奏劄付,孫兆准此。至治平二年……今訪聞前校正官孫兆,校對已成,所有淨草見在本家,欲乞指揮下本家取赴本局,修寫進冊,所貴早得了當。……”

[51] 方春陽,《中國歷代名醫碑傳集》134~137 頁,北京,人民衛生出版社,2009。

[52] 蘇軾,《東坡志林》卷三/62 頁,北京,中華書局,1981。

[53] 孟元老 1103 年著《東京夢華錄》,描繪所居住北宋首都開封景象,記載南北講堂巷有“孫殿丞藥鋪”(入矢義高、梅原郁譯注,元版影印部 385 頁,東京,巖波書店,1993)。此“殿丞”襲用孫兆官名“殿中丞”,故傳說由孫兆後裔經營孫殿丞藥鋪。

[54] 《郡齋讀書志》(晁公武撰,《中國歷代書目叢刊》第一輯下 1111 頁,北京,現代出版社,1987) 記載:“《孫尚秘寶》十卷。右皇朝孫尚撰。呂惠卿帥邊日,尚之子在屬部,因取此書刻板,傳於世。”

[55] 《直齋書錄解題》(陳振孫撰,《中國歷代書目叢刊》第一輯下 1363 頁,北京,現代出版社,1987) 云:“孫氏《傳家秘寶方》三卷。尚藥奉御太醫令孫用和集。其子殿中丞兆,父子皆以醫名,自昭陵時迄於熙豐,無能出其右者。元豐八年,兆弟宰爲河東漕,屬呂惠卿帥并,從宰得其書,序而刻之。兆自言爲思邈之後。晁氏《讀書志》作《孫尚秘寶方》,凡十卷。”又南宋秘書省於紹興年間編纂《宋秘書省續編到四庫闕書目》(李茂如等,《歷代史志書目

著録醫籍匯考》408 頁,北京,人民衛生出版社,1994)著録"孫尚《藥方》三卷",未附"闕"字,該書名亦似屬略稱。

[56] 脱脱等,《宋史》5315 頁,北京,中華書局,1977。

[57] 真柳誠,《故宮博物院所藏の醫藥古典籍(12)》,《漢方の臨床》50卷 8 號 1190~1196 頁,2003。

[58] 脱脱等,《宋史》289、308~309、13705~13708 頁,北京,中華書局,1977。

[59]《續資治通鑑長編》卷三百五十一(李燾撰,8406~8407 頁,北京,中華書局,1985)記云:"二月乙丑朔,詔朝散大夫致仕孫奇,知太醫局潘璟、席延賞,教授邵化及赴御藥院祗候,從執政請也。""庚午,詔河南、大名、潁昌府、鄆、青、揚、鄧州守臣訪諸通醫術者,乘驛赴闕。""壬申,詔宣德郎河東相度坑冶孫宰乘驛赴闕,以宰通醫術也。"又據《宋會要輯稿》職官三六之一〇〇/3107 頁(徐松,北京,中華書局,1957),與孫奇等共同擔當診治神宗疾病之多數醫官,同年 3 月 7 日遭處罰。據《長編》記載,邵化及、席延賞、潘璟三名,處以奪官、罰金。

[60] 清代陳世傑本《金匱玉函經》17 頁,東京,燎原書店,1988。

[61] 元版《孫真人備急千金要方》,《四部叢刊廣編》第 31 冊 3 頁,臺北,臺灣商務印書館,1981。

[62] 江戸醫學館影印版《千金翼方》1 頁,北京,人民衛生出版社,1982。

[63] 宋版《外臺秘要方》,《東洋醫學善本叢書 5》26 頁,大阪,東洋醫學研究會,1981。

[64] 明代吳遷本《金匱要略方》,《〔善本翻刻〕傷寒論·金匱要略》329頁,東京,日本東洋醫學會,2009。

[65] 徐松輯《宋會要輯稿》崇儒三之一二/2199 頁、同三之一六至一九/2201~2203 頁,北京,中華書局影印本,1957。

[66] 久保田和男,《徽宗時代の首都空間の再編》,同《宋代開封の研究》273~313 頁,東京,汲古書院,2007。

[67]《宋會要輯稿》(徐松輯,禮二四之七八、八〇/924~925 頁,北京,中華書局,1957)記載:"(政和七年)七月二十九日,禮制局奏,議明堂視朝聽朔奏告。……議布政宣示御批手詔。臣謹按孟子謂……是以古者皆謂明堂爲布政之宮。黄帝有合宮之議,舜有總章之訪,《黄帝内經》亦載坐明堂問臣下之事。……"

[68] 脱脱等,《宋史》2772 頁,北京,中華書局,1977。

［69］黃以周等，《續資治通鑑長編拾補》1176頁，北京，中華書局，2004。

［70］唐慎微，《重修政和經史證類備用本草》548頁，北京，人民衛生出版社，1983。

［71］《宋會要輯稿》（徐松輯，職官二八之二一/2968頁，北京，中華書局，1957）記載："（政和八年）九月七日，尚書省言。近奉御筆，在學諸生兼治《內經》《道經》，兼莊子、列子。未有博士教導，欲太學辟廱，各差通《內經》、莊子、列子二人充博士。上從之。"

［72］真柳誠，《<素問入式運氣論奧>解題》，小曾户洋、真柳誠編《和刻漢籍醫書集成》第1輯所收，東京，エンタプライズ，1988。

［73］《素問》王冰序新校正注曰："詳王氏《玄珠》世無傳者，今有《玄珠》十卷，《昭明隱旨》三卷，蓋後人附託之文也。雖非王氏之書，亦於《素問》十九卷至二十二四卷，頗有發明。其《隱旨》三卷，與今世所謂《天元玉册》者，正相表裏，而與王冰之義多不同。"

［74］趙佶（徽宗），《聖濟經》190頁，北京，人民衛生出版社，1990。

［75］荒木敏一，《宋代科舉制度史研究》388～392頁，京都，同朋舍，1969。

［76］《宋會要輯稿》（徐松輯，職官三之四九/2408頁，北京，中華書局，1957）記載："徽宗重和元年十二月十二日，中書省言。奉御筆，就校正所置裕民局，差下項官。太師蔡京充提舉官，徐處仁充詳定官。參詳官三員，先次差朝散郎韓昭。檢討官五員，先次差承議郎通判永興軍崔陟。檢閱文字官二員，管勾諸司馬承受，就校正所已差官。先是，延康殿學士、醴泉觀使徐處仁對便殿，上訪以天下事。處仁對，天下大勢，在兵與民。今水旱之餘，賦役繁重，公私凋弊，兵民皆困。及茲尚可爲，過是將有不勝圖者。上驚思久之，曰：非卿不能聞此。明日，除侍讀校正內經詳定官。進讀罷，上特留與前語。"

［77］《宋會要輯稿》（徐松輯，選舉九之一六/4390頁，北京，中華書局，1957）記載："（宣和三年十二月）二十五日，賜保和殿學士、中奉大夫、禮制局詳議官、校正內經同詳定官蔡儵進士出身。……六年五月二十日，詔通議大夫、守殿中監、兼校正御殿前文籍蔡行特賜進士出身。……（七年）三月二十九日，賜蔡條進士出身。"

［78］《政和本草》序文及鏤板施行文中列銜，有"編類聖濟經提舉太醫學臣曹孝忠"，故知《聖濟總錄》由曹孝忠擔當負責。據載，政和三年十二月二十一日，曹孝忠官銜爲"提舉入內醫官"（《宋會要輯稿》職官三六之一〇一～一〇二/3108頁），政和五年正月十八日爲"提舉入內醫官編類政和聖濟

經”(《宋會要輯稿》崇儒三之一六/2201頁)。因而推定,政和四年(1114)開始編纂《聖濟總録》,故爲曹孝忠加冠“編類政和聖濟經”官職。該官名附加“政和”,則至政和末年,即八年(1118)完成。

[79] 脱脱等,《宋史》13721～13733頁,北京,中華書局,1977。

[80] 脱脱等,《宋史》436頁,北京,中華書局,1977。

[81] 尾崎康,《宋代における刊刻の展開》,《帝京史學》19號85～125頁,2004。

[82] 永瑢等,《四庫全書總目》863、864頁,北京,中華書局,1981。

[83] 澀江全善、森立之等,《經籍訪古志》,《近世漢方醫學書集成53》390、391頁,東京,名著出版,1981。

[84] 宮内廳書陵部,《和漢圖書分類目録》1481頁,東京,宮内廳書陵部,1953。

[85] 《東洋醫學善本叢書24、25》,大阪,オリエント出版社,1992。原本一部分有落葉及亂葉,筆者所用オリエント本亦因亂葉,而缺252、253頁。

[86] 《經籍訪古志》記云,近年小島尚真亦獲得舊鈔零本一卷,與古鈔本稍同。尚真《醫籍著録》(臺北故宮博物院)與《寶素堂藏醫籍目録》(國會圖書館)亦無更詳細記載。小島尚綱《醫書書目(小島寶素目録)》(西尾市巖瀬文庫)未著録,故明治十年前後,即編纂該書目之前,此書似乎既已流出。又,尚綱没後,小島家藏書大多數轉爲楊守敬藏書,現多分藏於臺北故宮博物院及中國國家圖書館,但臺北故宮博物院及中國國家圖書館新館,皆未收藏該古鈔本。抑或藏於目録未刊之中國國家圖書館舊館。真柳誠,《楊守敬と小島家——古醫籍の蒐集と校刊》,《東方學報(京都)》83冊157～218頁,2008。

[87] 真柳誠,《中國醫籍記録年代總目録(十六世紀以前)》,吉田忠、深瀬泰旦《東と西の醫療文化》17～51頁,京都,思文閣出版,2001。

[88] 小曽户洋,《中國醫學古典と日本》69～70頁,東京,塙書房,1996。

[89] 宋代記載兩見趙叔度之名。《華陽集》(四庫全書本)卷五十三“宣城郡公墓誌銘”詳載事迹。北宋太祖帝曾孫趙從審(1006—1052),字“叔度”,宋室一族。然而,該墓誌銘未記“假承務郎”及“醫學録”官名,此低職官位,亦與宋室不相符。銜名中標記字號亦屬異例,將古鈔本趙叔度認定爲趙從審仍屬牽强。一方,南宋袁桷(1266—1327)《清容居士集》(四部叢刊本)卷二十三“送周子敬序”言及袁桷親友趙叔度,但未載與“假承務郎”及“醫學録”相關官職。

〔90〕四庫全書本(永樂大典本)《摛文堂集》卷七記述:"西綾錦副使兼翰林醫官副使蓋演醫官副使盧德誠,翰林醫官賜緋丁鋭,翰林醫學李師老,可各轉一官制。／敕具官某等。爾等祇事衛府醫診有勞,宜錫恩章,昭示嘉奬,進官一等。其克欽承可。"

〔91〕小曽户洋,《<外臺秘要方>の書誌について》,《東洋醫學善本叢書8》200頁,大阪,東洋醫學研究會,1981。

〔92〕徐松,《宋會要輯稿》職官二二之三八／2865頁,北京,中華書局,1957。

〔93〕水上雅晴,《近藤重藏と清朝乾嘉期の校讐學》,《北海道大學文學研究科紀要》117卷93~146頁,2005。

〔94〕龍谷大學佛教文化研究所,《〔龍谷大學善本叢書16〕敦煌寫本本草集注序録·比丘含注戒本》259頁,京都,法藏館,1997。

〔95〕影印仁和寺本,《東洋醫學善本叢書1》22、24頁,大阪,東洋醫學研究會,1981。

〔96〕影印南宋版,《東洋醫學善本叢書4》42、60頁,大阪,東洋醫學研究會,1981。

〔97〕明趙開美本《〔宋板〕傷寒論》25、38頁,《〔善本翻刻〕傷寒論·金匱要略》所收,東京,日本東洋醫學會,2009。

〔98〕《素問》相關以外醫藥書,自隋代至宋代,以及日本九世紀,最初所著録之醫藥音義書,列舉如下。《隋書·經籍志》姚最《本草音義》三卷,甄立言《本草音義》七卷。《日本國見在書目録》李議忠《黄帝三部灸經音義》一卷,楊玄操《針經音》一卷,仁諝《新修本草音義》一卷,楊玄操《八十一難經音義》一卷,陶隱居《本草夾注音》一卷,楊玄(操)《本草注音》一卷,楊玄操《脈經音》一卷,楊玄操《明堂音義》二卷。《舊唐書·經籍志》蘇敬等《本草音》三卷,殷子嚴《本草音義》二卷。《新唐書·藝文志》孔志約《本草音義》二十卷,李含光《本草音義》二卷。《宋史·藝文志》蕭炳《四聲本草》四卷,《本草韵略》五卷,席延賞《黄帝針經音義》一卷。

〔99〕毛德華,《龐安時著作考》,《中華醫史雜誌》21卷1期52~55頁,1991。

〔100〕真柳誠,《故宮博物院所藏の醫藥古典籍(27)》,《漢方の臨床》53卷2號339~345頁,2006。

〔101〕篠原孝市,《<難經>解題》,同編《難經古注集成6》3~76頁,大阪,東洋醫學研究會,1981。

〔102〕躋壽館元版模刻《注解傷寒論》(《和刻漢籍醫書集成》第18輯影印,東京,エンタプライズ,1992)各卷末亦列記音釋,與《再造善本》本稍異。

〔103〕宮川浩也,《<素問校譌>校補》,島田隆司等《素問·靈樞》373~402頁,東京,日本經絡學會,1992。

〔104〕筆者發現例證,顧本2-2b-7王注(金版缺卷),4-12b-3新校正注,13-2b-3王注,15-13a-6新校正注,16-6b-6王注(古鈔本一部分混亂),17-2a-3新校正注,19-12a-6新校正注兩處(金版缺),20-15a-6王注,21-28a-3王注,22-1b-4王注(古鈔本同於顧本,金版缺),23-1b-8王注(金版缺),24-6a-2新校正注(金版缺),24-10a-2經文(金版缺)。

〔105〕阮元刻《十三經注疏》1382、1387頁,北京,中華書局,1980。

〔106〕阮元刻《十三經注疏》1381頁,北京,中華書局,1980。

〔107〕小曽户洋,《中國醫學古典と日本》131~132頁,東京,塙書房,1996。

〔108〕于敏中、彭元瑞等,《天祿琳琅書目　天祿琳琅書目後編》(《中國歷代書目題跋叢書》第二輯)307~308頁,上海古籍出版社,2007。

〔109〕《天祿琳琅書目後編》首先著錄類似北宋版《素問》①長州顧氏藏本,以及其一版摹印(同版)②陳選藏本及③太倉王氏藏本,南宋紹定重刊④松江朱氏藏本,最後著錄南宋⑤《素問》《靈樞》合刻本。然而,《宋以前醫籍考》(5頁,臺北,古亭書屋,1969)轉載此內容之際,不知何故,著錄順序變成④③②①,而且⑤缺落。因此根據文脈理解,④本與③②本成爲同版,文獻〔24〕誤認《天祿琳琅書目後編》記載紹定刊本三部。

〔110〕島田隆司等,《素問·靈樞》221頁,東京,日本經絡學會,1992。

〔111〕方春陽,《中國歷代名醫碑傳集》110~111頁,北京,人民衛生出版社,2009。

〔112〕明代《蜀中廣記》卷九十四(四庫全書本)記:"《靈樞經音注》二十四卷。紹興中,成都史崧校正,正文九卷八十一篇,增修音釋,轉運司爲之詳定,以送祕書省,自爲序。"

〔113〕林曼麗,《大觀——宋版圖書特展》60~65頁,臺北,故宮博物院,2006。

〔114〕楠本高紀,《刻工名、避諱缺筆からみた宋版<素問>の刊行年代について》,篠原孝市等《黃帝內經研究論文集(黃帝內經版本叢刊10)》49~58頁,大阪,オリエント出版社,1993。

〔115〕《經史證類大觀本草》附"札記、衍義"747頁,東京,廣川書店影

印,1970。

[116] 王彦坤,《歷代避諱字匯典》121頁,鄭州,中州古籍出版社,1997。

[117] 卷一有以下例證。先記載顧本内容,其後列相異經注文及他本音釋。反切注音,或用反,或用切,均統一爲切,一部分附記顧本經注文之位置。①解墮〔上,上聲〕,顧本1-9b-2與古鈔本經文作"解墮",元兩本作"解墮"。此破讀字"解"字,云"上聲"之例,古鈔本、元兩本卷一皆無。②蚓〔以志切〕,古鈔本作〔蚓,以忍切〕,顧本訛作"志"。元兩本卷一無該音釋。③雊〔古豆切,雉鳴〕之"雊"顧本全文未見,字疑。該字音、字義音釋,古鈔本、元兩本卷一皆未見。又僅四庫本《四氣調神大論》王注有〔後五日雉雊〕,但四庫本擅當官或依據《月令》引文,既於前宣和本敍述。④綖〔音軟,縮也〕之"綖",顧本1-16a-4經文作"綖",王注作〔綖〕。古鈔本、元兩本經文、王注、音釋均作"綖",似屬綖之訛字。⑤潰潰〔古没切〕,古鈔本、元兩本音釋作〔泪,古没切〕。或因各本經文(顧本1-16b-1)"潰潰乎若壞都,汩汩乎不可止"而致混亂。⑥奔併〔下,去聲〕之"併",顧本王注1-16b-5記〔奔并〕。古鈔本、元兩本王注亦記〔奔并〕,音釋作〔并,去聲〕。顧本音釋之"併"似爲訛字。⑦瘦〔尺制切〕之"瘦",顧本王注1-17a-3記〔瘦於玄府中〕。古鈔本、元兩本王注記〔瘂於玄府中〕,音釋作〔瘂,尺制切〕。顧本音釋"瘦"與王注"瘦"似屬訛字。⑧瘞〔音隆〕之"瘞",顧本王注1-19b-5記〔令人癃〕。古鈔本、元兩本王注亦記〔令人癃〕,癃無注音。⑨蹻〔音腳〕,古鈔本、元兩本音釋作〔蹻,音喬〕。腳似爲訛字。

[118] 具體例證如下。俠口〔胡夾切〕,額顱〔落胡切〕,壽敝〔毗祭切〕,眉睫〔音接〕,欲燧〔尺志切〕,始涸〔胡各切〕,北鄉〔音向〕,爲否〔符鄙切〕,暴卒〔倉没切〕,荒佚〔音逸〕,裏攘〔汝陽切〕,偏沮〔子魚切,潤也〕,大僂〔力主切〕,否隔〔符鄙切,塞也〕,腸澼〔普擊切〕,決憊〔蒲拜切〕,按蹻〔音腳〕。

[119] 顧本①更齒〔上古行切,下齒更同〕,依據前句"上字(更),古行切",意思無礙,但導致後句誤讀爲"下字齒,更同",則意思不通。原來該部"女子七歲……"經注文作"齒更"(亦見後出"丈夫八歲……"),"更齒"字句,《素問》各本皆無。該音釋,古鈔本、元兩本作〔更古行切,下齒更同〕,讀爲"更,古行切,下(以下丈夫八歲條)齒更亦同",未發生誤讀。②痎〔音皆,瘦瘧也〕,痎所出部之王注1-12a-5解釋字義〔痎,痎瘦之瘧也〕,音釋"瘦瘧也"似屬蛇足。③爲否〔符鄙切,下不交,否同〕之後半,易致誤讀爲"下字(否)不交,與否同",語義不通。然而,所出部位王注1-13b-5記〔易曰,天地不交,否〕,引用此記述欠妥,故意思不通。似當作"爲否〔下符鄙切,不交否

同]"。

[120] 前揭文獻[110] 影印明無名氏本《靈樞》卷十三、卷十九中亦無音釋,但刷印音釋之各半葉脫落。

[121] 此"令"字,依據二十四卷本明無名氏本及基於同本之明周曰校本中亦見,而來自元古林書堂本之十二卷本系均作"今"字。文章構成及修辭而言,"今"當屬訛字。

[122] 脱脱等,《宋史》13686~13688 頁,北京,中華書局,1977。

[123] 方春陽,《中國歷代名醫碑傳集》165~171 頁,北京,人民衛生出版社,2009。

[124] 井澤耕一,《王安石學派の興隆と衰退—蔡卞と秦檜》,《日本中國學會報》56 集 111~124 頁,2004。

[125] 寺地遵,《南宋初期政治史研究》317、354、355、450 頁,廣島,溪水社,1988。

[126] 杜莘老彈劾王繼先所作所爲,歷數十罪,上申高宗。全文詳細記錄於《三朝北盟會編》卷二百三十/1656 頁,上海古籍出版社,2008。

[127] 脱脱等,《宋史》8640~8643 頁,北京,中華書局,1977。

[128]《玉海》卷六十三(王應麟撰,江蘇古籍出版社、上海書店影印本1195 頁,1987)記述:"紹興二十七年八月十五日,王繼先上校定《大觀證類本草》三十二卷、《釋音》一卷。詔秘省修潤,付胄監鏤板行之。"

[129]《宋會要輯稿》(徐松輯,崇儒四之一三、一四/2222~2223 頁,北京,中華書局,1957)記述:"(紹興)二十七年八月十五日,昭慶軍永宣致仕王繼先上,重加校定《大觀證類本草》。書,詔令秘書省官修潤訖,付國子監刊行。初以本草之書,經注異同,治說訛舛,令繼先辟御醫張考(孝)直、柴源、高紹功檢閱校勘。繼先言,今之爲書,自嘉祐補注一千八十二種、唐慎微續添八種、唐本餘七種、食療餘八種、海藥餘十一(一十)六種、新分條三十五種、陳藏器四百八十八種、本經外草本(木)類九十八種、紹興新添六種,通前合一千七百四十八種,以爲定數。乃至旁搜方書,鈎探經典,續歷世之或闕,釋古今之重疑,目曰《紹興校定經史證類備急本草》。其卷目品類并校定序說,依前三十二卷及新添《釋音》一卷。於是秘書省官修潤,共成五冊,并元本三十二卷,通三十八冊上焉。以上中興會要。"

[130]《南宋館閣錄 續錄》(宋陳騤、佚名撰,張富祥點校本 57~58 頁,北京,中華書局,1998)記述:"刪潤文字。紹興二十七年八月十五日,昭慶軍承宣使致仕王繼先上校定《大觀證類本草》。有旨,令秘書省官修潤訖,付國

子監刊行。至十一月進呈。一至三卷〔秘書郎，王佐〕，四至六卷〔著作佐郎，楊邦弼〕，七至九卷〔著作佐郎，陳俊卿〕，十至十二卷〔校書郎，季南壽〕，十三至十五卷〔校書郎，陳祖言〕，十六至十九卷〔校書郎，胡沂〕，二十至二十二卷〔校書郎，葉謙亨〕，二十三至二十五卷〔校書郎，張孝祥〕，二十六至二十九卷〔正字，汪澈〕，三十至三十二卷幷釋音〔正字，林之奇〕。"

［131］李更，《宋代館閣校勘研究》77~78 頁，南京，鳳凰出版社，2006。

［132］李心傳，《建炎以來繫年要録》卷一百八十一/3001~3002 頁，北京，中華書局，1988。

［133］宋陳騤、佚名撰，張富祥點校《南宋館閣録　續録》84 頁，北京，中華書局，1998。

［134］脱脱等，《宋史》3630~3631 頁，北京，中華書局，1977。

［135］陳振孫，《直齋書録解題》，《中國歷代書目叢刊》第一輯下 1362 頁，北京，現代出版社，1987。

［136］岡西爲人，《紹興本草解題》，《新刊紹興本草（紹興校定經史證類備急本草）》別冊 25~50 頁，東京，春陽堂書店，1971。

［137］渡邊幸三，《本草書の研究》103~108 頁，大阪，武田科學振興財團，1987。

［138］尚志鈞，《紹興本草校注》548~588 頁，北京，中醫古籍出版社，2007。

［139］梅原郁譯注，《夢粱録二——南宋臨安繁盛記》（東洋文庫 676）108 頁、注（8），東京，平凡社，2000。

［140］修内司亦刊行古今歌詞譜《混成集》一百餘卷。周密撰、朱菊如等校注《齊東野語校注》200 頁，上海，華東師範大學出版社，1987。顧志興，《皇家内府及所屬機構刊書》，同《南宋臨安典籍文化》197~199 頁，杭州出版社，2008。

［141］岡西爲人，《宋以前醫籍考》1276 頁，臺北，古亭書屋，1969。

［142］真柳誠，《<紹興本草>の新知見》，《日本醫史學雜誌》44 卷 2 號 224~225 頁，1998。

［143］澀江全善、森立之等，《經籍訪古志》，《近世漢方醫學書集成 53》397 頁，東京，名著出版，1981。

［144］王繼先使其子居高官，武泰軍承宣使、兩浙西路馬步軍副都總管王安道，右朝議大夫直徽猷閣、兩浙西路安撫司參議官王守道，右朝奉郎直秘閣、兩浙轉運司主管文字王悦道等任職。（文獻［132］《建炎以來繫年要録》

卷一百九十二）。故兩浙轉運司主管文字之悦道，或與出版相關。

[145] 唐慎微，《重修政和經史證類備用本草》28 頁，北京，人民衛生出版社，1983。

[146] 具體有以下例證。【王序】迺其〔上音乃〕。【卷一】滲灌〔上所禁切〕（但古鈔本、元兩本卷二有滲〔所禁切〕），解墮〔上，上聲〕，愉〔音俞〕，欲熾〔尺志切〕，鶡〔苦割切〕，雊〔古豆切，雄鳴〕（經注文無雊字），瘍〔音陽，下並同〕，決瀆〔蒲拜切〕，瘁〔音隆〕（被音釋字，王注作癃），虯〔音求〕。【卷二】淳〔音淘，水朝宗於海〕（但古鈔本、元兩本卷一有渟〔奴教切〕）。【卷三】無。【卷四】蹻〔巨嬌切〕，砭〔普廉切〕，緻〔直利切〕，標〔必堯切〕，荄〔古哀切，草根也〕，湯液醪醴論〔音勞〕，莝〔音剉，斬也〕，滌〔音迪〕，穢〔音畏〕，度〔徒各切〕，躄〔必益切〕，瘲〔音縱〕，胕〔音附（或未附之訛）〕。【卷五】莠〔音誘〕，癉〔都赧切〕，疝〔音山〕，瘕〔音賈〕，侎〔音亦〕，檸〔女耕切〕（但元兩本〔檸音能，困弱也〕），喙〔虛畏切〕）。

[147] 上田善信，《<素問><靈樞>音釋對照表》，《黃帝内經研究論文集（黃帝内經版本叢刊 10）》38~47 頁，大阪，オリエント出版社，1993。

[148] 真柳誠，《現存最古の<素問>，北京圖書館藏の金版》，《漢方の臨床》46 卷 9 號 1536~1538 頁，1999。

[149] 北京圖書館，《北京圖書館古籍善本書目》1242 頁，北京，書目文獻出版社，1987。

[150] 岡西爲人，《宋以前醫籍考》58 頁，臺北，古亭書屋，1969。

[151] 瞿冕良，《中國古籍版刻辭典（增訂本）》4、114、180 頁，蘇州大學出版社，2009。

[152] 王文進，《文祿堂訪書記》167 頁，上海古籍出版社，2007。

[153] 丁福保、周雲青，《四部總錄醫藥編》320 頁，上海，商務印書館，1955。

[154] 岡西爲人，《宋以前醫籍考》61 頁，臺北，古亭書屋，1969。

[155] 錢超塵，《金刻本<素問>探秘》，《醫古文知識》1 期 4~8 頁，2004。

[156] 讀書本缺筆所在位置，太祖匡字（6-8b，14-7a），真宗恒字（4-9b，4-10b，4-11a，6-4b，8-3a，13-3b，23-9a，23-9b），仁宗徵字（19-2a），英宗屬字（5-16b，6-2a，6-3ab，6-6b，6-7a，6-12a，9-1b，16-3b，17-1a）。

[157] 馮惠民等，《明代書目題跋叢刊》下冊所收，北京，書目文獻出版社，1994。

[158] 孫毓修，《涵芬樓秘笈》第 6 冊所收，北京圖書館出版社，2000。

［159］《宋以前醫籍考》21 頁設《素問》元刊本項目，著録"〔脈望館書目〕……《内經素問》一本。存二十卷。元二十四卷"。但"元"爲"之"字誤，本讀爲"存二十卷之(至)二十四卷"。

［160］岡西爲人，《宋以前醫籍考》19 頁，臺北，古亭書屋，1969。

［161］李茂如等，《歷代史志書目著録醫籍匯考》840 頁，北京，人民衛生出版社，1994。

［162］李茂如等，《歷代史志書目著録醫籍匯考》940 頁，北京，人民衛生出版社，1994。

［163］孫殿起，《販書偶記》227 頁，上海古籍出版社，1982。

［164］馬繼興，《中醫文獻學》(75 頁，上海科學技術出版社，1990) 認爲讀書堂本係"癸未歲"刊，出典不詳，或據《四部總録醫藥編》。

［165］當時，王朝名非普通記述，故六文字，即年號+干支+季節，"至元(或至正)+癸未+孟春"等較爲妥當。又"越州讀書堂"，南宋紹定三年(1230)刊行《切韻指掌圖》(楊繩信，《中國版刻綜録》15 頁，西安，陜西人民出版社，1987)，故取代孟春等季節二字，或記録二字地名，或姓氏。

［166］參照商務印書館網頁"歷史"http://www.cp.com.cn/ht/ls.cfm

［167］李茂如等，《歷代史志書目著録醫籍匯考》1241 頁，北京，人民衛生出版社，1994。

［168］岡西爲人，《宋以前醫籍考》19～21 頁，臺北，古亭書屋，1969。

［169］北京圖書館，《北京圖書館古籍善本書目》1242～1244 頁，北京，書目文獻出版社，1987。

［170］北京大學圖書館，《北京大學圖書館藏古籍善本書目》236 頁，北京大學出版社，1999。

［171］中國中醫研究院圖書館，《館藏中醫綫裝書目》5 頁，北京，中醫古籍出版社，1986。

［172］真柳誠，《"國家圖書館〔臺北〕"所藏の醫藥古典籍(4)》，《漢方の臨床》54 卷 7 號 1215～1219 頁，2007。

［173］真柳誠，《"國家圖書館〔臺北〕"所藏の醫藥古典籍(5)》，《漢方の臨床》54 卷 8 號 1357～1362 頁，2007。

［174］宮内廳書陵部，《和漢圖書分類目録》1482、1484 頁，東京，宮内廳書陵部，1953。

［175］武田科學振興財團，《杏雨書屋藏書目録》290 頁，大阪，武田科學振興財團，1982。

［176］真柳誠、小曽戸洋，《<金匱要略>の文獻學的研究、第 1 報——元鄧珍刊本<新編金匱方論>》，《日本醫史學雜誌》34 卷 3 號 414~430 頁，1988。

［177］澀江全善、森立之等，《經籍訪古志》，《近世漢方醫學書集成 53》419~420 頁，東京，名著出版，1981。

［178］宮内廳書陵部，《圖書寮典籍解題 漢籍篇》231 頁，東京，大藏省印刷局，1960。

［179］楊繩信，《中國版刻綜録》22 頁，西安，陝西人民出版社，1987。

［180］梁永宣，《元鄧珍本“新編金匱方論”校注》154 頁，北京，學苑出版社，2009。

［181］篠原孝市，《黃帝内經版本考》，篠原孝市等《黃帝内經研究論文集(黃帝内經版本叢刊 10)》1~12 頁，大阪，オリエント出版社，1993。

［182］顧本 10-12b-2 及古鈔本、讀書本(金版缺卷)經文“則右脇”，與以下王注〔右胠〕，二者用字不同。而僅古林本經文“則右胠”、王注〔右胠〕，相互一致。讀書本覆刻南宋中後期本，故經文“則右脇”之矛盾，南宋本亦當如此。然而，經文“則右胠”，古林本所參照之紹興本系(顧本)及宣和本系(古鈔本)皆無。本例似屬古林本校正結果。

［183］筆者發現以下數例。顧本 5-7b-3 與古林本等〔但浮不躁則〕，讀書本作〔但浮不躁也〕。以下相同，顧本 5-10b-4、古林本〔言沈弱不必〕→讀書本〔言洗弱不必〕。顧本 6-7b-7、古林本〔胃爲水穀之海〕→讀書本〔胃爲水穀之海〕。顧本 6-8b-5、古林本〔冬得脾脈春來見也〕→〔冬得脾脈上來見也〕。

［184］顧本 3-3b-10 及古鈔本、金版王注〔不成日故舉大〕，讀書本作〔不成□故舉六〕，古林本作〔不成日故舉六〕。讀書本之底本元豐本系南宋本或亦□空格，或該文字被蟲蝕，或因刷印不清晰所造成空格，具有此三種可能性。一方，以南宋中後期本爲底本，並參照紹興本系及宣和本系之古林本作〔不成日故舉六〕，採用雙方文字。但依前後王注文，“日”之有無，對文意無甚大影響，但“六”合理性低於“大”，似屬訛字。即古林本考察雙方文字，或兼採“日”與“六”字，但更可能其底本南宋中後期本既作〔不成日故舉六〕，古林本翻刻字句而成。

［185］真柳誠，《楊守敬と小島家—古醫籍の蒐集と校刊》，《東方學報(京都)》83 冊 157~218 頁，2008。

［186］岡西爲人，《宋以前醫籍考》56、57、61 頁，臺北，古亭書屋，1969。

［187］據劉温舒《運氣論奧》自序(1099)，僅知其於“太醫學司業”任職。

但前述宣和本校定人員相關記載,見於政和八年(1118)《宋會要》佚文(注
[21]),參詳官補充"太醫學司業劉植"。如此相差九年,同任太醫學司業官,
故劉温舒或與宣和本校定人員劉植相關。政和六年敕撰《政和本草》校勘官
中亦記敍劉植(文獻[70]),其時官銜爲"奉議郎太醫學博士編類聖濟經所檢
閲官"。

[188] 李玉安、黄正雨,《中國藏書家通典》,北京,中國國際文化出版
社,2005。

[189] 多紀元胤著,郭秀梅、岡田研吉譯,《醫籍考》8 頁,北京,學苑出版
社,2007。

[190] 王玉川、梁峻,《<素問遺篇>成書年代考辨》,《北京中醫學院學
報》1993 年第 2 期 10~13 頁。

[191] 依照版心葉碼列舉,則爲 12a-5,14a-8,17b-10,21b-2,35a-6,36b-5,
57a-9,58b-1,64a-9,65a-10,66b-5,68a-3,69b-5,91b-2。

[192] 傅建忠,《熊宗立生平事迹考》,《中華醫史雜誌》41 卷 1 期 53~56
頁,2011。

[193] 小曽户洋,《<名醫類證醫書大全>解題》,《和刻漢籍醫書集成》第
7 輯所收,東京,エンタプライズ,1989。

[194] 真柳誠,《"國家圖書館[臺北]"所藏の醫藥古典籍(2)》,《漢方
の臨床》54 卷 5 號 867~872 頁,2007。

[195] 真柳誠,《"國家圖書館[臺北]"所藏の醫藥古典籍(3)》,《漢方
の臨床》54 卷 6 號 1051~1056 頁,2007。

[196] 三木榮,《朝鮮醫書誌》203~207 頁,大阪,學術圖書刊行會,1973。

[197]《天祿琳琅書目》(于敏中、彭元瑞等,《天祿琳琅書目　天祿琳琅
書目後編》,《中國歷代書目題跋叢書》第二輯 23、280 頁,上海古籍出版社,
2007)卷二及卷八如下記述。

卷二宋版《漢書》:牒文前葉有趙孟頫像,右方上書趙文敏公小像,下書長
洲陸師道題於顧汝修芸閣。考王世貞弇州續稿,載陸師道,字子傳長洲人。
官尚寶少卿。汝修無考。按明版秦漢印統,有黄姬水序,稱其書爲東川御醫
顧公所纂。厥嗣汝由光禄,汝修鴻臚,汝和廷評,共成之。考松江志,顧從禮,
字汝由。顧從義,字汝和。而不及汝修。今卷中有顧從德印,以從禮,從義證
之,當即汝修之名。但姬水稱其官爲鴻臚,而世貞跋以光禄稱之,似誤以汝由
之官屬之汝修,固不若姬水序其所著之書爲可據也。

卷八明版《秦漢印統》:松江志,稱顧定芳,字世安,上海人。博綜典籍,尤

深於醫。以夏文愍薦，授太醫院御醫，直至濟殿。今黃序稱御醫顧公，當即其人，晉亨，其別字也。志又稱顧從禮，字汝由，上海人。以夏文愍薦，修承天府志，特授翰林院典籍。累官光禄寺少卿。顧從義，字汝和，嘉靖二十八年以善書應御試第一，授中書舍人，加大理評事。顧九錫，字天錫，國子生。萬曆中，以薦授詹事府主簿。所言官爵世系，悉與黃序符合，但遺汝修鴻臚一人。以前宋版漢書中王世貞跋語并收藏印記證之，則汝修當名從德也。又考六館日鈔，言嘉靖三十八年丁士美榜進士題名碑，爲中書舍人顧從禮書，則汝由又歷官中書，而後爲光禄，且素工於書者。松江志又稱汝由楷書逼鍾尚書，行草宗右軍父子，徑尺大字仿顏平原云云。據此，則顧氏世工書學，故於是書搜採宏富，摹刻獨臻妙品，羅氏所編特其藍本耳。

［198］高毓秋，《滬地出土明墓及濕屍考古兩則》，《醫古文知識》1995年1號33~35頁。

［199］高毓秋，《明代御醫顧定芳及隨葬品》，《中華醫史雜誌》31卷2期100~102頁，2001。

［200］孫向群，《顧從德家族輩分行第事迹考》，《書法網/書壇》，2008年4月30日發表。http://bbs.shufa.cn/forum.php? mod=viewthread&tid=87978

［201］方春陽，《中國歷代名醫碑傳集》543~545頁，北京，人民衛生出版社，2009。

［202］真柳誠，《書籍紹介　福田安典編著<傳承文學資料集成第21輯　醫説>》，《日本醫史學雜誌》53卷2號335~338頁，2007。

［203］高毓秋，《明代御醫顧定芳對中醫文獻學的貢獻》，《醫古文知識》2002年1期29~31頁。

［204］孫向群，《關於顧從德生卒年的再考》，《書法網/書壇》，2008年4月30日發表。http://bbs.shufa.cn/forum.php? mod=viewthread&tid=87980

［205］王世貞，《弇州四部續稿》卷一百〇七（《四庫全書》集部別集類、明洪武至崇禎）記云：“孺人以嘉靖丙寅（1566）十二月初九日卒。得壽六十，有六子婦事見前。女三適鴻臚寺序班顧從德。”

［206］據早稻田大學圖書館所藏《秦漢印統序》（チ10 01117，江戶寫）等。

［207］于敏中、彭元瑞等，《天禄琳琅書目　天禄琳琅書目後編》，《中國歷代書目題跋叢書》第二輯144頁，上海古籍出版社，2007

［208］中國古籍善本書目編輯委員會，《中國古籍善本書目》子部檢索表38左面，上海古籍出版社，1994。

[209] 薛清録,《中國中醫古籍總目》18～19 頁,上海辭書出版社,2007。

[210] 韓國中央圖書館、首爾大學奎章閣,越南國家圖書館、漢喃研究所圖書館,大英圖書館、羅馬中央圖書館、梵蒂岡圖書館、國立柏林圖書館、普林斯頓大學東亞圖書館(藏翻版顧本《醫統正脈》本)等未藏明仿宋版等。美國國會圖書館所藏附顧從德跋,而切削顧定芳校記顧本(王重民,《美國國會圖書館藏中國善本書目》491 頁,臺北,文海出版社,1972),但未實見,難以判斷。哈佛大學燕京圖書館所藏顧本,有顧從德識語,但未言及顧定芳校記(T9710/4802,沈津,《美國哈佛大學哈佛燕京圖書館中文善本書志》316 頁,上海辭書出版社,1999),仍未經眼而難以判斷。

[211] 或因顧定芳、從德係上海人,上海圖書館著録所藏其他顧本,有線善 841399～841402、線善 853108～853115(退)、線善 809299～809310(退)、線善 822319～822326、線善 T01706～T01713、線善 T04064～T04073、線善 843149～843160(退),又有似無名氏本線善 825831～825835(《黃帝内經素問》《素問靈樞經》,明嘉靖刻本),但其現狀均未得確認。線善 839704～839713 本照片,天野陽介氏提供。

[212] 小曾户洋,《中國醫學古典と日本》120～124 頁,東京,塙書房,1996。

[213] 金子和正,《金、元版鑑別についての問題》,《ビブリア》84 號 42～56 頁,1985。

[214] 真柳誠,《<金匱要略>の成立と版本》,《漢方の臨床》57 卷 3 號 405～420 頁,2010。

[215] 楊守敬題記云:

宋槧《黃帝内經素問》廿四卷,缺北宋諸帝諱,雖未必即嘉祐初刻本,而字體端雅,紙質細潔,望而知爲宋槧。按此書自元代古林書堂合并爲十二卷,明趙府居敬堂本、熊宗立本、黃海本,皆因之遞相訛謬,不可讀。其廿四卷之本,明代有三刻。一爲嘉靖間顧從義(德)本,體式全與此本同,而板心皆有刻工人姓名。一無名氏翻刻本,體式亦同,板心姓名則有載,有不載。一爲萬曆間周曰校刻本,則體式行款盡行改易,不復存原書面目〔三書余皆有之〕。此本則板心姓名全無。疑顧氏及無名氏皆從嘉靖刻本出,但經明人摹刻,輪廓雖具,意度已失。此則宋人以初刻印本上木,時代既近,手腕相同,故宛然嘉祐原本〔唯板心姓名,在宋代翻刻,此等無關精要,故特去之,不足怪也〕,且首尾完具。近來著録家皆未之及,知爲海内希有之本,亟重裝而藏之。光緒乙酉三月,宜都楊守敬記。

[216] 小島尚真，《醫籍著録》1 葉左面，自筆寫本，臺北，故宮博物院藏，故觀 13997。

[217] 真柳誠，《故宮博物院所藏の醫藥古典籍（1）》，《漢方の臨床》49 卷 1 號 141～161 頁，2002。

[218] 陳捷，《明治前期における日中文化交流に關する一考察——楊守敬と彫り師、木村嘉平との關係をめぐって》，浙江大學日本文化研究所《江戶明治期の日中文化交流》87～114 頁，東京，農山漁村文化協會，2000。

[219] 各例記載顧本所出部位與字句，→以下記録占恒室本字句。占恒室本字句與古鈔本或古林本相異内容記入（　）内，反切之反字同一作切。

1-4b-4〔梁土録〕→〔梁七録〕，1-19b-8〔土抑木也〕→〔土抑水也〕（古林亦同。古鈔與顧本同），1-23b-1〔律中元射〕→〔律中无射〕（古鈔、古林〔律中無射〕），2-14b-9〔陽土薰肺〕→〔陽上薰肺〕，2-15b-9〔上氣辟併水〕→〔土氣辟併水〕，2-16b-7〔上（放），妃雨切〕→〔上，妃兩切〕，2-16b-7 嗌〔伊者切〕→嗌〔伊昔切〕，3-4a-1〔三十二日〕→〔三十二月〕（古鈔亦同。古林與顧本同），3-5a-3〔開蒙朕者〕→〔開蒙昧者〕，4-3a-4〔新校正本〕→〔新校正云〕（古林亦同。古鈔〔新校正云，當本〕），4-7a-1〔按本素〕→〔按太素〕，4-7b-4〔遞僵囚王〕→〔遞僵因王〕（古鈔、古林與顧本同），4-11b-9〔口自動作〕→〔口目動作〕，4-12b-3〔與素問囗〕→〔與素問重〕，5-5a-8〔火氣牧之〕→〔火氣救之〕，5-8a-6〔按全先起本〕→〔按全元起本〕，5-11a-8 裹→裏，8-4a-9 間不容瞚→間不容瞚（古鈔亦同。古林與顧本同），10-1b-8 故欲冷飲→故欲冷飲，11-5a-7〔從窈漏〕→〔從窈漏〕（早稲田本森立之訂正作"窈"，但誤刻。古鈔、古林〔從窈漏〕），11-9b-7〔佛怒也〕→〔佛怒也〕，11-13a-7〔則/魚〕→鮒，12-7b-7〔肓膜〕×2→〔肓膜〕×2，12-11b-7〔天之當道〕→〔天之常道〕，12-14b-5 肓〔音荒〕→肓〔音荒〕，15-7b-7 頂→項，15-7b-10〔關口有〕→〔開口有〕，15-16a-1 甌骨下→甄骨下（古林亦同。古鈔同於顧本），18-6a-4〔王言也〕→〔正言也〕，19-21-2 其病徐而特→其病徐而持，19-26b-4 礙〔音芝〕→礙〔音艾〕（古鈔亦同。古林〔碍，音艾〕），20-5a-1〔惑減曜〕→〔惑減曜〕，20-25b-3〔是湯漫漬也〕→〔是湯浸漬也〕（古鈔亦同。古林〔謂湯浸漬也〕），20-32b-5〔所謂代天和〕→〔所謂伐天和〕，21-8b-4 矗膜嘔吐→矗瞙嘔吐，21-9a-1 嚏欠→嚏欠，21-33a-3〔當作慓字〕→〔當作慄字〕（古林亦同。古鈔〔當作摽字〕），22-5b-6 霚霧清暝→霚霧清暝（古鈔亦同。古林作霚霧清暝），22-7b-4〔回腸附脊在環〕→〔回腸附脊右環〕，22-28a-8〔猶水火也〕→〔猶人火也〕，22-28a-8〔得水而燔〕→〔得木而燔〕，23-3b-3〔毒藥政邪〕→〔毒藥攻邪〕，24-6a-2〔爲陰陽之囗有此五字〕→〔爲陰陽之一有此五字〕。

［220］吳雲波,《惲鐵樵生平和學術思想》,《中華醫史雜誌》21 卷 2 期 88～93 頁,1991。

［221］小曾户洋,《楊守敬＜日本訪書志＞＜留真譜＞所載'影北宋本傷寒論の檢證'——附說、現行影趙開美本傷寒論懷疑》,《傷寒論醫學の繼承と發展——仲景學說シンポジウム記錄》48～52 頁,市川,東洋學術出版社,1983。

［222］真柳誠,《近代中國傳統醫學と日本——民國時代における日本醫書の影響》,《漢方の臨床》46 卷 12 號 1928～1944 頁,1999。

［223］張人風,《張元濟古籍書目序跋匯編》857～862、873～874、924 頁,北京,商務印書館,2003。

［224］中國中醫研究院圖書館,《館藏中醫線裝書目》5 頁,北京,中醫古籍出版社,1986。

［225］2000 年 11 月 1 日調查結果。該本係東方文化事業總委員會舊藏書。

［226］內閣文庫,《內閣文庫漢籍分類目錄》188 頁下段,東京,國立公文書館內閣文庫,1956。

［227］顧本 1-23b-1〔律中元射〕,內閣文庫無名氏本亦同字,但古鈔本與元兩本作〔律中無射〕,合理性較高。早稻田安政本初刻本作〔律中无射〕,或曾依據他本校訂顧本訛字。中醫古籍出版社影印無名氏本亦作〔律中无射〕,但仔細查閱,係元字加筆成无。

［228］米山寅太郎,《圖說中國印刷史》79 頁,東京,汲古書院,2005。

［229］無名氏本《靈樞》(經絡學會本)卷頭題,即卷一"新刊黃帝內經靈樞",卷二"黃帝素問靈樞經集注",卷三至卷二十四"黃帝內經靈樞"。卷末題無卷一,卷二至卷二十四"黃帝內經靈樞",卷九誤刻爲卷五等刻寫混亂。

［230］上原究一,《金陵書坊周曰校萬卷樓仁壽堂と周氏大業堂の關係について》,《斯道文庫論集》48 輯 213～289 頁,2013。

［231］真柳誠,《＜東垣十書＞解題》,《和刻漢籍醫書集成》第 6 輯所收解題,東京,エンタプライズ,1989。

［232］小曾户洋,《中國醫學古典と日本》79 頁,東京,塙書房,1996。

［233］永瑢等,《四庫全書總目》856 頁,北京,中華書局,1985。

［234］顧本 1-24a-10"蚓〔以志切〕"不正確反切,四庫本作"蚓〔以忍

切〕"正確反切,與古鈔本注下音釋〔蚓,以忍切〕一致。又金版缺卷,元兩本未見蚓字音釋。顧本 3-1b-2〔氣布〕,元兩本、古鈔本、金版皆同,但四庫本作〔分布〕,與古鈔本注記一致。顧本 7-2a-2〔穀氣〕,古鈔本亦作〔穀氣〕,元兩本作〔谷氣〕(金版缺)。一方,四庫本作〔濁氣〕,與古鈔本〔穀〕注記"一濁"相一致。

第二章 《針經》與《靈樞》

勿使病人服劇藥，勿以砭石瀉其血，乃吾之所欲。

僅以微針疏通經脈，使血氣調和而後已。

如此除病康健之法，吾欲傳之於後世。

余欲勿使被毒藥　無用砭石

欲以微針　通其經脈　調其血氣

營其逆順出入之會　令可傳於後世

《靈樞·九針十二原第一》

第一節　序　論

一、概要

本書與《素問》同樣，主要採用黃帝、臣下問答形式，論述醫學及治療，亦由後世於書名加冠"黃帝"。但臣下諸氏，除《素問》所見雷公、岐伯等之外，更見伯高、少俞、少師等。內容亦與《素問》呈現相同傾向，但重點論述針灸臨床相關問題。自古稱之爲《九卷》，後世亦稱爲《針經》《黃帝針經》[1]，命名理由緣自該書內容。

然而經脈走向及病證、五行説、望診法等相關論述，仍屬於擴展《素問》內容。《素問》針法以瀉血爲主，而《靈樞》則強調應用微針調節氣機。《素問》"寸口診""三部九候診""人迎脈口診"等脈診法並存，而《靈樞》均統一爲"人迎脈口診"[2]等，二書內容存在異同。

書中記載數種藥物治療,如《壽夭剛柔》篇、《經筋》篇所載藥熨法,亦見於《史記·扁鵲倉公列傳》及馬王堆醫書,起源極其淵遠。《邪客》篇治不眠症方半夏湯,秫米、半夏,千里流水煮。對後世頗有影響。半夏湯加茯苓方,載於葛洪《肘後方》(約310)或陶弘景《肘後百一方》(約500)(現通行本《肘後備急方》卷二),五世紀《小品方》更名爲流水湯(《外臺秘要方》卷十七、《醫心方》卷十三所引)。更有加味方,如六世紀《集驗方》(《外臺》卷十七所引)及七世紀《千金方》卷十二,作千里流水湯。

"不擅長"之意,日本語云"苦手",而本書《官能》篇"爪苦手毒,爲事善傷者,可使按積抑痺。……手毒者,可使試按龜,置龜於器下而按其上,五十日而死矣。手甘者,復生如故也"。"苦手"一語轉用此文[3]。《經水》篇"若夫八尺之士,皮肉在此,外可度量切循而得之,其死可解剖而視之",周知,此係"解剖"最古出典。《腸胃》《平人絕穀》兩篇,依據解剖常識,分明記述臟器計測數值。

該書給予中國及周圍各國影響之大,並不遜於《素問》,然而與《素問》研究相比,該書研究仍欠精詳。尤其昭和時代以後,日本主要從針灸角度加以研究。本書作爲東亞傳統醫學基礎書籍,今後依據正確資料,應當予以充分研究。

二、成書及所存問題

該書八十一篇編成經緯及年代,與《素問》相同,尚無明確證據。因兩書各九卷,而依據《漢書·藝文志》"《黃帝內經》十八卷"簡單類推,最早見載於《甲乙經》序[4]。第四章詳論。《甲乙經》由無名氏編成於約四世紀後半,並附錄原序,七世紀初其書與序文,均託名皇甫謐(215—282)編撰。《難經集注》前附楊玄操序(621—630),亦提及皇甫謐《甲乙經》所云"黃帝有《內經》二帙,帙各九卷",無疑承襲《甲乙經》序之表述。《素問》王冰注亦偶引《甲乙經》,王冰序(762)云:"《漢書·藝文志》曰:《黃帝內經》十八卷。《素問》即其經之九卷也,兼《靈樞》九卷,廼其數焉。"該說亦參照《甲乙經》序,新校正注已明言。由於諸說之影響,書名《素問》不僅冠以"黄帝",甚至更添"黄帝内經",約定俗成,遂使傳說成爲通說。前章既述。《靈樞》書名完全經歷同樣變化過程,本章後述。

傳說暫且勿論,關於兩書成書年代,自古至今,真摯誠意討論,綿延不絕。而丸山昌朗(1917—1975)[5]將兩書比較研究,考證結果認爲,原始《素問》編於東漢初期,原始《靈樞》纂於東漢中期。直至現階段,仍屬最妥當見解。毋庸置疑,兩書皆採用先秦以來基礎文獻編撰而成。

例如馬王堆3號漢墓,一九七三年出土帛書《足臂十一脈灸經》(圖2-1)及《陰陽十一脈灸經》,大凡書寫於秦漢年間,内容相當於《靈樞·經脈》第十篇前階段記述。後世所謂《靈樞》僞書說,僅據此一例,即可切實否定。《經脈》篇敍述六藏六府之手足三陰三陽十二經脈,加之任脈、督脈、脾大絡共十五絡脈,現在臨床針灸治療,仍作爲重要經絡概念應用。可以認爲,《經脈》篇編成時期,其概念已基本形成。但如武田氏所指出[6],馬王堆《足臂十一脈灸經》等屬灸法論,而《靈樞·經脈》篇替換成以針法論爲主。

又《經脈》篇之前第一至第九篇所設篇題,如"九針十二原第一〔法天〕",以小字書寫法天、法地、法人、法時、法音、法律、法星、法風、法野,總目亦同樣書寫。與第七十八篇《九針論》所載"九針者,天地之大數也,始於一而終於九。故曰,一以法天,二以法地,三以法人,四以法時,五以法音,六以法律,七以法星,八以法風,九以法野",及後繼之九針說明相對應。若此,則以九針爲中心題目加以論述之第一至第九篇,當係編纂原始《靈樞》八十一篇時所使用之先代論文集,即或《素問》《靈樞》所言及《九針》九篇或《針經》。猪飼氏[7]如此推論。

一方,《後漢書·郭玉傳》郭玉,和帝時(89—105)太醫丞。傳云,玉之師程高,曾師事西漢末、東漢初期涪翁,以針石治療,著述《針經》《診脈法》,傳於世。據此,廖氏[8]質疑涪翁《針經》與原始《素問》《靈樞》是否相關聯。郭玉傳載,涪翁釣於涪水,即今涪江,貫穿於四川省綿陽市。於第六章論述。一九九二年,綿陽市發掘公

圖2-1　馬王堆出土帛書《足臂十一脉灸經》(北京,文物出版社,1994)

元前一七九至前一四一年西漢墓,出土木製黑漆俑(圖6-6,圖6-7),
全身描繪朱線,類似經脈。二〇一三年據四川省成都市報導,自公
元前一五六至一八七年西漢墓中,出土可判讀爲"敝昔曰。……"
等九種木竹簡醫書,及黑茶色漆俑(圖6-8)。"敝昔"似指扁鵲。
成都漆俑描畫白線,與綿陽漆俑經脈部分相似,並見有白點,似灸
刺部位。但尚無詳細報告。

　　分析以上文獻記載,現存《靈樞》第一至第九篇,或《九針》九
篇,或涪翁《針經》,亦由郭玉依據增補編纂而成《九卷》。如此類
推,並非完全超出常理。然而,上述記錄仍然謎團重重,該書恐非

如此單純編成,亦絕非一人一代之作。無疑歷經數代數階段,至東漢中期二世紀前後,編成祖本。

再者,該書傳承史未詳部分頗多,對內容研究造成障礙。尤其記錄宋代刊行高麗齎入本與現傳《靈樞》關係,僅處於推測階段,尚無基於史實之系統研究。高麗本實況亦不得而知,其來歷僅推斷或係唐代之書而已。即高麗齎入本與宋政府刊本實態,屬核心問題,若該問題得以解決,則可勾畫宋以前及以後之傳承軌迹。以該問題爲切入口,以下按時代序列,試一一縷述《靈樞》傳承歷史,公諸同仁。以下所引用《靈樞》即指明無名氏二十四卷本,《素問》即指明顧從德二十四卷本。

第二節　宋代以前之傳承

一、歷代記録

"靈樞"之書名首見於《素問》王冰序(762)"《漢書·藝文志》曰:《黃帝内經》十八卷。《素問》即其經之九卷,兼《靈樞》九卷,廼其數焉",此前未見相關記録[1]。王冰注大體引用"靈樞經"之書名,但亦見引用"針經"一名。中國元代以前,及九世紀以前新羅、日本文獻,多用以下書名記録該書,乃因曾經爲《九卷(經)》《(黃帝)針經》所致。

- "《九卷》"(3世紀初或前期:張仲景《傷寒卒病論集》[9])
- "《針經》〔九卷〕"(3世紀前中期:王叔和《脈經》[10])
- "《針經》九卷,《九卷》"(約4世紀後半:〔傳〕皇甫謐《黃帝三部針灸甲乙經序》、《甲乙經》注記[4])
- "《九卷》"(554年:《魏書》崔彧傳[11])
- "《黃帝針經》"(651年:唐永徽醫疾令[12])
- "《黃帝針經》九卷"(656年:《隋書·經籍志》[13])
- "《黃帝針經》"(650—658年:《〔真本〕千金方》卷一《大醫習業》[14])

● "《九卷(經)》"(約 675 年:《黃帝內經太素》楊上善注[15])

● "《針經》"(692 年:新羅《三國史記·職官志》[16])

● "《黃帝針經》"(701 年:日本大寶醫疾令[12])

● "《黃帝針經》"(719 年:唐開元七年醫疾令[12])

● "《黃帝針經》"(737 年:唐開元二十五年醫疾令[12])

● "《黃帝針經》"(738 年頃:《唐六典》太醫署[17])

● "《黃帝針經》〔一卷〕"(748 年:日本《寫章疏目録》[18])

● "《九卷》"(752 年:《外臺秘要方》卷一《諸論傷寒八家》[19])

● "《黃帝針經》"(757 年 5 月:日本養老醫疾令[12])

● "《針經》"(757 年:《續日本紀》天平寶字元年十一月九日敕[20])

● "《靈樞(經)》""《針經》"(762 年:《素問》王冰序、注文[1])

● "《黃帝針經》〔三卷〕"(833 年:日本《令義解》醫疾令[21])

● "《黃帝針經》九(卷)"(891—897 年:《日本國見在書目録》[22])

● "《黃帝針經》十卷,《黃帝九靈經》十二卷〔靈寶注〕"(945 年:《舊唐書·經籍志》[23]。1060 年:《新唐書·藝文志》[24])

● "《黃帝九卷》"(984 年:《醫心方》卷二《諸家取背俞法第二》[25])

● "《黃帝針經》"(1029 年:北宋天聖七年醫疾令[12,26])

● "《黃帝針經》一卷"(1041 年:《崇文總目》[27])

● "《靈樞經》九卷"(1151 年序:《郡齋讀書志》[28])

● "舊本《靈樞》九卷,《(黃帝內經)靈樞》二十四卷"(1155年:《靈樞》史崧序[29])

● "《內經靈樞經》九卷,《黃帝針經》九卷"(1161 年:《通志·藝文略》[30])

● "《黃帝靈樞經》九卷,《黃帝針經》九卷"(1177 年:《中興館閣書目》[31])

● "《黃帝靈樞經》九卷,《黃帝針經》九卷,《黃帝九虛內經》五卷"(1345 年:《宋史·藝文志》[32])

二、《九卷》佚文與現傳《靈樞》

據以上歷代記錄可知,三世紀至八世紀後半,該書以《九卷》或《針經》書名普及。此舊稱《九卷(經)》之佚文,仁和寺本《太素》楊上善注中引用十五條[33],皆可見於現傳《靈樞》中相同或相近對應文。尤其 14-57-5 楊注"《九卷·終始》篇曰:平人者不病也",與現傳《靈樞·終始》4-3a-3"平人者不病"相同。14-57-7 楊注"《九卷·終始》篇云:人迎與太陰脈口俱盛四倍以上,命曰關格",與現傳《靈樞·終始》4-3a-7 同文,乃至篇名皆一致。日本傳承《太素》唐寫本系統,真實保留唐代舊貌。該佚文內容寓意着現傳《靈樞》之祖本,或爲初唐《九卷(經)》,甚至可追溯至三世紀之《九卷》。《外臺秘要方》[20]引用"《九卷》"一處,1-7b-2 內容較長,大致與現傳《靈樞·熱病》第二十三相應,但條文記述順序不同。《醫心方》[25]亦引"《黃帝九卷》",僅見卷二一處,"《黃帝九卷》曰:若取人節解者,可從大椎骨頭直下至尻尾骨端度取,分爲廿二分,還約背,當分之上,即其穴也。但肝一輸(腧),當上灸之,餘穴無不俠兩邊各一寸三分也",但現傳《靈樞》等無與之相應文,或屬佚文。

三、《黃帝針經》佚文與現傳《靈樞》

關於書名變化,一〇六九年校刊《素問》新校正注總括云,張仲景、王叔和所謂《九卷》,至皇甫謐則稱《針經》九卷,又王冰名爲《靈樞》,乃因《隋書·經籍志》謂之《九靈(黃帝九靈經)》。但今本《隋書·經籍志》未見著錄《九靈》,故《隋書·經籍志》似爲《舊唐書·經籍志》《新唐書·藝文志》之誤認。又新校正考證云,《素問》王冰注所引《靈樞》及《針經》,似屬同書,但當時所傳《靈樞》爲殘卷,實情不詳[34]。

一方,唐六五一年永徽醫疾令,規定針生必習書、考試書,自此時期,始冠"黃帝"而正式稱爲《黃帝針經》。此時或由掌管醫學教育之國子監,或由擔當選拔醫官之太醫署[35],或秘書省校書郎[36]等,開展所謂"校定"。唐醫疾令規定《甲乙經》爲醫生必習書、考試書,如第四章所述,其現傳本中遺存唐代注文。《日本國見在書目錄》(891—897)中亦著錄"《黃帝針經》九(卷)",該書當時亦傳入新羅及日本,同樣指定爲必習書。《醫心方》所引用"《黃帝九卷》",或係唐政府校定以前之書,或屬別系之書。

宋初類書《太平御覽》(983)中僅引用一次"《黃帝針經》",如卷三百九十七"人事部敘夢",記"《黃帝針經》曰:岐伯曰:正邪外襲内,而未有定舍也。反淫於藏,榮衛俱行,而與魂魄飛揚,使人臥不得安,而喜夢。……客於股肱,則夢禮節拜跪"[37]之長文。該佚文與現傳《靈樞·淫邪發夢》第四十三全篇内容基本相同,揭示現傳《靈樞》内容仍可上溯於北宋前期,或更早之唐代。宋天聖七年(1029)醫疾令,部分内容沿用唐令,規定針生必習書有"《黃帝針經》",但未曾規定考試書[12,26]。天聖令所規定醫書,因多屬北宋前期本,當時或已不全。

四、殘本《針經》《靈樞》與足本《針經》《靈樞經》出現

北宋中期《崇文總目》(1041)著錄殘本"《黃帝針經》一卷"[27]。其後,校正醫書局校刊《千金方》(1066)、《脈經》(1068)、《甲乙經》(1069)所作序文,列記校定參用《素問》《九墟》《靈樞》等書。北宋名醫龐安時(1042—1099)亦研讀《靈樞》《太素》《甲乙經》等祕書[38]。校正醫書局最初着手《嘉祐本草》,其詔敕(1057)校刊預定書中列舉"《靈樞》《太素》《甲乙經》《素問》之類"[39]等,皆僅云《靈樞》,而未提及《針經》。《難經集注》丁德用注(嘉祐末,約1063)及治平四年(1067)以前虞庶注,亦引用兩書。但所引《靈樞(經)》内容及篇名,亦有與今本不相吻合之處,而《針經》則幾乎無相互對應内容[40]。依據篠原氏等所編索引[41],《素問》新校正注引"《甲乙經》"達數百次,而引"《靈樞》"二十八次、"《針經》"僅四次。《甲乙經》林億等小字校注,引用"《靈樞》"三十次,"《針經》"僅一次。無庸置疑,當時校正者所參照之《靈樞》或《針

經》，皆非足本，校正醫書局校刊《靈樞》或《針經》之記錄及形迹皆無，或同樣由於二書殘缺之原因。

然而，時至南宋，一一五一年《郡齋讀書志》中出現異名足本"《靈樞經》九卷"[28]。一一五五年，依據"舊本《靈樞》九卷"，刊行"《（黄帝内經）靈樞》二十四卷"[29]。一一六一年《通志·藝文略》著録"《内經靈樞經》九卷，《黄帝針經》九卷"[30]，一一七七年《中興館閣書目》亦著録"《黄帝靈樞經》九卷，《黄帝針經》九卷"[31]。北宋中期所傳承之《針經》僅存一卷，已瀕臨散佚邊緣，然而，何故南宋時期驟然出現足本"《（黄帝）針經》九卷"，甚至冠新書名"《（黄帝内經）靈樞經》九卷"。附録南宋一一五五年史崧序之"《（黄帝内經）靈樞》二十四卷"，推知既已刊行，而其後南宋《通志·藝文略》及《中興館閣書目》爲何未著録。

第三節　北宋元祐本《針經》

一、高麗本《針經》進獻及王欽臣上呈

南宋時期，驟然著録足本《針經》，尋其理由，則追溯新校正《素問》刊行（1069）約二十年後之歷史背景。

北宋政府要求高麗使節李資義等，宋國亡佚書，若高麗尚有遺存，即便卷第不足，亦傳寫附來。高麗使節自北宋歸國，一〇九一年六月十八日報告内容，見載《高麗史》卷十[42]。使節將宋帝（哲宗）館（館閣）編制《所求書目録》呈上，其中記録"《黄帝針經》九卷，《九墟經》九卷，《黄帝太素》三十卷"[43]。仍然可知，林億等校正醫書局時期，《針經》幾乎瀕臨亡佚，《太素》與《九墟》[44]亦僅存殘本。

爲回應宋政府要求，高麗遣使黄宗慤，元祐七年（1092）來獻《黄帝針經》，同時請求購回大量書籍。《宋史》見載[45]。《續資治通鑑長編》記述，高麗國進奉使黄宗慤與副使柳伸，同年十一月五日入見[46]，推知齎來《黄帝針經》或即此日以後之事。高麗齎來書

籍種類頗多,皆係館閣未存之異本,引發秘書省重視,故同年十二月十九日提請謄寫各本,包括各機關收藏用副本,令分別謄寫校正五本。見載於《宋會要輯稿》[47]。然而,最終斷定爲貴重,並決定刊行,似僅"篇帙具存"之《黃帝針經》。據前述各國醫疾令規定分析,可以推定,自高麗齎來本,源自唐永徽醫疾令所規定針生必習書,即唐政府本《黃帝針經》。

元祐八年(1093)秘書監(秘書省首長)兼工部侍郎王欽臣,一月二十二日上進云"高麗獻到書內有《黃帝針經》,篇帙具存,不可不宣布海內,使學者誦習,乞依例摹印"。依請,下發詔敕刊行《黃帝針經》。《宋史》[48]《宋會要輯稿》[49]《玉海》[50]及《續資治通鑑長編》[51]均見載。據《宋朝事實類苑》所載,秘書省令通曉醫書"官三兩員校對"後詳定,尚書工部彫板,國子監施行刷印[52]。尚書工部彫板,乃因王欽臣兼任權工部侍郎,費用亦由尚書工部負擔。依靠如此組織機構,一〇九三年一月二十二日上進之後,大約經過數月,元祐本《針經》九卷校刊終結。

上進刊行者王欽臣,熙寧三年(1070)進士[53],王洙[54]之子,《宋史》有傳。受歐陽脩重用而入官,元祐初爲工部員外郎,派遣至高麗,歸國後,由太僕少卿轉任秘書少監(秘書省副首長)。後因(紹聖初)錢勰上書,依哲宗及宰相章惇裁定,連續左遷爲知開封,進而集賢殿修撰、知和州,隨後至饒州閒置。徽宗即位後,宰相蔡京令其恢復待制、知成德軍,年六十七而沒。欽臣親自校正藏書數萬卷,世稱善本。父王洙(997—1057)與歐陽脩等編纂宋朝藏書目錄《崇文總目》(1041 成)之時,發現張仲景《金匱玉函要略方》,錄而傳之士流數家。基於該本,再編、輯佚、校刊(1066)而成現存《金匱要略》,詳述於林億等《校正金匱要略方序(《新編金匱方論序》)》。

王欽臣如此經歷,熟知高麗齎入本經緯,故上進刊行《針經》。宋政府編成《所求書目錄》,其背景亦可推測與王欽臣曾經駐留高麗相關。

再者,元祐年間哲宗(1085—1100 在位)十歲即位,前期由祖母宣仁太后垂簾聽政,正值舊法派復權時代。而元祐本《針經》一〇九三年刊行,同年九月宣仁太后卒。哲宗與父神宗同樣,主張扶持新法派,再次使舊法派退位,如此新舊兩派之爭,史上聞名。

王欽臣與舊法派代表蘇軾交遊[55],並受歐陽脩拔擢,無疑屬於舊法派。因而,哲宗紹聖元年(1094)親政之初,即遭新法派章惇等彈劾而左遷。哲宗二十四歲早逝,繼入徽宗(1100—1125年在位)時代,新法派蔡京掌握實權,視對抗勢力爲元祐奸黨,崇寧元年(1102)於文德殿端禮門立"元祐黨籍碑",崇寧二年及三年,並置於全國府州,彈壓奸黨[56]。該碑文之"曾任待制以上",連綴蘇軾與王欽臣二名[57]。前章所述,以蔡京父子爲主導之宣和本《素問》校刊中,毫無使用元祐本《針經》之形迹,即理所當然。元祐本刊行僅未滿一年,隨之欽臣左遷,同時該書亦遭秘匿。如此推論,或無大過。

二、元祐本舊貌

早於元祐本五年,元祐三年(1088)依尚書省禮部上進小字本《傷寒論》十卷等,由國子監及浙路刊行。其記錄見於趙開美本《〔宋板〕傷寒論》牒文,並載參與刊行之尚書省、國子監成員列銜[58]。元祐本翌年即紹聖元年,尚書省禮部亦上進刊行《千金翼方》三十卷、《金匱要略》三卷、《脈經》十卷、《補注本草》二十卷、《圖經本草》二十卷小字本。紹聖三年(1096)由國子監刊行各書,其詳載於吳遷本《金匱要略》牒文,仍記國子監成員列銜[59]。

如此,兩次小字本刊行年代之間,亦曾刊行元祐本《針經》,王欽臣上進"乞依例摹印",故必然刻記參與此事之秘書省、尚書省及國子監等牒文及列銜,或當有欽臣序或跋[60]。然而,實際文書內容及相關記錄,至今均未發現。元祐本刊行翌年起,直至北宋末年,新法派持續執政,故哲宗親政時章惇等,或徽宗時蔡京等,指令秘書省、尚書省,將公文書中有關舊法派欽臣等記錄,一概抹消。

查閱《續資治通鑑長編》注文,對於當時如此指令及是非等議論頗多。後文所述政和八年(1118)秘書省藏書《秘書總目》中,似未著錄元祐本,恐出於同樣理由。若國子監亦重印元祐本,則將消除書版所載牒文、列銜或序跋,但本來屬於舊法派參與之書,其後北宋未予重印之可能性較高。

又小字本醫書屬於廉價普及版,當初皆以面向皇帝及政府機關刊行華麗大字本爲前提。因此,起初元祐本《針經》亦並非以小字本刊行,或許係大字本。但大字本多由皇帝敕命或宰相決定,經過長期大規模編纂,而且初刊書較多。譬如由仁宗時校正醫書局校勘諸本大多屬大字本,徽宗時《聖濟總錄》亦爲大字本。

一方,北宋時代第二次校刊書,熙寧二年(1069)刊行新校正本《素問》,據筆者調查,該本與明顧從德仿宋版完全相同,每半葉十行、行二十字,當屬大字本與小字本二者中間版式(第一章注[32])。元祐本《針經》非經長期、大規模編纂之書,其版式或與熙寧本《素問》相同。至南宋前期,國子監本版式,一般版匡左右雙邊,版心白口、單魚尾,魚尾下刻記簡略書名及卷次、葉碼,故元祐本或亦同樣版式。後文所述明無名氏本《靈樞》亦相同版式,曾經被認定爲仿宋版。

據以上史書記述及諸目錄著錄,元祐本九卷正式名稱,當爲"黃帝針經",而無"內經"二字。關於秘書省"官三兩員校對"實態,後述紹興本中詳細討論。此紹興本即現行《靈樞》祖本等問題,亦於後述。

三、北宋末、南宋初所引《針經》《靈樞經》

根據以上歷史過程大致推測,現行《靈樞》即緣自高麗齎入本《針經》,但高麗政府所藏本、齎入本、元祐本,現皆無存。元祐本牒文及列銜、序跋亦無傳。因而,高麗本及元祐本《針經》,與現行本《靈樞》之間關係,無證可求。甚至元祐本刊行或存在與否,亦值得懷疑,仍處於諸説紛紜狀態[61~65]。

筆者推想,若考察北宋元祐本一〇九三年以後,南宋紹興本一一五五年以前成書之宋代醫書中所引《針經》《靈樞》內容，或可尋繹出解決方法，故歸納以下五書所引內容。

（一）《運氣論奧》

劉温舒《素問入式運氣論奧》（元符二年，1099年，自序）中未引用《針經》，但卷上《論生成數第十》，僅一次引用"《靈樞經》曰：太一者水尊號，先地（先天地）之母，後萬物之源"[66]。而現行《靈樞》或《素問》《太素》《甲乙經》經注文中，皆未見與該引文對應或類似內容，但各書中亦頻繁使用"太一、天地、萬物"等術語，似乎存在一定關聯性。《運氣論奧》未引《針經》，故此"《靈樞經》"極可能與當時《針經》，或現行《靈樞》毫無關係。關於該問題見後述。

本書自序記"朝散郎太醫學司業　劉温舒撰"。朝散郎係文官，從七品上。太醫學，指首都開封培養醫官學校。司業，相當於副校長職。故劉温舒可利用未詳"《靈樞經》"，其中記載現行《靈樞》等未見條文。

（二）《活人書》

東京靜嘉堂文庫收藏南宋再版朱肱《重校證活人書》（政和八年，1118年自序）。該書1-4b-4："《黃帝針經》：邪在肝，則兩脅中痛。又曰：膽脹者，脅下痛，口中苦，善太息。"引用兩條，與現行《靈樞·五邪》9-1a-5及《脹論》11-8b-5條文基本一致，但《素問》注所引"《靈樞經》《針經》"中未見對應內容。

又1-7a厥陰肝經繪圖注記云"《靈樞經》曰：顑頟者，分氣之泄"，與現行《靈樞》19-8a-10基本同文，但《素問》注中未見類似文字。繼繪圖之後，正文1-7b-1引"《靈樞》曰：亥爲左足之厥陰，戌爲右足之厥陰，……以陰盡爲義也"，與《素問》24-2a-2王注所引"《靈樞經》"一致，但現行《靈樞》13-1b-3有文意類似內容，文字有異同。兩"《靈樞（經）》"連續引用，或爲同一書。而兩引用文，顯示如此不可思議現象，即與現行《靈樞》及《素問》注文所引"《靈樞經》"之對應關係正相反。若假想朱肱所引"《靈樞（經）》"，有與現行《靈樞》近似內容，同時包括王冰注文部分內容，則可勉強解釋不可思議現象。

朱肱官至殿中丞,據靜嘉堂本進表所述,《活人書》(1107年後序)政和元年(1111)版由國子監出版,可推知其職位頗高。故朱肱所引"《黃帝針經》"極可能係元祐本,並可參照不可思議之未詳"《靈樞(經)》"。

(三)《聖濟經》

《活人書》自序,與同年政和八年(1118)徽宗帝編纂《聖濟經》十卷,頒布天下學校,令學之。同年吳禔上進該書解義注,其卷四與卷六[67],引用"《靈樞經》"。

卷四"《靈樞經》曰:手之三陰從藏走手,……足之三陰從足走腹",與現行《靈樞》12-4b-1、《素問》8-17a-9王注所引"《靈樞經》"皆符合。卷六"《靈樞經》曰:風從東方來,名曰嬰兒風。其傷人也,外在於筋,內舍於脾。風從東南來者,名曰弱風。其傷人也,外在於肉,內舍於胃",基本與《素問》4-3b-10王注所引"《靈樞經》"一致。尤其與宣和三年(1121)本系之宮內廳所藏古鈔本《素問》王注文甚相似,乃因《聖濟經》與宣和本年代相近所致,並揭示出人物與使用版本之間關聯,興趣頗深。現行《靈樞》22-5b-7中雖有與該"《靈樞經》"對應文,但敍述順序不同,文字亦多相異。

由此可以想象,所引用"《靈樞經》",似乎取自《素問》王冰注內容。依據《活人書》所引"《靈樞(經)》"特徵推測,當時,補入王冰注"《靈樞經》"而成《靈樞經》一書似已存在,乃至吳禔注亦有引用。儘管當時政府及宮廷收藏高麗齎入本及元祐本《針經》,卻不加引用,或因該書由舊法派促使"偶存於東夷。今此來獻"[52]之書,故新法派時代皇帝編纂醫書注文中不宜引用。

(四)《聖濟總錄》

徽宗敕命編纂醫學全書《聖濟總錄》二百卷,推定成書於政和八年之前(第一章注[78])。以該書宋刻元修印本為底本之江戶醫學館本[68]中,見有以下引用"《黃帝針經》"例。

卷二十周痹20-12a-9"《黃帝針經》謂:周痹者,在於血脈之中,

169

隨脈以上,隨脈以下,不能左右,各當其所",與現行《靈樞》10-5a-5
基本同文,《素問》注文中無對應文。卷五十四三焦病 54-2b-2
"《黃帝針經》謂:三焦病者,腹脹氣滿,不得小便,窘急,溢則爲
水",亦與現行《靈樞》2-8b-9 基本相同,《素問》注文未見對應文。
卷九十四陰疝 94-21b-6"《黃帝針經》曰:足厥陰之脈,環陰器,抵少
腹。是動則病丈夫㿗疝,即陰疝也",當屬現行《靈樞》5-7b-9 要約
内容,《素問》注文中,類似字句散見各處,但無完整對應文。卷一
百九十四治痔疾灸刺法 194-16b-7"《黃帝針經》云:(廻氣)穴在尾
脆骨上一寸半",現行《靈樞》及《素問》注均未見對應文,而《聖濟
總錄》引用文獻名似有誤記,詳見後述。此外其他三例,因未見於
《素問》注文,故可以斷定引自元祐本或高麗齋入本系。各内容亦
大體與現行《靈樞》一致。

一方,卷一百○八目暈 108-11b-1"《靈樞經》曰:瞳子黑睛法於
陰,白睛赤脈法於陽,陰陽俱轉,則精明矣",與現行《靈樞》24-1b-5
基本同文,《素問》注文中未見對應文。當時《靈樞經》亦載有與現
行《靈樞》相同内容,而《素問》注文中未載。可以認爲,與《素問》
新校正注所謂不全之熙寧以前《靈樞》有別。

(五)《傷寒百證歌》

南宋許叔微(1079—1154),紹興二年(1132)進士,通曉醫
學[69],《普濟本事方》之外,傳有《傷寒百證歌》《傷寒發微論》《傷
寒九十論》等著述。皆成書年未詳,但可斷定編成於一一五四年之
前,暫且推定爲一一三二年前後之作。

各書内容,如《傷寒百證歌》第八十證《晝夜偏劇歌》中,"《黃
帝針經》云:衛氣者,晝日行於陽,夜行於陰。衛氣不得入於陰,常
留於陽。留於陽則陽氣滿,……不得入於陽,陽氣虛",《傷寒九十
論》夜間不眠證中引用類似文字,云"《黃帝針經》曰"[70]。該對應
文,《素問》經注文中未見,但現行《靈樞》24-2a-8 與 24-2b-5 之間
引用,而記述前後順序有所變化,或經許叔微摘録編寫所成。引用
僅此一處,未見"《靈樞經》"。

如上所記,自北宋末期始,至南宋初期,已見有少數醫書開始

引用《黃帝針經》內容,大體皆屬高麗齎入本系統。而且編者僅限於政府相關者,極可能使用高麗齎入本之抄寫本,元祐本實際刊行與否,仍未得確證。總而言之,當時《黃帝針經》與現行《靈樞》基本類似,此外,亦使用異本《靈樞經》,雖與現行《靈樞》近似,但包括不同內容,或屬附加王注所引"《靈樞經》"部分內容而成之書。

四、金元時代所引《針經》《靈樞經》

推定北宋首都開封國子監曾刊行元祐本《針經》,之後,開封相繼被金元占領,開封國子監等所藏書版遭金軍掠奪(已於前章第二節宣和本《素問》中敍述),其中或有元祐本《針經》書版。若金代及元代有元祐本《針經》,或依據元祐書版重印本及傳寫本,則北方當時應有使用。經過調查金元時代北方醫家書籍,結果發現以下醫書中引用《針經》及《靈樞經》。調查所用各本列舉如下。

- 成無己《傷寒明理論》:"國家圖書館〔臺北〕"所藏元版。
- 成無己《注解傷寒論》:江戶醫學館仿元版(1835)影印本[71]。
- 劉河間《黃帝素問宣明論方》:和刻版(1740)影印本[72]。
- 劉河間《素問玄機原病式》:和刻版(1630)影印本[72]。
- 劉河間《素問病機氣宜保命集》:臺北故宮博物院所藏明初版。
- 李東垣《內外傷辨惑論》:國立公文書館內閣文庫所藏明熊氏梅隱堂版(1508)《東垣十書》所收本。
- 李東垣《脾胃論》:同上。
- 李東垣《蘭室秘藏》:同上。
- 王好古《此事難知》:同上。
- 羅天益《東垣試效方》:明嘉靖版影印本(圖2-2)[73]。

又摘錄編輯上記李東垣等書而編成叢書,即元代杜思敬《濟生拔粹》(1315年、1341年刊)[74],其中卷一《針經節要》與卷三《針

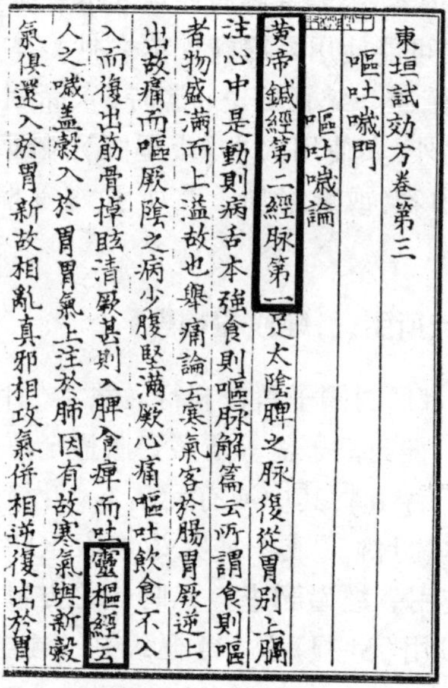
東垣試効方卷第三
嘔吐噦門
嘔吐噦論
黃帝鍼經第二經脉第一足太陰脾之脉復從胃別上膈注心中是動則病舌本強食則嘔脉解篇云所謂食則嘔者物盛滿而上溢故也舉痛論云寒氣客於腸胃厥逆上出故痛而嘔厥陰之病少腹堅滿厥心痛嘔吐飲食不入入而復出筋骨掉眩清厥甚則入脾食痺而吐靈樞經云人之噦蓋穀入於胃胃氣上注於肺因有故寒氣與新穀氣俱還入於胃新故相亂真邪相攻氣併相逆復出於胃

圖 2-2 《東垣試效方》(上海科學技術出版社,1984)

經摘英集》所收録其他書中,亦偶見引用"《針經》",依據元祐本《針經》之可能性較高。然屬元代編纂本,或將南宋紹興本《靈樞》系統稱爲《針經》,則不作討論對象。

(一)《傷寒明理論》與《注解傷寒論》

金代成無己《傷寒明理論》(《明理》)一一四二年,《注解傷寒論》(《注解》)一一四四年成書[75],二書中皆見引"《(黃帝)針經》"。即《明理》引用八次,《注解》三十次,但未見引用"《靈樞(經)》"。各引文内容與現行《靈樞》相應程度,以＊數目區别,完全同文＊＊＊者十三條,字句稍異而同文＊＊者二十一條,字句相異而義同＊者三條,以上狀況如表 2-1 所示。＊三條引文,大致屬於摘要並改編。其中一條見於《明理》2-4b-4,難以確認與現行《靈樞》等相應關係,即"《黃帝針經》曰:熱病口乾,舌黑死",似屬成無己誤認或誤記。見後述。

表2-1 現行《靈樞》及《明理》《注解》所引"《(黃帝)針經》"所在部位及相應程度

現行《靈樞》相應部位		《針經》引用部位		現行《靈樞》相應部位		《針經》引用部位	
第一篇	1-4b-5	《明理》	4-12a-8 **	第三十六篇	12-1a-3	《注解》	5-10a-7 **
第四篇	2-4a-10	《注解》	3-4a-11 **		12-1b-8		1-10a-10 **
	2-5b-1	《注解》	1-13b-5 **	第三十九篇	12-5b-1	《注解》	1-21a-3 **
第十篇	5-3a-4		2-5a-3 ***	第四十七篇	14-3b-1	《明理》	1-3a-13
	5-3b-3	《注解》	1-6a-8 *		14-3b-1	《注解》	1-2a-10 **
	5-4a-4		9-1b-3 *		14-3b-1		1-18a-4 **
	5-7b-2		5-8b-11 **	第五十二篇	16-2a-4	《明理》	1-12b-3 ***
第十八篇	8-5a-1	《明理》	4-18a-4 **		16-2a-4	《注解》	6-19a-5 ***
	8-5b-5		1-18a-8 ***		16-2a-5		8-6b-1 ***
	8-5b-6	《注解》	1-8a-7 **	第五十三篇	16-3a-2	《注解》	6-3b-8 ***
	8-5b-6		3-7a-2 ***	第六十六篇	19-4a-6	《明理》	3-8b-1 *
	8-5b-6		3-15a-10 ***	第七十篇	20-1b-6	《注解》	1-21b-5 **
第十九篇	8-7b-6	《注解》	5-15b-10 ***	第七十五篇	21-10a-3	《明理》	3-2a-12 ***
第二十三篇	9-5b-8	《注解》	2-10b-2 **		21-10a-3	《注解》	1-7b-1 **
	9-7a-10		5-16a-7 ***		21-10a-3		1-20a-5 **
第二十八篇	10-6a-10	《注解》	1-14a-1 **	第七十九篇	23-6b-1	《注解》	3-18a-8 **
第三十篇	11-3b-2	《注解》	2-18b-4 ***	第八十篇	24-1a-6	《明理》	3-3a-3 **
	11-3b-3		1-14b-4 **		24-1a-6	《注解》	1-8a-2 **
	–				24-2a-9		3-15a-9 **

《明理》1-3a-13 與 3-8b-1 所引"《黃帝針經》"文,分別與《素問》2-10a-9 及 1-7b-2 王注所引"《靈樞經》"文相應,而與王注所引"《針經》"相應文皆無。可知《明理》與《注解》,並非間接轉引王

注所引"《針經》"内容,而引自別本《黃帝針經》,其書與現行《靈樞》及王注所引"《靈樞經》"内容相當近似。

(二) 金元時代醫書

關於引用"《(黃帝)針經》""《靈樞經》"内容之金元時代醫書,與現行《靈樞》之間相應關係,亦作調查討論。各書成書年代如下,劉河間所著《宣明論》(《宣明》)一一七二年[76],《原病式》(《原病》)一一八二年[76],《保命集》(《保命》)一一八六年[76]。李東垣所著《内外傷辨惑論》(《辨惑》)一二四七年[77],《脾胃論》(《脾胃》)一二四九年[77],《蘭室秘藏》(《蘭室》)一二五一年[77]。王好古所著《此事難知》(《此事》)一二四八年[78]。

以上諸書中,有五部書總計十七處引用"《(黃帝)針經》"。該引文與現行《靈樞》相應程度,亦以＊數目區別,如表2-2所示。該表十七條引文與現行《靈樞》完全同文者六條,文字稍異者六條,語句相異,文義相同者五條。又《辨惑》3-3b-4"《針經》第一卷第一篇",《辨惑》3-19a-11"《黃帝針經》第一卷第五篇",不僅明記卷次、篇次,而且長文引用,故絕非間接轉引《素問》王注。其他引用亦多屬長文,大凡難以認爲轉引王注内容。若是,推定金元時代曾經使用元祐本系《針經》,則最爲妥當。

並查明四部書引用"《靈樞經》"總計八處。

《保命》病機論第七所引"《靈樞經》曰:刺深而猶可拔,污深而猶可雪",未見《素問》王注引文,但現行《靈樞》1-4b-4 記載同義文字。同書腫脹論第二十四,引用長文"《靈樞脈論》云"及"又《水脹》篇云",仍未見王注。但大致相同内容,見於現行《靈樞》同名篇 11-8a-7 以下及 17-1a-4 以下。

《脾胃》3-7b-4"《靈樞經》云:上焦開發,宣五穀味,熏膚充身澤毛,若霧露之溉",與《素問》17-1b-1 王注所引"《針經》"及現行《靈樞》11-3a-4 同文。同書 1-2a-7"《靈樞經》……云:水穀入口,其味有五,各注其海,津液各走其道",未見《素問》王注引文,但現行《靈樞》12-1a-7 文字近似,而有部分相異。

表 2-2 現行《靈樞》與《宣明》《辨惑》《脾胃》《蘭室》《此事》所引
"《(黃帝)針經》"所在部位及相應程度

現行《靈樞》相應部位		《針經》所引部位		現行《靈樞》相應部位		《針經》所引部位	
第二篇	1-7a-7	《脾胃》	3-1a-3 *	第二十八篇	10-8a-5	《脾胃》	2-29a-6 **
第三篇	2-3b-1	《辨惑》	3-3b-4 ***		11-1b-1	《脾胃》	2-25a-8 **
	2-3b-1	《蘭室》	1-11b-4 ***	第二十九篇	11-1b-5	《辨惑》	3-4a-2 *
第四篇	2-8b-2	《脾胃》	1-6a-1 ***		11-1b-5	《蘭室》	1-12a-3 *
	2-8b-5		2-7a-7 **		11-2a-3	《辨惑》	3-4a-5 ***
第五篇	3-3a-7	《辨惑》	3-19a-11 **		11-2a-3	《蘭室》	1-12a-6 **
第六篇	3-6a-4	《脾胃》	3-7a-4 ***	第四十四篇	13-5a-6	《此事》	3-6a-2 *
第二十篇	9-1a-8	《脾胃》	1-8a-10 **	第七十三篇	21-1b-10	《脾胃》	2-15a-1 ***
第二十七篇	10-4b-7	《宣明》	2-8a-4 *		21-2a-3		

《此事》1-5a-5"《靈樞經》云:足三焦者,太陽之別也。並太陽之證,入絡膀胱,約下焦",與《素問》7-9a-6 王注所引"《靈樞經》",除"證"作"正"之外,其他皆一致,但現行《靈樞》1-7b-7 記載未節略同義長文。

但《此事》卷四"問三焦有幾"所引《靈樞》云:臍下膀胱至足爲足三焦……"及《原病》熱類"淋小便澀痛"條所引"《靈樞經》曰:腎主二陰……"等,皆未發現《素問》王注及現行《靈樞》有相應内容。

再者,《辨惑》1-2a-4 所引"《黃帝針經解》"[79],歷代無著録,未詳文獻,王注及現行《靈樞》中皆無相應文字。《辨惑》成書後十七年,南宋楊士瀛《仁齋直指方論》(1264,序)刊行[80],其卷六《辨陰證陽論》,自同一書中引用基本相同文字,似屬間接引用。如此罕見例,亦有僅見《宋史》著録之席延賞《黃帝針經音義》一卷[81],據此可推知,參照元祐本之書,至北宋末期似已編成。

根據以上結果,可以認爲,金元時代所使用《黃帝針經》亦似屬元祐本系,其内容與現行《靈樞》極其相近。他方,當時《靈樞經》一書,其内容與現行《靈樞》條文相同、相類或相異,並包括王注所引"《靈樞經》《針經》"條文。北宋末所出現《靈樞經》,金元時代亦得以利用。又,李東垣與弟子王好古,較多引用相關條文現象值得注目。

(三)《東垣試效方》

李東垣晚年弟子羅天益,徵用爲元軍醫,任元太醫(宮廷醫)之後,刊行其師李東垣醫書,使東垣各書流傳至今。更將師之遺論,編成《東垣試效方》九卷,一二六六年出版[77]。該書明嘉靖版不僅引用"《(黃帝)針經》"十六處,而且如172頁圖2-2所示,多明記引自某卷、某篇。故整理引用文所附記"《(黃帝)針經》"卷次、篇名、篇次,及相應現行《靈樞》卷次順序,如表2-3。該表引用文起始,表記《東垣試效方》影印本[66]所在位置,如133-8,即指133頁第八行。被省略文字,補入( )内。引用文與現行《靈樞》相應程度,亦用*數目加以區別。

表2-3　現《靈樞》與《東垣試效方》所引"《(黃帝)針經》"相應程度

相應内容現行《靈樞》 卷次、篇名、篇次、所在		所引《針經》 所在、書名、卷次、篇名、篇次、相應程度	
卷二《邪氣藏府病形 第四》	2-8b-5	133-8	《黃帝針經》(第二卷)《經脈第一》**
卷五《經脈第十》	5-3a-9	133-9	又云**
	5-3a-9	147-4	《黃帝針經》第二(卷)《經脈第一》***
	5-11a-3	363-4	《(黃帝)針經》(第二卷)《十五絡(經脈)中》**

相應內容現行《靈樞》卷次、篇名、篇次、所在		所引《針經》所在、書名、卷次、篇名、篇次、相應程度	
卷九《寒熱病第二十一》	9-2a-10	153-7	《黃帝針經》(第)三卷《寒熱病第三》***
	9-2a -10	462-2	《黃帝針經》(第三卷)《寒熱病第三》**
	9-2b -10	466-5	《黃帝針經》(第)三卷《寒熱(病)第三》*
	9-2b -10	462-4	《(黃帝)針經》又云(第三卷《熱病第三》)*
卷十《雜病第二十六》	10-3b-7	366-1	《黃帝針經》卷第三《雜病第八》**
	10-4a-3	111-4	《(黃帝)針經》(第)三卷《雜病第八》**
卷十《口問第二十八》	10-7b-7	440-9	《黃帝針經》(第)四卷《口問第一》*
卷十一《五亂第三十四》	11-6b-10	93-7	《黃帝針經》(第四卷)《五亂篇(第七)》***
卷十五《五色第四十九》	15-5b-7	247-1	《黃帝針經》(第)六卷《五色第四》**
卷十九《百病始生第六十六》	19-5b-6	120-1	《黃帝針經》(第八卷)《百病始生第二》**
卷二十一《官能第七十三》	21-1b-10	80-1	《黃帝針經》(第九卷)《(官能)(第一)》***
卷二十四《大惑論第八十》	24-1a-6	306-2	《黃帝針經》(第)九卷《大惑論第八》**

　　據表 2-3 可知，《東垣試效方》所引之書，係九卷本《黃帝針經》，除 133-8 引文混亂之外，每卷第一至第九篇次井然，計 9×9，

顯見共由八十一篇構成。其每卷頭題"黃帝針經第幾卷",篇名題"○○第幾"。每卷所收篇次,自一始附記編號,如此格式,亦見於校正醫書局校刊之《千金要方》《千金翼方》(1066)、《脈經》(1068)、《甲乙經》(1069)等。然而,緣自南宋紹興本之明無名氏本,即現行《靈樞》係二十四卷本,篇目順序,自一至八十一通卷附記。盡管如此,兩書篇順及篇名仍基本一致。

各引用文與現行《靈樞》完全相同者四條,文字稍異者九條,語句相異,文義相同者三條。一方,引用"《靈樞經》",見147-8(圖2-2)"人之噦,蓋穀入於胃……補手太陰,瀉足少陰",與現行《靈樞》10-6b-2《口問第二十八》基本一致,但同類文字未見《素問》注文,及本書與前述各書。繼此文之後148-1"又云:胃爲氣逆,爲噦",現行《靈樞》23-3b-9及《素問》經文7-9a-2基本同文,但《素問》注文未見。

既知《東垣試效方》所引《(黃帝)針經》一書,係九卷本,除此之外,與現行《靈樞》幾乎同篇名、同篇順,大體內容亦相吻合。兩處引用當時《靈樞經》,亦與現行《靈樞》內容相近。

五、元祐本《針經》與現行《靈樞》之關係

根據以上討論,得知北宋末至金元年間,計十一書,總共引用"《(黃帝)針經》"七十八次,除兩條文以外,現行《靈樞》中皆可見相應內容。如此現象或預示着某一種事實,通過各方分析,得知《(黃帝)針經》與《靈樞經》之相關歷史,整理爲表2-4。

表2-4明示,北宋元祐本《針經》九卷似於一○九三年刊行,其後政府相關者著書中開始引作"《(黃帝)針經》"。如後所述。雖然現行《靈樞》之祖本紹興本《靈樞》二十四卷,南宋一一五五年已刊行,而其後金元仍然使用《針經》九卷。

金代最早利用該書者成無己,並大量引用其他醫藥書,皆係經北宋校刊之書[82]。成無己引用時期,約爲北宋政府一○九三刊行元祐本五十年後,南宋政府一一五五年初刊紹興本之前。以高麗齎入本爲底本,元祐《針經》九卷於北宋時期實已刊行,而且不僅北宋政府相關者得以利用元祐本系,金成無己亦曾使用,事實上已無需懷疑。

表2-4　《(黄帝)針經》與《靈樞(經)》關聯年表

1091	北宋政府向高麗政府徵求書目中記載"《黄帝針經》九卷"
1092	高麗遣使向北宋政府呈交"《黄帝針經》九卷"
1093	**北宋政府刊行元祐本《黄帝针经》九卷**
1099	北宋劉温舒《運氣論奥》引用"《靈樞經》"
1118	北宋朱肱《重校證活人書》引用"《黄帝針經》""《靈樞(經)》"
1118	北宋徽宗《聖濟經》吳禔注引用"《靈樞經》"
1118	北宋敕撰《聖濟總錄》引用"《黄帝針經》""《靈樞經》"
1132	南宋許叔微《傷寒百證歌》引用"《黄帝針經》"
1142	金代成無己《傷寒明理論》引用"《(黄帝)針經》"
1144	金代成無己《注解傷寒論》引用"《(黄帝)針經》"
1155	**南宋政府刊行紹興本《靈樞》二十四卷**
1172	金代劉完素《宣明論》引用"《(黄帝)針經》"
1182	金代劉完素《原病式》引用"《靈樞經》"
1186	金代劉完素《保命集》引用"《靈樞(經)》"
1247	元代李東垣《辨惑論》引用"《(黄帝)針經》"九卷
1248	元代王好古《此事難知》引用"《(黄帝)針經》""《靈樞(經)》"
1249	元代李東垣《脾胃論》引用"《(黄帝)針經》""《靈樞經》"
1251	元代李東垣《蘭室秘藏》引用"《(黄帝)針經》"
1266	元代李東垣《試效方》引用"《(黄帝)針經》"九卷及"《靈樞經》"

　　然而,李東垣及門生王好古,利用《(黄帝)針經》時期,即元祐本問世之後,經過百五十年以上。但有元好問者,求治於李東垣,二者友情篤深[77]。元好問曾擔任管理書籍官職,亦爲金代第一藏書家[83]。緣於此,東垣一門或得以參用元祐本系。東垣等所用《(黄帝)針經》九卷,與現行《靈樞》二十四卷系篇名、篇順、内容等

基本一致。依該事實推定,現行《靈樞》之祖本,無疑當屬元祐本,更可遠溯至高麗本。

第四節　僞經《靈樞經》九卷

一、《針經》與《靈樞經》

與現行《靈樞》內容稍存異同之《靈樞經》,引用頻率雖不及《針經》,但北宋至元代各書中散見引用。關於該書引文及實態,有必要略加討論。

北宋王惟一《銅人腧穴針灸圖經》三卷(1027),曾刻製石碑,其一部分以及明影刻石碑拓本(圖6-11)現存。此外,依據金一一八六年增補刊行五卷本之元重刻本("國家圖書館〔臺北〕"藏),及元版之清宣統元年(1909)影刻本[84]現存。查閱此本,卷一、卷二(原爲上卷)有金代所增補注文,其中僅最初兩次引用"《針經》"(1-7b-8、1-10b-7),之後多數引用"《靈樞(經)》"。雖然可以認爲分別引自兩書,但更可能認爲《針經》=《靈樞經》,而隨意使用其中一書,故視爲兩書討論,並非妥當。

金代張子和《儒門事親》自著部分卷一至卷三(1210—1228)[85]亦多引用"《靈樞(經)》",但未見引用"《針經》"。張子和曾任金太醫,或當使用《靈樞(經)》。然而,依據該書編成年代分析,所引用"《靈樞(經)》"或係北宋出現之《靈樞經》歟,或屬後述紹興本《靈樞》歟,難以裁奪,故不得已排除討論範圍之外。

南宋至元代著作,如《通志》《中興館閣書目》《宋史》,同時著錄"《黃帝針經》九卷"及"《(黃帝內經)靈樞經》九卷"二書。北宋《活人書》《聖濟總錄》,及金元劉完素、李東垣、王好古各書,亦引用與《針經》內容稍有異同之《靈樞經》,無疑因認定兩書屬內容類似之別書。

二、《靈樞經》之實態

此"《靈樞經》九卷"，究竟爲何書。南宋一一五一年《郡齋讀書志》記云"《靈樞經》九卷……或謂，好事者於皇甫謐所集《内經》《倉公論》中抄出之，名爲古書也。未知孰是"[28]，懷疑或由好事家輯佚，而稱爲古書。而不同記載，見於南宋王應麟（1223—1296）《玉海》，關於《中興館閣書目》"《黄帝靈樞經》九卷"記述[86]。

《（中興館閣）書目》：《黄帝靈樞經》九卷。黄帝、岐伯、雷公、少俞、伯高答問之語，隋楊上善序，凡八十一篇。《針經》九卷大氐同，亦八十一篇。《針經》以《九針十二原》爲首，《靈樞》以《精氣》爲首，又間有詳略。王冰以《針經》爲《靈樞》，故席延賞云，靈樞之名，時最後出。

《玉海》著録"《黄帝靈樞經》九卷"及"《針經》九卷"，亦指爲別書。又"以《九針十二原》爲首"之當時《針經》，與第一篇《九針十二原》之現行《靈樞》合致。故可以確定，現行《靈樞》之祖本，係當時之《針經》，即以高麗本爲底本之元祐本系統。又席延賞爲《黄帝針經音義》一卷[81]編者，故《玉海》自該書引用"靈樞之名，時最後出"之語。前章第二節元豐本《素問》既述，元豐八年（1085），席延賞任太醫局主任醫官，與孫奇等共同診治神宗重病。

一方，當時《靈樞經》九卷八十一篇"以《精氣》爲首"，但現行《靈樞》無《精氣》篇。《素問》及王冰注、新校正注[40]中亦未見相同篇名或引用篇名。但僅第四章第四節所論《甲乙經》明藍格抄本，首篇題"精氣五臟第一"，與《醫統正脈（醫學六經）》本及〔傳〕正統本"精神五藏論第一"相異，可見或與《甲乙經》相關。該《靈樞經》亦有"黄帝、岐伯、雷公、少俞、伯高答問語"，正所謂當時《針經》"間有詳略"。各種特徵與北宋至元代諸書所引"《靈樞經》"，以及書名下續"經"字，皆相一致。

又《玉海》云《靈樞經》"隋楊上善序",但現行《靈樞》未見楊上善序,亦毫無記載痕迹。如前所述,《太素》楊上善注引用"《九卷(經)》",其佚文與現行《靈樞》同一,或相互對應。但"靈樞""精氣"及類似文獻名、篇名,未見於《太素》及楊上善注[15]。《日本國見在書目錄》及《舊唐書·經籍志》《新唐書·藝文志》所著錄楊上善著述中,亦未見載。楊上善(589—681)於初唐(約675)奏上《太素》(第五章詳述),將其誤認作隋人,乃始於《素問》林億等序。《靈樞經》所記"隋楊上善序",無疑屬新校正《素問》(1069)以降之僞作。

唐代王冰曾於《素問》注中引用《針經》及似同系書"《靈樞經》",但《素問》新校正注(1069)云,當時所傳《靈樞》已不全[34]。因此,北宋中期以降,《針經》及《靈樞》似陷入亡佚狀態。見前述。盡管如此,《郡齋讀書志》(1151)突然著錄足本"《靈樞經》九卷"。自北宋《運氣論奧》(1099),至元《東垣試效方》(1266)等九部書,總計見引十六次。

首先討論各引文與現行《靈樞》及《素問》王冰注所引"《靈樞經》《針經》"相應關係。相應程度以 ＊ 數目表示,現行《靈樞》部位順,整理成表 2-5。該表所示,總計十六次引文完全相異,其中亦有較長文句。至金元時代所利用此《靈樞(經)》,與北宋校正醫書局時期陷入亡佚狀態之《靈樞》,爲同一書之可能性即可否定。南宋《郡齋讀書志》《通志》《中興館閣書目》《玉海》及元《宋史》中亦著錄新出足本《(黃帝內經)靈樞經》九卷,恰好反映出各書引用"《靈樞經》"之實態。

該《靈樞經》佚文,與現行《靈樞》相應程度,可分爲 ＊ ～ ＊ ＊ ＊ 等級。《運氣論奧》《原病式》《此事難知》中見有完全不相應引文。又,王注所引"《靈樞經》《針經》",相應程度較高,可分爲 ＊ ＊ ～ ＊ ＊ ＊ 等級。王注中所未見文字,亦引用十一次。參考以上資料,有必要探究《郡齋讀書志》基於某種根據,指出由好事者輯佚成"古書"之可能性。

表2-5　各書所引"《靈樞(經)》"與現行《靈樞》、
王注所引"《靈樞經》《針經》"相應程度

各書引用部位	現行《靈樞》部位	王注部位	各書引用部位	現行《靈樞》部位	王注部位
《保命》	病機論七	1-4b-4 *	—	《保命》	腫脹論二十四	17-1a-4 **	
《此事》	1-5a-5	1-7b-7 *	7-9a-6 **	《活人》	1-7a	19-8a-10 **	—
《試效》	147-8	10-6b-2 **	—	《聖濟》	卷六	22-5b-7 *	4-3b-10 **
《脾胃》	3-7b-4	11-3a-4 ***	17-1b-1 ***	《試效》	148-1	23-3b-9 **	—
《保命》	腫脹論二十四	11-8a-7 **		《總録》	108-11b-1	24-1b-5 **	
《脾胃》	1-2a-7	12-1a-6 **		《運氣》	論生成數第十		
《聖濟》	卷四	12-4b-1 ***	8-17a-9 ***	《原病》	熱類、淋小便		
《活人》	1-7b-1	13-1b-3 *	24-2a-2 ***	《此事》	卷四、問三焦		

　　再者,北宋政和七年(1117)十一月依建言,令編纂秘書省藏書《秘書總目》。此本基礎之上,更著録南宋秘書省藏書,及搜索、獻上所徵得之闕書,紹興十五年(1145)編撰改定版《秘書省續編到四庫闕書目》。會谷氏曾有考證[87]。該《闕書目》"醫書"類[88]中未見"《黃帝針經》九卷"或類似書名九卷本。即政和年間秘書省雖然藏有高麗本或元祐本,但《秘書總目》未加著録。或因當時蔡京新法派執政,與舊法派王欽臣相關之高麗本及元祐本,秘書省或不予著録。

　　另外,《闕書目》醫書中載"《寶應靈樞》九卷(存)。《天寶靈樞內經》九卷　闕"[88]。一一一八年頃,北宋秘書省曾收藏兩書,但靖康之變後,一一四五年南宋秘書省僅存前書。紹興三十一年(1161)編獻《通志》,其《藝文略》所收南宋秘書省藏書,亦僅著録前書[89]。《通志·藝文略》中亦見"《内經靈樞經》九卷"[30]，但似採録於秘書省以外藏書目。一一一八年頃，及一一四五年所藏前書，冠以"寶應"，與王冰序唐寶應元年(762)相符合。一一四五年所關之後書，冠以"天寶"(742—756)，年代較寶應稍早。兩年代皆示意與王冰相關，旨在暗喻該書係"(王冰所用)唐代《靈樞(經)》九卷"。如此冠加書名，正可謂故意偽裝"古書"。

又《郡齋讀書志》所云"好事者於'皇甫謐所集《内經》《倉公論》'中抄出之"，或指〔傳〕皇甫謐撰《甲乙經》及《史記》"倉公傳"。而"倉公傳"中，與現行《靈樞》"決死生、調陰陽、天地相應、毒藥、重陽、風氣"等相通術語或概念，僅散見記載而已。《甲乙經》雖將《素問》《(針經)九卷》《明堂》分類、再編而成，反之，僅據《甲乙經》準確輯出現行《靈樞》内容，即使利用現代手段，亦極爲困難，或無法實現。假使自《甲乙經》輯出完整内容，亦難以達到《玉海》所云，即與當時《針經》"間有詳略"水平之九卷本。因此，篇名等或有轉用《甲乙經》者，必定以高麗齎入本系，或元祐本系《針經》九卷爲底本。

將該書命名爲"靈樞(經)"，必屬仿照《素問》王冰序"《靈樞》九卷"及王注所引"《靈樞經》"。王注中引用"《靈樞經》"大約達百次之多[40]。前述各書所引"《靈樞(經)》"佚文，與王注"《靈樞經》《針經》"相應比例較高[90]。可以推定，實際上"好事者於'王冰所注《素問》'中抄出之"，雖然尚屬不完整内容，仍將其附加於元祐本，亦參照《甲乙經》再編而成爲《靈樞經》九卷。該本甚至偽作楊上善序，作"名爲古書"，欲宣稱較高麗本或元祐本具有正統來歷，緣自王冰時代之中國古傳書。

三、浮現與湮晦

考察徽宗《聖濟經》注中未見《針經》，而僅引用《靈樞經》，推斷該書編者似乎屬於政府或宫廷人物，具有一定學識。對於"靈樞"命名者問題，雖然時代與主題皆無密切關係，但仍有必要參考《醫籍考》引多紀元簡語，曰"今考《道藏》中，有《玉樞》《神樞》《靈

軸》等之經，而又收入是經，則《靈樞》之稱，……意出於羽流者
歟"[91]。如是，則北宋後期之"羽流（道士）"，或係《靈樞經》九卷
作者乎。

又，給事中范祖禹，元祐六年（1091）上奏哲宗記事，見於《續
資治通鑑長編》。諫言認爲，秘書監王欽臣招請真靖大師陳景元，
令其校定秘書省貴重本道書，似屬欠妥[92]。陳景元（1025—1094）
北宋著名道士，哲宗之父神宗賜號真靖大師。該上奏結果不明，但
哲宗熱衷道教超越神宗，逝世（1100）之前持續從事"崇道活
動"[93]。因此，前述紹聖初年（約 1094）王欽臣左遷之後，若身居
高位道士，仍可獲得元祐本《針經》，亦可利用秘書省藏書。《靈樞
經》編者若果爲道士之人，則該書作成於何時歟。

如前所述，最初引用"《靈樞經》"，即一〇九九年《運氣論奧》
僅見一次。但該引文，現行《靈樞》或《素問》經注文中無對應内
容。《運氣論奧》未引"《針經》"。一方，其他諸書所引"《靈樞
經》"，大多與現行《靈樞》相應。即使一部分引文不相應，因同一
書或同一著者書中亦見引"《針經》"，故將《靈樞經》與《針經》認
作不同傳本而分別引用。若果如此，則必須設想《運氣論奧》所引
書，與他書所引"《靈樞經》"相異，當時《針經》及現行《靈樞》關聯
性較低，或極可能屬於另一部書。比如或爲《直齋書録解題》神仙
類"《靈樞金鏡神景内經》十卷　稱扁鵲注"之略稱。同書神仙類
亦著録"《靈樞道言發微》二卷　朝議大夫致仕傅變撰進。專言火
候"[94]。若此假説成立，則最早引用《靈樞經》者，即始自一一一八
年《活人書》及《聖濟經》《聖濟總録》等書。

醉心於道教之徽宗，道士常侍其左右，政和六年（1116）賜號
"通真達靈先生"者有之。即《宋史》傳[95]所載"其徒美衣玉食，幾
二萬人。遂立道學，置郎、大夫十等，有諸殿侍晨、校籍、授經，以擬
待制、修撰、直閣"之林靈素（1076—1120）。靈素之"道學"，即"校
籍"而傳授門徒，其高弟等編著《靈樞經》之可能性不可謂無。當
然，編成必定晚於元祐本一〇九三年，早於《活人書》《聖濟經》《聖
濟總録》一一一八年以前。如果依據《聖濟經》著者徽宗與林靈素

密切關係[96]，假定編成年代，可以短縮於一一一六至一一一八年之間。而且極其可能屬於一一一八年頃秘書省《秘書總目》所著錄"《寶應靈樞》九卷、《天寶靈樞內經》九卷"系統。

編書者或參照《素問》王注、《甲乙經》，以及當時斷片式遺存之舊傳《靈樞》《針經》《九墟》等，改編元祐本而成《靈樞經》。其結果，構成上出現卷首配置《精氣》篇，及現行《靈樞》及《素問》王注中皆未見之《此事》《原病式》所引文字。北宋末、金、元諸本主要利用元祐本系《針經》，但因存在該特徵，而認爲屬類似別傳本，故一部分引用《靈樞經》。

該《靈樞經》之著錄最終見於一三四五年《宋史·藝文志》[32]，後世目錄等皆未見。該書本來僅限於部分政府相關者、學者等利用。或因紹興本《靈樞》二十四卷刊行，使該本相形見絀，察覺該《靈樞經》九卷實屬僞經，故未曾上梓而亡佚。

第五節　南宋紹興本《靈樞》

一、校刊經緯

本書校刊經緯，前章第三節紹興本《素問》中已詳論，僅概略如下。

現行《靈樞》附錄紹興二十五年（1155）《黃帝內經靈樞序》[29]，作者史崧，出身成都，似醫術頗高之民間醫生。序文云：

> 僕……參對諸書，再行校正家藏舊本《靈樞》九卷，共八十一篇，增修音釋，附於卷末，勒爲二十四卷。庶使好生之人，開卷易明，了無差別。除已具狀經所屬申明外，准使府指揮依條申轉運司，選官詳定，具書送秘書省。國子監令崧專訪請名醫，更乞參詳，免誤將來。……時宋紹興乙亥（25年）仲夏望日（陰曆五月十五日），錦官（成都）史崧題。

據該序所云，史崧將《靈樞》呈獻南宋政府，並經秘書省審核，由國子監刊行，因而，現存《靈樞》皆緣自南宋國子監所刊行之紹興本。如此斷定並無大過。紹興本，經史崧"參對諸書，再行校正家藏舊本，……增修音釋，附於卷末"，更由"轉運司，選官詳定"及"請名醫，更乞參詳"之後出版。史崧請願參詳名醫，當係南宋初代皇帝高宗（1127—1162年在位）侍醫，紹興年間權勢顯赫之王繼先（1098—1181），及門下太醫局醫官。並提議將史崧獻本與《素問》合刻，且將訛誤較多之音釋內容，倉卒附記於熙寧本《素問》，亦變更書名，統一題稱"重廣補注黃帝內經素問"，與該《靈樞》同時覆刻。

又宋代醫藥書校刊之時，詳定官、參詳官之外，必須選任最高責任者提舉官，並有諸官列銜及序或跋。若校刊紹興《素問》《靈樞》，提舉官無疑當由王繼先擔任。然而，影刻紹興本《素問》之明顧從德本及現存《靈樞》諸本中，皆無王繼先等列銜或序跋。據史料推論，乃因王繼先及一門惡行累累，紹興三十一年（1161）遭彈劾、流放，故其後國子監重印及再版紹興本《素問》《靈樞》之時，將其全部削除。

對包括元祐本《針經》在內之各本討論，既已辨明唐政府本→高麗本→元祐本→北宋金元間所引本關係。所引當時《針經》亦與現行《靈樞》及篇名、篇順、內容基本一致。又現行《靈樞》諸本中，均有紹興二十五年史崧序。元祐本→紹興本→現行諸版之關係亦明瞭。問題在於，何故元祐本《針經》九卷，而紹興本《靈樞》則爲二十四卷，書名及卷數等皆發生變化。

二、書名變更

元祐本正式名稱當爲"黃帝針經"，九卷本。南宋一一五一年《郡齋讀書志》所以僅著録"《靈樞經》九卷"，説明當時南宋藏書家尚未知存有《針經》九卷。然而，其後南宋政府於一一六一年《通志·藝文略》，及一一七七年《中興館閣書目》中，皆著録"《黃帝針經》九卷""《（黃帝內經）靈樞經》九卷"二書。若是，則南宋政府一一六一年稍前，曾得以收藏《黃帝針經》九卷。該書稍早於一一五五年序刊紹興本，即史崧獻上之書。可佐證所獻之書，實爲《黃帝針經》九卷。紹興本→現行《靈樞》之關係亦頗得明瞭。又，現行《靈樞》與元祐本《針經》佚文大體相符，但與前述《靈樞經》佚文稍異，篇順亦不同。故史崧獻上本，乃真正屬於元祐本系《針經》。於是，依照史崧本，首次將紹興本《靈樞》刊行於世。前述《靈樞經》，南宋政府雖既已收藏，但未予刊行，乃因《郡齋讀書志》認定其屬僞經所致。

然而，史崧序非云《針經》，而記"家藏舊本《靈樞》九卷"，提出如此建議及指示，非王繼先等莫屬。雖然元祐本以高麗齎入本爲基礎，然民間醫史崧，或管理典籍之南宋秘書省，似乎難以更改其來有自之《針經》書名。元祐本書名亦未作更改。繼先等指令更改書名，其理由與僞經《靈樞經》相同，即非高麗本而係中國古傳本，並僞裝與王冰注所引本同系。其指示背景見後述。

據明無名氏本《靈樞》史崧序題、目錄題及每卷頭書題推測，紹興本正式名稱或爲"〔新刊〕黃帝內經靈樞"。同時合刻《素問》名"〔重廣補注〕黃帝內經素問"，亦屬正式名稱，皆冠以"黃帝內經"。若沿用王冰注及僞經"《(黃帝)靈樞經》"，則當成爲《黃帝內經靈樞經》，不僅"經"字重複，而且與紹興本《素問》正式名稱不一致，故改稱《靈樞》。

而無名氏本卷二，僅卷頭題"黃帝素問靈樞經集注卷第二"，其中見有不確切文字"素問、經、集注"等。元古林書堂本《靈樞》亦作"黃帝素問靈樞集注目錄""黃帝素問靈樞經集注卷之一(卷末)""黃帝素問靈樞經集注卷之二(卷頭)"等。如後文所述，無名氏本與古林本，並非親子，而屬兄弟關係。如是，"素問、經、集注"等文字，亦與兩本之祖本系，即紹興本相關聯。兩本不可思議之書名皆無"內經"二字，故此"素問靈樞經"則等同於"內經"之意。

"集注"二字，亦僅附加於"素問靈樞經"名稱之後，故似乎意味着曾與新校正熙寧本《補注素問》合刻。而且紹興本《靈樞》卷一首，正式稱爲"〔新刊〕黃帝內經靈樞"，卷二首等則別稱爲"黃帝素問靈樞經集注(黃帝內經集注)"。如此不統一，且牽強改寫及命名,難以想象由史崧或秘書省,乃至後世書肆所僞作。若係王繼先等所爲,則可聯想與紹興本《素問》所附加音釋中存在大量問題及杜撰程度相類似。

三、卷數變化及版式

史崧序記云家藏《靈樞》九卷改編爲二十四卷,亦必定依從王繼先等指令,目的在於與所合刻《素問》二十四卷卷數一致。

然而,南宋初期之前,國子監本爲普通版匡,左右雙邊,版心白口,上魚尾下略記書名及卷次、葉碼等。明顧從德本《素問》,無名氏本《靈樞》,皆如此版式,乃至行款均一致,即半葉十行、每行二十字。顧從德本係影刻紹興本《素問》,故諸版式亦與紹興本《靈樞》相同。又紹興本《素問》基本覆刻北宋熙寧本,依其時代及刊行經緯推論,元祐本《針經》版式當與熙寧本《素問》相同。其可能性已述於前。應當認爲,僅版式依據紹興本而未作改編,即沿用元祐本《針經》→紹興本《靈樞》→無名氏本《靈樞》。

他方,依據《東垣試效方》引文等,可知元祐本《針經》九卷,每卷收載一至九篇次。若將此看作無名氏本《靈樞》,則紹興本二十四卷,全卷通篇改編成一至八十一篇次。將篇次改編成通卷形式,乃因同時所合刻紹興本《素問》之底本,即熙寧本具有相同形式。因此,若假定元祐本亦與紹興本(無名氏本)相同,半葉十行、行二十字,各卷葉數與所收篇次,整理製表 2-6。又列示元祐本卷末無音釋葉數,紹興本卷末包括音釋葉數。作爲參考,附記元古林書堂十二卷本篇次。

表 2-6　各本卷次及葉數、所收篇次變化

元祐本	紹興本(無名氏本)	古林書堂本
卷一第 1~9 篇:33 葉	卷一第 1、2 篇:9 葉	卷一第 1~4 篇
	卷二第 3、4 篇:9 葉	
	卷三第 5~7 篇:9 葉	卷二第 5~9 篇
	卷四第 8、9 篇:8 葉	

元祐本	紹興本（無名氏本）	古林書堂本
卷二第 1~9 篇：27 葉	卷五第 10 篇：12 葉	卷三第 10~12 篇
	卷六第 11、12 篇：5 葉	
	卷七第 13、14 篇：7 葉	卷四第 13~19 篇
	卷八第 15~19 篇：8 葉	
卷三第 1~9 篇：14 葉	卷九第 20~23 篇：8 葉	卷五第 20~28 篇
	卷十第 24~28 篇：9 葉	
卷四第 1~9 篇：13 葉	卷十一第 29~35 篇：9 葉	卷六第 29~40 篇
	卷十二第 36~40 篇：7 葉	
卷五第 1~9 篇：12 葉	卷十三第 41~45 篇：7 葉	卷七第 41~47 篇
卷六第 1~9 篇：18 葉	卷十四第 46、47 篇：7 葉	
	卷十五第 48~51 篇：8 葉	卷八第 48~56 篇
	卷十六第 52~56 篇：6 葉	
卷七第 1~9 篇：12 葉	卷十七第 57~61 篇：8 葉	卷九第 57~64 篇
	卷十八第 62~64 篇：8 葉	
卷八第 1~9 篇：19 葉	卷十九第 65~69 篇：9 葉	卷十第 65~72 篇
	卷二十第 70~72 篇：7 葉	
卷九第 1~9 篇：27 葉	卷二十一第 73~75 篇：11 葉	卷十一第 73~77 篇
	卷二十二 76、77 篇：6 葉	
	卷二十四第 78、79 篇：8 葉	卷十二第 78~81 篇
	卷二十四第 80、81 篇：6 葉	

如表2-6所明示,因元祐本各九卷中每卷一律配置九篇,故自卷一之三十三葉,至卷五、卷七之十二葉,存在差異,每卷葉數,最多存在約有三倍不同。元祐本總有一百七十五葉,若將其按二十四卷均等分割,則每卷約有七．三葉左右。

可是,各篇葉數亦有較大區別,無法平均分割。因此考慮每卷所收篇次及葉數之均等性,而改編成二十四卷,即如表2-6中紹興本(無名氏本)。

後述古林書堂本《靈樞》,確知由原來二十四卷本再編而成十二卷本。即無名氏本所見二十四卷本,將每兩卷所收篇章合併爲一卷,而成十二卷本,依表2-6得以證實。相反,若假設由古林本十二卷,再編而成無名氏本二十四卷,則必定出現數處篇次無法對應情況。即可推知,古林本祖本二十四卷篇次與無名氏本相同,無名氏本篇次亦當與紹興本一致。依此推測,無名氏本除版式及篇次以外,亦一定程度上保留着紹興本舊貌。

四、附加總目、刪除銜名及篇目

無名氏本書前附錄總目《黃帝内經靈樞目録》四葉,將各篇名分爲二十四卷列記,無疑屬紹興本《靈樞》新作、附加而成。顧本《素問》總目亦四葉,格式類似,仍屬紹興本《素問》新作、附加。前章第三節既已敍述。

一方,顧本《素問》各卷首題之次行有"啓玄子次注,林億……奉敕校正,孫兆重改誤"一行,次行以下列記各卷所收篇目。但僅卷十七、卷二十二,各卷單收一篇,故無篇目。卷首書題以下刻記編者姓名及所收篇目,相同格式亦見於仁和寺本《太素》《新修本草》及半井本《醫心方》,則此格式可遠溯至唐代敕撰卷子本。參照顧本,可知北宋、南宋亦沿用相同格式。現存南宋版《諸病源候論》《備急千金要方》《外臺秘要方》,乃至祖於北宋小字本之明吳遷本《金匱要略》,以及明無名氏仿何大任本《脈經》,皆以同樣格式刊刻。遣唐使本系《〔真本〕千金方》及未經宋政府校刊之南宋坊刻《〔新雕〕孫真人千金方》(東京静嘉堂文庫藏)[97],雖無編著者姓名,但卷首刻記所收篇目。

　　無名氏本《靈樞》(圖 2-3),每卷首書題以下,無編者姓名及篇目,各篇名之下直接書寫經文。古林本《靈樞》(圖 1-8)亦相同。諸現行《靈樞》,皆來自於高麗本,或唐政府本《針經》,而編者姓名及篇目缺如,實屬異常現象。唐政府本《針經》並非注釋本,故書題次行或許無編者姓名,而必當記載卷首篇目。畢竟難以設想由效仿唐宋制度之新羅、高麗,將卷首篇目刪除。北宋秘書省校對、詳定元祐本《針經》,書名及卷數亦未曾改變,翌年校刊小字本《金匱要略》《脈經》,每卷首有著編者姓名及篇目。元祐本必定記載篇目,書題次行亦當有銜名等。

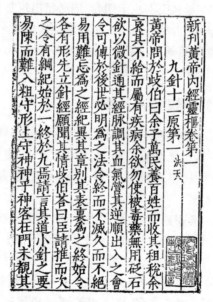

圖 2-3　明無名氏本《靈樞》(東京,日本經絡學会,1992)

　　如前所述,自一〇九三年元祐本刊行翌年,至北宋末,新法派持續執政。因此,若國子監重印元祐本,則證明由舊法派王欽臣領銜,秘書省、國子監亦參與出版之牒文、列銜及序跋,必定從書版中刪除。然而,若加考僞經《靈樞經》出現之原因,或可推斷,本來舊法派依據"東夷"傳來本出版元祐本,其後北宋並未曾重印。故可知南宋政府僅藏有《靈樞經》,自史崧獻書之後,終於得以收藏元祐本《針經》。果若如此,則史崧所獻《針經》,抑或一〇九三年元祐刊本原書,或極可能係忠實保留其版式之寫本。若筆者推定無誤,則史崧本每卷首當有銜名、篇目、牒文及序跋等抑或存在。

而且紹興本每卷書題改爲"黄帝内經靈樞(黄帝素問靈樞經集注)卷第幾",故表2-3所見元祐本舊書題"黄帝針經第幾卷",當然會被刪除。又,或因新作、附加總目之後,認爲每卷篇目無存在意義,故與舊書題一同刪除。相反,亦可作如此推測,即將所刪除篇目貼附,作成總目。而元祐本舊書題與篇目中間一定記載王欽臣等銜名,一併被刪除。若留有銜名,則將暴露該底本即北宋公文書所記錄之元祐本。若有元祐本牒文及序跋,則因同樣理由,必然刪除無疑。

如此行徑,致使政府刊行書籍面目消失。乃秘書省或民間醫師史崧力所不及,顯然係王繼先及其門徒所爲。彼等爲何極力掩蓋紹興本《靈樞》以元祐本《針經》爲底本之事實,其中必有奧秘。

五、更改目的與背景

當時,正值南宋與金締結屈辱之"紹興和議"(1142—1161)時期。以金爲宗主國,割讓北方領土,接受冊封,課以歲貢銀二十五萬兩等。此時專制實權宰相秦檜(1090—1155)強行主張簽署和議,甚至導致主戰派岳飛遭受謀殺。秦檜與王繼先係結義兄弟,繼先出版紹興本半年後,即一一五五年十月秦檜没。而與秦檜相悖,遭左遷之官僚、學者頗多,對和議不滿情緒與華夷思想,猶如推波助瀾[98],爲避免刺激政情,繼先出版紹興本《素問》《靈樞》之際,必須隱蔽其一半自"東夷"還流書籍之實情。

繼先等將北宋未得以實現合刻之《素問》《針經》,總稱爲"《黄帝内經》"而合併出版。《素問》《靈樞》,正巧依從王冰序所主張之"《黄帝内經》",無疑爲再現《漢書·藝文志》"《黄帝内經》"之目的。遂以熙寧本《補注黄帝内經素問》爲底本並覆刻,但爲表示與

《靈樞》合刻,而一律冠以"重廣"。因此,與元祐本合刻之際,正式稱爲"《黃帝内經靈樞》"。由於合刻而衍生"《黃帝内經集注》"意趣,故一部分題爲"黃帝素問靈樞經集注",且變更卷數。於是,源自元祐本並高麗本之證據消失殆盡。

如此操作之後,元祐本面目皆非,而且由國子監刊行。北宋末期出現《靈樞經》九卷,實屬僞經,但與元祐本顯然有別,似未曾刊行。然而紹興本,將真正《針經》九卷之作,改編成與王冰所云"《靈樞(經)》"同系之《靈樞》二十四卷,並作爲政府刊行物,與《素問》合刻出版。亦緣於此,致使元祐本系《針經》湮滅消失。必須承認,其損失甚大,無法彌補。然而,未依據僞經《靈樞經》,而以元祐本爲底本,與熙寧本《素問》共同出版,致使兩書以元明版爲媒介,仍傳存至今,故王繼先等行徑可謂功罪參半。

當時目録亦存在問題。一一六一年繼先遭受彈劾以後,所編纂《通志》《中興館閣書目》《宋史》,皆一律僅著録紹興本以前之"《黃帝(内經)靈樞經》九卷,《黃帝針經》九卷"及"《(補注黃帝内經)素問》二十四卷"[99]。另一方,抹煞紹興本《黃帝内經靈樞》二十四卷、《重廣補注黃帝内經素問》二十四卷,塗改與南宋政府相關記録。推知王繼先等刪除元祐本牒文、銜名等,然而紹興本中繼先等列銜、序跋等,亦於南宋重印時或再版時被一併刪除。

綜合以上諸史實,紹興本《素問》《靈樞》中遭受篡改之遺痕,以及其意圖及背景,時至今日煙晦於八百五十年歷史悠闇之中。其結果,導致對現行《靈樞》之來歷,認識混亂,見解多歧。

六、附加音釋

史崧序云:"增修音釋,附於卷末。"查閱無名氏二十四卷本,確實卷二十以外各卷末附有音釋。因元祐本《針經》無音釋,可知係史崧附加。卷末附加音釋,乃當時一種風潮。

影刻紹興本《素問》之顧從德本中,大致每卷末附有音釋。顧本《素問》音釋中存在各種問題,推知顧本底本之紹興本時期,王繼先門下醫官引用元豐本、宣和本《素問》注下音釋而附加。因此顧本中所見音釋數目,遠遠多於無名氏本《靈樞》。試以無名氏本《靈樞》卷一末尾所存十五字釋音,與顧本相比較,見存以下五例相違。先記無名氏本《靈樞》字音,以下( )内表示顧本字音及所在位置。

- 喙〔謝穢切〕(喙〔虛畏切〕5-13b-7)
- 悷〔曲王切〕(悷〔去王切〕8-19b-3)
- 跗〔音夫〕(跗〔音閅"或附之訛"〕4-12b-8)
- 呿〔祛遮切〕(呿〔丘伽切〕8-19b-1)
- 腨〔時袞切〕(腨〔音喘〕2-16b-8)

若紹興本《靈樞》附加音釋與王繼先門下相關,即便屬於杜撰内容,而最醒目之第一卷,必當萬分仔細加以補充。而實際異同之處如此之多,則紹興本《靈樞》音釋,似與繼先門人並無干係。該本中存在顧本所未見形式之音釋。譬如引自《甲乙經》直音法一例,引自《太素音義》反切法一例,以及與"一本"、《素問》及《難經》對校内容,部分冠以"謹按",部分字義冠以"謹詳、詳"等。

此謹按、謹詳,似屬官僚口吻。畢竟難以想見,民間醫史崧,得以利用歷代史書、目録所未見之《太素音義》。於是可以假定,此項操作並非史崧一人所爲,承擔校訂典籍任務之秘書省,多少給予協助編成。然而,附加音釋之熱情及努力,較之《素問》元豐本、宣和本,則相差甚遠。

另外,《宋史》著録北宋席延賞《黄帝針經音義》一卷[81],其後亡佚[100]。若秘書省曾經利用該書,或將編纂更多音釋。

七、校注所云"一本"

無名氏本《靈樞》卷末音釋中,亦有參照諸本之校注。如"一本(一)作"十一例,"《素問》作"一例,"謹按《難經》當作"一例,"《難經》作"一例。皆相當於史崧序所云"參對諸書"之諸書。所引《素問》及《難經》可略而不計,問題最多者"一本"及"一",所指或爲《針經》,或《靈樞》別傳本,或佚文。史崧及秘書省,參照何種別傳本及佚文,又如何引用,皆需考證。

　　首先追溯史崧獻書以前,南宋政府所藏《靈樞經》九卷,其實態既如前述。或可能指《素問》王注所引"《靈樞經》""《針經》"及《甲乙經》。然北宋《崇文總目》著錄"《黃帝針經》一卷",但該書可能性微乎其微。因此,參照表 2-5 所列九書,計十六次引用《靈樞經》佚文,與現行《靈樞》相違程度分析,"一本(一)作"對校甚少,僅十一例而已。可見秘書省並未積極協助對校,或者本來既已斷定《靈樞經》屬於僞撰,而無對校意義。總而言之,此次對校絕非認真徹底。

　　一方,經文下有小字校注,如"一作""一本云""一曰",無名氏本 1-7b-8、2-9a-8、5-2b-1、9-1a-4、9-6a-1、10-5a-8、11-7b-7、17-3a-2、17-4a-1、18-4~5(共 8 處),總計十七處。史崧序僅記云"參對諸書……校正……附於卷末",故非屬史崧本人附加內容。或可推斷,此類校注,由北宋秘書省組織,對高麗齎入《針經》,令"通曉醫書官三兩員校對"[52]附加而成元祐本。當然僞撰《靈樞經》出現於元祐本以降,依其校對之可能性皆無。或依北宋傳存殘卷舊本《針經》《靈樞》,或據《素問》王注所引"《靈樞經》《針經》"校對而成。亦可假設,《針經》曾被唐代醫疾令認定爲針生必習之書,或同時實施校對。抑或由新羅、高麗附加校注,但其類似痕迹、記錄等尚未覓得。

八、元祐本之校正

　　紹興本不僅對元祐本實行如上更改、刪除及附加,而且或如史崧序所云"亦參對諸書再行校正"。此外,北宋末至金元間,合計十一部書,總共引用七十八次所謂"《(黃帝)針經》",必定屬於元祐本系統。然而,其中僅兩條,現行《靈樞》中未見對應文,或由於史崧校正而導致之結果。以下具體討論該兩條問題。

　　徽宗敕撰《聖濟總錄》194-16b-7,包括引用前後文,云"諸痔宜灸廻氣三七壯。《黃帝針經》云:(廻氣)穴在尾脆骨上一寸半,又連崗穴主之,在廻氣穴兩邊相去三寸是也。各灸三七壯"。與此相應文句,未見於現行《靈樞》與《素問》經注文中,推論《甲乙經》

《太素》《明堂》經注文中亦未收載。與此相似記述,最早見於唐《備急千金要方》卷二十三五痔第三末尾,"五痔便血失屎,灸<u>回</u>氣百壯,穴在脊窮(骶)骨上"[101]。《聖濟總錄》引文中所見"脆骨(軟骨)",似非三國時代以前術語。於是暫且得出一種推論,即因《總錄》誤認、誤記文獻,或紹興本將其文刪除。

成無己《傷寒明理論》2-4b-4"《黃帝針經》曰:熱病口乾,舌黑者死",亦未見於現行《靈樞》等。然類如"舌黑者死"之舌診,或可追溯至漢代以前。相關記載見於《脈經》卷四《診百病死生決(訣)第七》4-16b-11,"<u>熱病</u>七八日,其脈微細,小便不利。加暴口燥,脈代,<u>舌焦乾黑者死</u>"[102]。仍然暫且認爲,屬於成無己誤認、誤記,或紹興本將其文刪除。

即兩條文皆可能屬於誤引、誤録文獻,或被紹興本刪除。筆者集出全部七十八條,併用各種電子文本,普遍調查有無對應内容,其中僅該兩條未發現對應文。史崧及秘書省或亦同樣斷定該兩條非屬《靈樞》(《針經》)經文,但索性將其刪除之可能性,仍然難以想象。相反,極可能屬於《聖濟總錄》及《傷寒明理論》誤認、誤記所致。依此推斷,則紹興本並未刪除元祐本經文,而僅校注字句,並於卷末附加音釋。然而,史崧似乎並未徹底校正,僅基本依照元祐本經文翻刻而已,如此推定或更具有合理性。

九、來歷與特徵

現行《靈樞》諸本,除卷首史崧序、總目與卷末(或篇末)音釋,及正文中一部分夾注之外,僅由經文構成。與現行《素問》完全不同,其中王冰注及北宋新校正内容,遠遠超過經文數量,同時對大量經文加以"校正"。現行《靈樞》見有上記更改、附加、刪除,但如現行《素問》各種校正及改編形迹,殆無所見。較之《素問》,篇次更有系統性,各篇大致依據同一時期邏輯,統一記載。如此傾向,皆可佐證較少經過校正或更改。元祐本、紹興本,亦僅經過小規模校注而已。

一方,其祖本大體來源明晰,即高麗本《黃帝針經》九卷,緣自六九二年新羅《三國史記》職官志之《針經》，更可追溯至六五一年唐永徽醫疾令所指定針生教材《黃帝針經》，意味着較王冰時代早百年左右。現行《靈樞》似乎大致保留唐代舊貌，如此重要特徵，必須給予充分認識。

第六節　現行《靈樞》諸本

該書曾經以卷子寫本流布，尤其唐醫疾令以降，中國及新羅、日本所著錄及引用《九卷》《黃帝針經》，既已無存。源自唐代《黃帝針經》九卷之高麗政府本、傳至北宋政府之書，其後由北宋秘書省校對，並於國子監刊行，即稱元祐本，但皆亡佚。北宋末期，派生出所謂《(黃帝)靈樞經》九卷異本，至金元時代，一部分得以利用，但最後著錄止於一三四五年《宋史》。南宋紹興本《素問》《靈樞》，以及似其重印之書，亦著錄於清敕撰《天祿琳琅書目後編》(1798)[103]，此爲最後著錄，其後所在不得而知。

然而，元版作爲最古現行《靈樞》諸本，由來於紹興本之事實，史崧序中悉已明言。澀江全善等《經籍訪古志》將元古林書堂十二卷本與明無名氏仿宋二十四卷本，及正統《道藏》所收《靈樞略》一卷，與現行《靈樞》諸本區別著錄[104]。關於二十四卷明無名氏本系、二十四卷本改編爲十二卷之元古林書堂本系、和刻九卷本系，簡單討論如下。

一、明無名氏二十四卷本系

《經籍訪古志》如此記述無名氏本[104]。

> 《新刊黃帝內經靈樞》二十四卷〔明代無名氏仿宋本。存誠藥室藏〕/每卷末附釋音，不記刊行年月。每半板高六寸九分，幅五寸強，十行，行廿字。按，此原與素問(已見上)合刊，檢其板式，亦覆刻宋本者。然諱字無缺筆，殆南渡以後物乎。今行靈樞，唯此爲最善。伊澤氏酌源堂藏亦有之。

斷定該本爲"明代無名氏仿宋本""覆刻宋本者""唯此爲最

善"等，其當否於後述。

《經籍訪古志》既知幕末多紀元堅存誠藥室與伊澤氏（蘭軒）酌源堂收藏此書，小島尚真《醫籍著録》亦僅著録兩藏書爲"明代重彫宋本"[105]。酌源堂本今所在不詳，但東京内閣文庫藏有元堅手跋舊存誠藥室本（300 函 161 號），及當時所未知之同版舊昌平黌本（300 函 150 號）[106]，皆以單獨《靈樞》現存。大阪，オリエント（東洋）出版社，一九八七年《針灸醫學典籍集成 2》影印收録内閣文庫藏元堅手跋本，一九九二年《東洋醫學善本叢書 26》影印收録舊昌平黌本。

又，《經籍訪古志》"此原與素問合刊"，判斷正確，後得以證明。即"國家圖書館〔臺北〕"收藏 05860 號《素問》《靈樞》合刻本二十冊，該館《善本書目》著録爲顧從德本，但均爲明無名氏本[107]。瀋陽中國醫科大學圖書館（舊滿洲醫科大學圖書館）所藏"《黃帝内經》十冊，内 30/4745～4754 號"，第一至第六冊《素問》、第七至第十冊《靈樞》，亦係無名氏合刻本[108]。

單獨本《靈樞》，《中國古籍善本書目》著録現存"《新刊黃帝内經靈樞》二十四卷　明刻本"九部[109]，《中國中醫古籍總目》著録現存"《黃帝内經靈樞經》二十四卷　明嘉靖刻本、明刻本"八部[110]。如是，中國大陸存有十部前後，日本兩部，中國臺灣一部。諸著録所未及之書，他國必有傳存，大約現存二十部。

目録類未曾著録之内藤湖南舊藏本亦於近年出現，一九九二年由日本經絡學會與顧本《素問》共同影印出版（圖 2-3）。經絡學會本墨釘及缺字空格，依據澀江抽齋《靈樞講義》，以陰文白字補足。但 14-3a-1 行頭似因蟲損見兩字空格，參校内閣文庫昌平本，當補入"欲知"二字。又因湖南本僅 21-2 葉係抄寫，故依據"國圖〔臺北〕"無名氏本該葉補配。既然如此，湖南本所存音釋缺葉（13-7b，19-9a）亦當同時補足。

一九九四年，北京中醫古籍出版社將中醫研究院圖書館所藏顧本（當稱明無名氏本）《素問》，與明刻二十四卷本《靈樞》一括影印出版，線裝。該《靈樞》亦爲無名氏本，但見經絡學會本補足陰文白字。仔細觀察,界行斷裂亦完全一致,僅刪除湖南等藏印記而再影印本。盡管如此,中國得以利用無名氏本《靈樞》影印本,仍具有頗大意義。

無名氏本《靈樞》半葉版匡大致縱 21.2cm×橫 15.5cm,十行、行二十字,與無名氏本及顧本《素問》相同。有界、左右雙邊,版心白口,上下有白魚尾及線魚尾,魚尾間有“靈樞卷幾、葉碼”,無刻字數及刻工名。中葉白棉紙本,稍黃變傳本較多。明嘉靖後期彫版,經過相當長時期,反復重印。前章第六節無名氏本《素問》中既述。其過程中,6-1 與 6-2 表裏彫刻書版,及 21-5 與 21-6 表裏書版似已紛失。因此,該兩張四面補刻黑魚尾(21-6 爲白魚尾)之後印內閣元堅本、內藤湖南本、“國家圖書館〔臺北〕”本,與無補刻內閣文庫昌平本相違。小曾户氏有相關研究報告[111]。

亦如前述,無名氏本一定程度上保留着紹興本舊貌。但《經籍訪古志》及《醫籍著錄》之仿宋版説,仍有疑問。的確,該本上記版式,多見宋監本,字體具有南宋浙江版風格,但缺筆及刻工名皆無。史崧序兩葉無平擡格式,即未見將畏敬文字改行頂格刻寫。因史崧序第二葉有充分餘白,足以擡頭書寫,可知無名氏本並非因節省紙張。未用宋畏敬格式,當始於元以後,無名氏本或沿襲該格式。序中“未可爲後世法則”,若處宋時代,則將云“未可爲萬世法則”。況且序末有“時宋紹興乙亥……史崧題”之奇異記載,即使與金朝對峙之南宋,宋人於序跋年號冠“宋”例,筆者尚未知。若時爲宋代,一般則當稱皇朝或國朝。當朝人物,稱呼年號加冠王朝名,據筆者所見,似始見於元代。如元代則稱大元,若明清則稱大明、大清等。史崧似屬民間人士,若作爲例外,冠以“皇宋”等,仍屬不甚妥當。“宋”或元以後所附加,或更改。

正文每篇各條文多數無改行,連續書寫,但卷二、卷五至卷七、卷十八、卷二十,條文間有一空格。此處本來屬於改行部位,爲節省紙張而採用如此書寫方法,多屬商業出版常用手段,元鄧珍本《金匱要略》條文間置○後連續書寫。忠實模寫北宋小字本之明吳遷本《金匱》,全篇條文皆改行書寫。明仿宋版《脈經》亦全部條文改行。如是，無名氏本條文間之空格，無疑當屬紹興本改行痕迹，而該本取消改行而連續書寫，仍然難以歸屬於仿宋版範疇。

又18-3a-1"薑韭之氣"刻以正字，而3-6a-9"乾姜"書以俗字。俗字乾姜、生姜，南宋版頗罕見，元版始廣泛普及，但紹興國子監本則難以想象如此輕率。卷末書題"黄帝内經靈樞卷第幾"，亦見卷九誤刻爲"卷第五"。顧從德本《素問》盜版中合刻該《靈樞》，謊稱仿宋版之無名氏，並無理由故意編造以上疑點。

可知，無名氏本之底本，並非紹興二十五年之國子監本，及南宋重印本，或再版本，大約屬於以諸本爲基礎之元代未詳坊刻本。如此之元版，現存書以及歷代著録皆未見，或係元讀書堂本《素問》（1283）中合刻之《靈樞》。實際上，極可能無名氏獲得此書，於嘉靖後期，由具有仿宋版製作經驗之寫工、刻工，仿效顧本《素問》而成相同版式。但紹興本及未詳元版皆無傳存，並且無名氏本俗字遠遠少於古林書堂本。澀江抽齋《靈樞講義》指出無名氏本誤刻，據宮川氏調查，結果得出百四十二字[112]。《經籍訪古志》所云"唯此爲最善"，無奈囿於時代之言。

此明無名氏二十四卷本系統，唯一傳承者周氏仁壽堂，即明周曰校萬曆十二年（1584），與《素問》二十四卷合刻，兩書皆屬無名氏本翻刻。周氏本亦有和刻。詳述參照前章第六節"（四）無名氏本系統"。

二、元古林書堂十二卷本系

該本總目題"黄帝素問靈樞集注目録"，次行記云"元作二十四卷，今併爲十二卷，計八十一篇"，故底本爲二十四卷本。總目末尾陰刻"至元己卯古林胡氏新刊"，卷一末尾有牌記"至元庚辰菖節/古林書堂印行"，即後至元五年（1339）刻版，同六年（1340）印行。古林書堂，以北宋元豐本《素問》二十四卷之南宋中後期覆刻本爲底本，並參照元讀書堂本等其他版本，改編成十二卷，於前一年（1339）翻刻。即便如此，仍不可斷言古林本《靈樞》十二卷之底本亦爲南宋版。因爲古林本史崧序亦記云"後世""時宋紹興乙亥",宋代敬畏格式消失,其狀況與無名氏本完全相同。

並且古林本將紹興本卷末所附加音釋,移至各篇末。但似屬元祐本所附加經文下之小字校注,與無名氏本無異。卷一首題"新刊黄帝内經靈樞卷第一"(圖1-8)之特徵亦與無名氏本一致。其他特徵及書誌等問題,既述於前章第五節古林本《素問》,但《靈樞》古林本與明無名氏本,或屬親子關係,或以未詳元版爲基礎之兄弟關係,仍有討論必要。

史崧序末尾記敍《靈樞》出版經過文字,無名氏本作"具書送秘書省。國子監令崧專訪請名醫,更乞參詳",古林本作"具書送秘書省、國子監。今崧專訪請名醫,更乞參詳"。比較兩文,據當時出版制度,及語法、修辭而言,顯然無名氏本文字較爲妥當。古林本文字,"(所校定《靈樞》)具書送秘書省、國子監。今史崧(未經介紹)而專訪請名醫(高宗侍醫王繼先等),更乞參詳",非符合實際之文脈。但較難想象僅爲疏通文意,無名氏察覺古林本"今"爲訛字,而糾正爲"令"。然而,"今"偶然誤刻作"令"之可能性亦難以否定。他方,表2-6比較各卷所收篇章關係,得出無名氏本並無緣自古林本之可能性。

綜合以上考察,大致可以推定,古林本與無名氏本,係源自元未詳坊刻本之兄弟。若未詳元版,即刊行二十四卷本《素問》之元讀書堂本,則地域、年代皆相近之古林書堂,或爲避免遭到盜版指責,而將《靈樞》二十四卷改編爲十二卷。未詳元版現已無存,但得以直接參照其本者,除古林本與無名氏本而無他。因此,研究《靈樞》宜以無名氏本爲底本,參校古林本。《黄帝内經版本叢刊》第九册(大阪,オリエント出版社,1993)以及《再造善本》(北京圖書館出版社,2005)影印收録古林本,便於利用。

其他古林本系,亦見有改編爲二十三卷之明正統《道藏》本,及僅卷十四、十五兩卷之明詹林所本。兩本以外,皆屬十二卷本,如明熊宗立本、明田經本、朝鮮乙亥活字本、明種德堂本、明趙府居敬堂本、明吳悌本、明吳勉學本。而無和刻本。各本特徵及書誌,如前章第五節"古林本系統諸本"所述,對於精準研究均無裨益。

三、和刻九卷本系

如筆者反復論證，現行《（黃帝内經）靈樞》二十四卷及十二卷，可遠溯至唐代《（黃帝）針經》九卷。歷代識者亦有相同推論，故編纂九卷《靈樞》研究書。譬如明馬玄臺《黃帝内經靈樞注證發微》、清張志聰《黃帝内經靈樞集注》、日本江户時代竹中通庵《黃帝内經靈樞要語集注》等。更有明張介賓《類經》（1624），總目之後載"《靈樞經》篇目""《素問》篇目"，皆依據現行《靈樞》《素問》各八十一篇篇名、篇順，各書九卷、各卷九篇，重新構成一至八十一通卷篇次。其後，清、朝鮮未曾重新編成《素問》《靈樞》兩書經文九卷本，但僅日本仍有編纂。

《類經》三十二卷，係選録《素問》《靈樞》經文，重編爲十二類，並加注而成。其傳入日本最早記録，即一六三八年[113]，並於江户前期和刻。甚至約同一時期，僅摘録《類經》中經文，重新編成所謂"類經本"《黃帝内經素問》九卷及《黃帝内經靈樞》九卷並和刻。兩書構成，顯然依從《類經》卷首"篇目"，因欄上耳格刻寫《類經》十二類篇名，故其目的似乎在於與和刻《類經》相互對照。小曽户氏明確指出[114]，此本係鵜飼石齋（1615—1664）所作。如是，《類經》及兩"類經本"和刻時期，當稍早於石齋没年（1664）。類經本九卷中不僅各收九篇，而且與《素問》《靈樞》相同，具有一至八十一通卷篇次特徵。又《靈樞》原來經文下及卷末音釋中所存校注未見，依其校注，一部分經文字句被更改。

又日本國立國會圖書館著録"《黃帝内經針經》九卷，源常斌奉敕校訂，江户寫，九册，198-6"[115]，即唯一現存之書。依據該書調查報告[116]，針博士御蘭意齋（1557—1616）六世孫，即御蘭（源）常斌（1735—1801），寬政四年（1792）奉敕校訂。而且①該《黃帝内經針經》，②九卷各有九篇，③第一至第八十一篇通卷篇次，與④《靈樞》同篇名、篇順編入。與⑤明無名氏本及趙府居敬堂本對校，總計二百五十二字句相異，但與⑥無名氏本相一致字句頗多。一方，⑦無名氏本卷末音釋校注，經文下記載夾注一例（此與居敬堂本同）。又⑧隨處爲十七種漢字附加"聲點"。該報告慎重考察，避免輕率結論，但依據書名、卷數推論，是否屬於元祐本《針經》系統，仍需要更加詳細查證。

如前所述，《東垣試效方》所引"《黃帝針經》"屬元祐本系統，其佚文確實與御蘭本②④特徵相符合。因此，⑤中列舉二百五十二字句，與《試效方》所引"《黃帝針經》"佚文相對校，第一百四十八字句《靈樞·五色》篇"肺合脾，脾合肉"，御蘭本、《試效方》247-1所見佚文皆作"肺合脾，皮合肉"，有此一例。而第二百三十六字句《靈樞·大惑論》篇"所常營也"，《試效方》306-2所見佚文亦同，與御蘭本"所常營"相異。元祐本書名非爲①"《黃帝內經針經》"，當爲"《黃帝針經》"。篇次亦非③第一至第八十一篇，元祐本每卷皆當以第一至第九篇反復編次。如表2-1～表2-3所示，金元時代所引"《針經》"佚文與無名氏《靈樞》異同，依其相異程度推論，⑤總計252字句，似乎過少。

關於⑦，古林本將卷末音釋移至每篇末，而翻刻古林本之居敬堂本與御蘭本一致，似乎揭示着御蘭本自古林本派生而出。⑧聲點，指一個漢字有複數聲調及字義，對其破讀時於四隅以符號標記。該方法亦見於明初《永樂大典》（1408），醫書而言，《仲景全書》（1599）所收本中，由趙開美附加，其和刻本亦效仿。可是，宋版及金元版醫書中類似文例，管見範圍未知。御蘭本聲點，似乎由御蘭常斌附加。

御蘭本參照《靈樞注證發微》及《類經》等，並加"校訂"，其結果，出現前記與《試效方》所引《黃帝針經》佚文相同一例。本來，小島尚真《醫籍著録》及澀江全善等《經籍訪古志》，皆未曾言及御蘭本。而小島、澀江等作爲江戶醫學館學者，毫無疑問理當詳知奉敕校訂之該本，但並未給予重視。又御蘭本《黃帝內經針經》之特徵②③④，正與類經本《黃帝內經靈樞》特徵相同。類經本"靈樞"改爲"針經"，依據諸本校訂，附加校注等，或由御蘭本所爲，如此判斷，大致妥當。黃氏[117]亦將御蘭本，與王冰及金元諸家所引《針經》佚文校勘，結果不相吻合，故云不可確定爲《針經》真本。

以上鵜飼石齋與御薗常斌編纂之書，目的及方法皆異，而結果則具有追溯《針經》九卷舊貌之價值，其歷史意義應當給予評價。

第七節　總　　括

《靈樞》確立針灸治療根幹，一部十二經脈學說之中國醫學古典，針灸相關分野之外，亦可見較《素問》有所進展之內容與理論。據推定，《素問》之後，至東漢二世紀前後，參照先秦以來基礎文獻群編纂而成。與《素問》同樣，以黃帝與臣下問答爲主要形式編寫，故後世將其與西漢"《黃帝內經》"相聯係。但先秦、西漢至東漢之間文獻傳承，絕非如此單純。

該書編纂當初似爲九卷本，三世紀初曾稱作《九卷》，但並未冠以"黃帝"或"內經"之名。其後，四世紀後葉，《甲乙經》序始稱"《針經》九卷"，並將其與"《素問》九卷"合併，方符《漢書·藝文志》"《黃帝內經》十八卷"之說。初唐，首次校定冠以"黃帝"之《黃帝針經》九卷，醫疾令規定爲針生必習書、考試書，奈良及新羅時代律令制度亦仿效採用。初唐之《太素》楊上善注，及中唐之《外臺秘要方》所引"《九卷》"，或中唐《素問》王冰注所引"《靈樞經》""《針經》"等佚文，尚有與現行《靈樞》近似內容。王冰《素問》序改編《甲乙經》序說，主張《素問》《靈樞》各九卷，即指《漢書·藝文志》所載"《黃帝內經》十八卷"，並成爲其後《針經》改稱《靈樞》之原因。

然而，唐宋間局勢混亂，導致《針經》等傳承淹晦。北宋天聖令沿用部分唐令規定，仍作爲針學（針生）必習書，但未指定爲考試書。校正醫書局亦將《靈樞》作爲校刊預定書，但因殘本而未予刊行。《太平御覽》曾長篇引用宋初《針經》內容，與現行《靈樞》基本同文。

北宋後期元祐年間，舊法派執掌政權，此時王欽臣自派遣國高麗歸還，任秘書省副首長，此時或向政府建議，將已亡佚書籍編成《所求書目錄》，一〇九一年交付高麗使節。其中記載"《黃帝針經》九卷"。翌年(1092)十一月,高麗國進奉使攜來多數宋亡佚書,同年十二月秘書省開始謄寫校正。翌年(1093)一月,王欽臣就任秘書省首長,將高麗進獻並似屬唯一足本之《黃帝針經》上進刊行。依遵詔敕,於秘書省校對、詳定,尚書工部彫板,國子監摹印施行。

現行《靈樞》一部分經文下,見"一作"等夾注,似屬秘書省校對結果。因屬政府刊行書籍,必當附加王欽臣序跋及秘書省、國子監列銜、牒文,每卷首銜名等。而改訂經文等所謂"校正",似乎並未實行。此即元祐本《針經》九卷。

哲宗時期新法派親政,始自一○九四年,舊法派皆遭左遷,王欽臣亦屬其中一人。繼之徽宗時代,新法派仍然壓制舊法派,直至北宋末期。故元祐本似未得重印,而一○九三年國子監刷印,或屬唯一印本。其後,元祐本書版無疑遭金軍略奪。

自北宋末期至南宋初期,及金元時代醫書,多見引用"《(黃帝)針經》",實屬接受元祐本影響。其佚文大致與現行《靈樞》相對應,篇名、篇順亦基本相同。已知其特徵,即每九卷皆以一~九篇編次。

一方,與《針經》類似之別書《靈樞經》九卷,出現於徽宗時代。該《靈樞經》偽飾成王冰時代之中國古傳本,似乎由著名道士或相關者,利用元祐本等編纂而成。然而,最後見於《宋史》著錄,其後亡佚。

或因北宋未曾重印元祐本,故南宋初期政府藏書中僅存偽經《靈樞經》。他方,依據現行《靈樞》史崧序,其將家藏《靈樞》九卷改編成二十四卷,獻上南宋政府,一一五五年由國子監刊行。但此年之後,目錄書著錄"《黃帝針經》九卷",故史崧獻上本,無疑屬於元祐本系《黃帝針經》九卷。史崧雖獻上《針經》,但仍有難以明言之理由。其序中所言"名醫",即高宗侍醫王繼先一門,爲再現王冰序所云"《黃帝內經》",而將與《素問》二十四卷合刻之《針經》九卷,改名、改編成《靈樞》二十四卷。

繼先等覆刻新校正本《補注黃帝內經素問》,爲表示與《靈樞》

合刻而冠以"重廣",則題"重廣補注黃帝内經素問"。"《黃帝針經》"改稱"《黃帝内經靈樞》",但欲説明"《内經》"即"《素問靈樞經》",故合刻而衍生出"《黃帝内經集注》"之意,遂《靈樞》卷二似題"黃帝素問靈樞經集注"。自此,爲王冰所謂《靈樞》屬"《黃帝内經》"一部分之説,賦予"書名上根據",致使現行《靈樞》得以誕生。又史崧序所記每卷末附加音釋,與繼先等並無干係,而字音及校注,僅見秘書省有所參與跡象。史崧所謂校正亦並非徹底,經文幾乎完全依照元祐本。

當時,王繼先及結義兄弟宰相秦檜,促使南宋與金締結"紹興和議",而遭左遷之反對和議者"華夷思想"開始擡頭。如此狀況下出版《靈樞》,必須嚴密隱蔽其底本源自東夷齎入本之證據。因此,繼先等不僅改變書名、卷數,而且明言以元祐本爲底本之王欽臣序跋及北宋列銜、牒文,並每卷首銜名,似乎皆被刪除。同時,於書頭附加二十四卷總目,甚至刪除每卷首原有篇目。而且,一一六一年王繼先遭彈劾、流放,故其後重印或再版紹興本時,刪除繼先等序跋、列銜等。又南宋藏書目無視紹興本之存在,與刊行相關之政府機關記錄等一律抹消。因此,紹興本之存在與實態,隱晦於闇莫之中,時至今日,對於《靈樞》之來歷,仍沉陷於混沌誤解之中。

現行《靈樞》諸本,無疑皆以紹興本爲祖本。現存最古版本即元古林書堂本,將二十四卷再編爲十二卷,卷末音釋移至篇末。明代曾經出版源自古林本之諸本,現在仍以其爲底本。

日本江户前中期,有摘録《類經》内容再編九卷本,頗爲流行。幕末《經籍訪古志》將明無名氏仿宋二十四卷本作爲最善本著録,該本一九八七年以後數度影印出版。

古林本與無名氏本對校、討論結果,認爲兩本並非親子關係,又發現均具有僅見於元版之特徵。即兩本屬於兄弟關係,均係翻刻紹興本系未詳元版。又,無名氏本,明嘉靖後期偽裝仿宋並刻版。但無名氏本俗字、誤字仍少於古林本,具有一定善本性質。

依據以上討論,大致總清現行《靈樞》傳承形跡,直線逆向追溯,即無名氏本→未詳元版→紹興本→元祐本→高麗、新羅本→唐政府本。歷經千數百年流傳,與《素問》同樣,曾經蒙受唐宋間頻仍戰亂,北宋權勢傾軋,以及金軍入侵,更加南宋政權鬥爭影響等重重災難。若高麗齎入本、王欽臣、史崧、王繼先及元明版諸條件缺少其一,無疑該書則將亡佚無蹤可尋,堪稱奇迹。而且現存本與《素問》所存校刊關係,依據史書、目録書等記載,其傳承史終究得以縷述。

作爲祖本之唐政府本,於初唐七世紀中期校定,其内容大致未經民間傳寫或改寫,直至傳承於今。似屬唐政府本以前之《九卷》本,其佚文乃至篇名亦與現行《靈樞》一致,實屬中國醫學古典之例外,當以"幸運"一詞喻之。當然或曾由唐政府及歷代各本作少許"校定",必然導致文脈發生變化及出現訛字。然而,較之《素問》《傷寒論》等古典,其衍化、訛誤相當輕微。可以推斷,該書極大程度上保存着唐代或唐以前舊貌,實屬罕見之書,亦當稱之爲《靈樞》貴重特徵。若以第一至第九篇篇名下所附記"法天~法野"爲其特徵之一,則可看作屬於極其早期文獻痕迹。

文獻及注釋

[1] 多紀元胤著,郭秀梅、岡田研吉校譯,《醫籍考》23~26頁,北京,學苑出版社,2007。

[2] 藤山和子,《<黃帝内經素問>の寸口診について》,《お茶の水女子大學人文科學紀要》49卷1~13頁,1996。

[3] 宮下三郎,《<靈樞經>と苦手》,《傳統科學》2卷45~52頁,漢陽大學校韓國傳統科學研究所,1981。《日本國語大辭典》10卷389頁,東京,小學館,2001。

[4] 〔傳〕皇甫謐,《黃帝三部針灸甲乙經序》(黃龍祥,《黃帝針灸甲乙經(新校本)》前附,北京,中國醫藥科技出版社,1990)云:"……按《七略·藝文志》,《黃帝内經》十八卷,今有《針經》九卷,《素問》九卷,二九十八卷,即《内經》也""其學皆出於《素問》,論病精微。《九卷》是原本經脈,其義深奧,不易覺也"。

[5] 丸山昌朗,《針灸醫學と古典の研究》262~275頁,大阪,創元

社,1977。

[6] 武田時昌,《灸經から針經へ——黎明期の中國醫學とその史的展開》,田中淡編《中國技術史の研究》555~598頁,京都大學人文科學研究所,1998。

[7] 猪飼祥夫,《中國醫學史稿⑬黃帝内經の成立》,《針灸 OSAKA》12卷1號80~88頁,1996。

[8] 廖育群,《今本<黃帝内經>研究》,《自然科學史研究》7卷4期367~374頁,1988。

[9] 仲景序"傷寒卒病論集"(明趙開美本《〔宋板〕傷寒論》,傷寒、金匱編刊小委員會《〔善本翻刻〕傷寒論、金匱要略》張仲景自序一,東京,日本東洋醫學會,2009)云:"……乃勤求古訓,博采衆方,撰用《素問》《九卷》《八十一難》《陰陽大論》《胎臚藥録》并《平脈辨證》,爲《傷寒雜病論》,合十六卷。"

[10] 王叔和,《脈經》(小曽户洋等,《東洋醫學善本叢書7》影印、明仿宋何大任本,大阪,東洋醫學研究會,1981)卷三,經文出典記云"右《素問》《針經》、張仲景"等。同本 7-29a-3《病不可刺證第十二》亦見夾注云〔出《九卷》〕。

[11] 魏收,《魏書》1970頁,北京,中華書局,1974。

[12] 丸山裕美子,《北宋醫疾令による唐日醫疾令の復元試案》,《愛知縣立大學日本文化學部論集》第1號(歷史文化學科編)21~40頁,2010。丸山裕美子,《律令國家と醫學テキスト—本草書を中心に》,《法史學研究會會報》11號25~41頁,2007。丸山裕美子,《日唐醫疾令の復元と比較》,《日本古代の醫療制度》1~40頁,東京,名著刊行會,1998。

[13] 魏徵等,《隋書》1040頁,北京,中華書局,1973。

[14] 難波恒雄,《千金方藥注 附・真本千金方》119頁,東京,醫聖社,1982。云:"凡欲爲大醫,必先須諳《甲乙》《素問》《黃帝針經》《明堂流注》……"

[15] 篠原孝市、山邊浩子,《<黃帝内經太素>楊上善注所引書名人名索引》,《東洋醫學善本叢書8》133~134頁,大阪,東洋醫學研究會,1981。

[16] 三木榮,《〔補訂〕朝鮮醫學史及疾病史》13~15頁,京都,思文閣出版,1991。

[17] 李隆基等,《大唐六典》卷十四(299頁,西安,三秦出版社,1991)云:"太醫令掌諸醫療之法,丞爲之弍。其屬有四,曰醫師、針師、按摩師、呪禁師,皆有博士以教之。其考試登用如國子監之法。〔諸醫針生讀本草者……讀明堂者……讀脈訣者……讀《素問》《黃帝針經》《甲乙經》,皆使精熟

……)"

[18] 真柳誠,《中國醫籍記録年代總目録(十六世紀以前)》,吉田忠、深瀬泰旦《東と西の醫療文化》17~51頁,京都,思文閣出版,2001。

[19] 宋版《外臺秘要方》,《東洋醫學善本叢書4》28頁上段1-7b-2,大阪,東洋醫學研究會,1981。

[20] 菅野真道等,《續日本紀》卷二十(《〔新訂增補〕國史大系》2卷243頁,東京,吉川弘文館,1935)天平寶字元年十一月癸未敕云:"頃年諸國博士、醫師多非才,記載修學之書。其須講……醫生者《大(太)素》《甲乙》《脈經》《本草》,針生者《素問》《針經》《明堂》《脈決》……"

[21] 菅原清公等,《令義解》卷八(《〔新訂增補〕國史大系》普及版279頁,東京,吉川弘文館,1974)云:"醫、針生各分經受業。醫生習《甲乙》《脈經》《本草》,兼習《小品》《集驗》等方。……針生習《素問》《黄帝針經》《明堂》《脈決》,兼習《流注》、《偃側》等圖、《赤烏神針》等經〔謂《素問》三卷、《黄帝針經》三卷、《明堂》三卷、《脈決》二卷、《流注經》一卷、《偃側圖》一卷、《赤烏神針經》一卷,……〕"

[22] 藤原佐世,《日本國見在書目録》81頁,東京,名著刊行會,1996。

[23] 劉昫等,《舊唐書》2047頁,北京,中華書局,1975。

[24] 歐陽修等,《新唐書》1565頁,北京,中華書局,1975。

[25] 丹波康賴,《醫心方》(安政版影印本)2-44a-1,臺北,新文豐出版公司,1976。

[26] 程錦,《唐醫疾令復元研究》,天一閣、中國社會科學院歷史研究所天聖令整理課題組《天一閣藏明鈔本天聖令校證》551~580頁,北京,中華書局,2006。

[27] 錢東垣,《崇文總目輯釋》,許逸民等《中國歷代書目叢刊》第一輯上127頁,北京,現代出版社,1987。

[28] 晁公武,《郡齋讀書志》,《中國歷代書目叢刊》第一輯下1108頁,北京,現代出版社,1987。

[29] 史崧,《黄帝内經靈樞序》,島田隆司等《素問、靈樞》211頁,東京,日本經絡學會,1992。

[30] 岡西爲人,《宋以前醫籍考》32、208頁所引,臺北,古亭書屋,1969。

[31] 趙士煒,《中興館閣書目輯考》,《中國歷代書目叢刊》第一輯上432頁,北京,現代出版社,1987。

[32] 脫脫等,《宋史》5303頁,北京,中華書局,1977。

[33] 仁和寺本《太素》影印本(《東洋醫學善本叢 1~3》,大阪,東洋醫學研究會,1981)於卷次、頁、第幾行,表示引用"《九卷(經)》"文。如下:2-48-1,3-56-3,3-56-6,3-58-3,10-4-1,10-8-7,10-13-1,10-18-7,14-56-7,14-57-5,14-57-6,15-44-1,19-56-2,25-31-2,25-40-7。明版最古現傳《甲乙經》小字夾注中,亦偶見與"《九卷》"對校等記載(後揭文獻[41]),但夾注附加年代未詳,難以作爲討論資料。

[34]《素問》1-3a-8 新校正注:"漢張仲景及西晉王叔和《脈經》,只爲之《九卷》(今本《脈經》經文云《針經》,宋臣注稱《九卷》。前揭注[10]),皇甫士安(謐)名爲《針經》,亦專名《九卷》。楊玄操云:《黃帝内經》二帙,帙各九卷。按《隋書·經籍志》謂之《九靈》,王冰名爲《靈樞》。"17-2a-10 亦云:"詳此注引《針經》曰,與《三部九候論》注兩引之。在彼云《靈樞》,而此曰《針經》,則王氏之意,指《靈樞》爲《針經》也。按今《素問》注中引《針經》者,多《靈樞》之文。但以《靈樞》今不全,故未得盡知也。"

[35] 宮下三郎,《隋唐代の醫療》,藪内清《中國中世科學技術史の研究》260~288 頁,東京,角川書店,1963。王振國、臧守虎,《科舉制度影響下的唐代醫學人材選拔》,《中華醫史雜誌》35 卷 4 期 198~201 頁,2005。

[36] 李隆基等,《大唐六典》卷十/216、217 頁,西安,三秦出版社,1991。

[37] 李昉等《太平御覽》,《四部叢刊三編》影印宋本 1964 頁,臺北,臺灣商務印書館,1980。又《太平御覽》多依據唐代六二四年《藝文類聚》(附索引,上海古籍出版社,1982),其中未見該佚文。

[38]《新校備急千金要方序》云:"……如《素問》《九墟》《靈樞》《甲乙》《太素》《巢源》、諸家本草、前古脈書、《金匱玉函》《肘後備急》《謝士秦刪繁方》《劉涓子鬼遺論》之類,事關所出,無不研核。……"《校定脈經序》云:"……今則考以《素問》《九墟》《靈樞》《太素》《難經》《甲乙》、仲景之書,并《千金方》及《翼》,説脈之篇以校之,除去重複,補其脱漏。……"《新校正黃帝針灸甲乙經序》云:"……令取《素問》《九墟》《靈樞》《太素經》《千金方》及《翼》《外臺秘要》諸家善書校對,玉成繕寫,……"又,龐安時傳云:"已而病聵,乃益讀《靈樞》《太素》《甲乙》諸秘書,凡經傳百家之涉其道者,靡不通貫"(脱脱等,《宋史》13521 頁,北京,中華書局,1977)。

[39] 艾晟,《經史證類大觀本草》(影印柯逢時本)582 頁,東京,廣川書店,1970。

[40]《難經集注》所引《靈樞經》,《三十一難》虞注引文,與今本《靈樞·營衞生會》篇大致相應。《三十四難》丁注引文,與今本《本神》篇及《九針論》

稍同。《六十六難》“井滎俞經合圖”引文與今本《邪客》篇完全相應。《五十七難》虞注所引“《靈樞·病總》”文,與今本《論疾診尺》篇大致相應(大致與《素問·生氣通天論》相應),但今本無“病總”篇名。所引《針經》見於《二十八難》《三十一難》《六十六難》虞注,但大多未見今本《靈樞》,故或引自《玉匱針經》。

〔41〕篠原孝市、山邊浩子《<素問>割注所引書名人名索引》,篠原孝市等《<針灸甲乙經>割注所引書名人名索引》,《東洋醫學善本叢書8》135～145、510～515頁,大阪,東洋醫學研究會,1981。

〔42〕鄭麟趾等,《高麗史》卷十/150頁,東京,國書刊行會,1908。宋政府所求之中,有以下十一種醫藥書。《王方慶園亭草木疏》二十七卷,《古今錄驗方》五十卷,《張仲景方》十五卷,《深師方》(無卷數),《黃帝針經》九卷,《九墟經》九卷,《小品方》十二卷,《陶隱居效驗方》六卷,《桐君藥錄》二卷,《黃帝大(太)素》三十卷,《名醫別錄》三卷。

〔43〕三木榮,《〔補訂〕朝鮮醫學史及疾病史》49～50頁,京都,思文閣出版,1991。三木氏對宋政府所求(注〔42〕)十一種書詳加考證。

〔44〕宋版《外臺秘要方》(文獻〔19〕)39-10b-9,雖爲大字,但作爲宋臣(或孫兆)注,僅見一次,云“謹按,《銅人針經》《甲乙經》《九墟經》並無五藏所過爲原穴”。故《九墟經》係宋政府藏書,宋臣似乎既知屬於記載孔穴之書。《素問》新校正注屢引用《太素》,但《九墟》僅兩次引用〔41〕。現傳本《甲乙經》偶見〔《九墟》作……〕〔《九墟》云……〕注記〔41〕。又宋版似有《〔華佗〕玄門脈訣內照圖》,其卷上喉嚨,引用《九墟》(高文鑄等,《華佗遺書》177頁,北京,華夏出版社,1995)。又《永樂大典》(1408)卷11077“髓”總敘中引《靈樞·海論》,與此類似,但引用別本內容《九墟》及《藏經》(蕭源等,《永樂大典醫藥集》651頁,北京,人民衛生出版社,1986)。可知,《九墟》與《靈樞》及《素問》屬同系書,至《永樂大典》時代,或仍有部分內容傳存。

〔45〕《宋史》(脫脫等,14048頁,北京,中華書局,1977)記載:“(元祐)七年,遣黃宗愨來獻《黃帝針經》,請市書甚眾。禮部尚書蘇軾言:高麗入貢,無絲髮利而有五害,今請諸書與收買金箔,皆宜勿許。詔許買金箔,然卒市《冊府元龜》以歸。”

〔46〕《續資治通鑑長編》(李燾撰,卷四百七十八/11393頁,北京,中華書局,1985)云:“(元祐七年〔1092〕十一月)甲申(五日),高麗國進奉使、通議大夫、兵部尚書黃宗愨,副使、中大夫、尚書工部侍郎柳伸入見。”

〔47〕《宋會要輯稿》職官一八之一二、一三(徐松輯,北京,中華書局影

印本 2746~2747 頁,1957)云"(元祐七年十二月)十九日,秘書省言:高麗國近日進獻書冊,訪聞多是異本,館閣所無,乞暫賜頒降,付本省立限謄本。乞即時進納元本,別裝寫秘閣黃本書收藏。詔降付秘書省,仍令本省謄寫校正二本送中書省、尚書省,及別謄寫校正二本送太清樓、天章閣收藏。"

[48] 脫脫等,《宋史》335 頁,北京,中華書局,1977。

[49] 徐松,《宋會要輯稿》崇儒五之二七/2246 頁,北京,中華書局,1957。

[50] 王應麟等,《玉海》卷六十三《天聖針經》(1197 頁),江蘇古籍出版社、上海書店,1987。

[51] 李燾,《續資治通鑑長編》卷四百八十/11425~11426 頁,北京,中華書局,1985。

[52] 《宋朝事實類苑》(江少虞撰,397~398 頁,上海古籍出版社,1981)云:"哲宗時,臣寮言:竊見高麗獻到書,內有《黃帝針經》九卷。據《素問》序稱,《漢書·藝文志》'《黃帝內經》十八篇'。《素問》與此書各九卷,乃合本數。此書久經兵火,亡失幾盡,偶存於東夷。今此來獻,篇袟具存,不可不宣布海內,使學者誦習。伏望朝廷詳酌,下尚書工部,雕刻印板,送國子監依例摹印施行。所貴濟眾之功,溥及天下。有旨,令秘書省選奏通曉醫書官三兩員校對,及令本省詳定訖,依所申施行。"

[53] 徐松,《宋會要輯稿》選舉九之三/4384 頁,北京,中華書局,1957。

[54] 脫脫等,《宋史》9814~9817 頁,北京,中華書局,1977。

[55] 譬如《蘇軾詩集》(孔凡禮點校,2196 頁,北京,中華書局,1982)"和陶桃花源并引"中有"王欽臣仲至(字欽臣)謂余曰。吾嘗奉使過仇池,有九十九泉,萬山環之,可以避世如桃源也"。

[56] 羅家祥,《朋黨之爭與北宋政治》242~251 頁,武漢,華中師範大學出版社,2002。

[57] 黃宗羲(全祖望補修,陳金生、梁運華點校),《宋元學案》卷九十六/3149 頁,北京,中華書局,1986。

[58] 傷寒、金匱編刊小委員會,《〔善本翻刻〕傷寒論、金匱要略》12~16 頁,東京,日本東洋醫學會,2009。

[59] 傷寒、金匱編刊小委員會,《〔善本翻刻〕傷寒論、金匱要略》410 頁,東京,日本東洋醫學會,2009。

[60] 田概纂《京兆金石錄》六卷,王欽臣元豐五年序(《直齋書錄解題》卷八),韋應物著《韋蘇州集》十卷亦序(《天祿琳琅書目》卷六)。又,自著

《廣諷味集》五卷(《直齋書録解題》卷二十),將父王洙之言,編纂成《王氏談録》,收録於《四庫全書》。

[61] 余嘉錫,《四庫提要辨證》625~632 頁,香港,中華書局分局,1974。

[62] 松木きか,《北宋の醫書校訂について》,《日本中國學會報》48 集164~181 頁,1996。

[63] 錢超塵,《<靈樞>名義解詁》,《黄帝内經研究大成》9~14 頁,北京出版社,1997。

[64] 成建軍,《宋金以來<靈樞>的版本流傳》,《山東中醫藥大學學報》23 卷 4 期 210~216 頁,1999。

[65] 錢超塵、馬志才,《<靈樞>命名簡考》,《中醫文獻雜誌》2000 年增刊號 26~29 頁,2000。

[66] 小曽户洋、真柳誠,《和刻漢籍醫書集成》第 1 輯所收《素問入式運氣論奥》13 頁,東京,エンタプライズ,1988。

[67] 趙佶(徽宗),《聖濟經》79、118 頁,北京,人民衛生出版社,1990。

[68] 徽宗敕撰《聖濟總録》,據文化十至十三年(1816)江户醫學館木活字本(東京温知堂矢數文庫藏)。

[69] 岡西爲人,《宋以前醫籍考》442~445 頁,臺北,古亭書屋,1969。

[70] 許叔微,《許叔微傷寒論著三種》(《張仲景注解傷寒百證歌》64 頁,《傷寒九十論》7 頁),北京,商務印書館,1959。

[71] 《和刻漢籍醫書集成》第 16 輯所收,東京,エンタプライズ,1992。

[72] 《和刻漢籍醫書集成》第 2 輯所收,東京,エンタプライズ,1988。

[73] 李東垣,《東垣試效方》,上海科學技術出版社,1984。

[74] 真柳誠,《<東垣十書>解題》,《和刻漢籍醫書集成》第 6 輯解説 3 頁,東京,エンタプライズ,1989。

[75] 真柳誠,《<傷寒明理論><傷寒名理藥方論>解題》,《和刻漢籍醫書集成》第 1 輯解説 2 頁,東京,エンタプライズ,1988。

[76] 真柳誠,《<素問玄機原病式><黄帝素問宣明論>解題》,《和刻漢籍醫書集成》第 2 輯解説 8 頁,東京,エンタプライズ,1988。

[77] 真柳誠,《<内外傷辨惑論><脾胃論><蘭室秘藏>解題》,《和刻漢籍醫書集成》第 6 輯解説 22~36 頁,東京,エンタプライズ,1989。

[78] 真柳誠,《<湯液本草><此事難知>解題》,《和刻漢籍醫書集成》第 6 輯解説 37~44 頁,東京,エンタプライズ,1989。

[79] 《辨惑》引文云:"《黄帝針經解》云:適飲食不節勞役所傷,濕從下

受之。謂脾胃之氣不足,而反下行。極則衝脈之火逆而上,是無形質之元氣受病也。"

[80] 真柳誠,《龍谷大學大宮圖書館和漢古典籍貴重書解題(自然科學之部)》21 頁,京都,龍谷大學,1997。

[81] 脱脱等,《宋史》5318 頁,北京,中華書局,1977。

[82] 真柳誠、小曾户洋,《金代の醫藥書(その1)》,《現代東洋醫學》10 卷 3 號 101~107 頁,1989。

[83] 李萬健,《中國著名藏書家傳略》23 頁,北京,書目文獻出版社,1986。

[84] 真柳誠,《臺灣訪書志Ⅱ "國家圖書館〔臺北〕"所藏の醫藥古典籍(10)》,《漢方の臨床》55 卷 1 號 191~197 頁,2008 年。該本係幕府針醫官山崎家(寄所寄樓)藏本,《經籍訪古志》作爲"元板"著錄,楊守敬明治來日,獲得此書。其後流入劉世珩之手,其所書題記仍引用《經籍訪古志》,提出金版説,云"又獲此金平水原本,今並刻之"並復刻。即清宣統元年(1909)影刻之"景金大定本"。該影刻本之影印本(北京,人民衛生出版社,1955;北京,中國書店,1987)亦仍稱爲"景金大定本"。但其底本即"國家圖書館〔臺北〕"本實爲元版之事實,不僅《經籍訪古志》,且阿部隆一《中國訪書志》(1983)、小曾户洋(《漢方の臨床》41 卷 9 號,1994)、國家圖書館特藏組編《國家圖書館館善本書志初稿》(1998)等皆考證斷定,無須質疑。

[85] 真柳誠,《<儒門事親>解題》,《和刻漢籍醫書集成》第 2 輯所收解説 2~10 頁,東京,エンタプライズ,1988。

[86] 王應麟等,《玉海》卷六十三《黃帝靈樞經》(1190 頁),江蘇古籍出版社、上海書店,1987。

[87] 會谷佳光,《<秘書省續編到四庫闕書>の成書と改定》,《東方學》106 輯 66~80 頁,2003。

[88] 《宋秘書省續編到四庫闕書目》卷二第八十二葉,《中國歷代書目叢刊》第一輯上 341~346 頁,北京,現代出版社,1987。

[89] 岡西爲人,《宋以前醫籍考》64 頁,臺北,古亭書屋,1969。

[90] 筆者未將元版《銅人腧穴針灸圖經》所引"《靈樞(經)》"作爲討論對象。但黃龍祥指出,該書所引用"《靈樞》"佚文之一部分,與現行本不符,而與《素問》注引文相合。但未言及其原因所在。據黃龍祥《針灸名著集成》解説"《銅人腧穴針灸圖經》",北京,華夏出版社,1996(日本内經醫學會九篇會 2000 年試譯版 81 頁)。

［91］多紀元胤,《中國醫籍考》44 頁,北京,人民衛生出版社,1983。

［92］李燾,《續資治通鑑長編》卷四百六十五/11122～11124 頁,北京,中華書局,1985。

［93］唐代劍,《宋代道教管理制度研究》96～97 頁,北京,線裝書局,2003。

［94］陳振孫,《直齋書錄解題》347、248 頁,上海,上海古籍出版社,1987。

［95］脫脫等,《宋史》13528～13530 頁,北京,中華書局,1977。

［96］宮川尚志,《林靈素と宋の徽宗》,《東海大學紀要/文學部》24 輯 1～8 頁,1975。

［97］真柳誠、小曽戸洋,《宮内廳書陵部所藏の古鈔本<千金方>——遣唐使將來本による唐代舊態本》,《漢方の臨床》44 卷 5 號 562～564 頁,1997。真柳誠、小曽戸洋,《宋改を經ない<千金方>の古版本二種》,《漢方の臨床》44 卷 12 號 1514～1516 頁,1997。

［98］衣川強,《秦檜の講和政策をめぐって》,《東方學報》45 卷 245～294 頁,1973。

［99］岡西爲人,《宋以前醫籍考》4～5 頁,臺北,古亭書屋,1969。

［100］岡西爲人,《宋以前醫籍考》262 頁,臺北,古亭書屋,1969。

［101］孫思邈,《備急千金要方》(影印江戶醫學館仿宋本)423 頁,北京,人民衛生出版社,1982。

［102］王叔和《脈經》,《東洋醫學善本叢書 7》影宋版 33 頁,大阪,東洋醫學研究會,1981。

［103］于敏中、彭元瑞等,《天祿琳琅書目　天祿琳琅書目後編》,許逸民等《中國歷代書目題跋叢書》第二輯 496～499 頁,上海古籍出版社,2007。

［104］澀江全善、森立之等《經籍訪古志》,大塚敬節、矢數道明《近世漢方醫學書集成 53》影印本 390～391 頁,東京,名著出版,1981。

［105］小島尚真,《醫籍著錄》3 葉右面,自筆寫本,臺北,故宮博物院藏,故觀 13997 號。

［106］内閣文庫,《内閣文庫漢籍分類目録》189 頁上段,東京,國立公文書館内閣文庫,1956。

［107］真柳誠,《臺灣訪書志Ⅱ　“國家圖書館〔臺北〕”所藏の醫藥古典籍(2)》,《漢方の臨床》54 卷 5 號 867～872 頁,2007。

［108］據筆者 2003 年 8 月 28 日實地調查記錄。岡西爲人(《中國醫書本草考》11 頁,大阪,南大阪印刷センター,1974)記"其後獲得此刊本,精查

結果,得以確認顧從德與素問一同刊行之書",其實即爲筆者所調查之無名氏合刻本。中國醫科大學圖書館現藏書中,未存真正顧從德本《素問》,故岡西氏無法與顧本原書相比較,而將無名氏《素問》《靈樞》合刻本誤認爲顧從德所刊本。

[109] 中國古籍善本書目編輯委員會,《中國古籍善本書目》子部檢索表三十九葉左面,上海古籍出版社,1994。

[110] 薛清録,《中國中醫古籍總目》24 頁,上海辭書出版社,2007。

[111] 小曾户洋,《中國醫學古典と日本》139～140 頁,東京,塙書房,1996。

[112] 宮川浩也,《<靈樞講義>原本校正表》,島田隆司等《素問、靈樞》403～406 頁,東京,日本經絡學會,1992。

[113] 真柳誠、友部和弘,《中國醫籍渡來年代總目録(江户期)》,《國際日本文化研究センター紀要/日本研究》7 號 173 頁,1992。

[114] 小曾户洋,《中國醫學古典と日本》86～88 頁,東京,塙書房,1996。

[115] 國立國會圖書館圖書部,《國立國會圖書館漢籍目録》355 頁,東京,國立國會圖書館,1987。

[116] 谷田伸治,《新資料<黃帝内經針經>御薗常斌奉敕校訂本の紹介——宮内廳舊藏,國立國會圖書館所藏》,《漢方の臨床》40 卷 3 號 459～477 頁,1993。

[117] 黃龍祥,《中國針灸學術史大綱》160～161 頁,北京,華夏出版社,2001。

第三章 《難經》概说

日　實實虛虛
損不足而益有餘
此者中工之所害也

《難經·八十一難》

第一節　概　要

　　《難經》全卷八十一章,以問答形式論述,與《靈樞》八十一篇(現《素問》缺兩篇爲七十九篇)構成相同。現行《難經》各章篇幅較短,並無篇名,僅以"一難"至"八十一難"命名。問答者亦無黄帝、岐伯等名。一般正稱爲《黄帝八十一難經》,但稱《八十一難經》《八十一難》《難經》者較多。因自古以來,既已認定非屬《漢書·藝文志》所謂"《黄帝内經》"直系書籍。一方,《八十一難》列舉八十一疑難,採用解説形式論述。疑問以"經言""經曰"提出,或省略而直接提問,其一部分内容見於現行《素問》《靈樞》,其他疑難亦與兩書所論具有較高相關性。

　　後述《難經集注》中,前附初唐楊玄操序,因原本八十一章編次缺乏一貫性,故"類例相從"改編順序而成十三篇。據序後目録(綱目),則類例相從而成十三篇,按以下内容分類。

　　①一~二十四難:經脈診候;②二十五~二十六難:經絡大數;③二十七~二十九難:奇經八脈;④三十~三十一難:榮衛三焦;⑤三十二~三十七難:藏府配像;⑥三十八~四十七難:藏府度數;⑦四十八~五十二難:虛實邪正;⑧五十三~五十四

難;藏府傳病;⑨五十五～五十六難;藏府積聚;⑩五十七～六十難;五泄傷寒;⑪六十一難;神聖工巧;⑫六十二～六十八難;藏府井俞;⑬六十九～八十一難;用針補瀉。

然而據《醫籍考》記載,因該分類頗爲煩瑣,多紀元胤認爲,元吳文正公(吳澄)所作以下六種分類,條理區別,較爲得當,載於自著《難經疏證》解題末尾[1]。

①一～二十二難:論脈;②二十三～二十九難:論經絡;③三十～四十七難:論藏府;④四十八～六十一難:論病;⑤六十二～六十八難:論穴衛;⑥六十九～八十一難:論針法。

總之,《難經》系統性論述與《素問》《靈樞》相近似古典醫學内容。廖氏[2]指出,《難經》所見尺寸脈診、奇經八脈、三焦無形、病候腧穴論等,多屬《素問》《靈樞》兩書所未載之新説。併用諸新説,形成醫論體系,使《素問》《靈樞》各篇之間矛盾性記述得以發展性解決。張氏等[3]斷定,《四十二難》所載臟腑、器官形狀、重量容積等,皆依據人體解剖記述。山田氏[4]推定,《漢書·王莽傳》新朝天鳳三年(16)載有解剖王孫慶之記事,然《四十二難》必定參照當時解剖記録而成。該書未見灸法相關記載,但以尺寸脈診爲基礎,創編簡便針治療基本邏輯與技法(經脈、孔穴之補瀉)體系。作爲古典之一,自古即與《素問》《靈樞》共同廣爲傳習。《傷寒論》《金匱要略》中亦轉引其相關内容,可謂中國古典醫學研究必要文獻。

第二節 成 書

該書所載新説及解剖記録,更將五行論應用於五味説[5]等,各章内容較之《素問》《靈樞》皆有所發展,全書構成亦具一貫性。又,書中論述自西漢既已普及之金屬針法,但未言及始於秦以前之灸法。三世紀初或前期,《傷寒論》序文記載"《八十一難》",三國時代二三九年頃,《難經》呂廣注本出現。據此分析,該書大約成書於東漢二世紀中後期,由一人或同一流派撰述而成。

又，楊玄操注本及《難經》王勃序認爲，作者爲生活於戰國時代（前475—前221），傳説名醫秦越人（扁鵲）。王勃序記述秦越人編撰前後至唐代傳承過程[6]，頗顯荒誕，非屬史實。據多紀元胤推測[6]，三世紀吕廣注本，既已稱爲扁鵲所作。其傳承或緣起於《史記·扁鵲倉公列傳》[7]，據載，淳于意（倉公）於西漢高后八年（前180），師事七十餘歲之陽慶，受傳"黃帝、扁鵲之脈書，五色診病"。然而，"扁鵲之脈書"與《難經》相互關聯，東漢以前史書未見記載，但假托扁鵲之名。《漢書·藝文志》（圖0-1）著録西漢"《扁鵲内經》九卷，《（扁鵲）外經》十二卷"，遂之便出現與《難經》相關説，但可以取證之資料，至今皆無。《漢書》成書於一世紀，故《難經》編成時期即假托扁鵲之名，或由當時扁鵲流派所爲。

第三節　傳　承

最早提及該書者，即現行《傷寒論》所謂張仲景自序"《傷寒卒病論集》"，"乃勤求古訓，博采衆方，撰用《素問》《九卷》《八十一難》《陰陽大論》《胎臚藥録》"[8]。此"《八十一難》"是否與現行《難經》同一體系，該序文是否確爲張仲景所作，異論頗多。據序文内容推測，東漢末，或東漢結束之際，張仲景所編《傷寒雜病論》，似爲現行《傷寒論》之雛形，但可以提供證據之史書等記載皆無。而現行《傷寒論》平脈法及傷寒例中，偶見與現行《難經》相同術語或近似病理觀。現行《金匱要略》第一篇卷首文"上工治未病，何也。……"顯然習用現行《難經·七十七難》"上工治未病，中工治已病者，何謂也。……"内容。《七十七難》亦自現行《靈樞·逆順》篇"上工治未病，不治已病"發展而成。依此推論，三世紀初，仲景亦曾參用《八十一難》，其本或與現行《難經》之祖本有一定關係。

之後，西晉皇甫謐（215—282）《帝王世紀》記述："黃帝有熊氏，命雷公、岐伯，論經脈傍通，問難八十一爲《難經》。"[9]稍早於皇甫謐，即三世紀前中期，王叔和編纂《脈經》，其卷一至卷六中記載較多與《難經》相對應條文。小曾户氏已有詳細分析[10]。可知，皇甫謐西晉時代(266—316)，與現傳本同樣，由八十一章構成之《難經》既已存在。《甲乙經》約編纂於四世紀後半(後述第四章第二節)，篠原氏曾指出，《甲乙經》中引用《難經》内容[11]。又《隋書·經籍志》"《黄帝八十一難》二卷"[12]，《舊唐書·經籍志》"《黄帝八十一難經》一卷〔秦越人撰〕"[13]，《新唐書·藝文志》"秦越人《黄帝八十一難經》二卷"[14]。岡西氏認爲，以上著録諸本或皆屬無注本[15]。

保存無注本《難經》舊貌之珍籍，現收藏於俄羅斯科學院東方研究所聖彼得堡分所圖 3-1Дx. 11538a[16]。該斷簡元爲卷子本部分，據云於敦煌出土，與四至五世紀筆寫《明堂》斷簡 Дx. 11538b上下合綴(於第六章第二節考察)。兩斷簡書寫風貌極其相似，或由同一人書寫、同一年代、同一地點出土。實際上或出土於吐魯番，但無確證，亦從爲敦煌本。

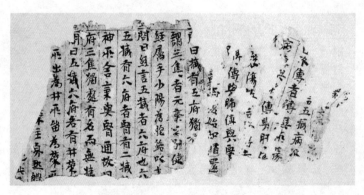

圖 3-1　敦煌本 Дx. 11538a(上海古籍出版社，2000)

最近，沈氏發表文章，認爲 Дx. 11538a 内容與《難經》相對應[17]。即以現行本《五十三難》《三十八難》《三十九難》《二十五難》《六十八難》順序記述，此篇章排列，或係楊玄操將古傳八十一章順序改編成十三篇以前之舊貌。並考證諸多表述，如敦煌本→現行本表述爲"問曰→〇〇難曰，次傳→七傳，元氣→原氣，別使→别"等等變化，認爲皆屬敦煌本古貌。雖然不可完全排除敦煌本改編之可能性，但依四至五世紀抄寫年代而言，必定相當程度上保留着初期《難經》舊貌。實爲至今未知之新見解,故引述沈氏釋文如下。圍文字 沈氏推定爲缺損字,‖爲疊字符號,□爲未詳文字,( )內爲注記或訂正。

□□□原 得(傳?)之/(以上,與現行《難經》對應未詳)

□□□□ 言 五藏病次/

□次傳者,傳其 所勝/

病 傳與肺,‖(肺)傳與肝,‖(肝) 傳/

□□傷, 故言次傳 者/

□ 脾 傳與肺,‖(肺)傳與腎,‖(腎)/

□□□ 竟而復 始,如 循還/ (以上,與現行《五十三難》對應)

問 曰:藏有五,府獨 有/

謂三‖焦‖(三焦,三焦)者,元氣之別使/

經屬手少陽,爲胞絡,弘(以)□/(以上,與現行《三十八難》對應)

問曰:經言五藏者,六府(藏)也。六/

五藏有六府(藏)者,腎有二藏,□/

神所舍,氣與腎通,故 曰/(以上,與現行《三十九難》對應)

府,三焦獨處,有名而無藏/ (以上,與現行《二十五難》對應)

問 曰:五藏六府各有井榮(滎)/

□所出爲井,所留爲榮(滎), 所/

□□□□□ 榮(滎) 主身熱體(體)/

□□□□□□□□ 此 □/ (以上,與現行《六十八難》對應)

一方,依據《醫籍考》[6]著錄可知,中國歷代選述注釋本四十餘部。現在一般通行《難經》亦非無注本,均係有注本。最早注本,見錄於《隋書·經籍志》"《黃帝八十一難》二卷"以下小字注,

〔梁(《七録》,523)有《黄帝衆難經》一卷,吕博(廣)望注,亡〕[12]。此注本成於三國時代吴國二三九年頃[18]。關於作者吕博,多紀元簡指出[19],爲避隋煬帝(楊廣)諱,廣改作博。吕廣注本雖屬殘本,至宋代似仍有流傳,但現已亡佚。

其後,初唐楊玄操以吕廣注本爲底本,附加自注與音義,編纂而成《集注難經》,但此吕楊本亦無傳存。楊玄操著述年代,據閻氏推定[20]及筆者補正(第六章第五節),大致當定於六二一至六三〇年之間。《難經集注》(後詳述)前附楊玄操序"此教所與,多歷年代。非唯文句舛錯,抑亦事緒參差。後人傳覽,良難領會。今輒條貫編次,使類例相從,凡爲一十三篇。仍舊八十一首"。正如玄操序所提上,此"類例相從",即轉用《甲乙經》序"事類相從"。而《甲乙經》此語,抑或轉引《脈經》序之"類例相從"。總而言之,因當時傳本八十一章排列混亂,楊玄操加以改編,而且其順序歷代沿用至今。該史實依據敦煌本,庶幾得以求證。

第四節　版　本

北宋天聖四年(1026)敕令校定《難經》等書,翌年由國子監刊行[21],後皆亡佚。而以其爲底本之注本,北宋時期多有傳存。據岡西爲人(1898—1973)推定[15],南宋諸家所著録本皆屬吕楊本,而天聖校刊《難經》抑或爲吕楊本。北宋注本多存之原因,正如第四章第二節後述,與培育醫官教育相關。三木榮(1903—1992)引《高麗史》卷八所載,文宗十二年(1058)九月,新雕《黄帝八十一難經》及《傷寒論》《張仲卿(景)五臟論》等,擱置秘閣[22]。明示存有高麗刊本。

其後,直至清代,中國注釋本已多達四十餘種。佚書宋代周與權《扁鵲八十一難經辨正條例》及金代紀天錫《集注難經》,皆有小島寶素輯佚本,藏於臺北故宫博物院[23],《難經注解叢刊》(大阪,オリエント出版,1994)中影印收録。日本人著作,可以利用國文學研究資料館日本古典籍總合目錄數據庫,檢索"難經"一詞,則以平安九世紀初出雲廣貞所著《難經開委》(亡)爲嚆矢,大約列出六十一條之多。以下簡述中國兩書,其他注釋本割愛不贅。

一、《難經集注》

北宋諸家注本頗多,但皆散佚無存。其中,丁德用、虞庶、楊康侯三家注,與呂廣、楊玄操注共同收錄於《王翰林集注黃帝八十一難經》(《難經集注》)五卷中。本書不僅輯錄五家注釋,而且經過王惟一及王九思、王鼎象校正,並附加所謂石友諒音釋。可知該書分數階段編纂,曾認爲最終成書於南宋或明代,但據篠原氏推論[24],當完成於一一○○至一二六九年之間。或於此時附加音釋。該書收載呂廣及楊玄操等古注,可稱爲諸注本中之白眉。

其後,中國《難經集注》亡佚,但日本慶安五年(1652)武村市兵衞翻刻本(圖3-2右)現存。而且,林述齋(天瀑)編纂中國散佚而傳存日本之十七種書,名爲《佚存叢書》,於享和三年(1803)出版。其中包括《難經集注》,抑或以慶安本爲底本。明治維新後,《佚存叢書》本還流中國,有人民衞生出版社影印本(1956、1982),民國時代以後亦有活字本。幕府醫官千田恭(子敬)亦曾校正慶安本,其濯纓堂藏版,文化元年(1804)由多紀元簡作序復刻。日本內經醫學會編制附錄濯纓堂本一字索引,於一九九七年影印。《難經古注集成一》(大阪,東洋醫學研究會,1981)影印收錄慶安本,並有大東文化大學人文科學研究所一九九八年度《研究報告書2》所收本(1999),及日本內經醫學會影印本(2007)。

他方,據《經籍訪古志》森約之後注[25],得知幕末元治元年(1864),森立之曾收藏舊鈔本。其明治初影寫本,現屬臺北故宮博物院楊守敬舊藏本[23],《東洋醫學善本叢書26》(大阪,オリエント出版社,1992)影印收錄。近年,東京東洋針灸專門學校獲得

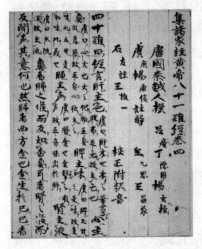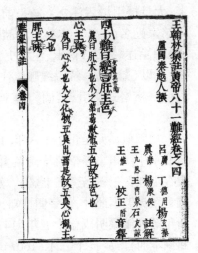

圖 3-2　慶安本（右）（東京，日本内經醫學會，2007）
舊鈔本（左）（東京，北里大東醫研醫史學研究部，2010）

森立之手跋舊鈔原本（圖 3-2 左），由天野、宮川二氏編制附錄詳細
"難經集注舊鈔本校勘表"，彩色影印（東京北里大東醫研醫史學
研究部，2010）。

　　筆者認爲，該本當屬天正年間（1573—1591）所寫，注文爲雙行
小字之特徵，遂不難想象其底本當屬中國刊本。又森立之舊抄本
跋文指出，《難經集注》本來屬古鈔本夾注格式，然江户初期所盛
行之《難經本義》及熊宗立《勿聽子俗解八十一難經》即注文低一
格格式，慶安本抑或仿照該格式而改編。舊鈔本與慶安本字句存
在諸多異同。今後研究，當以附錄"校勘表"之北里影印本爲底
本，同時參照多紀元胤《難經疏證》爲宜。

二、《難經本義》

　　元末滑壽（字伯仁，1304—1386）著《難經本義》二卷
（1361），堪稱《難經》代表性注釋書，直至現代，中國及日本皆廣
泛使用。多紀元胤《難經疏證》參照《難經集注》諸家注釋基礎

上,大量援引滑壽注文。該書前附録序、凡例、闕誤總類、彙攷引用諸家姓名(6 名)、本義引用諸家姓名(20 名)。其次,《難經彙攷》中論述《難經》傳承、注釋史,並反駁楊玄操十三分類,以及提要,且以《難經圖》解説經脈流注等。正文自行頭書寫經文,繼之以低一格格式轉引《素問》《靈樞》及諸家學説,並記述滑壽自家之説。

初版似爲元至正二十六年(1366)序刊。有報告[26]稱,該本架藏北京中國軍事醫學科學院圖書館,著録爲元刊本,吕復校正本。現存上卷《一難》至《三十難》。然而,吕復卒於明代,筆者曾獲得機會親見該本照片,依字體推知,當屬明初期至前期版本。臺北傅斯年圖書館藏明成化十五年(1479)跋刊本[27],亦係吕復校正本。和刻本而言,慶長十二年(1607)曲直瀬玄朔古活字本以來,持續翻刻吕復校正本。現在通行本完全基於明版以後本,直至清末以前,中國版已出現十二種之多[28]。日本江户時期,以前期爲中心,和刻十二次,出版次數之多,列爲中國醫書翻刻第八位。萬治三年(1660)木活字單經本《難經》,以《難經本義》爲底本,摘録經文而成[29]。並有岡本一抱者,爲該書附加注釋,著成《難經本義諺解》十二卷(1706)。《難經本義》對後世影響極大,亦因明清諸家注本流行,或爲造成中國《難經集注》散佚之遠因。

滑壽並著《十四經發揮》《診家樞要》《素問鈔》。《十四經發揮》和刻十七次,居中國醫書翻刻第三位[29]。一方,中國明代《薛氏醫案》二十四種及《醫學輯覽》,皆收録《十四經發揮》節略本,其後未曾復刻,足本至民國時期大致處於亡佚狀態。然而,承淡安(1899—1957)一九三四年來日,獲得和刻本,並於中國再版,實現歷史性還流[30]。

文獻及注釋

[1] 多紀元胤,《難經疏證》(《皇漢醫學叢書》本)難經解題 5 頁,臺北,大新書局,1971。

［2］廖育群,《<難經>醫學理論的時代特徵》,《中華醫史雜誌》23卷1期20~24頁,1993。

［3］張瑞麟、張勇,《略論<難經>人體解剖學的成就與貢獻》,《中醫文獻雜誌》2001年第1期1~3頁。

［4］山田慶兒,《<難經>の解剖記述》,同《中國醫學の起源》345~350頁,東京,巖波書店,1999。

［5］真柳誠,《古代中國醫學における五味論説の考察》,大塚恭男等編《矢數道明先生退任記念 東洋醫學論集》97~117頁,東京,北里研究所附屬東洋醫學總合研究所,1986。

［6］多紀元胤,《(中國)醫籍考》(58~80頁,北京,人民衛生出版社,1983)記云:"王勃序曰:《黃帝八十一難經》,是醫經之秘録也。昔者岐伯以授黃帝,黃帝歷九師以授伊尹。伊尹以授湯,湯歷六師以授太公。太公授文王,文王歷九師以授醫和,醫和歷六師以授秦越人。秦越人始定立章句,歷九師以授華佗,華佗歷六師以授黃公,黃公以授曹夫子。夫子諱元,字真道,自云京兆人也。蓋授黃公之術,洞明醫道,至能遥望氣色,徹視府藏,澆腸剔胸之術,往往行焉。浮沈人間,莫有知者(文苑英華)。余(元胤)嘗觀宋板《史記·扁鵲傳》,僧幻雲附標所引《難經》,似是玄操原本。載其卷首名銜,曰盧國秦越人撰,吳太醫令吕廣注,前歙州歙縣尉楊玄操演。據此,吕廣注本似署越人名。"

［7］司馬遷,《史記》2794頁,北京,中華書局,1982。

［8］傷寒、金匱編刊小委員會,《〔善本翻刻〕傷寒論、金匱要略》,明趙開美本《〔宋板〕傷寒論》張仲景自序一,東京,日本東洋醫學會,2009。

［9］李昉等,《太平御覽》,《四部叢刊三編》影印宋本3325頁,臺北,臺灣商務印書館,1980。

［10］小曽户洋,《中國醫學古典と日本》325~331頁,東京,塙書房,1996。

［11］篠原孝市,《<甲乙經>總説》,小曽户洋等編《東洋醫學善本叢書8》425~463頁,大阪,東洋醫學研究會,1981。

［12］魏徵等,《隋書》1040頁,北京,中華書局,1973。

［13］劉昫等,《舊唐書》2046頁,北京,中華書局,1975。

［14］歐陽修等,《新唐書》1565頁,北京,中華書局,1975。

［15］岡西爲人,《中國醫書本草考》14~18頁,大阪,南大阪印刷センター,1974。

[16] 俄羅斯科學院東方研究所聖彼得堡分所、俄羅斯科學出版社東方文學部、上海古籍出版社編《俄藏敦煌文獻》第 15 冊 236 頁,上海古籍出版社,2000。

[17] 沈澍農,《Дx. 11538a:俄藏敦煌古抄本<難經>殘卷》,《中華醫史雜誌》44 卷 4 期 223~226 頁,2014。

[18]《太平御覽》卷七百二十四方術部五、醫四(李昉等撰,《四部叢刊三編》影印本 3339 頁,臺北,臺灣商務印書館,1980)云:"《玉匱針經序》曰:呂博少以醫術知名,……吳赤烏二年(239)爲太醫令,撰《玉匱針經》及注《八十一難經》,大行於代。"

[19] 多紀元胤《醫籍考》(文獻[6])云:"按呂氏本名廣,隋代避國諱,遂轉爲博。先子(元簡)曰:呂博望,即呂廣也。魏張楫廣雅,隋曹憲爲之音解,避煬帝諱,更名博雅。據此呂名作博者,系於隋人所易。"

[20] 閻淑珍,《從楊玄操文的片斷看<明堂經>在唐代的流傳情況》,《東方學報 京都》第 83 冊 334~348 頁,2008。

[21]《玉海》卷六十三(王應麟撰,江蘇古籍出版社、上海書店影印本 1196 頁,1987)校定、刊行《難經》記錄如下:"天聖四年十月十二日〔乙酉〕,命集賢校理晁宗愨、王舉正,校定《黃帝內經素問》《難經》《巢氏〔元方〕病源候論》〔唐志五十卷〕。五年四月乙未,令國子監摹印(《素問》《難經》《病源候論》)頒行,詔學士宋綬撰《病源》序。"大致同時編刊《銅人腧穴針灸圖經》,記錄如下:"五年十月壬辰,醫官院上所鑄腧穴銅人式二,詔一置醫官院,一置大相國寺仁濟殿。先是上以針砭之法傳述不同,命尚藥奉御王惟一考明堂氣穴經絡之會,鑄銅人式。又纂集舊聞,訂正訛繆,爲《銅人腧穴針灸圖經》三〔卷〕,至是上之〔摹印頒行〕。"

[22] 三木榮,《朝鮮醫事年表》84 頁,京都,思文閣出版,1985。

[23] 真柳誠,《臺灣訪書志Ⅰ 故宮博物院所藏の醫藥古典籍(2)》,《漢方の臨床》49 卷 2 號 283~289 頁,2002。

[24] 篠原孝市,《<難經>解題》,同編《難經古注集成》第 6 冊(解題、索引)3~76 頁,大阪,東洋醫學研究會,1981。

[25] 澀江全善、森立之等,《經籍訪古志》(大塚敬節、矢數道明編《近世漢方醫學書集成 53》所收影印本)392 頁,東京,名著出版,1981。

[26] 史常永,《<難經本義>原刻殘卷考察》,《中華醫史雜誌》32 卷 1 期 24~25 頁,2002。

[27] 據筆者 2011 年 3 月 1 日實地調查記錄。

［28］薛清録等,《中國中醫古籍總目》26 頁,上海,上海辭書出版社,2007。

［29］真柳誠,《江戶期渡來の中國醫書とその和刻》,山田慶兒、栗山茂久《歷史の中の病と醫學》301～340 頁,京都,思文閣出版,1997。

［30］真柳誠,《現代中醫針灸學の形成に與えた日本の貢獻》,《全日本針灸學會雜誌》56 卷 4 號 605～615 頁,2006。

第四章 《甲乙經》

凡五藏之腧　出於背者　按其處　應在中而痛解　乃其腧也

灸之則可　刺之則不可

盛則瀉之　虛則補之

以火補之者　無吹其火　須自滅也

以火瀉之者　疾吹其火　拊其艾　須其火滅也

《甲乙經》卷三背第二行

第一節　概　要

　　該書包括針灸治療基礎及臨床各科，以現存最古專書而著名。而且利用中國醫學最早古典《素問》《靈樞》等原始文獻編纂而成，一般認爲成書於三世紀後期。該書確實存在與《素問》《靈樞》兩書相對應條文，已成爲校勘必須參考文獻。然而，編者及成書年代既存諸多疑問，如唐代以前傳承問題，以及宋代校刊與現傳本關係等等，皆尚未得以充分解決。筆者基於先賢研究，對各個問題試作考察。

一、序文記述

　　現傳《甲乙經》載錄記名晉玄晏先生皇甫謐"黃帝三部針灸甲乙經序"，序末續書"序例（凡例）"。關於皇甫謐序之真偽問題見後述。序文前半云，上古（殷）伊尹撰用《神農本草》，以爲《湯液》。仲景論廣伊尹《湯液》爲十數卷，用之多驗。近代太醫令王叔和撰次仲景遺論甚精。此《湯液》即指《漢書·藝文志》"《湯液經法》

三十二卷"。序文後半稱基於當時《素問》《(針經)九卷》(現行《靈樞》之祖本)及《明堂》三書,"事類相從,刪其浮辭,除其重複,論其精要",編纂該書十二卷。實際上,該書大部分由現行《素問》《靈樞》相對應文,及《明堂》佚文構成,與序文所云並無矛盾。篠原氏[1]認爲,一部分内容引自《難經》及"張仲景"(與現行《金匱要略》對應)。黃氏[2]指出,其中參雜原編者注文。甚至混入唐代及宋代校注,此類注文因引自《素問》等書,僅據現傳本,已難以判別是否屬於經文字句。

《素問》原爲九卷本之説,即始於該序文。但是,不僅五〇〇年前後之全元起本《素問》爲八卷,而三世紀初或前期之張仲景時代,八卷本似既已存在(第一章文獻注[11])。該序亦云,"《針經》九卷、《素問》九卷……亦有所忘失"。王冰序(762)記云《素問》殘缺卷七,但與缺卷内容相對應之佚文未見於《甲乙經》。所謂卷七,或指現行《素問》運氣七篇,其經注文内容係五代至北宋初期所作(第一章文獻注[18,19]),當然絶不見載於《甲乙經》。原本《素問》九卷之説值得懷疑。

二、書名與卷數

該書歷來曾以《黃帝經》《黃帝針灸經》《黃帝甲乙經》及《黃帝三部針灸甲乙經》《黃帝三部針灸經》等記錄。所以皆冠以"黃帝",或因各篇開端大凡以"黃帝問曰""岐伯對曰"等問答形式。現在一般稱爲《針灸甲乙經》或《甲乙經》。但是,序文僅云全書十二卷,而未言書名冠以"甲乙"之理由。關於該問題,《醫籍考》中收錄多紀元堅見解[3],即《外臺秘要方》(752)引用此書,以十干注記,如"出庚卷第七""(出)第八辛卷""丙卷云"等等。既然如此,則本來當爲十卷,宜以十干表記卷次,故其書命名爲"甲乙",而且可求證於《隋書·經籍志》著錄"《黃帝甲乙經》十卷"。現傳本與序文所謂十二卷,蓋非其真也。

一方,《説文解字》穴部,見載穴+甲之窀字"入岻(脈)刺穴",穴+乙之䆒字"空"。浦山氏[4]據此推考,"甲乙"似隱喻"孔穴刺針”之意。將“刺穴”與“十卷”二義相連之説，亦具有一定信服性。依此類推，原本名爲“审乞經”，亦並非荒誕。

但是，元堅所云《外臺》引文及注記卷次（相當於卷一、卷三、卷六至卷八），與十二卷本現行《甲乙經》相對照，乃至其所在卷次，除一部分例外，大多相一致。但因與卷十一、卷十二無對應引文，故如何由十卷增至十二卷，時至今日仍不得而知。對於該疑問，黃氏[2]如是説，仁和寺本《新修本草》卷四“鐵精”條，唐蘇敬注（659）云“鐵落……《甲乙》子卷陽厥條言之”，其對應文見於現行《甲乙經》卷十一《陽厥大驚發狂癇第二》篇。可以認爲，十卷本至唐六五九年之前，已改編成十二卷本，此時僅卷十一、卷十二，以十二支稱爲子卷、丑卷。因此所稱編纂本書十二卷之序文，或爲後世更改，抑或非皇甫謐之作。此見解堪稱確論。

然而，何故將十卷改編成十二卷，何故十二卷本未依十二支改名爲“子丑經”或“子午經”等。書名未作更改之原因，大凡由於十卷本之實質内容並未發生變化，即非改編或增補十卷内容，而似將與原本相關而有區别之二卷内容，移録書末。

正如本書卷三所載，自《明堂》引用三百四十九孔穴論，其中僅上星穴、會宗穴兩穴名下有“一穴”與“二穴”記述，奇妙不解。該現象同見於後文所述該書善本醫統本、明抄本。“一穴”指正中線上之單穴，“二穴”指位於左右之雙穴，用例見於《素問·氣穴論》及《靈樞·熱病》篇等，可知該表述既始於公元前。亦散見於《肘後方》《小品方》等四至五世紀醫書，孔穴部位皆無圖示，而於灸刺時併記一穴或二穴。本來《甲乙經》十卷本無孔穴圖示，因此卷三全穴名下皆附記“一穴”“二穴”文字。之後，孔穴圖兩卷作爲子卷、丑卷附録書末，依照圖示即可理解一穴、二穴之區别，故自卷三起，削除“一穴”“二穴”，但似乎偶然殘存上星、會宗兩穴。此時期之十二卷本，當指《隋書·經籍志》“《黃帝甲乙經》十卷”注記〔梁（或指《七録》523 年），十二卷〕[5]。

而現行《甲乙經》十二卷本，即醫統本、明抄本均無孔穴圖。《舊唐書·經籍志》《新唐書·藝文志》等所著録十二卷本，亦未見提示附有孔穴圖之表述。於是，以醫統本十二卷爲準，統計各卷篇目及正文葉數。得出結果，即卷一至卷七收入二十一至四十二葉内，而卷八至卷十二收入十六至十九葉内，葉數明顯減少。依此推之，自梁至隋傳承過程中，卷十一、卷十二所附錄之孔穴圖二卷被削除，或未予書寫，遂成《隋書・經籍志》"《黄帝甲乙經》十卷"。其後，將卷八至卷十，分卷爲卷八至卷十二，僅維持此卷數目者，即《舊唐書・經籍志》《新唐書・藝文志》之十二卷本，《新修》蘇敬注及《外臺》亦據此引用。該系統經由宋代，形成現今醫統本、明抄本。

三、内容

該書内容正如序文所云"事類相從"，主要摘引前代經典而成。與此《甲乙經》編纂方法大致相同之《脈經》，作者王叔和自序云"類例相從"，故原本《甲乙經》編纂十卷動機之一，或緣自《脈經》十卷。如此編成之書，諸篇排列具有一定系統性。現傳本卷一爲藏府等生理論，卷二經脈論，卷三孔穴論，以上三卷作爲針灸治療身體觀。卷四脈診，卷五針灸禁忌及刺法，卷六病因、病理論，此三卷視爲疾病診斷及針灸治療總論。後半部分六卷，卷七至卷十二各科治療，卷七傷寒、熱病等急性病，卷八其他重病，卷九至卷十一按症狀類别各種疾患，卷十二眼目耳鼻咽喉等五官病症及婦人、小兒疾患。尤其卷七大體與《傷寒論》、卷八至卷十二與《金匱要略》疾病分類相似，顯見將仲景醫書藥物治療，應用於針灸治療之端倪。譬如卷七《太陽中風感於寒濕發痙第四》"張仲景曰"，引用内容與《金匱》痙濕暍病篇文字相應。而臨近文末所記"然剛痙，太陽中風感於寒濕者也。其脈往來進退，以沈遲細，異於傷寒熱病。其治不宜發汗，針灸爲嘉。治之以藥者，可服葛根湯"一段，未見《傷寒》《金匱》《脈經》等書。該文對於仲景醫書剛痙治療，提出針灸療法，文體通俗，或出於該書編者之筆。

諸如此類，經文之後連續書寫編者見解，或校注文字現象，全書散見，與經文及後世注文難以判别者較多。若屬編者文章，可稱作正文,但非屬經文。因此,關於校注文是否應當以小字夾注等格式加以區別,則值得討論。關於該問題,第四節現存本中後述。

《素問》雖記有三百六十五穴,但據陳氏統計,現行《素問》《靈樞》所載穴名,除卻重複爲一百三十二[6]。黃氏認爲,包括別名二十五,共有一百六十三,實際僅一百三十八而已[7]。他方,《甲乙經》所舉穴名,陳氏統計爲三百五十六[6],篠原氏認爲,包括別名共有四百七十,其中卷三《明堂》佚文列記孔穴達三百四十九之多(雙穴三百、單穴四十九)[1],現在所用孔穴,大多收録其中。該書保留《明堂》早期所網羅孔穴内容,實屬貴重文獻。

第六章討論《明堂》收録三百四十九穴,顯然接受一世紀《神農本草經》集成三百六十五種藥之啓示。故而序文所示,《神農本草》→《湯液經法》(此爲憶説)→張仲景醫書(此爲推測)→經王叔和撰次而成方論醫書(現行《傷寒論》《金匱要略》),進而似以該方論醫書及《脈經》爲模式,以當時《素問》《九卷》《明堂》爲主要底本,編成針灸醫書《甲乙經》。

或許出於以上編寫《甲乙經》理由,該書所引《素問》《九卷》佚文,與《脈經》所引佚文屢屢相似,而卻與現行《素問》《靈樞》《太素》字句及記述順序迥異。《甲乙經》序文敍述編纂體例稱"删其浮辭,除其重複",故由於改變、合篇或錯誤,後世傳承、校定、刊行等,造成諸多變化。黃氏列舉多數例證[2]。而現行《素問》《靈樞》亦經歷同樣變化,故導致雙方經文相違,難以簡單評論孰是孰非。該書中仍保留着合理性較高字句,並遺存現行《素問》《靈樞》一部篇章脱文[2]。故不僅作爲針灸古典,並且對於研究《素問》《靈樞》,其價值與《太素》比肩。

第二節　成　書

一、關於皇甫謐之説

該書(傳)皇甫謐序,云"甘露中(256—260),吾病風加苦聾百日,方治要皆淺近,乃撰集三部(《素問》《九卷》《明堂》)"。初唐編纂《晉書》(648)載皇甫謐傳[8],姓皇甫,名謐,字士安,號玄晏先生,西晉初代武帝司馬炎招請,固辭而隱逸,太康三年(282)沒,年六十八。據此,皇甫謐於西晉二五六至二八二年之間編纂《甲乙經》,遂成定論。但是,皇甫謐之説相當可疑。

第一,《晉書傳》記其著述,列載《帝王世紀》《年曆》《高士傳》《逸士傳》《列女傳》《元晏春秋》,並敍述皇甫謐具有醫學見識,但關於《甲乙經》及針灸等則隻字未提。《隋書·經籍志》(656)著録[9]相關醫書,〔梁(《七録》,523)有……皇甫謐、曹翕《論寒食散方》二卷,亡〕及"皇甫士安依諸方撰一卷",亦無針灸相關書籍。對其醫術評價,見陶弘景《本草集注》序録(約500)"自晉世已來有……等一代良醫。其貴勝……皇甫士安……諸名人等,並亦研精藥術"[10],及顏之推(531—591)《顏氏家訓》雜藝"醫方之事,取妙極難……居家得以救急,亦爲勝事,皇甫謐、殷仲堪則其人也"[11]。可知早期傳文多頌揚皇甫謐醫藥方術,但未提及針灸技術。

第二,該書名見載史書,遲至唐代方始出現,據丸山氏考證[12,13],大致最早見於唐永徽醫疾令(651),復原"醫生習《甲乙》《脈經》《本草》。兼習……針生習《素問》《黃帝針經》《明堂》《脈訣》。兼習……"規定,開元七年(719)令亦同樣規定。除醫生條文"兼習……"以外,開元二十五年令(737),並北宋天聖七年(1029)令,又新羅醫學教育(692)及日本大寶令(701)、養老令(757)皆仿效實施。但無編者姓名。唐代所編《隋書·經籍志》(656)最初著録"《黃帝甲乙經》十卷〔《音》一卷,梁(《七録》)十二卷〕"[5],無皇甫謐之名。目録書中首次明確記録編者,見於平安時代《日本國見在書目録》(891—897),"《黃帝甲乙經》十二〔玄晏先生撰〕"[14]。此書屬於大寶令規定書籍系統,而大寶令所據之唐永徽令,亦當作"玄晏先生撰"。然而,中國直至唐以後編纂《舊唐書·經籍志》(945)方始著録"《黃帝三部針經》十三卷〔皇甫謐撰〕"[15]。

第三,引用該書及皇甫謐相關文獻記述,最早見於《醫心方》

(984)2-46a 所引劉宋代陳延之(《小品方》,5 世紀中期)佚文。其"黄帝經曰。禁不可灸者有十八處"以下條文,與現行《甲乙經》卷五《針灸禁忌第一下》文基本一致。而似僅記略稱"《黄帝經》",是否與皇甫謐相關尚不明瞭。隋《五行大義》(581)卷三第十四篇有"《黄帝甲乙經》"[16]等引文,殆與現行《甲乙經》相對應,但無皇甫謐之名。隋《諸病源候論》(610)卷六,引用"解散説""將服消息節度"等,明確記載皇甫士安撰。服石相關內容,類似書名見於《醫心方》卷十九、卷二十《皇甫謐節度論》《皇甫謐救解法》等。皇甫謐苦於寒食散等服石之害,《晉書》傳有載,故存在如此文獻,無須懷疑。唐代楊玄操《集注難經序》[17]《明堂(音義?)序》[18](621—630),《千金方》(650—658),《外臺秘要方》(752),《素問》王冰注(762)等皆見引該書名及該書內容。但明言皇甫謐編纂本書者,僅有楊玄操《集注難經序》《明堂序》,及引用《明堂序》部分內容之《外臺秘要方》卷三十九《明堂序》。他方,楊上善《太素》(約675)卷十注文與經文對校,注文中引用"皇甫謐録《素問(經)》""皇甫謐所録文"。楊上善亦曾依據《素問》《九卷》《明堂》編纂《太素》及上善《明堂》,而《甲乙經》以相同文獻爲基礎,但編纂取向不同。或可推論,楊上善唯恐被誤解襲用《甲乙經》內容,故未明記《甲乙經》,而記云"皇甫謐所録文"等,以溯源所引文獻。

綜上所述,五世紀中期《小品方》以前,《黄帝(甲乙)經》既已存在。最早記録皇甫謐撰《甲乙經》者,爲唐初楊玄操,其後編纂《晉書》皇甫謐傳而未言及該書。永徽醫疾令規定醫生必習書目中,似作"玄晏先生撰",《隋書·經籍志》未載編者姓名。可知直至七世紀中期以前,編者皇甫謐之説,仍存疑問,並無定論。七世紀後半《太素》及八世紀中期《外臺秘要方》,方始認定爲皇甫謐撰,後世漸成定説。基於上述文獻記載,編者皇甫謐並非符合史實。進而,黄氏認爲,皇甫謐《帝王世紀》佚文與《甲乙經》序文不相吻合,該序亦非皇甫謐所作[19]。

二、編者與年代

《甲乙經》序稱王叔和爲"近代"太醫令。"近代",經唐永徽令校定,避太宗(李世民)"世"諱而改字,本來或作"近世"。《傷寒論》林億等序亦引用該序,作"近世"太醫令王叔和。王叔和正史無傳,《脈經》林億等序據唐甘宗伯《名醫傳》,叔和西晉(265—316)高平人。此外,皆以《甲乙經》序爲依據,討論其生活年代。但王叔和撰次張仲景遺論,大體無疑,故其生没當在三世紀初至中後期之間。

調查唐代以前文獻所載人物冠稱"近世"用例,至少逝後六十年以上,多係未超過百二十年之另一朝代記述。譬如,楊玄操"《集注難經序》"[17](621—630),稱陶弘景(456—536)爲"近世華陽陶貞白(弘景謚號)"。同一王朝代六十年前後則多用"今世",其例外,如同系王朝南宋人記述北宋人稱近世某氏。推知該序所謂"近世",當屬繼曹魏、西晉後之王朝,即東晉(317—420)時期用語。《脈經》王叔和自序官銜之外,《甲乙經》序中始出王叔和"太醫令"之説,此説亦可佐證序文成於王叔和事迹及文獻傳承之東晉四世紀。繼之東晉,劉宋《小品方》首次引用《甲乙經》之原因已不難理解。

又,上述《本草集注》陶弘景"序録",唐《新修本草》(659)改稱"序例"。《甲乙經》序例亦由唐永徽令校定時改稱,本來或作序録。《甲乙經》序例亦有編者所書內容,以較通俗文體記述。即序例後半云"諸言主之者,可灸可刺",而卷七以降各病症孔穴主治文,如"頭腦中寒,鼻衄,目泣出,神庭主之"等,多以"病症+穴名+主之"形式記述,故前後二者相一致。值得注意,該形式與現傳仲景醫書"……桂枝湯主之"等"病症+方名+主之"同出一轍。以遣隋使齎入本系之古鈔本《小品方》(東京,北里東醫研影印,1992)以同樣形式記載仲景方,似爲古仲景醫書表述特徵。

日本《醫心方》保留着隋唐代以前醫書舊貌,可根據所引内容考察晉代遺文,已知其中載有葛洪《葛氏方》九卷[14]佚文。《葛氏方》與《玉函方》一百卷似具有一定關聯性,而《玉函方》編成於《抱朴子》(317)之前。森立之、山田業精輯佚《葛氏方》,現存於早稻田大學圖書館(ヤ09-00471)。參照該輯佚本,所見多數"治……方""若……者方"以下記述藥方或針灸法,並有一部分"……治之方"及"灌之、飲之、燻之、熨之、服之、哺之"等表現形式,而未見"……主之"例證。

《晉書》傳[20]載范汪(約308—372)《范汪方》,其佚文亦見於《醫心方》,大多數仍以"治……方"記述,並見一部分"主……方"形式。《醫心方》9-17b-9載一例類似仲景方,云"范汪方。病支飲不得息,亭歷大棗瀉肺湯主之"。10-30a"范汪方。治十水丸方……大戟主之。……亭歷子主之",14-29a"范汪方。治瘧方……恒山主之。……蜀木主之",後兩條佚文,與仲景醫書並無關係。可知"……主之"表述形式,受仲景書影響,自葛洪以後東晉時期仿效沿用,至范汪四世紀後半使用範圍漸漸擴展。

若是,《甲乙經》序例及原文編者,亦當爲活躍於東晉約四世紀後半之無名氏。而且無名氏原序"甘露中,吾病風加苦聾百日,方治要皆淺近"一節及修辭,係後世所加,特託名西晉皇甫謐撰。大致出現於《五行大義》(581)後與楊玄操《集注難經序》(621—630)前之間,即隋末唐初七世紀前後。因此,隋以前著録及引用皆未記載編者名。同時,將《隋書·經籍志》十卷本之卷八至卷十,分爲卷八至卷十二。依據以上分析,筆者推定,大約四世紀後半,無名氏受仲景醫書及《脈經》影響,編纂《甲乙經》十卷,附録原序及序例(序録),七世紀前後改編爲十二卷,假託皇甫謐撰。

第三節　傳　承

一、歷代記録

以上述諸記録爲基礎,按年代列記十四世紀以前所見與《甲乙經》相關著録。

- "《黄帝經》"（454—473 年：陳延之《小品方》，《醫心方》2-46a 所引）

- "《黄帝甲乙經》〔十二卷〕"〔《黄帝針灸經》十二卷〕（523年：《七録》，《隋書·經籍志》所引[5]）

- "《黄帝甲乙經》"（581 年：《五行大義》[16]）

- "皇甫玄晏惣三部爲甲乙之科""皇甫士安……撰次《甲乙》，並取三部爲定"（621—630：楊玄操《集注難經序》[17]，同《明堂（音義）序》[18]）

- "《甲乙》"（651 年、719 年、737 年：唐醫疾令[12,13]）

- "《黄帝甲乙經》十卷〔《音》一卷〕"（656 年：《隋書·經籍志》[5]，底本係隋《大業正御書目録》）

- "《甲乙》"（650—658 年：《〔真本〕千金方》卷一《大醫習業》[21]）

- "皇甫謐録《素問（經）》、皇甫謐所録文"（約 675 年：《黄帝内經太素》楊上善注[22]）

- "《甲乙經》"（692 年：新羅《三國史記·職官志》[23]）

- "《甲乙》"（701 年、757 年：日本醫疾令[12,13]）

- "《甲乙經》"（約 738 年：《唐六典》太醫署[24]）

- "《甲乙》丙（第三）卷""皇甫士安……撰次《甲乙》，並取三部爲定"（752 年：《外臺秘要方》所引文[3]及卷三十九[25]）

- "《甲乙》"（757 年：《續日本紀》天平寶字元年十一月九日孝謙天皇敕[26]）

- "《甲乙經》"（762 年：《素問》王冰注[27]）

- "《甲乙》"（833 年：日本《令義解》醫疾令[28]）

- "《黄帝甲乙經》十二〔玄晏先生撰〕"（891—897 年：《日本國見在書目録》[14]）

- "《黄帝三部針經》十三卷〔皇甫謐撰〕，《黄帝針灸經》十二卷"（945 年：《舊唐書·經籍志》[15]）

- "《甲乙》丙（第三）卷"（984 年：《醫心方》卷二《灸例法》第62-54a，自前揭《外臺》間接引用）

- "《甲乙經》"（1026 年：仿元版《〔新刊補注〕銅人腧穴針灸圖經》王惟一注[29]）
- "《甲乙》"（1029 年：北宋《天聖醫疾令》[12,30]）
- "皇甫謐《皇（黃）帝三部針經》十二卷，《黃帝針灸經》十二卷，《黃帝甲乙經》十二卷"（1060 年：《新唐書·藝文志》[31]）
- "《甲乙經》"（1061 年：補注本草奏敕[32]）
- "皇甫謐刺而爲《甲乙》，《甲乙經》"（1069 年：《〔校正〕黃帝内經素問序》，新校正注[33]）
- "《黃帝針灸甲乙經》"（1069 年：《新校正黃帝針灸甲乙經序》[34]）
- "《三部針灸經》"（1068—1085 年：《宋史》選舉三醫學[35]）
- "《黃帝三部針灸經》"（1103 年、1115 年：《宋會要輯稿》崇儒三醫學[36]）
- "《黃帝甲乙經》十二卷，《皇甫謐黃帝三部針灸經》十二卷"（1161 年：《通志·藝文略》[37]）
- "《皇甫謐黃帝三部針灸經》十二卷〔即《甲乙經》〕""《林億黃帝三部針灸經》十二卷"（1345 年：《宋史·藝文志》[38]）

以上記録可知，自五二三年以前梁著録（《七録》）首現十二卷本，於原本十卷附録孔穴圖兩卷而成。《隋書·經籍志》"《黃帝甲乙經》十卷〔《音》一卷〕"與原本同樣係十卷本，但實際上乃因將附録孔穴圖兩卷削除所致，代之附録音釋一卷。刪除孔穴圖及附加音釋，與隋代醫生教育相關，但實際狀況不得而知。前文推定該書假託皇甫謐撰，始自隋末、唐初七世紀前後。唐代六五一年永徽醫疾令，規定醫生必習書、考試書，新羅及日本亦襲用同樣規定。《太素》楊上善注所以引"皇甫謐所録文"，及《見在書目録》"《黃帝甲乙經》十二〔玄晏先生撰〕"，推知唐及新羅、日本醫生必習書，或稱皇甫謐撰。

俄羅斯科學院東方研究所聖彼得堡分所，作爲敦煌出土品收藏，如圖 4-1Дx. 2683 及 Дx. 11074，認定爲《黃帝内經素問》並影印、報告[39]。王氏認爲，此圖與現行《甲乙經》卷六《陰陽大論第七》《正邪襲內生夢大論第八》相對應[40]。該比對完全正確,但抄寫年代等避而未提。原來卷子本兩斷簡,以行意字體混在之楷隸中間體抄寫,與第三章第三節及第六章第二節所例舉四至五世紀抄寫俄羅斯敦煌本同類。又與五世紀所寫《三國志·吳志》第十二殘卷(吐魯番出土,日本重要文化財,東京臺東區立書道博物館藏、上野家藏)書風極其相似。可以認爲,當屬南北朝北魏時代五世紀抄寫,與引用《黃帝(甲乙)經》之《小品方》時代大致接近。此本當係尚未附錄孔穴圖兩卷之十卷本,而將卷八至卷十分卷爲卷八至卷十二,即《舊唐書·經籍志》《新唐書·藝文志》十二卷本,故敦煌斷簡應當屬於當時十卷本之卷六內容。該斷簡係《甲乙經》現存最古本,對其字句等考證具有極高價值。

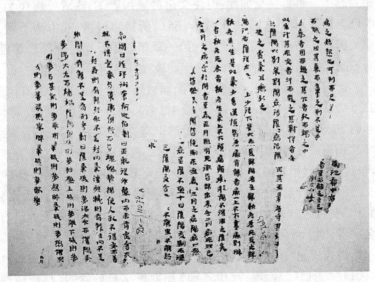

圖4-1 敦煌本 Дх. 11074(左側及中央下)與 Дх. 2683
(右上及右下零片)綴合圖(上海古籍出版社,1998)

二、唐政府校定

現行《甲乙經》中一部分以大字注記,如"《素問》曰、《九卷》

曰、《難經》(《八十一難》)曰、張仲景曰"等,其下亦偶見續書"解曰"內容,黃氏論證[2]該內容①原編者之注文。如前所述,筆者亦認爲卷七仲景引文末尾內容,出於原編者之筆。黃氏並舉例考證,小字注文混入②宋以前(唐代)舊注,③林億等宋臣校正注,④宋臣以後補注。譬如,後述醫統本《甲乙經》大字文 3-12b-6"刺入八分,得氣則瀉,瀉訖多補之,不宜灸",實屬引用甄權(541?—643)《針經》內容[19],小字夾注 3-22b-6〔鳩尾蓋心上……行一寸半〕及9-16a-11〔《素問》下有"陽氣大盛於外"一句〕,與《素問》新校正注對校[2],均屬②唐代注文。諸般考證,足以憑信,但④更當詳分細論(見後述)。又,黃氏舉率谷、本神、五樞等孔穴條文,所在部位"一曰(作)……"等注文,亦與《外臺秘要方》所引《甲乙經》文字相對應[7]。事實完全如此,但注文出於原編者①,或成於唐代②,既已無法判別。一方,唐永徽令(651)所指定醫書,或由國子監,或太醫署或秘書省等加以校定,第一章第一節及第二章第二節已有推論。因此,②大約於六五一年前後,由唐政府附加校定注。

巴黎國立圖書館所藏卷子本斷簡敦煌伯希和文書 P. 3481(縱27.5~28cm×橫 64.5cm)一部分(圖 4-2 右),充分反映唐政府校定本形態。該斷簡以每行統一十五字,端正寫經體謄寫。第三行,今字"笑"而寫成古字"咲",可窺其權威性正式教材特徵。內容文字見於現行《靈樞》《甲乙經》《太素》,故難以認定某一書,而爲失名醫書等。

但第一行起始"問曰"與第二行"對曰",現行《靈樞》《太素》共作"黃帝曰""岐伯曰"。他方,《甲乙經》序例"上章問及對已有名字者,則下章但言問言對,亦不更説名字也"。即《甲乙經》各篇起始格式皆記"黃帝問曰""岐伯對曰"等,但以下原則上皆省略爲"問曰""對曰"。而現行《甲乙經》相對應文見於卷四《病形脈診第二下》之篇首,故作"黃帝問曰""岐伯對曰",與斷簡不相吻合。所以早期《甲乙經》傳本中,該斷簡所處篇章並非卷四第二下篇頭,而位於卷四第二上之篇頭章以下,故作"問曰""對曰"。黃氏如上推論[19],或屬不刊之論。總之依據該格式特徵,可以肯定係《甲乙經》斷簡。

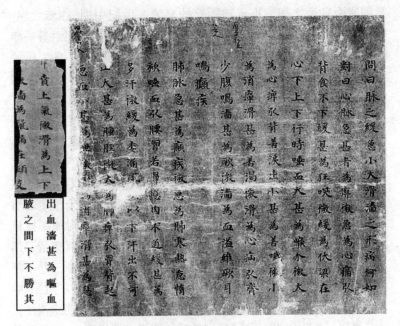

圖4-2　敦煌本　左上 S. 10527,右 P. 3481
(據東京公益財團法人東洋文庫所藏縮微膠卷)

　　接續該斷簡右側,上下逆貼《晉書》(648)卷三十四何曾傳内
容,每行十七至十九字,筆畫稍顯繚亂。依此分析,該斷簡當抄寫
於七世紀中期[2,41],但圖4-2右末行第六字"泄"無缺筆。而仁和
寺本唐政府敕撰《太素》(約675)楊上善注文,避太宗(李世民,
626—649年在位)諱,一律將"泄"改作"洩"。龍谷大學敦煌本
《本草集注》序錄第三百二十行"密覆勿泄",《醫心方》1-34a-7引
唐敕撰《新修本草》(659)亦改作"密覆勿洩"。故多數觀點認爲,
該斷簡未避"泄"字,當係太宗即位六二六年以前抄寫。

　　然而,武德九年(626)太宗令,及顯慶五年(660)高宗(李治,
649—683年在位)詔令,舊來古典書籍無需避諱[42]。仔細考察仁
和寺本《太素》,及《醫心方》所引《新修本草》文字,爲避世、民、治
字諱而改寫例,僅見兩書注文部分,大凡未涉及經文,則古典經文

無需避兩皇帝之諱。推定該斷簡抄寫於七世紀中期,亦無大過。斷簡書寫工整,可窺寫經生態度謹嚴,該寫本極可能依照六五一年永徽醫疾令,以《甲乙經》爲教材而重加校定本。另據沈氏報告[43],如圖 4-2,右 P. 3481 與左上大英圖書館藏斯坦因文書 S. 10527 銜接,左下缺欠部分文字,可依照現行《甲乙經》補綴。

有關該書著録,《舊唐書·經籍志》"《黃帝三部針經》十三卷〔皇甫謐撰〕,《黃帝針灸經》十二卷",《新唐書·藝文志》"皇甫謐《皇(黃)帝三部針經》十二卷,《黃帝針灸經》十二卷,《黃帝甲乙經》十二卷"。著録異同,意味着唐代既存在兩三種傳本。或可推測,前者稱皇甫謐撰,屬唐政府校定本系。後者未記編者,屬未校定之舊本系。如第一章紹興本《素問》所論,爲十卷前後書籍附加總目風潮,大約始自南宋時期。依據《日本國見在書目録》著録"《黃帝三部(針)灸經音義》一〔李議忠撰〕"[14],可以推測《舊唐書》十三卷本無總目,而附録音釋一卷。顯然唐代該書亦已普及,《千金方》卷一卷首云"凡欲爲大醫,必先須諳《甲乙》《素問》《黃帝針經》《明堂流注》、十二經脈……"[21],將《甲乙經》列於精通醫學必習書第一。《外臺秘要方》亦見引用。北宋初期淳化三年(992)詔敕編刊《太平聖惠方》,其卷九十九孔穴條文中亦引用該書内容。

三、北宋培育醫官及出版醫書

(一) 校正醫書局

北宋天聖七年(1029)醫疾令,襲用唐開元二十五年令部分内容,規定醫學科必習書,第一部列舉《甲乙經》[12,30]。其兩年前天聖五年,敕命校刊《素問》《難經》《諸病源候論》,並編刊《銅人腧穴針灸圖經》(圖 6-11)(第三章注[21])。然而,天聖令所規定教科書,除《素問》之外,包括《甲乙經》等書,皆未見當時刊行記録。或緣於此歷史背景,嘉祐二年(1057)設置校正醫書局,以一〇六一年《嘉祐本草》爲嚆矢,陸續校定、補注乃至刊行漢代至唐代重要古醫籍。校正醫書局最後校刊書,即熙寧二年(1069)五月二日,由王安石等政府要人批准,並獲聖旨鏤版刊行之《甲乙經》及

《外臺秘要方》[44]。《甲乙經》大致於同年刊行。現傳本前附林億等校正醫書局新校正序，慨嘆"惜簡編脱落者已多，是使文字錯亂，義理顛倒，世失其傳，學之者鮮矣"。可知因唐宋動亂，致使當時巷間既無傳本，研習者殆鮮。實際上，本書一〇六九年以前北宋時未曾刊行，天聖醫疾令不過載其名目而已。天聖令仿效唐令，規定培育醫官必習書，但並未規定考試書籍，亦緣於尚未刊行之由。林億等序云："今取《素問》《九墟》《靈樞》《太素經》《千金方》及《(千金)翼》《外臺秘要》諸家善書校對。"由於該書相當混亂，與諸書反復校對，校定難度甚高。該書與《素問》《外臺》共同成爲校正醫書局最後校刊之醫書。

其後，《通志》著録"《黄帝甲乙經》十二卷，《皇甫謐黄帝三部針灸經》十二卷"[37]，《宋史》著録"《皇甫謐黄帝三部針灸經》十二卷〔即《甲乙經》〕""《林億黄帝三部針灸經》十二卷"[38]。説明世存林億等校刊之《黄帝三部針灸經》，及未經校刊之舊本《皇甫謐黄帝三部針灸經》兩種，舊傳本與校刊本存在較大差異。又據上記著録及《宋史》[35]《宋會要輯稿》[36]培養醫官所規定書名而言，宋政府記録書名刪除"甲乙"稱"《黄帝三部針灸經》"。"甲乙"本來具有表示順序或等級意思，政府文書忌其通俗，又因當時已非十卷本，故認爲"甲乙"之名欠妥。然而，《素問》等林億校正注，仍稱謂舊傳"《甲乙經》"。

(二) 培育醫官及皇帝政令

以上敍述宋朝培育醫官及規定考試醫藥書，並對諸書加以校定刊行，以及皇帝頒發政令，三者各自發揮效力，關係密切，缺一不可。北宋培育醫官，當初由太常寺所屬機構太醫局擔當。據載[45]，慶曆四年（1044）實施仁宗"慶曆興學"政策，最初召集諸科生徒八十餘人，講授《素問》《難經》等，該兩書必定採用天聖校刊本。嘉祐五年（1060）太常寺奏言，提議太醫局學生人數限定百二十名，以往考試，考題選自《難經》《素問》《諸病源候論》《聖惠方》共十問，今後當自《本草》中選出二、三考題，完全不通本草者不予採用[45]。即將《太平聖惠方》（992）及天聖所刊三書用於教育及考試。此後將本草作爲考試内容,其前提必然由校正醫書局編刊《嘉祐本草》(1061)及《圖經本草》(1062)。此時期考試諸書,除太宗時代《聖惠方》,其他皆仁宗朝所發政令。又北宋初代太祖,開寶七年(974)亦曾編刊《開寶重定本草》。

校正醫書局校書順序,即英宗時期校正《傷寒論》(1065)、《金匱玉函經》《金匱要略》《千金方》《千金翼方》(以上 1066),神宗時期校正《脈經》(1068)、《素問》《甲乙經》(1069)、《外臺秘要方》(1069 年繼後),此九部書以大字校刊。之後,《甲乙經》亦作爲講習教材。熙寧九年(1076),太醫局自太常寺分門獨立,擴充學生定員,方脈科、針科、瘍科三科各百名[45]。方脈科講授《素問》《難經》《脈經》《病源候論》《龍木(樹)眼論》《千金翼方》六部書内容。針科及瘍科,以《三部針灸(甲乙)經》取代《脈經》,仍講授六部,並規定每年春季考試[36]。並將三科細分爲九科,方脈科分爲大方脈科(内科)、小方脈科(兒科)、風科(急症)、產科,針科分爲針兼灸科、口齒兼咽喉科、眼科,瘍科分爲瘡腫兼折傷科、金鏃兼書禁科[46]。元豐六年(1083)禮部奏言[47],向地方派遣教官,按當地人口比例規定培養醫生人數,講授《難經》《素問》《傷寒論》《病源候論》《聖惠方》及各書考試。神宗一貫實施新法,醫療政策亦屬"熙寧、元豐興學"重要一環。

時至哲宗時代,開始校定、刊行小字本醫書。即包括祖母宣仁太后垂簾聽政,舊法回歸時期元祐三年(1088)所校刊之《傷寒論》《聖惠方》等五部醫書。哲宗親政,新法復歸時代紹聖三年(1096)所校刊之《千金翼方》《金匱要略》《脈經》《嘉祐本草》《圖經本草》等五部醫書[48]。紹聖三年敕命施行文記載"醫人往往無錢請買,兼外州軍尤不可得。欲乞開作小字,重行校對出賣",即以廉價醫書普及醫學,期待提高民間醫或外州軍醫療水平。舊法時代元祐七年(1092)編刊《重廣補注神農本草并圖經》,及同八年高麗齎入之《黃帝針經》亦得以校刊。

至徽宗新法時期,准奏崇寧二年(1103)進言,太醫局培育醫工(中級醫官)以外,由國子監管轄,與三學(太學、律學、武學)同樣,新設"醫學",定員三百名,並設立培養上醫(高級醫官)及考試、出題等規定[36]。方脈科、針科、瘍科教材相同,規定《素問》《難經》《病源候論》《嘉祐本草》《千金方》等五部。並規定方脈科《脈經》及《傷寒論》,針科《甲乙經》及《龍木眼論》,瘍科《甲乙經》及《千金翼方》等各二書。即響應徽宗"崇寧興學"而籌劃具體措施。國子監所屬醫學,於崇寧五年遭廢學,但於大觀四年(1110)復置,併入太醫局,改稱太醫學[46]。主要以首都開封爲中心,實施培育方針。因此,政和五年(1115)奏言,於地方州、縣新設醫學,大致設置相同培養機構。同時,似恢復開封國子監管轄之醫學,但宣和二年(1120)又廢學[36]。

此時大觀二年(1108)《大觀本草》,同期間(1107—1110)《和劑局方》,政和六年《政和本草》相繼編刊。政和八年頃完成《聖濟總錄》,宣和元年編刊《本草衍義》。第一章第二節既述。政和三年(1113)前後再校刊《外臺秘要方》,宣和三年及同年前後,分別第三次校刊《素問》及《脈經》。

如上所述,北宋培養醫官與校刊醫書同步推進,本質上貫徹執行興學政策及王安石、神宗、徽宗三舍法,學校教育等,實施科舉制度改革(第一章文獻[75])。北宋政府所出版醫書,以及後文所述《甲乙經》兩版本,按皇帝在位時期整理如表4-1,新法時代所佔數目較多。然而,新法、舊法出現以前既有編刊醫書等政令,不可一概牽強分屬兩派。重視醫療,係貫穿宋代政策及學風之一大特徵。

培養醫官政策,徽宗時代呈現最大規模。一一一五年前後,朝廷政策普及實施至地方醫學,而所指定教材,必須重刊或再校刊。直至校正醫書局時代,留存編刊或校刊記錄者,僅《素問》兩次,其他,《聖惠方》《難經》《病源候論》《銅人圖經》《嘉祐本草》《圖經本草》《傷寒論》《金匱玉函》《金匱要略》《千金方》《千金翼》《脈經》《甲乙經》《外臺秘要》均爲一次。至徽宗時代,可以確定以上書籍一部分曾刊行兩次或三次。但未見第二次刊行記錄,如《難經》《病源候論》《銅人圖經》《金匱玉函》《千金方》《甲乙經》等六部,而《銅人圖經》及《金匱玉函》未指定爲教材。

表 4-1　北宋政府出版醫書

	太祖	太宗	仁宗	英宗	神宗-新法	舊法←哲宗→新法		徽宗-新法
本草編刊	974《開寶》			1061《嘉祐》, 1062《圖經》		1092《重廣本草》	1096《嘉祐》《圖經》	1108《大觀》, 1116《政和》, 1119《衍義》
醫方針灸編刊		992《聖惠》	1027《銅人圖經》			1088《聖惠》		1107-10《局方》, 1118《總錄》
古籍校刊			1027《素問》《難經》《病源》	1065《傷寒》, 1066《玉函》《金匱》《千金》《千翼》	1068《脈經》, 1069《素問》《甲乙》《外臺》	1088《傷寒》《甲乙》他 2 書, 1093《針經》	1096《千翼》《金匱》《脈經》	1103-14《甲乙》, 1113《外臺》, 1121《素問》《脈經》

　　若依據指定教材分析,則至一一一五年前後,《龍木(樹)眼論》《難經》《病源候論》《千金方》及《甲乙經》五部書,極可能被第二次刊行。該五書中,大致包括三部屬於無法確定之一〇八八年曾以小字本刊行者[48]。出於該理由,如後文所述,《甲乙經》於一一〇八八年以小字本再校刊,於一一〇三至一一一四年前後,以大字實施第三次校刊。

　　然而時至南宋,《中興館閣書目》《直齋書錄解題》《郡齋讀書志》中未載該書,僅見尤袤(南宋 1148 年進士)《遂初堂書目》著錄"《甲乙經》"[49]。靖康之變(1126),北宋政府藏書乃至書版,皆遭金軍掠奪,故該書於南宋未曾重印或再版,殆已陷入亡佚狀態。如第一、第二章所論,南宋時期雖然刊行《素問》《靈樞》《紹興本草》等書,實際上屬於北宋版再版而已,諸史料中未見大規模實施古醫籍校刊等蛛絲馬跡。並且第二章既已敍述,南宋紹興本《靈樞》(1155 序刊)每卷末史崧所附加音釋中,僅一次引用《甲乙經》(明無名氏本 2-9b-6），記曰"淖澤〔……《甲乙經》上音濁，下音夜〕"。
醫統本《甲乙經》2-13a-7 有"澤〔音睪〕"，明抄本 2-18a-5 有"淖〔音濁〕澤〔音睪〕"，因此可以推論，儒官或史崧，自秘書省等所藏殘本中抄錄該音釋。

其後，一般而論，似乎當有元代刻本，但著錄等佐證資料終究未曾出現。

第四節　現　存　本

一、明醫統正脈全書（醫學六經）本

（一）書誌

現存《甲乙經》，除敦煌斷簡之外，以明版及明抄本爲最古足本。以後各版本皆基於明萬曆二十九年（1601）新安吳勉學序刊、醫學叢書《古今醫統正脈全書》所收十二卷本。但吳勉學先前編刊《醫學六經》（《素問》《靈樞》《甲乙經》《中藏經》《脈經》《難經》），其後將該六書置於卷頭，並增補他書而成《醫統正脈》全四十四書。萬曆二十六年（1598）吳勉學曾校刊[50]醫統本《金匱要略》，故編刊《醫學六經》或稍早於萬曆二十六年。

上海中醫藥大學圖書館藏《醫學六經》，著錄[51]"明顧從德輯（1550），明吳勉學重刊"。然而顧從德所刊行之醫書，僅仿宋版《素問》，既述於第一章第六節。醫學六經本（醫統本）《靈樞》亦爲十二卷本，可知屬於第二章第六節元古林書堂本系，與顧從德無關。導致著錄錯誤原因，在於《醫學六經》第一部書《素問》係翻刻顧本，該本附錄嘉靖二十九年（1550）顧從德跋。似乎因同樣理由，曾經誤傳世存嘉靖版《甲乙經》。北京中國中醫科學院圖書館亦存《醫學六經》兩部（寅 11/0282/2/21，寅 11/0282/2/22）。前者爲先印本（圖 4-3），據藏印記可知係滿洲醫科大學舊藏本，界行幾無斷裂，印面鮮明，殆近於初印本。

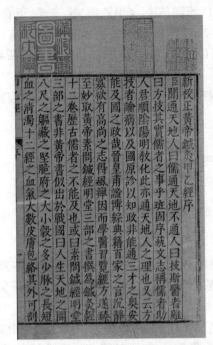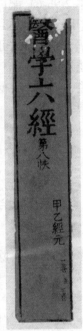

圖4-3 《醫學六經》本 題簽與宋臣序
（中國中醫科學院圖書館藏 寅 11/0282/2/21）

　　《醫統正脈》，直至清代曾反復重印，修補頗多，雖同屬醫統本，但字體、字句仍存異同。即使影印本，如《針灸醫學典籍集成》本（內閣文庫308函59號，大阪，オリエント出版社，1985）與北京人民衛生出版社（1982）本亦存有較多差異。其原因在於，內閣文庫本補版葉中存在誤刻等，而且人民衛生本亦未忠實原本影印，並附加句點、部分補筆等。《針灸醫學典籍大系》（東京，出版科學總合研究所，1978）亦影印收錄，但屬和刻醫統本。另有僅依據醫統本書目，而收錄其他版本之清版偽《醫統正脈》，甚至出現其影印本，應當嚴加鑒別。結果得知，明醫統本系以初印六經本爲良，但因無影印本，故將以下包括六經本在內，統稱爲醫統本。

（二）構成與格式

醫統本林億等序題"新校正黃帝針灸甲乙經"，但無"三部"，而冠以"新校正"，據此可見熙寧年本之舊貌。文中宋朝敬畏語句如"國家、主上、皇化、上"等平擡書寫。但"國子博士臣高保衡……"亦平擡書寫，似無意義。顧從德本《素問》由於某種誤認，將宋臣序"國子博士臣高保衡……"平擡書寫，故吳勉學仿效之，《甲乙經》亦襲用同樣格式。〔傳〕皇甫謐序題"黃帝三部針灸甲乙經"，繼之序例文末尾有林億等列銜，皆屬通常格式。無總目，每卷僅列篇目，爲熙寧舊式。他方，每篇目、卷頭皆題"針灸甲乙經"，省略"黃帝"，卷頭題以下未記林億等銜名，頗覺異樣。

各篇經文起始章，大致記曰"黃帝問曰""岐伯對曰"等，但以下當作"問曰""對曰"之處，大多略爲"曰""曰"。宋版本來格式，原則上每一條文改行書寫。但該本爲節約紙張，多連續書寫，並於文頭空一格，可謂商業出版特徵之一。以小字夾注形式，於字句下書寫音釋，條末或章末有對校、訓詁等注文，而音釋與注文兩者一併記載例，僅見 7-18a-3 一例。特意分別記述兩者內容，或因音釋注自熙寧本以前既已存在。如第一章所討論，熙寧《素問》新校正本尚未附加音釋。即《隋書·經籍志》時期《甲乙經》所存音釋一卷，其後又有將其插入經文下系統之十二卷本，此十二卷本當屬熙寧本底本。

（三）注文特徵

對校及訓詁注引書傾向及文體，有與《素問》新校正注相似之處，或皆出自宋臣。3-14b-7 夾注置一空格，更有冠以"今詳"之注文，或屬宋臣增注。校注引用《素問》內容，多略作"素作"，顯然屬於醫統本省文特徵。經黃氏論證[19]，1-3a-4 及 1-7a-12 大字文"楊上善云……"亦屬宋臣注。將注文與經文同樣以大字書寫，令後人誤認爲《甲乙經》編者引自初唐楊上善，亦屬醫統本問題之一。一方，據篠原氏等所編夾注引用文獻索引[52]，校注中引用"《黃帝古針經》《針經》"各一次。將各字句與現行《靈樞》內容相對照，得出"同、無"關係。如第二章所述，現行《靈樞》之祖本《黃帝針經》，一〇九二年自高麗傳入,翌年刊行,故熙寧本則無法利用該《黃帝針經》。或指《崇文總目》(1041)所著錄"《黃帝針經》一卷"[53]之古傳殘本,據此殘本,宋臣編寫校注等。但僅各引用一次,當否難以裁奪。

校注中引用"《靈樞》作"等三十次以上,但多未見於《素問》王冰注所引"《靈樞經》曰"等內容。僞經《靈樞經》九卷出現於熙寧本之後,即徽宗時代一〇九三至一一一八年之間(第二章第四節),故多屬林億等引用熙寧時期流傳殘本《靈樞》內容。其中,如2-7a-1"《靈樞》云:少陰終者……"作爲大字經文,導致發生誤解,認爲原始《甲乙經》引用《靈樞》等。

綜合以上各點,醫統本屬於熙寧本系,並無異議。然而,絕非直接緣自熙寧本。正如黃氏所指出,醫統本中宋以後之錯簡及增注,明初以後之脫文及格式混亂,乃至後人臆改,注文混入經文等例頗多,慨嘆如此劣質典籍版本極其罕見[2]。序例後,繼林億等列銜,明記"明　新安吳勉學校",而吳勉學校訂僅爲一部分內容而已,故底本粗糙傳寫形跡顯露無餘。

(四) 經文特徵

後述明藍格抄本(明抄本)緣自徽宗時代一一〇三至一一一四年前後之校刊本,醫統本中所未見注釋頗多。又,其格式特徵,即經文第一行頂頭,第二行以下低一格。該格式一部分遺存於大字本《金匱》(1066)系之元鄧珍本中,但忠實摹寫小字本《金匱》(1096)之明吳遷本,該格式完全消失,全部經文均頂頭書寫,甚至加以大規模再校定。小字本《脈經》(1096)之明無名氏仿宋本,全部經文亦皆頂頭書寫。廉價販賣小字本醫書,改變大字本第二行以下低一格書寫方式,無疑爲達到節約紙張目的。

然而,徽宗時代所刊《甲乙經》,第二行以下低一格,極可能襲用熙寧大字本格式。若熙寧大字本《甲乙經》確實如此格式,而醫統本以其爲祖本,則理應受其格式影響。但是,醫統本未見絲毫跡象。可以推測,元祐三年(1088)未詳小字本三書[48]中,存在省略大字本格式之《甲乙經》,其系統或即醫統本。小字本《金匱》曾實施再校定,而同樣再校定小字本《甲乙經》亦不爲奇。因此,繼考黃氏所指出[2]宋以後增注問題。

（五）關於增注文

醫統本 7-11b-4 勞宮穴主治文"大便〔《千金》作小便〕血",此文與《千金方》（江戶醫學館仿宋版）30-30a-13 之下宋臣注〔《甲乙》云:……小便血……〕一致。而《千金方》全部經文中,未見勞宮穴主治"小便血"記載。更見醫統本 7-12a-1 曲澤穴主治文有"逆氣,嘔〔《千金》作噪〕血",與《千金方》30-30b-3 宋臣注〔《甲乙》云:……逆氣,嘔唾〕相異。醫統本校注文,本來應該作"逆氣,嘔血〔《千金》作唾〕",但非如此,或因其祖本存在誤寫或誤刻。又《千金方》全部經文中未見曲澤穴主治文"噪血、嘔血、嘔唾"。以上兩校注文,見明抄本 7-18b-6、7-19a-8,與醫統本同文,但與前後經文連續以大字書寫,致使更加混亂。

兩條注文對校,依據《千金方》林億等校注所引"《甲乙》"文。該內容若果然係林億等記載於熙寧本《甲乙經》中,則出現"利用原文所引文,對校原文"自相矛盾,大約難以設想。然而,若發生熙寧以後,則信其爲先人校注而引用,並無矛盾。他方,相同校注亦見於明抄本中,推定兩條注文撰成於一〇六九年與一一〇三至一一一四年之間再校定時。當然,《千金方》全三十卷中,唯一以該引用文對校等,絕非形成於民間傳寫過程之中。

一方,醫統本 2-15a-12 校注"衝脈者……並少陰之經〔《難經》作陽明之經〕",確實《難經·二十八難》云"衝脈者……並足陽明之經"。又,該條經文出典《素問》16-2a-5,校注云"並少陰之經〔新校正云:按《難經》《甲乙經》作陽明之經〕"。因此,若《素問》經注文可以憑信,則林億等同時校定熙寧本《甲乙經》,其經注文必當作"衝脈者……並陽明之經〔《素問》作少陰之經〕"。然而,醫統本並非如此,而記載似屬轉用熙寧本《素問》經注文,明抄本 2-21b-1 記載亦相同。

該校注及編寫背景,與前兩例同類,示意於一〇六九年與一一〇三至一一一四年之間曾經再校定,並參考《素問》經注文而成。黃氏指出以上三例之外,或仍存數例。然而,依據吳遷本《金匱》例[50]推論,刊行小字本,爲節省紙張,廉價出售,故增注當然不會太多。

(六) 醫統本之祖本

推定北宋大字本每半葉八行、行十六至十八字,小字本十二行、行二十四字(第一章注[32])。《聖濟總錄》,徽宗政和末年成書,北宋滅亡前夕彫刻完畢,其半葉八行、行十七字大字本。而熙寧本《素問》取其中,爲十行、行二十字,可稱爲中字本。《醫統正脈全書》所收書,大多數爲半葉十行、行二十字[54],但僅醫統本《甲乙經》十二行、行二十字,近似小字本。明抄本統一抄寫爲十行、十八字,接近大字本。而且明抄本經文第二行以下低一格,該格式未見於醫統本,故可以推定明抄本之祖本。若是,則醫統本底本亦經過數階段重抄而成,但某種程度上仍保留祖本版式或書寫格式。兩本行款,分別來自小字本及大字本。將兩本特徵,與醫統本前三例校注中所見背景一併考察,則醫統本之祖本,可推定爲元祐小字本。

綜上所述,醫統本於元祐三年(1088),與《傷寒論》《太平聖惠方》共同,以再校刊之小字本爲祖本。其經注文基本構成,①編者無名氏所引經文,②無名氏原注,③唐代校定注,④熙寧林億等校定注,⑤元祐再校定注。然而格式混亂重重,難以分辨。醫統本來自紙面緊湊之小字本,故②~⑤内容大多數作小字夾注。因此各注文之存在及區別,從未受到關注。亦因該理由,雖然曾有依據醫統本之校訂本,但各種混亂皆未得以解決。

因此,黃龍祥以六經本爲底本,參照明抄本及其他書籍引文、對應文,詳細校勘,出版《黃帝針灸甲乙經(新校本)》(北京,中國醫藥科技出版社,1990),解決諸多問題。但不僅以附錄注文形式,指出脫文或臆改問題,並對原文加以補足或刪除。雖因底本質劣有必要增刪,但將唐本及熙寧、元祐本之舊,即每卷篇目一同刪除,頗感遺憾。

　　又《經籍訪古志》亦著録明正統二年(1437)重刻本之江户寫本,係寄所寄樓(幕府針醫官山崎家)、多紀家、江户醫學館舊藏,現藏於日本國立公文書館内閣文庫。該書一九八一年影印出版(《東洋醫學善本叢書7》所收,大阪,東洋醫學研究會)。但篠原氏[1]質疑,該書或摘録醫統本内容,加以改編,謊稱正統重刻書,黄氏曾有論證[2,19]。實屬確論,故無需贅述。

二、明藍格抄本(明抄本)

(一)書誌與構成

　　《甲乙經》傳本中,有稀見明藍格抄本十二卷。該本係清末大藏書家陸心源舊藏,其所藏大量善本漢籍,明治四十年(1907)由巖崎家購入,現藏於東京靜嘉堂文庫。因該書末有熙寧二年(1069)五月二日王安石等列銜[44],故可以推定,同年《甲乙經》似當鏤版刊行。但醫統本未記該列銜。而清末傳存一種明寫本,不僅書末列銜與藍格抄本相同,更於其後記有一行識語,云“正統六年(1441)十月五日琴川永惠堂俞氏家藏”。該本曾數更書主,如張金吾《愛日精廬藏書志》(1827)“明初抄本”(缺“十月五日”),陸心源《皕宋樓藏書志》(1882)“明抄本”,繆荃孫《藝風藏書記》(1901)“明影寫宋本”等分别著録[55],之後所在不詳。日本幕末小島尚真,於父尚質(寶素)所著《宋重醫藥表》(1850)熙寧二年部分,於眉批引用《愛日精廬》著録[56],正確認定《甲乙經》熙寧校刊年。一方,靜嘉堂明抄本,收入《東洋醫學善本叢書7》影印出版,便於閱覽。

　　明抄本林億等序題名加冠“新校正”,全稱“新校正黄帝三部針灸甲乙經”,保留北宋版舊貌。宋朝敬畏“國家、主上、皇化、上”等平擡書寫,但無如醫統本平擡書寫“國子博士臣高保衡……”〔傳〕皇甫謐序題“黄帝三部針灸甲乙經”,繼之序例文末尾有林億等列銜,均屬標準格式。無總目,每卷僅記篇目,係唐政府校定本及北宋本之舊,但卷二、卷四、卷五篇目闕如。除卷二、卷四之外,卷頭、卷末題"黃帝三部針灸甲乙經卷之幾",亦屬北宋之舊。卷頭題與篇目之間記"晉玄晏先生皇甫謐集",但卷二至卷六脫落或省略。僅卷一篇目前有林億、孫奇、高保衡列銜,似屬混亂所致。

(二)格式特徵

僅卷二各篇頭章問答起筆,大致以"黃帝問曰""岐伯對曰",以下問答略爲"問曰""對曰",與序例所云條文記載原則一致。然醫統本次章以下更省略作"曰""曰",則明抄本次章以下仍屬唐政府校定本及熙寧之舊態。可是,明抄本除卷二之外,其他卷各篇,初章以下亦無略稱"問曰""對曰""又曰",皆記"黃帝問曰""岐伯對曰"等。如此特定或推定問者、答者,必須將經文與《素問》《針經》等相對照,方可得出正確結果。而如此大規模徹底校勘,絕非民間再版或傳寫過程中力所能及之事。因史書等未見記錄,雖歷來未作推考,但可謂宋政府曾對熙寧本、元祐本第三次校定之證據。醫統本"《難經》曰",明抄本一律改作"《八十一難》曰",如此校定,或謂意在返古。

篠原氏指出[1],該本經文配列順序與醫統本比較,有十處以上相異,全卷中一章或一條第二行以下低一格書寫,如(圖4-4 右)所示格式特徵。該格式庶乎貫穿全卷,仍屬政府或專業水準之統一校定格式。相同格式宋元版並非少見,每一特定標題之下,列記不同出典或內容等。對於各個不相接續之引用文,爲達到諸本出典明晰,一目了然目的,將該統一格式適用於以"事類相從"類編而成之《甲乙經》。

該格式現存較早刊本藏於東京尊經閣文庫,即高麗一一○一年以前版《重廣會史》(圖4-4 左),該本據北宋英宗年間(1063—1067)刊本重刻。名古屋蓬左文庫藏南宋紹興十七年(1147)刊《太平聖惠方》卷九十九、卷一百,每一孔穴主治文等,皆與此相同格式列記。南宋淳祐六年(1246)序刊施發《察病指南》,存有日本室町五山仿宋版(臺北故宮博物院等藏),同時所刊行施發《續易簡方論》之江戶模寫金澤文庫本(宮內廳書陵部藏),格式均同於

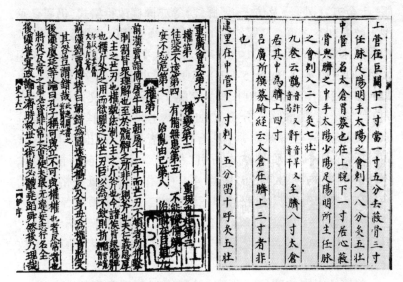

圖4-4 《重廣會史》高麗重刊北宋本（左）（北京，中華書局，1986）
《甲乙經》明抄本3-32b（右）（大阪，東洋醫學研究會，1981）

此。依據北宋大字本《金匱要略》（1066）之元後至元六年（1340）序刊鄧珍本（北京大學圖書館藏），第一篇等"問曰""師曰"問答亦同此格式，其影響直至明無名氏本、俞橋本、醫統本《金匱》。《金匱》諸多內容亦以"事類相從"方法類編，可知北宋大字本曾採用該格式。

又南宋政府未曾大規模校刊醫學古典，《甲乙經》明抄本格式當始於校定熙寧大字本之時。一方，醫統本之所以無該格式痕迹，原因在於其祖本係元祐再校定小字本，而小字本爲節約紙面，並未採用該書寫形式。可知元祐以降第三次校定時期，出現一種版本，即沿用熙寧本格式，改編部分經文排列順序，並成爲明抄本之祖本。

（三）經文特徵

明抄本經文即使不足一行之短文，亦每條或每章均改行頂頭書寫，而醫統本則連續書寫，僅將原本改行處空一格加以區別。宋版《千金方》《外臺》及仿宋版《脈經》等亦同樣改行格式,仍屬豪華型宋政府刊本之舊。又醫統本 1-4a 載三條夾注〔《素問》曰……於經義爲未通〕,而明抄本 1-6b、1-7a 作爲大字經文單獨書寫。相同文例,如醫統本 2-16a-8、5-13b-5、5-15a-2 小字夾注文,明抄本 2-22b-10、5-21a-10、5-23a-10 作爲大字經文單獨書寫,文頭皆有"《素問》言"等。依據該格式分析,如此將夾注與經文同等對待,推其原因,或將夾注各條斷定爲《甲乙經》編者原注,或出於重視《素問》風潮。類似文例,醫統本所引"《九卷》云""吕廣所撰《募腧經》云"夾注文,明抄本 3-32b(圖 4-4 右)作大字且低一格分爲兩條書寫。如第三章所述,吕廣即三國時代二三九年頃編著《難經》注本者,其所撰《募腧經》,宋代似已無存。該兩條亦非屬宋臣注,認定爲《甲乙經》編者原注,而作大字文,又或因非《素問》引文,故低一格書寫。

將醫統本夾注改寫成大字,並與經文連續書寫例(2-21b、2-22b、2-24a、2-26a、6-28ab、6-29ab、12-16b),皆依據《九卷》所論,故當屬編者原注。類似文例見 1-9a、2-24a、4-26a、5-23a-10、7-6b、7-14a。其蓄意將原注與宋臣注加以區別,或將原注與大字經文同等對待,如此具有規模之校定,難以想象由民間再版或傳寫過程中所完成,仍屬北宋政府實施第三次校定結果。

然而,醫統本卷一起筆經文"《九卷》及《素問》又曰",明抄本 1-4ab、1-5b、1-6a 將"《九卷》及"置於前文末尾並改行,而將"《素問》又曰"置於新條文頭。5-1b、5-2a、6-27b、6-28a 亦將"《九卷》又曰"之"《九卷》"置於前文末尾並改行,"又曰"置於次條文頭。如此不規範記述方式,顯然非屬傳寫過程中所導致訛誤,而出於某種目的所爲。或不宜將《九卷》(後改稱爲《針經》)作爲經文出典列記文頭,便移置文末。如此類推,則第二章所討論之元祐本《針經》,即使刊行者舊法派王欽臣紹聖元年(1094)左遷之後,新法派時代抑或作爲第三次校定之候補。

（四）注文及音釋特徵

注文大致可分爲兩種，即低一格大字注文，及文中、文末小字夾注。各處書寫形式相當混亂，大部分産生於明抄本以前傳寫過程中。格式規整不紊低一格大字注文，其內容多依據《素問》等訓詁釋文，或指出經文等誤謬。令人推想，注文前後改行，插入中間書寫，或即原始形式。格式多與醫統本小字夾注相對應，但注文有無，及字句、表現等變化較多。2-9b-10 與 2-10a-7 所記低一格大字文“按《九卷》以下《靈樞》文，又出《素問》”，7-31a-6 條文等，未見於醫統本，故可斷定爲第三次校定時所增注例。如此廣涉全篇，甚至注文內容與格式均發生改變，可知非北宋政府主導實施則力所不能及。同樣大規模校定，亦見一〇九六年小字本《金匱》（吳遷本）[50]，該本依據一〇六六年大字本《金匱》（鄧珍本）而成。

小字夾注，主要於被釋字句下記錄對校結果及音釋，亦有部分文例兩者併記。與醫統本相對應之小字夾注，多見於卷九以後，爲筆寫方便而改爲大字。但其後批校，於該大字旁均記入△印。校注僅標示與諸本字句相異，似將未涉及訓詁內容等短文作爲小字夾注。夾注多與醫統本相對應，但 2-21b-5〔一本……出此條〕，醫統本未見，或屬第三次校定時增注。又如篠原氏[1]與黃氏[19]所指出，醫統本“××〔一（本）作〇〇〕”，明抄本則變更爲“〇〇〔一（本）作××〕”，認爲不可思議之替換現象。可以推斷，北宋第三次校定時，認爲熙寧本所云〔一（本）作〇〇〕，屬於合理性較高字句，即將雙方替換書寫。上述以外，醫統本中所未見之增補校注仍多數存在，其內容均引自《太素》等。因其中有《素問》新校正注中未曾引用之《太素》文字，故當屬《太素》於中國亡佚之前所增注文。篠原氏已有考證[1]，論述精確。筆者推定，金軍入侵，靖康之變（1126）而致使《太素》亡佚[57]。故依據《太素》等對校增注，當完成於一一二六年以前。得以引用珍稀《太素》，仍可佐證曾由北宋政府主持第三次校定。

醫統本音釋注，似沿用以熙寧校刊本爲底本之舊傳本，但明抄本音釋數量明顯增加。其原因之一，即同一文字每次重複出現，均附加音釋,如"踝〔音跨,又魯〕"(3-49a-6,3-55a-7),或同字注記異音,如3-53a-5"踝〔音根〕"等。格式多有混亂,被校字句下小字注亦非雙行,或因單行書寫更加方便。"音/□"頗多,當屬筆寫底本污損或缺失、混亂所致。甚至亦有爲《甲乙經》原注如3-32b-6條文(圖4-4右),及11-5b-7宋臣注等附加音釋例。以大字書寫《甲乙經》原注及多數宋臣注,或因便於以小字夾注形式爲注文附加音釋。如此增加音釋注文及重複注釋,並非出於商業出版販書目的,而係政府實施第三次校定所致,目的在於提高教育效果,極可能爲培養醫官而校刊教材。又,經文下夾注音釋,見於第一章第二節《素問》之北宋元豐本(1078—1085)及宣和本(1121)。元豐本似屬家刻本,故明抄本大量音釋,或與徽宗時代所校刊之宣和本相類似。總之,第三次校定《甲乙經》,似乎亦屬於徽宗"崇寧興學"之一環。

(五) 第三次校定本刊行年代

明抄本卷一第一篇有篇題"精氣五臟第一",但同卷篇目記作"精神五臟論",兩者必有一誤。同卷"津液五別第十三"篇題亦誤作"清液五別論",推論第一篇名篇題"精氣"正確。可是,醫統本篇題、篇目共作"精神"。第二章第四節所論僞經《靈樞經》,編成於政和八年(1118)以前,《玉海》將其著錄稱"《靈樞(經)》以《精氣》爲首"(第二章注〔86〕)。《郡齋讀書志》記錄該書云"《靈樞經》九卷……或謂,好事者於皇甫謐所集《內經》《倉公論》中抄出之,名爲古書也"(第二章注〔28〕),疑其與《甲乙經》相關。因此,第一篇題曰"精氣"之《甲乙經》,一一一八年以前確已存在,即屬第三次校刊本。

黃氏認爲,明抄本10-9a-2"足大指……解谿主之"條文,當置於"……膝關主之"與"……下廉主之"中間,與《聖濟總錄》卷一百九十二所引《甲乙經》排列相一致。一方,醫統本該條文置於篇末,頗失適切[2]。可知政和四年(1114)開始編纂《聖濟總錄》(第一章注〔78〕)中所引用《甲乙經》,必屬第三次校定本,該本同年以前得以刊行。徽宗時代崇寧二年(1103),首次規定培養醫官及考試教材,該書即其中之一[36],故可推定該本校刊於崇寧政和間一一〇三至一一一四年前後。

（六）明抄本構成

明抄本並非直接參用第三次校刊本而成，僅卷一篇首等文頭記載經文出典，如"此出《靈樞經》（《素問》）第幾卷〇〇篇"等。其"第幾卷"，與元古林書堂本《素問》《靈樞》（1339、1340）始成之十二卷本明顯一致。篠原氏詳細論證[1]，即元代一三四〇年以後變更内容，見於此卷一中。而且被釋文字下之音釋注以外，又將多數音釋置於條文末尾，全卷大致如此。條文末音釋及格式無統一性，時而將前條文字音釋移置於後條文中，似抄寫時所附加。如此傳承過程，格式等混亂現象曾多發生於明抄本中。

又，僅明抄本 7-6a-5"席延'賓'"以下，插入大字音釋，記述相當混亂。關於此記載，浦山氏認爲[58]，與《宋史·藝文志》著錄席延賞《黄帝針經音義》一卷相關。如第一章第二節《素問》元豐本項所述，席延賞元豐八年（1085）任太醫局主任，與孫奇等共同治療神宗危篤病症。前述南宋《玉海》關於僞經《靈樞經》，亦云"故席延賞云，靈樞之名，時最後出"。其《針經音義》無疑依據元祐本《針經》（1093）而成，《玉海》中既已引用，可知南宋時期《針經音義》有所傳承。但該音釋以外，醫統本及明抄本，均未見明記林億等後代人名注釋文。造成明抄本該部分記載混亂原因，筆者認爲，係南宋以後傳承過程中，依照《針經音義》附記所致。上述條文末尾附錄音釋注，或亦有引自《針經音義》内容。

綜上所述，明抄本《甲乙經》，由①無名氏編者所引經文，②無名氏原注，③唐代校定注，④熙寧林億等校定注，⑤元祐再校定注，⑥政和三校定注，⑦南宋元明注記等所構成。但如何區別各部分内容，歷來未曾引起注意。與醫統本相較，根據格式，容易判別②，但格式複雜無統一性，加之傳寫混亂，相反易造成誤判例亦頗多。⑥可據醫統本相較判明，但亦可能與⑦混同。③④⑤根據是否引用較長經文之訓詁注，或以大字注文及小字夾注分别書寫。但大字注文書寫混亂，見有與①②難以判别文例。明抄本係雖屬具有價值之傳本，但仍不當輕易參閲使用。

第五節　結　語

《甲乙經》約於四世紀後葉，由無名氏者仿效三世紀前中期《脈經》十卷“類例相從”方法，以《素問》《九卷》《明堂》爲主要底本，依“事類相從”體例編纂而成之針灸治療專書，並具有尋繹當時三書舊文之史料價值。

因該針灸專書將《素問》《九卷》引文定型化爲“黃帝問曰……”故原題或爲《黃帝(針灸)經》。與《脈經》相同，編成十卷本，或以十干命名爲《黃帝(甲乙)經》，或《黃帝(宨乞)經》。受仲景醫書影響，孔穴主治文採用“……主之”形式。但因無孔穴圖，或於梁五二三年以前，附錄圖二卷而成十二卷本。其後直至隋代，刪除圖二卷，附錄音釋一卷，其改編目的，或與隋代醫生教育相關。該書假托皇甫謐編撰，極可能始於隋末、唐初七世紀前後，此時將卷八至卷十分割成卷八至卷十二，再次編成十二卷本。俄羅斯所藏敦煌本，推定爲五世紀寫本，即十卷本斷簡。

唐代指定該書爲培養醫生教材，曾由政府實行校定(651年前後)。現法國及英國所藏敦煌本斷簡，即屬於唐政府校定本系統。之後，北宋政府經過熙寧初次校刊(1069)、元祐再次校刊(1088)、政和第三次校刊(1103—1114)，流傳形成現今諸本。

現存本有源自北宋再校刊小字本之醫統本，及來自第三次校刊大字本之明抄本。醫統本由①經文、②無名氏原注、③唐注、④北宋熙寧注、⑤北宋元祐注構成。明抄本中增加⑥北宋政和注及⑦南宋元明注。然而，醫統本、明抄本均有種種混亂，尤其經文及歷代注文，明顯錯綜交互。醫統本，經過黃龍祥氏新校本之後，便於研讀。而關於區別注文等問題，明抄本雖存在格式特徵，但其狀態相當混亂，不適用於一般習讀。雖然如此，若參考篠原氏、黃氏研究成果及筆者所提出之諸般特徵，則可正確利用明抄本，並可期待今後研究整理更加縝密。

文獻及注釋

［1］篠原孝市,《<甲乙經>總説》,小曽户洋等編《東洋醫學善本叢書8》425~463頁,大阪,東洋醫學研究會,1981。

［2］黃龍祥,《黃帝針灸甲乙經(新校本)》1~27頁"概論",北京,中國醫藥科技出版社,1990。

［3］多紀元胤,《(中國)醫籍考》241頁,北京,人民衛生出版社,1983。

［4］浦山久嗣,《<甲乙>について》,《醫道の日本》72卷1號66~67頁,2013。

［5］魏徵等,《隋書》1040頁,北京,中華書局,1973。

［6］陳存仁著,岡西爲人譯,《中國針灸沿革史(1)》,《漢方の臨床》3卷12號813~819頁,1956。

［7］黃龍祥,《<黃帝明堂經>文獻研究》,同《黃帝明堂經輯校》239~268頁,北京,中國醫藥科技出版社,1988。

［8］房玄齡等,《晉書》1409~1418頁,北京,中華書局,1997。

［9］魏徵等,《隋書》1041、1045頁,北京,中華書局,1973。

［10］上山大峻,《龍谷大學善本叢書16 敦煌寫本本草集注序録、比丘含注戒本》26頁,京都,法藏館,1997。

［11］王利器,《顔氏家訓集解(增補本)》588頁,北京,中華書局,1993。

［12］丸山裕美子,《北宋醫疾令による唐日醫疾令の復元試案》,《愛知縣立大學日本文化學部論集》第1號(歷史文化學科編)21~40頁,2010。

［13］丸山裕美子,《日唐醫疾令の復元と比較》,《日本古代の醫療制度》1~40頁,東京,名著刊行會,1998。

［14］藤原佐世,《日本國見在書目録》76(《黃帝甲乙經》)、78(《葛氏方》)、82(《黃帝三部灸經音義》)頁,東京,名著刊行會,1996。

［15］劉昫等,《舊唐書》2046頁,北京,中華書局,1975。

［16］中村璋八、古藤友子,《五行大義 上》274頁,東京,明治書院,1998。

［17］《難經集注 舊鈔本》4頁,東京,北里大東醫研醫史學研究部,2010。

［18］《醫心方》2-40記:"楊玄操曰……又云:……皇甫士安,晉朝高誘,洞明醫術,撰次《甲乙》,並取三部爲定。……"此"又云"以下,亦見於《外臺

秘要方》卷三十九《明堂序》文首,同書其後引用"楊操(玄,避宋諱刪除)《音義》"。據其内容,推定爲《舊唐書·經籍志》"《黄帝明堂經》三卷〔楊玄孫(操)撰注〕",又《新唐書·藝文志》"楊玄注《黄帝明堂經》三卷",或《日本國見在書目録》著録"《明堂音義》二〔楊玄操撰〕"序文。

[19] 黄龍祥,《針灸名著集成》解説"針灸甲乙經",北京,華夏出版社,1996(據日本内經醫學會九箴會 2000 年試譯版 31~67 頁)。

[20] 房玄齡等,《晉書》1982~1984 頁,北京,中華書局,1997。

[21] 難波恒雄,《千金方藥注 附:真本千金方》119 頁,東京,醫聖社,1982。

[22] 篠原孝市、山邊浩子,《<黄帝内經太素>楊上善注所引書名人名索引》,《東洋醫學善本叢書8)133~134 頁,大阪,東洋醫學研究會,1981。

[23] 三木榮,《〔補訂〕朝鮮醫學史及疾病史》13~15 頁,京都,思文閣出版,1991。

[24] 李隆基等,《大唐六典》卷十四/299~302 頁,西安,三秦出版社,1991。

[25] 宋版《外臺秘要方》,《東洋醫學善本叢書4)768 頁上段,大阪,東洋醫學研究會,1981。

[26] 菅野真道等,《續日本紀》卷二十(《〔新訂增補〕國史大系》2 卷 243頁),東京,吉川弘文館,1935。

[27] 篠原孝市、山邊浩子,《<素問>割注所引書名人名索引》,《東洋醫學善本叢書8)135~145 頁,大阪,東洋醫學研究會,1981。

[28] 菅原清公等,《令義解》卷八(《〔新訂增補〕國史大系》普及版 279頁),東京,吉川弘文館,1974。

[29] 王惟一,《〔新刊補注〕銅人腧穴針灸圖經》影印版,北京,中國書店,1987。本書卷一至卷二小字夾注,見引《素問》《靈樞經》《難經》《甲乙經》,但亦可能依據元版底本之金大定版(1186)所增注。卷三至卷五補入等可能性較小,引用《甲乙經》見於 3-21a、4-6b、4-7a、4-7b、4-10b。

[30] 天一閣、中國社會科學院歷史研究所天聖令整理課題組,《天一閣藏明鈔本天聖令校證》137、315 頁,北京,中華書局,2006。此第三條(依據文獻[12]復元試案)記:"諸醫及針學,各分經受業。醫學科習《甲乙》《脈經》《本草》,兼習張仲景(《傷寒論》)、《小品集》(《小品方》)等方。針學習《素問》《黄帝針經》《明堂》《脈訣》,兼習《流注》、《偃側》等圖、《赤烏神針》等經。"

［31］歐陽修等，《新唐書》1565頁，北京，中華書局，1975。

［32］唐慎微，《重修政和經史證類備用本草》547頁，北京，人民衛生出版社，1983。

［33］島田隆司等，《素問、靈樞》3頁等，東京，日本經絡學會，1992。

［34］黃龍祥，《黃帝針灸甲乙經（新校本）》新校正黃帝針灸甲乙經序，北京，中國醫藥科技出版社，1990。

［35］《宋史》（脫脫等，3689頁，北京，中華書局，1977）記述以下醫學教育及考試規定："醫學，初隸太常寺，神宗時（1067—1085）始置提舉判局官及教授一人，學生三百人。設三科以教之，曰方脈科、針科、瘍科。凡方脈，以《素問》《難經》《脈經》爲大經，以《巢氏病源》《龍樹論》《千金翼方》爲小經。針、瘍科則去《脈經》而增《三部針灸經》。常以春試，三學（太學、律學、武學）生願與者聽。……"

［36］《宋會要輯稿》崇儒三（徐松輯，北京，中華書局影印本2199、2201～2203、2206頁，1957）有以下教育及考試、出題等規定，以及徽宗詔敕罷免國子監醫學："徽宗崇寧二年（1103）九月十五日……今既別興醫學，教養上醫，難以更隸太常寺，欲比三學（太學、律學、武學），隸於國子監。……欲立上舍四十人、內舍六十人、外舍二百人，逐齋長、諭各一人。……三科（方脈科、針科、瘍科）各習七書。《黃帝素問》《難經》《巢氏病源》《（嘉祐）補（注）本草》《大小（千金）方》。內方脈科兼習王氏《脈經》、張仲景《傷寒論》。針科兼習《黃帝三部針灸經》《龍本（木，以下同）論》。瘍科兼習《黃帝三部針灸經》《千金翼方》。一，考試三場。第一場……〔方脈科，《素問》《難經》《傷寒論》。（針）瘍科，《素問》《難經》《三部針灸經》〕。第二場。諸（方脈）科，脈證大義三（二）道、運氣大義二道。針、瘍科，小經大義三道〔謂《病源》《龍本論》《千金翼方》〕，運氣大義二道。第三場……"（政和）五年（1115）正月十八日，提舉入內醫官、編類政和《聖濟經》曹孝忠等奏。……一，乞諸州、縣並置醫學，各於學內別爲齋教養，隸於州縣學，開封隸府學。……一，醫學教授講一經〔謂《素問》《難經》〕……一，三科學生各習七書。方脈科，《黃帝素問》《難經》《巢氏病源》《補注本草》《千金方》、王氏《脈經》、張仲景《傷寒論》。針科，《黃帝素問》《難經》《巢氏病源》《補注本草》《千金方》《黃帝三部針灸經》《龍本論》。瘍科，《黃帝素問》《難經》《巢氏病源》《補注本草》《千金方》《黃帝三部針灸經》《千金翼方》。一，諸州縣學及提舉學事司試法。縣學補試《素問》義一道，《難經》義一道……私試孟月，《素問》《難經》義三道……公試二場。第一場《素問》《難經》義二道，……第二場……學事司所在州試上

舍三場。第一場《素問》《難經》義三道，……第二場……第三場……一，出題。儒經、《素問》《難經》並於《本經》內出。運氣義於《素問》內出。……假令病法。方脈科於《千金翼》《外臺》《聖惠方》治雜病門中出。針科於《三都(部)針(灸)經》《千金翼》《外臺》《聖惠方》《龍本論》治雜病及口齒、咽喉、眼目門中出。瘍科於《三部針灸經》《千金翼》《外臺》《聖惠方》治瘡瘍門中出""宣和二年(1120)七月二十一日，詔罷在京(國子監)醫算學"。又誤記"《龍本(木)論》"，即指《宋史·藝文志》"《龍樹眼論》一卷"。其後亦見有"《眼科龍木論》"等著錄，爲避英宗(1064—1067年在位，趙曙)諱，改"樹"作"木"，更誤作"本"。多紀元胤《醫籍考》推論，李朝《醫方類聚》引用《龍樹菩薩眼論》，有"漢土用藥不同"等語，《隋書·經籍志》載"《龍樹菩薩藥方》四卷"，乃隋唐間傳錄夷法者矣。

[37] 岡西爲人，《宋以前醫籍考》215頁所引，臺北，古亭書屋，1969。

[38] 脫脫等，《宋史》5305、5307頁，北京，中華書局，1977。

[39] 俄羅斯科學院東方研究所聖彼得堡分所、俄羅斯科學出版社東方文學部、上海古籍出版社編《俄藏敦煌文獻》第9冊332頁，上海古籍出版社，1998。

[40] 王杏林，《關於俄藏敦煌文獻Дх.2683、Дх.11074殘片的定名》，《敦煌學輯刊》2000年第4期105~108頁。

[41] 小曽户洋，《中國醫學古典と日本》622~623頁，東京，塙書房，1996。

[42]《唐會要》卷二十三諱(王溥，452頁，北京，中華書局，1998)記載，武德九年(626)六月太宗令"今其官號、人名及公私文籍，有世及民兩字不連續者，並不須避"，顯慶五年(660)正月，高宗詔規定"比見抄寫古典，至於朕名，或缺其點畫，或隨便改換，恐六籍雅言，會意多爽，九流通義，指事全違，誠非立書之本。自今以後，繕寫舊典文字，並宜使成，不須隨意改易"。《舊唐書》太宗本紀(劉昫，29、30頁，北京，中華書局，1975)亦載武德九年太宗令"今其官號、人名、公私文籍，有世民兩字不連續者，並不須避"。

[43] 沈澍農，《綴合する四組の敦煌醫藥卷子斷簡について》，《日本醫史學雜誌》56卷2號219頁，2010。

[44] 古鈔本《黃帝三部針灸甲乙經》/《東洋醫學善本叢書7》221頁下段，宋版《外臺秘要方》/《同叢書4》800頁上段，大阪，東洋醫學研究會，1981。

[45]《宋會要輯稿》職官二二(徐松輯，北京，中華書局影印本2863~2864頁，1957)記載："仁宗慶曆四年三月二十五日，詔國子監於翰林院選能

講説醫書三五人爲醫師,於武成王廟講説《素問》《難經》等文字。召京城習學生徒聽學。……八月二十二日……今招到諸科生徒已八十餘人""嘉祐五年四月二十六日,太常寺言。准詔,詳定太醫局學生人數永額。勘會先試中學生新舊人共一百六十一人,請以百二十人爲額。……又自來攷試,唯問《難經》《素問》《巢氏(諸病源候論)》《(太平)聖惠方》大義十道,今詳《神農本草》於醫經中最爲切用,自來多不習讀。欲乞自今後每遇考試,於問義十道中兼問本草大義三兩道。如雖通他經,於本草全不通者,亦不預收補""太醫局,熙寧九年置,以熊本提舉,大理寺丞單驤管勾。後詔勿隸太常寺,置提舉一、判局二,判局選知醫事者爲之。科置教授一,選翰林醫官以下與上等學生及在外良醫爲之。學生常以春試,取合格者三百人爲額"。

[46] 中嶋敏,《宋史選舉志譯注(2)》256、261～262頁,東京,東洋文庫,1995。

[47] 李燾,《續資治通鑑長編》卷三百三十五/8084頁,北京,中華書局,1985。

[48] 吳遷本《金匱要略》及明仿宋《脈經》後附紹聖三年(1096)敕命施行文記載:"伏覩本監(國子監)先准朝旨,開雕小字聖惠方等共五部出賣,并每節鎮各十部,餘州各五部,本處出賣。今有《千金翼方》《金匱要略方》、王氏《脈經》、《補注本草》《圖經本草》等五件醫書,日用不可闕。本監雖見印賣皆是大字,醫人往往無錢請買,兼外州軍尤不可得。欲乞開作小字,重行校對出賣,及降外州軍施行。"即一〇九六年,不僅"重新校對"小字本五書,而且,此以前亦曾出版小字《(太平)聖惠方》等五書。一方,趙開美本《〔宋板〕傷寒論》前附元祐三年(1088)牒文云,曾於國子監及浙路校刊小字本。如是,小字本《聖惠方》似亦於一〇八八年刊行。其他三書名,未見取證史料,但據文獻推測,刊行《病源候論》《千金方》《甲乙經》之可能性較高。關於《甲乙經》,於是本章論證。

[49] 李茂如等,《歷代史志書目著錄醫籍匯考》413頁所引,北京,人民衛生出版社,1994。

[50] 真柳誠,《<金匱要略>の成立と現存版本》,《漢方の臨床》57卷3號405～420頁,2010。

[51] 上海中醫學院圖書館,《上海中醫學院中醫圖書目錄》494頁,上海中醫學院,1980。

[52] 篠原孝市等,《<針灸甲乙經>割注所引書名人名索引》,《東洋醫學善本叢書8》510~515頁,大阪,東洋醫學研究會,1981。

　　[53] 錢東垣,《崇文總目輯釋》,許逸民等編《中國歷代書目叢刊》第一輯上 127 頁,北京,現代出版社,1987。

　　[54] 真柳誠,《臺灣訪書志 I　故宮博物院所藏の醫藥古典籍(31)養生之屬、彙編之屬 1》,《漢方の臨床》53 卷 7 號 1249~1255 頁,2006。

　　[55] 岡西爲人,《宋以前醫籍考》222~223 頁所引,臺北,古亭書屋,1969。

　　[56] 小島尚真、尚質,《宋重醫藥表》11 葉左面,臺北,故宮博物院所藏,故觀 13902 號,1847 年尚真序,自筆本。

　　[57] 元代所編《宋史·藝文志》云“《黃帝太素經》三卷〔楊上善注〕”,但依據北宋藏書資料而已。一方,《秘書省續編到四庫闕書目》著録南宋秘書省藏書,以及搜索、獻上闕書(1145),其中有“《黃帝太素脈經》三卷　闕”(第二章文獻注[87][88]),故南宋初期既無傳存。篠原氏依據蕭延平校正《黃帝内經太素》例言“自金元以降,惟王履《溯洄集》一爲徵引”,自王履(1332—1391)《醫經溯洄集·嘔吐乾嘔噦欬逆辨》中查到“《太素》曰:木陳者,其葉落,病深者,其聲噦”之記載(篠原孝市“《黃帝内經太素》解題”,《東洋醫學善本叢書 8》9~60 頁注 11,大阪,東洋醫學研究會,1981)。該文見於仁和寺本《太素》19-21-7“木陳者,其葉落,發病深者,其聲噦”,一方,顧從德本《素問》8-2a-2 新校正注所引“《太素》”,與《溯洄集》同文。可以認爲《溯洄集》間接引用新校正注,而不能作爲王履時代元末明初《太素》有所傳存之證據。其他醫書,如《三因方》(1174)卷十一噦逆論證,《素問玄機原病式》(1182)火類,《雜病證治準繩》(1602)神志門癲狂癇總論、七竅門下咽喉,《尚論後篇》(1739)卷二等所引“楊上善云”文,全部間接引自新校正注。北宋所存《太素》之亡佚,仍然緣於金軍入侵所致靖康之變(1126)。

　　[58] 2012 年 7 月 3 日獲悉浦山きか氏私信,得知同氏已於第三回日本針灸臨床文獻學會學術大會(1995)報告《＜甲乙經＞の音釋について》一文,並言及該記述。

第五章 《太素》

竊以爲,《太素》闡述生命與醫療之本質,《明堂》昭示其表象。
猶如易爻以天之━,地之－－構成宇宙,依此二書可通明生命與醫療
之神髓。

太素陳其宗旨　明堂表其形見
是猶天一地二　亦漸通其妙物焉
　　　　　《黃帝内經明堂·楊上善自序》

第一節　概　要

一、現狀及構成、内容等特徵

初唐楊上善撰注《黃帝内經太素》(以下稱《太素》)全三十卷,
由大字經文及雙行小字楊注構成。經文大多數與現行《素問》《靈
樞》内容相對應,當視爲初唐以前兩書舊文傳存至今之貴重文獻。
又,現行《素問》"運氣七篇"部分及亡篇"《刺法論》《本病論》"等
條文,《太素》中皆未見載,可證明該部分内容係後世所作。中國
因金軍入侵引發靖康之變(1126),社會動蕩,浩劫文物,導致該書
最終亡佚(第四章注[57])。有幸日本遣唐使齎入本《太素》,其系
統保存於日本京都仁和寺等,並指定爲日本國寶或重要文化財,傳
存至今。現存本缺卷一、卷四、卷七、卷十八、卷二十全文,卷十七
僅遺存末尾部分。篠原氏曾網羅[1]平安至鎌倉時代文獻中所引
《太素》經文及楊注,其中現存本未見之佚文非鮮。與現行《太素》

及《醫心方》所引内容異同,及現行《太素》未見之佚文十一條,李氏等已有考察[2]。《素問》新校正注中,亦多見有冠以"《太素》、楊上善"引文,其内容與現行《太素》相校對,小曾户氏曾詳細論述[3]。

該書全卷所論内容,大致分爲二十項目[4],但因缺卷二十,其中僅第十二項名目不詳。大項目順序,首列攝生、陰陽、人合、藏府、經脈、輸穴、營衛等基礎醫學,次序證候、設方、九針、補寫(瀉)、傷寒等臨床醫學。大項目内設立約二百小項目,如卷二大項目"攝生之二"中分爲"順養、六氣、九氣、調食、壽限"小項目。各小項目名多數與現行《素問》《靈樞》篇名一致或近似,亦有《太素》獨自項目名稱。小項目篇名與《素問》《靈樞》近似者,其經文亦大致相應。其他,亦有與《素問》《靈樞》《脈經》《甲乙經》相對應文,參照篠原氏《<黄帝内經太素>對經表》[5],了然可見。如此從《素問》《(針經)九卷》等摘録經文,按照一定原則,以相似題目類編成書,前例尚見有《脈經》《甲乙經》。然而《脈經》主述脈論,《甲乙經》着眼針灸,而《太素》大致將現行《素問》《靈樞》相關經文重加類編,並附録楊上善注釋。明末張介賓(景岳,1563—1640)《類經》三十二卷亦以同樣形式,將《素問》《靈樞》類編爲十二項目、三百九十篇、附加注釋。《太素》與《類經》編纂意向極其相似。

《太素》重要特徵之一,即經文字句及語順,較之現行《素問》《靈樞》更加保留着原始文獻舊貌。《素問》由中唐王冰改編,更經北宋、南宋政府反復校刊,故王冰以前舊貌大凡難以窺知。《靈樞》亦自高麗政府傳回唐代《針經》九卷本,經北宋元祐刊本,至南宋紹興刊本而成《靈樞》二十四卷。因僅該系統流傳至今,故極難驗證漢代至唐代之《九卷》或《針經》,與高麗《針經》至現行《靈樞》所存微細差別。

他方,《太素》遣唐使攜回本系統傳存至今,成書後未經人爲校定,雖存有部分誤寫,而充分保留唐代舊貌。事實上,將該書與《素問》《靈樞》或《甲乙經》對應條文相比較,仍存在夥多文字、字句及語順等微細差異,據此仍可解明條文諸多疑難之處。然而,該書亦經由楊上善撰注及後世傳寫,必然附加部分字句,故難以斷言皆爲《素問》《九卷》之舊。盡管如此,研究、理解《素問》《靈樞》基礎上,與《太素》相對校,仍屬不可或缺之方法。

再者,楊上善注堪稱《素問》《靈樞》系統現存最古注釋,而且校注精湛,與王冰注相比,具有明顯獨自特徵,丸山氏已有詳細考察[6]。無疑,《太素》楊注,亦具文獻價值。

二、《太素》經文與《素問》《(針經)九卷》之關係

《太素》現行傳本卷一闕如,當然通常附於卷首之楊上善序亦無存,故撰注經緯及成書年代不明,但《漢書・藝文志》諸子、陰陽家中著録"《黃帝泰素》二十篇"[7]。該書名"泰",與"太"音通,現行《太素》各卷首所記大項目,若包括缺卷中項目,其數爲二十,與《泰素》相同[4]。又因《太素》保存原始古文字句較多,或有《泰素》爲《太素》祖本之説[8]。但據西漢所埋葬馬王堆醫書編成及内容等,西漢所存"《黃帝泰素》",畢竟不如現行《太素》各項排列整然。或有見解認爲,原始《素問》《靈樞》,乃摘録現行《太素》之祖本編纂而成。然而,《素問》《靈樞》所述邏輯、内容等多有相違,且《太素》採用分類撰述體例,故摘録《太素》而重編《素》《靈》,其可能性極微。

關於該問題,小曽户氏[9]有如下論證。《太素》卷九《經脈正別》9-5-6與卷十《帶脈》10-6-7經文"足少陰之正,至膕中,別走太陽而合,上至腎,當十四推,出屬帶脈"重出,對應文見現行《靈樞・經別》篇6-1b-3。《太素》卷十《陰陽喬脈》10-11-5與卷二十六《寒熱雜説》26-42-2經文"陰喬陽喬,陰陽相交,陽入陰出,陰陽交於兑眥,陽氣盛則瞋目,陰氣盛則瞑目"重出,對應文同見現行《靈樞・寒熱病》篇9-2b-9。又,《太素》卷三十《腰痛》經文30-38-3"腰痛上寒,刺足太陽、陽明。上熱,刺厥陰。不可以俛仰,刺(足)少陽。中熱如喘,刺足少陰,刺郄中出血"及30-39-2"腰痛,痛上寒,取足太陽。痛上熱,取足厥陰。不可以俛仰,取足太陽。中熱而喘,取足少陰、膕中血胳(絡)"類似文字併記,前文與《素

問·刺腰痛》篇 11-11b-8 對應,後文與《靈樞·雜病》篇 10-3b-7 對
應。分析以上文例,可以肯定《太素》經文依據原始《素問》《靈樞》
傳本類編而成,相反之可能性殆無。

　　一方,該書各卷首,楊上善記云"奉敕撰注",但"注"字或動詞
或名詞,可理解爲"撰述經文而注釋"與"編撰注釋"二義。且楊注
對校經文字句之際,不僅引用《素問》《九卷》,並多例舉"有本"
"一曰"等文。或可推論,楊上善於當時世存數種《太素》傳本中,
選擇一部底本,並參照"有本"或"一曰"等別本,與當時《素問》
《九卷》字句對校,勘記異同。故《太素》經文既編成於楊上善之
前,而楊上善僅爲之"撰注"而已[6,10]。

　　對於以上見解,徐氏[11]提出以下證據,加以反論。第一,唐以
前《隋書·經籍志》等未曾著録《太素》,故至初唐時期,難以推定
世存多種傳本。此外,《隋書·經籍志》著録《素問》《針經(九
卷)》《甲乙經》,各書別本宜當多有流傳。現行《太素》楊注中,校
對經文異同列舉"有本"共五十三條,"一曰"十四條,"或爲"三條,
"別本、古本、有爲"各二條,"一本、一作、或曰、或作、或以、有作"
各一條,其中約二十處相異字句,與現行《素問》《靈樞》《甲乙經》
一致。可知,利用各書別本對校,極可能稱之爲"有本"等。第二,
楊注中同一標題,若《素問》與《九卷》所述相異時,楊注常引用《素
問》論述《九卷》,或引《九卷》論述《素問》,皆以"《素問》云"等標
記。同一標題內,《素問》或《九卷》某一書內載有別説,則引用時
不記書名,而標記兩書篇名。以上情況皆非依據《素問》《九卷》校
勘《太素》經文,而兼述兩書存有別文而已。第三,各卷首"楊上善
奉敕撰注",現存楊上善《黄帝内經明堂》(以下稱上善《明堂》)卷
一亦同,其自序記述,舊製《明堂》三卷,診候交雜,窺察難明,故將
十二經脈及奇經八脈各編一卷,合十三卷,並加注釋。《舊唐書·
經籍志》《新唐書·藝文志》亦著録《黄帝内經明堂類成》。因此,
楊上善"撰注",當理解爲"編撰經文,並加注釋"。第四,《太素》卷
二十九《水論》篇楊注(29-11-5)中,唯一見有〔所受太素經論,攝生
安形,詳審之法……〕記述,但楊注敍述《太素》經文要旨之時,總

稱標記〔《内經》〕(6-2-1,9-23-3,19-56-4 等)。又,日本平安時代具平親王《弘决外典抄》(991)3-18a-6 所引佚文,有〔揚(楊)上善《太素經》注云:太素合爲萬物,以爲造化……〕,此"太素"並非書名,而爲"始原,本義"之意。亦應以相同意義理解卷二十九《水論》篇"太素經論",僅以該一例,即認定楊上善以前既存《太素》,實屬對引文誤解所致。故得出結論,《太素》經文摘自《素問》《九卷》,由楊上善類編而成。

以上徐氏考證有理有據,毋庸置疑。錢氏論説[12]亦沿襲徐氏考證而擴展。又如後述,楊上善曾兼任唐政府貴族子弟學問所弘文館直學士(副教授)。其後進上《太素》及上善《明堂》時,官職爲東宫司經局"太子文學",伺侍皇太子,奉仕文章之學官。當然可以自由利用弘文館與東宫學問所崇文館,以及太子專用司經局藏書或各種傳本。故《太素》經文由楊上善類編當時《素問》《九卷》等而成,並附加注釋。筆者亦斷然贊同。

三、《甲乙經》之影響

楊上善《太素》卷十注中所引〔皇甫謐録《素問(經)》〕〔皇甫謐所録文〕,無疑即指《甲乙經》一書。因其下有〔檢《素問》,無此文〕等語,故表明曾將皇甫謐所録内容與當時《素問》相校對。又四世紀後葉成書之《甲乙經》,係類編《素問》《(針經)九卷》《明堂》而成,編者並附加部分注文。楊上善亦同樣參照三書,類編而成《太素》及上善《明堂》,而附加注釋,或爲避免仿效《甲乙經》之嫌。雖曾與《甲乙經》校對,但未明記書名,卻以〔皇甫謐所録文〕等,表述所引文獻淵源。

又《太素》卷三十《禁極虚》經文 30-61-3"問曰:秋冬無極陰,春夏無極陽者,何謂也。答曰:無極陽者,春夏無數虚陽,虚陽則狂,無極陰者,秋冬無數虚陰,陰虚則死",現行《素問》《靈樞》皆未見對應文。一方,如篠原氏所指出[1],其對應文見於現行《甲乙經》(醫統本 7-6b-2),類似文字亦見於《脈經》(明仿宋本 7-38b-8)。楊上善《太素》卷三《陰陽大論》注(3-27-6)載〔王叔和、皇甫謐等各説不同〕,可知楊上善曾同時參照《甲乙經》及《脈經》二書。《素問》中具有特徵性"黃帝問曰……岐伯答曰……"形式(《靈樞》多作"黃帝曰……岐伯曰……"),而一部分略記爲"問曰……答曰……",乃屬《甲乙經》特徵之一,既述於第四章。同樣略記,《太素·禁極虛》經文之外亦多見用,仍屬接受《甲乙經》影響。

《甲乙經》編者注中見引《九卷》,既述於第四章,當時稱《九卷》書名,並無異議。然而如第二章所述,《九卷》於初唐六五一年永徽醫疾令,指定改名爲《黃帝針經》。盡管如此,同期初唐之《太素》(約 675 年成書,見後述)楊注僅引用《九卷》,而未見《針經》[13],實屬不可思議。若設想與《甲乙經》之瓜葛,則或易於理解。楊上善參照弘文館等藏書,以唐政府校定前之《九卷》爲底本,可見其目的在於追溯至《甲乙經》時代,乃至更早之西漢時代。

爲何楊上善《黃帝內經太素》及《黃帝內經明堂》冠以"黃帝內經",或仍沿襲《甲乙經》序"按《七略·藝文志》,《黃帝內經》十八卷,今有《針經》九卷、《素問》九卷,二九十八卷,即《內經》也"之説。而其他黃帝醫籍不僅冠"黃帝",甚至冠以"內經"二字者,則《素問》始於北宋刊本,《靈樞》始於南宋刊本。據篠原氏等[14]考察,《素問》王冰注(762)見引"《黃帝中誥圖經》"及"《內經中誥流注圖經》"等,如此類似孔穴流注圖書籍,冠以"黃帝內經"。此前包括其他書籍,皆僅冠以"黃帝"二字。黃帝醫籍各書冠以"黃帝內經"者,最早見於楊上善此二書。上善根據類編《素問》《九卷》,將想象中之西漢"《黃帝內經》之本義",具體化爲《黃帝內經太素》,如此比喻或更形象。或可以認爲,擬古《漢書·藝文志》陰陽家"《黃帝泰素》二十篇"而成。

第二節　成　　書

一、楊上善著述

《舊唐書·經籍志》著録下記書籍[15]。

①《老子》二卷〔楊上善注〕　②《太上玄元皇帝道德經》二卷〔楊上器撰〕　③《老子道德指略論》二卷〔楊上善撰〕④(《道德經》三卷)《略論》三卷〔楊上善撰〕　⑤《莊子》十卷〔楊上善撰〕　⑥《六趣論》六卷〔楊上善撰〕　⑦《三教詮衡》十卷〔楊上善撰〕　⑧《黃帝內經太素》三十卷〔楊上善注〕⑨《黃帝內經明堂類成》十三卷〔楊上善撰〕

據唐代杜光庭《道德經廣聖義》自序,有⑩太子司議楊上善撰《道德集注真言》二十卷。以上諸書,按《舊唐書·經籍志》分類,八部書計五十五卷屬道家類,兩書計四十三卷歸經脈類。可以認爲,楊上善長於老莊之學,崇尚黃老思想,而撰注黃帝醫籍二書。《舊唐書·經籍志》書目與《新唐書·藝文志》[16]以下著錄無大差別。

①《楊上善注老子道德經》二卷　②又《注莊子》十卷　③《老子指略論》二卷〔太子文學〕　④《楊上善道德經三略論》三卷⑤《楊上器注太上玄元皇帝聖紀》十卷　⑥《楊上善六趣論》六卷　⑦又《三教銓衡》十卷　⑧《楊上善注黃帝內經明堂類成》十三卷　⑨又《黃帝內經太素》三十卷

然而,至《宋史·藝文志》則僅著錄"《黃帝太素經》三卷〔楊上善注〕"[17]一書,其他著述似因唐宋間戰亂散佚無存。但據小曾户氏考察[3],《素問》新校正注所引"《太素》、楊上善"佚文,與仁和寺本《太素》比照,林億等引文遍及仁和寺本卷二、卷六、卷十四、卷十六、卷十七、卷十九、卷二十四、卷二十五、卷二十九、卷三十,計十卷,亦有未見於仁和寺本之佚文。雖然內容較多,但並非各卷全文引用。後世或將所引斷片條文,編成《宋史·藝文志》所著錄之"《黃帝太素經》三卷",然而所云"三卷",或有脫字訛字。其後,所以正史中一概未載楊上善著述,乃因北宋僅殘存之《太素》三卷,亦於靖康之變中亡佚。

又《舊唐書·經籍志》《新唐書·藝文志》於楊上善書前後列記唐代著述,即五代所編《舊唐書》,及北宋所編《新唐書》,將楊上善判斷爲唐人。一方,《新唐書·藝文志》③《老子指略論》注記

〔太子文學〕,與《太素》及上善《明堂》卷頭銜名"通直郎守太子文學"相符合。"太子文學",《通典》職官"龍朔三年(663),置太子文學四員"[18],《唐六典》東宮司經局"文學三人,正六品……皇朝顯慶中(656—661)始置"[19]。杜光庭所記錄"太子司議郎楊上善"官職,亦見《舊唐書》太宗"貞觀十八年(644)……初置太子司議郎官員",同書職官一"正第六品上階……太子司議郎"[20],均係初唐所設置奉侍皇太子之學官。

他方,《舊唐書·經籍志》②楊上器撰《太上玄元皇帝道德經》,及《新唐書·藝文志》⑤楊上器注《太上玄元皇帝聖紀》之楊上"器"係訛字。但老子號稱"太上玄元皇帝",值得注目。唐王室李氏,自稱李耳(老子)之子孫,高宗於乾封元年(666)二月造訪亳州老子廟,爲老子追號"太上玄元皇帝"[21]。其後,尊崇老子爲玄元皇帝,並營造廟宇及宮觀,兩《唐書》中多見載。又《太素》楊注引用"玄元皇帝曰"[13],多與《老子道德經》內容相符。依此推測,《太素》撰注當成於六六六年以降。如後文所述,江戶後期小島寶素依據以上文獻,認定楊上善爲唐朝人。

二、《太素》撰注年代

現行《太素》及諸文獻所引佚文中,皆未載楊上善序跋等。上善《明堂》收錄自序,但無特定年代或具有參照意義之記述。亦未見楊上善傳,生沒年等不明,曾認爲其人及《太素》成書於隋代。相關記載最早見於《素問》林億等序,"隋楊上善纂而爲《太素》,時則有全元起者,始爲之訓解"(顧從德本1-1b-6),云楊上善爲隋人,與全元起同時代。本來,全元起訓解《素問》,始於隋以前南北朝齊梁間五○○年前後(第一章文獻[8~10])。然而,緣於林億等說,南宋張杲《醫說》(1228)及王應麟(1223—1296)《玉海》,乃至明李濂《醫史》(1513)、徐春甫《古今醫統大全》(1554)等皆襲用隋人之說,直至近代廣爲定說。

多紀元胤等《(中國)醫籍考》最早記載楊上善爲唐人,中國大陸及中國臺灣該書活字版卷六《太素》,記述"杜光庭曰:太子司議郎楊上善,高宗時人,作《道德集注真言》二十卷〔《道德經廣聖義》〕"。即楊上善活躍於高宗(649—683 年在位)時代,"太子司議郎"在任之時,著述《道德集注真言》二十卷。該記述認爲,杜光庭《道德經廣聖義》自序(901)所列舉參照書目及注記,信憑性頗高,確信楊上善係唐人。然而,此内容多紀元胤(1789—1827)並未記入《醫籍考》。

《醫籍考》一書,元胤没後,其稿本由弟多紀元堅(1795—1857)整理完成八十卷,天保二年(1831)三月親筆書寫序文及目錄,正文由門人飯島正博謄寫,同年六月二十日完成,十一月二十九日元堅謄寫本校訂完畢。元堅舊藏原本轉至富士川游,其過程述於影印本(東京,國本出版社,1935)及其再影印縮刷本(上海,中西醫藥研究社,1936)書末識語中。

檢閲兩影印本"太素"項,見"杜光庭曰:……"一文,由元堅親筆眉批。其他書項亦見多數同樣文例,關於追加、校正等識語,元堅同年十二月五日記載於目錄末尾。然而,活字版均將元堅校訂内容插入正文中,甚至將書末及目錄末尾兩識語刪除(僅 2007 年學苑出版社版本保存目錄末識語),致使成書經緯完全不爲人知。即依據杜光庭記録,斷定楊上善爲唐人,始於多紀元堅,乃一八三一年之事。又元胤編纂《醫籍考》稿本之時,僅知見福井家文政三年(1820)《太素》卷二十七影刻本,故《醫籍考》僅著録福井家本。如後所述,考證學者狩谷棭齋(望之,1775—1835)校注《箋注倭名類聚抄》,記述〔《黄帝内經太素》三十卷,唐楊上善撰〕[115],棭齋於一八三五年以前亦認爲上善係唐人。

小島寶素(尚質,1797—1848)參閲《太素》他卷,收集諸多資料,於天保十三年(1842)六月以前[23]撰述考證楊上善爲唐人(圖5-1)[22]一文。寶素依據楊上善官職"太子文學",並將高宗追號老子"太上玄元皇帝"冠於自著書名,以及《太素》楊注中避高祖(李淵)諱,改字"淵掖→泉掖"等,論證其爲唐人。寶素係確定仁和寺本《太素》留存,並將其影鈔本齎傳江户之功勞者。關於唐人考證資料,收録於寶素等編、小島尚真寫《對經篇并續録》(中國國家圖書館藏,編號 3105)"《黄帝内經太素攷》"中[23]。同類寫本亦藏於臺北故宫博物院《黄帝内經太素考異》(故觀 03307)[24],大阪杏雨書屋《太素對經篇》(乾 5799)[25],早稻田大學圖書館《對經編(篇)》(ヤ09/00398)。之後,澀江全善等《經籍訪古志》(1856)亦著録"唐通直郎守太子文學楊上善奉敕撰注"[26],斷言楊上善爲唐人。

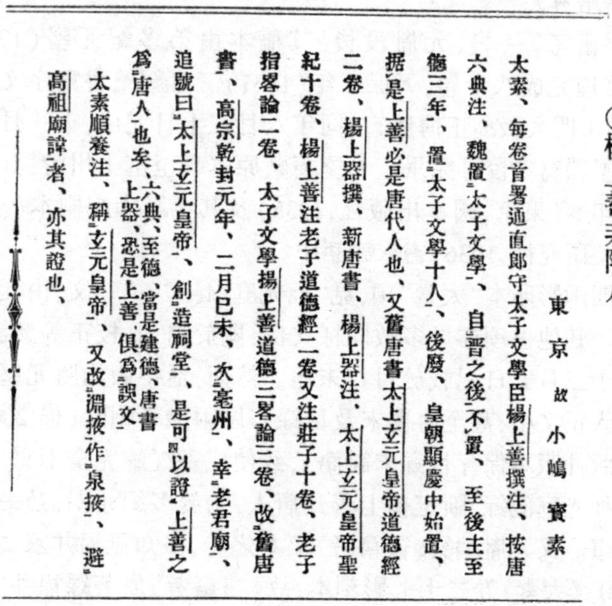

◎楊上善非隋人

東京 故 小嶋 寶素

太素、每卷首署通直郎守太子文學臣楊上善撰注、按唐六典注、魏置"太子文學十八人"、後廢、皇朝顯慶中始置、自晉之後不置、至後主至德三年、置"太子文學"、據是上善必是唐代人也、又舊唐書太上玄元皇帝道德經二卷、楊上善撰、新唐書、楊上善注、太上玄元皇帝聖紀十卷、楊上善注老子道德經二卷又注莊子十卷、老子指略論二卷、太子文學楊上善道德三畧論三卷、改舊唐書、高宗乾封元年、二月巳未、次亳州、幸老君廟、追號曰"太上玄元皇帝"、創造祠堂、是可以證上善之爲唐人也矣、六典、至德、當是建德、唐書上器、恐是上善、俱爲誤文、太素順養注、稱"玄元皇帝"、又改"淵掖"作"泉掖"、避高祖廟諱者、亦其證也、

圖 5-1 小嶋寶素《楊上善非隋人》(《蘦興醫報》15 號,1895)

　　清末之時,楊守敬[27]來日,一括購得小島家藏書,於所編《日本訪書志》(1901)中,以寶素之説爲基礎,補充避諱例證,敍述唐人見解[28]。前記中國國家圖書館及臺北故宫博物院所藏《對經篇并續録》等,係楊守敬舊藏。守敬將《太素》攜回中國,由蕭延平補注、校刊(1924),並獲得楊守敬所提供寶素《對經篇》,附録寶素之説,推斷《太素》成書於乾封元年(666)以後[29]。現代學者陳氏[30]精查《太素》避諱例,已知亦避初唐高宗諱,缺筆或改字,非爲經文而多見於注文,據此特徵等,論述唐人説。一方,現行《太素》楊

注,僅 22-47-4 一處云〔靈蘭之室,黃帝藏書之府。今之蘭臺,故名者也〕。《舊唐書》職官[31]載,秘書省,龍朔二年(662)改稱"蘭臺",咸亨元年(670)恢復舊稱。抑或認爲《太素》撰注成於六六二至六七〇年之間[12,32]。然而,若與楊注中頻出"玄元皇帝曰"互考,則必成於六六六年以後,石原氏[8]沿用寶素等諸說,認爲當於六六七至六八三年之間加注。近年並發現有關楊上善新史料。

三、楊上、善之墓誌

西安郊外阿房宮(始皇帝宮殿)遺迹附近農家所藏墓誌銘石,該墓誌與序,載錄於《唐代墓誌彙編續集》284～285 頁(上海古籍出版社,2001),以垂拱 007 揭載。經鑑定此四六駢儷體文,無疑屬唐人之辭,非後人僞撰。墓誌序"今垂拱元年(685)八月十七日遷窆於長安縣承平鄉龍首原",係同年撰文。張氏等[33]研究討論該墓誌銘,認爲墓誌所稱"楊上",即唐代醫家"楊上善",楊上生没年即五八九至六八一。七十歲以前隱居,其後入朝廷,侍奉親王即後之太子李賢,撰注《太素》大約於六七五年。可依據新史料重新評價歷來諸說,將墓誌銘重要部分摘錄於下。

大唐故太子洗馬楊府君及夫人宗氏墓誌銘并序/君諱上,字善。其先弘農華陰人,後代從官,遂家於燕州之遼西縣,故今爲縣人也。……父暉,隋并州大都督。……年十有一,虛襟遠岫,翫王孫之芳草,對隱士之長松。……除弘文館學士。……又除沛府文學。……累遷左威衛長史、太子文學及洗馬等,……歲侵蒲柳,景迫崦嵫,言訪田園,或符知/止,……以永隆二年(681)八月十三日/終於里第,春秋九十有三。……夫人南陽宗氏,隋清池縣令之女也。……以永淳元年(682)九月卅日終/於長壽里第。

張氏等考證如下。首先分析原文"除弘文館學士。……又除沛府文學。……累遷左威衛長史、太子文學及洗馬等"。關於諸官職,《舊唐書》高宗諸子《章懷太子賢傳》[34]云:"高宗第六子也。永徽六年(655)封潞王""龍朔元年(661)徙封沛王,……兼左武衛大將

軍”“麟德二年(665),加右衛大將軍”“咸亨三年(672),……徙封
雍王”“上元二年(675),……立爲皇太子”“調露二年(680),……
乃廢賢爲庶人,幽於別所。……文明元年(684)則天(武后)臨朝,
令左金吾將軍丘神勣……逼令(李賢)自殺,年三十二”。又《舊唐
書》職官三《東宮官屬太子左春坊》[35]云:“司經局。洗馬二人〔從
五品下。……〕。太子文學三人〔正六品(下)〕。校書四人〔正九
品(下)〕。……洗馬掌四庫圖籍繕寫、刊緝之事。文學掌侍奉文
章。校書、正字掌典校四庫書籍。……藥藏局。……侍醫典藥
九人。”

　　據以上記載,可以肯定,墓誌中太子洗馬楊府君(諱上,字善),
曾於高宗第六子(則天武后次子)李賢(654—684)八歲改封沛王(~
19歲,2~8歲始封潞王),至二十七歲太子廢位(即661—680年),侍
奉約二十年之久。此期間承蒙李賢賜授,六六一年任沛王府文學
(從六品上)、左武(墓誌文訛作左威)衛長史,六七五年由皇太子冊
立爲太子文學(正六品下),六七九年或稍前,晉升高位太子洗馬
(從五品下)。又,杜光庭記錄楊上善“太子司議郎”,爲正六品上,
太子文學與洗馬之間位階,其任官或於六七五年以後數年之事。
又皇族對其侍從官,必當呼其諱,但若呼楊上之諱則爲“上”,實爲
大逆不道,故將諱與字連稱爲“上善”,而成當時宮廷通稱。

　　但最初擔任“弘文館學士”,由五品以上高級實職(職事官)人
員兼稱,無實務之散官。職事官低位六品以下,稱“弘文館直學
士”。墓誌中弘文館學士,但屬美稱而已,實際係直學士。又,任沛
王府文學六六一年以前,既已任從六品以下之職事官,並兼任散官
弘文館直學士。關於職事官與散官併記,《舊唐書》職官一,云“永
徽已來,缺一階者,或爲兼,或帶散官,或爲守,參而用之。其兩職
事者亦爲兼,頗相錯亂。咸亨二年(671),始一切爲守”[36]。可知
《太素》卷首,“楊上善撰注”前冠以銜名,從六品下散官“通直郎”
下附記“守”,因此,正六品下之職事官“太子文學”,相繼記述“通
直郎守太子文學”,極可能始於六七一年以後。

　　一方,唐道世佛典《法苑殊林》(668)卷一百記《六道論》十

卷。右〔此一部〕，皇朝<u>左衞長史</u>兼弘文館學士陽尚善撰”，“陽尚”
與“楊上”音通。唐代李師政佛教辭典《法門名義集》中，將地獄
道、畜生道等“六道”稱爲“六趣”。依此類推，陽尚善《六道論》係
佛學書，似與《舊唐書·經籍志》《新唐書·藝文志》楊上善《六趣
論》爲同一書。《法苑殊林》之弘文館學士亦屬美譽之稱，但“<u>左衞
長史</u>”與兩《唐書》李賢傳“<u>右衞大將軍</u>”相違，《法苑殊林》似屬訛
字。楊上、善自六六一年任左武衞長史，至六六五年任右衞長史，
《法苑殊林》所載六六八年前後，亦曾兼任弘文館直學士。

如上所述，張氏等整理相關記載及墓誌要點，即楊上祖先出身
於弘農華陰（現陝西省渭南市），似指西漢及東漢丞相楊敞、楊震。
楊震後裔楊鉉任燕北平郡守，隋文帝楊堅亦稱先祖楊鉉爲弘農楊
氏。楊上之父楊暉，任隋代并州（現山西省太原市）大都督。其
後，唐高祖於并州舉兵。若楊上没於六八一年，享年九十三，則當
生於隋開皇九年（589）。同十九年（599），十一歲出家道觀。壯年
之後，仍未侍奉唐朝廷，或因屬隋室同族。六六〇年之前，七十二
歲入朝，大致同時兼任弘文館直學士。七十三歲（661）沛王府文
學、左武衞長史，七十七歲（665）右衞長史，至八十歲（668）前後兼
任弘文館直學士。八十七歲（675）任太子文學，大致八十九歲
（677）升任太子司議郎，九十一歲（679）晉升太子洗馬。九十二歲
（680）之時，因武后（武則天）廢李賢太子，而歸鄉，九十三歲（681）
没於私邸。

據張氏等考證，楊上自李賢幼少時至太子期間，侍其學問指
南。六七五年李賢立位皇太子，此時楊上官職與《太素》及上善
《明堂》銜名“通直郎守太子文學臣楊上善”相符合，兼稱散官附記
“守”字，亦與六七一年規定相吻合。以上文獻證明，《太素》及《明
堂》兩書撰注者，即楊上、善。六七五年以八十七歲高齡，受任太子
文學，而自翌年始，僅兩年時間，撰注兩部著作，總計四十三卷，畢
竟難以取信。因而，應當斷定，六六一年以後，沛王府文學兼任弘
文館直學士時期，開始撰注兩書，至六七五年任太子文學，奉敕繕
寫，完成定稿，奏上朝廷。

四、"上善"與撰注《太素》背景

楊上、善,諱上,字善。據此,則《日本國見在書目》(891—897)所著録"《黄帝内經明堂》〔楊上善撰〕"與"《内經太素》卅〔楊上撰〕"二書撰者名異[37]之疑問,焕然冰釋。高宗字"爲善",但字可不予避諱,《見在書目》之〔楊上撰〕,可以認爲與避諱無關。其自著銜名,之所以諱與字連記"上善",除上記稱呼問題以外,無疑亦取自《老子道德經》第八章"上善如水,水善利萬物而不爭"。若是,則著者署名非爲楊上、善,而連稱楊上善,或正符合本人意願。

高宗六五八年,徵召《千金方》三十卷作者孫思邈(581?—682),自翌年至六七四年,十五年間,任命尚藥局直長(正七品上)。尚藥局所屬於殿中省,擔當皇帝(及無專屬醫官之親王)醫療,但太子專屬醫官附屬東宮藥藏局[35]。楊上善(589—681),李賢立太子前親王時代,任沛王府文學(從六品上),六六一年至六七四年,十三年間侍奉李賢。大約同時期,孫思邈侍奉高宗,禁中二人或有面識。思邈似稍年長,楊上善或受其啓迪及影響,決意撰注《太素》及上善《明堂》,即使如此推測,亦非超越情理。詳述於後第六章。

楊上善兼務於弘文館,歸屬門下省,係教育皇族與貴族子弟學問及書法之最高機關。武德四年(621),高祖初置修文館,同九年(626)改稱弘文館。同年九月,太宗即位,廣招天下賢良文士,五品以上職事官,稱弘文館學士。六品以下,稱弘文館直學士,並令兼務[38]。該兼務係認定學者之名譽職官,如著名書法家歐陽詢、顏師古等,均任該館學士。《新唐書·藝文志》著録《新修本草》《圖經》(659)編纂者二十二名[16],其中該館學士及太子(李弘)或潞王府(李賢)侍從官見有六名。楊上善身爲弘文館直學士,同時作爲職事官,續升爲沛王府文學、太子文學、太子司議郎、太子洗馬等,無疑意味着學者名聲亦與日俱進。

再者,編纂《外臺秘要方》四十卷(752)作者王燾,自序(宋版《外臺》1-1a-13)云"久知(主管)弘文館圖籍方書等",可見弘文館

當收藏大量醫書。王燾天寶五至六年(746—747)係門下省給事中(正五品上),有"知弘文館"之任[39]。館中藏有"四部書及圖籍",垂拱(685)以後,由給事中一人主管,校書郎二人、令史二人、楷書手三十人、典書二人、搨書手三人等。弘文館學士管理圖籍詳正,教授及考核學生三十人,規定與國子學(國子監)制度相同[38]。初唐弘文館作爲藏書機關,僅次於秘書省,但利用者限定於同館學士、直學士、學生及職員[40]。

楊上善六六〇年以前仕官,大致同時任弘文館直學士,六六八年前後並兼務。若是,則可以斷定,撰注《太素》與上善《明堂》等,皆利用同館藏書及研究環境得以完成。太子東宮亦擁有類準弘文館之四庫經籍圖書,太子專用之司經局,及面向學生之崇文館[35,40],李賢立太子期間(675—680),楊上善亦得以利用其藏書。

五、李賢與《太素》成書年代

楊上善官位正六品下,任太子文學之時,雖非身居高位,然奉皇帝所敕著述《太素》,無疑與皇太子李賢相關。據《舊唐書》李賢傳[34],幼少始習讀《尚書》《禮記》《論語》等,李賢聰明才智,頗令高宗得意。時皇太子兄李弘,上元二年(675)卒,其六月立李賢爲皇太子,高宗試委以"監國"政務,讚其"賢處事明審,爲時論所稱"。儀鳳元年(676)高宗親敕褒獎。

> 皇太子賢自頃監國,留心政要。撫字之道,既盡於哀矜,刑網所施,務存於審察。加以聽覽餘暇,專精墳典。往聖遺編,咸窺壺奧。先王策府,備討菁華。好善載彰,作貞斯在。家國之寄,深副所懷。可賜物五百段。

高宗褒獎李賢,賞"賜物五百段"之理由,即六七五年六月以降,政務代行之外,餘暇仍"專精墳典,往聖遺編,咸窺壺奧",研究典籍,亦受到高度評價。其實,與楊上善等侍從學官研習典籍,或同時奏上諸著述等,亦一併給予較高評價。前已見先例,李賢徙封沛王時,兼任其侍讀者李善,所注《文選》進獻高宗(661),作爲獎賞,"賜絹一百二十匹,詔藏於秘閣"。見載《舊唐書》儒學上[41]。

六七六年之褒獎,李賢受到鼓勵,關於研究典籍,傳中繼述之。

> 賢又招集當時學者太子左庶子張大安、洗馬劉訥言、洛州司户
> 格希元、學士許叔牙、成玄一、史藏諸、周寶寧等,注范曄《後漢
> 書》,表上之,賜物三萬段,仍以其書付秘閣。

李賢招集張大安、劉訥言、格希元、許叔牙等,注釋范曄《後漢
書》,並奏上。受到高宗獎賞,"賜物三萬段",該書賜予秘閣收藏。
《舊唐書》高宗傳[42]所載,進上注本,乃六七六年十二月之事。依
此推知,李賢政務代行,自六七五年六月最長半年左右,對其褒獎
當爲六七六年初,對《後漢書》注之賞賜應爲六七六年十二月。該
《後漢書》注本著録於《舊唐書·經籍志》"《後漢書》……又一百
卷〔皇太子賢注〕"[43],《新唐書·藝文志》"章懷太子賢注《後漢
書》一百卷〔賢命劉訥言、格希玄等注〕"[44]。可知,當時動員諸學
者注釋《後漢書》,署名"皇太子賢注",藏於秘閣,流傳後世。至唐
代時,存有多數東漢史書,而僅范曄《後漢書》足本現存。故《四庫
提要》[45]認爲,致使所謂"三史"之一,與《史記》《漢書》共同備受
重視之東漢官撰《東觀漢記》散佚,亦因李賢注之故。

對於注《後漢書》之功,高宗賜予三萬段絹布等,或不爲過,但
與前年賜物五百段相差懸殊。前年褒獎理由,如後半所記,即李賢
研究典籍,實暗喻涵養其學識之楊上善等侍從學官之功績,故五百
段賜物易於理解。一方,《舊唐書·經籍志》《新唐書·藝文志》著
録夥多楊上善著述,或意味着其中大部分屬集賢院,或秘書省等官
府藏書。因《舊唐書·經籍志》依據玄宗所建立盛唐時期最大學
術機構集賢院藏書目《古今書録》,《新唐書·藝文志》以秘書省藏
書目《開元四庫書目》爲基礎而成[40]。

又《舊唐書·經籍志》雜傳類"《列藩正論》三十卷"及儒家類
"《春宮要録》十卷、《君臣相發起事》三卷、《修身要録》十卷",注
記並著録爲〔章懷太子撰〕[46]。如後文所述,所謂章懷太子,即李
賢卒後,七一一年恢復名譽所賜謚號,故與《舊唐書·經籍志》將
李賢注《後漢書》著録爲〔皇太子賢注〕有別。上揭〔章懷太子撰〕
四部書籍,假若李賢奏上高宗,史書中宜當記載賜物一萬段前後之

獎賞,然而,未見相關記事。以理推之,李賢恢復名譽後,東宮司經局及崇文館發現舊著,其重抄本署名"章懷太子撰",一併收藏於集賢院及秘書省等。

考察以上記載,署名楊上善銜名"太子"文學之《太素》、上善《明堂》及《老子指略論》,"奉敕撰注"並奏上時期,首當推定爲李賢代行監國政務之六七五年後半。而且,諸書受到高宗好評,其後負責指導李賢注釋《後漢書》,直至翌年奏上。但楊上善六七六年仍似爲太子文學,故極有可能與《後漢書》注本同時,將《太素》等書一併奏上。張氏等指出,該墓誌即爲楊上善編纂,"暫定"《太素》約撰注於六七五年[33],但未明記理由,大約根據《後漢書》注本相關文獻所言。筆者亦遵從張氏等見解。

《太素》及上善《明堂》,六七五年後半成書、奏上,據《舊唐書·經籍志》《新唐書·藝文志》著録,可知與李賢注《後漢書》共同附寄秘閣。因係太子等著述,東宮司經局、崇文館及弘文館必定收藏底稿本或副本。又如周知,玄宗時代仕官唐朝之阿倍仲麻呂(698—770),最初任職於東宮司經局校書。校書(正九品下)職位僅次於楊上善太子文學,管理太子專用司經局藏書[40],擔當"掌典校四庫書籍"[35]職事官。仲麻呂遂回歸日本未果,同時留學者吉備真備將李注《後漢書》及《太素》等齎入日本,其經過詳見後述。

又,李賢等僅注釋劉宋范曄《後漢書》本紀十卷及列傳九十卷,故《舊唐書·經籍志》《新唐書·藝文志》著録一百卷。此李賢注本百卷,與梁劉昭所注西晉司馬彪《續漢書》八志部三十卷(《集注後漢》)共爲一百三十,而於北宋出現合刻本,故現《後漢書》紀、傳、志計百三十卷,已成定説。然而,《日本國見在書目》(891—897)著録"《後漢書》百卅卷〔范曄本,唐臣賢太子。但志卅卷,梁剡令劉昭注補〕"[47],編成亦相同,無疑該書屬晚唐以前傳本系統。若是,百三十卷本編成於晚唐以前,並齎入日本。

依據《經籍訪古志》論述,幕府紅葉山文庫藏宋版元修《後漢書》(現宮内廳書陵部402/4),引用家本,卷頭題"後漢書·紀",有批注曰李賢銜名"皇太子臣賢奉敕注",而未冠"唐"字[48]。該書銜名與《新唐書·藝文志》著錄爲"章懷太子賢注"[44],及現存南宋諸版《後漢書》作"唐章懷太子賢注"[49]迥異。據該特徵,《經籍訪古志》斷定所引"家本",係博士家所傳舊本,即唐代遺卷。"皇太子臣賢奉敕注",與《舊唐書·經籍志》〔皇太子賢注〕[43]及《見在書目》〔唐臣賢太子〕稍異,而與《太素》及上善《明堂》銜名"太子文學臣楊上善奉敕□撰注"形式相同。

唐代敕撰書,如《經籍訪古志》所著錄[48]卷子本《(修)文館詞林》,及卷子本《新修本草》等遣唐使齎入本系統,卷頭銜名亦作同樣形式。仁和寺本《新修》"司空上柱國英國公臣勣等奉□敕修","敕"上,空格表敬,甚至格式皆與《太素》、上善《明堂》一致。《太素》、上善《明堂》與博士家所傳舊本《後漢書》銜名格式,均保留唐代舊貌。意味着該三書未經後世校改,當時奏上原本系統傳入日本。

李賢亦因注釋《後漢書》,而觸怒其母武則天,六八〇年廢太子位,高宗崩駕翌年六八四年,武則天掌控實權,派遣丘神勣迫使李賢自殺。武則天神龍元年(705)卒,中宗(李顯)重祚皇帝,同二年,將胞兄李賢棺柩埋葬於西安西郊高宗與武則天之乾陵。景雲元年(710),睿宗(李旦)重祚,同二年,重賜胞兄李賢"皇太子",諡號"章懷太子",恢復名譽[34]。因此,依據收藏於官府之《後漢書》及《太素》、上善《明堂》,其銜名明記"皇太子臣賢奉敕注""太子文學臣楊上善奉敕撰注",其製作鈔本時期,大約自奏上六七五年至李賢廢位六八〇年之間,或李賢太子與恢復名譽七一一年以後。又,抄寫本流出官府外,亦極可能發生於七一一年以後,故該書傳入日本,當係同年以降。

乾陵陪葬章懷太子墓,一九七一至一九七二年已被發掘,七〇六年之《大唐故雍王墓誌》,及七一一年之《大唐故章懷太子并妃清河房氏墓誌》亦一併出土。關於李賢與《後漢書》李賢注及兩墓誌,小林岳《後漢書劉昭注李賢注の研究》(東京,汲古書院,2013)有詳細考述,但未曾涉及楊上善及《太素》等。

第三節　傳　　承

一、唐宋兩代

　　依據唐開元二十五年(737)醫疾令,北宋天聖七年(1029)制定醫疾令(第一章文獻注[12]),其規定醫官習學書中未見《太素》之名,故可推知唐代亦未曾採用。武則天廢太子並賜死,而後恢復李賢太子地位及名譽,乃七一一年之事,是否採用太子侍學楊上善著述,必定屬於相當爭議問題。如果採用,唯恐聯想武則天,乃至武周時代舊事,故必當由皇帝或宰相決斷。而且當時亦知《太素》屬於類編《素問》《九卷》之作,同時導致兩書古典特徵消失,如此之書作爲培養醫官教材,亦有失當之嫌。結果,約成書於六七五年之《黃帝內經太素》,於中國正史出現,乃唐朝滅亡後,即後晉九四五年成書之《舊唐書·經籍志》爲最初著錄。尚且,李賢名譽恢復之前,六九二年新羅初置"醫學"教授書[50]中,當然未見《太素》,故該書經由新羅傳入日本之可能性無需推論。

　　如前所述,王燾主要參照弘文館藏書,編纂《外臺秘要方》(752),但書中僅引《太素》一處。見宋版《外臺》24-1b-7,大字"出《太素》第十六卷中",即王燾注記中所引。對應文見於仁和寺本《太素》26-59~61。可知,王燾注"出《太素》第十六卷中",乃"二十六"之訛。據小曾戶氏"宋版《外臺秘要方》所引書名人名等索引"[51],其他僅見不同格式之北宋校勘注中引用《太素》。《外臺》以醫方爲主體之方書,《素問》《九卷》引用亦僅見數次而已,《針經》未見引用。於第六章詳述,《外臺》卷三十九依據《甲乙經》、楊玄操、甄權、《千金方》輯佚,並再構《明堂》。盡管如此,《外臺》全卷,包括卷三十九,皆未曾引用上善《明堂》,甚至未見隻言片語,楊上善之名亦無記載,所引《太素》來歷亦無法求證。如此不可思議現象,悉知楊上善—李賢—武則天三者關係之官吏王燾,爲迴避與武則天之瓜葛,而慎重選擇文獻,誠然可以理解。

　　至北宋校正醫書局,將《太素》作爲《素問》及《甲乙經》等校勘資料。又,嘉祐二年(1057)奏敕[52],將《太素》列入校刊醫書目録中。但《宋史》僅著録"《黄帝太素經》三卷〔楊上善注〕"[17],似乎當時傳本既已殘缺不全。北宋政府向高麗索求《太素》,但高麗亦似無傳本(第二章第三節),遂刊行未果。更因金軍所致靖康之變(1126),殘卷傳本亦焚失於戰亂,終致亡佚。自此其傳承舞臺移向日本,直至明治維新之後,方始還流中國。

二、傳至日本

　　日本關於《太素》之記録,早於《舊唐書·經籍志》,堪稱嚆矢[53]者,乃《續日本紀》卷二十所載天平寶字元年(757)十一月九日,孝謙天皇敕。即"敕曰:如聞,頃年諸國博士、醫師,多非其才……其須講……醫生者《大(太)素》《甲乙》《脈經》《本草》,針生者《素問》《針經》《明堂》《脈决(訣)》。……被任之後,所給公廨一年之分,應令送本受業師"[54],皇令當爲諸國醫生實施講授,第一部醫書即例舉《太素》。履修上記醫書之生徒,方可任用爲地方官,其後公廨(給米)一年分,履行貽贈教師義務。唐各醫疾令及日本大寶醫疾令(701),規定針生必習書,如《素問》《針經》。醫生必須研讀《甲乙經》,以便掌握《素問》《針經》概要。當然《太素》尚未被採用。孝謙天皇敕令,所以將《太素》作爲醫生第一部必習書,實因《太素》較之《甲乙經》,更將《素問》《九卷(針經)》融合且形成體系,以楊注爲講義,有益於教學雙方。一方,《太素》全三十卷,堪稱大作,遠遠超過一般不足十數卷書籍,講授、學習各方必然出現困難。即使地方,亦當培養講授《太素》之國醫師(國都典藥寮則由醫博士講授),孝謙天皇敕令與大寶令及唐令有異,而執行該令之時(757),《太素》必定早已傳入日本。

　　前已見有《新修本草》之例。據《唐會要》[55]所載,該書唐顯慶四年(659)奏上,開元二十一年(723)詔令,每州配送"《(新修)本草》及《(肘後)百一(方)》《集驗方》"。自此或開始全國普及。《新修》傳入日本年代未詳,但舊仁和寺本卷十五(大阪杏雨書屋所藏)書後記云"天平三年歲次辛未(731)七月十七日,書生田邊史",此爲最早記錄[53]。典藥寮採用該書並奏上,乃五十六年後之延曆六年(787)五月十五日[56]之事。七〇一年大寶令所規定之"《本草》",指《本草集注》三卷(後爲七卷)[57]。因《新修》爲二十卷大部之作,或需要經過五十餘年準備期間。

據森氏考證[58],當時遣唐使齎來唐式風習,時經六至十四年之後,方奏請朝廷採用之例並非罕見。《續日本紀》天平七年(735)四月二十六日記事,稱吉備真備(695—775)獻上唐《大衍曆》,寶字七年(763)八月十八日"廢《儀鳳曆》,始用《大衍曆》"[59]。可見,獻上至實施仍需近三十年之久。湯淺氏[60]認爲,《大衍曆》據經緯度差異,補正計算日蝕、月蝕,其難解至極,故短時期難以學得。

自七一一年李賢恢復名譽,至七五七年孝謙天皇敕令期間,遣唐使於養老二年(718)、天平七年(735)、勝寶六年(754)相繼歸朝。假設《太素》於七五四年傳入日本,則至七五七年敕令,時間相隔過於短暫。於是,七一八年或七三五年最具有可能性。而吉備真備與阿倍仲麻呂(698—770),於靈龜二年(716)出發,留學近二十年後,七三五年真備歸朝。《太素》傳入,是否與真備相關,值得注目。然而,關於真備齎來大量漢籍研究[61~63]等,未曾提及《太素》一書。

真備歸朝後,七四一年至七四七年之間,任東宮學士、皇太子學士,曾爲太子時期之孝謙天皇教授中國典籍。然而,七五〇年遭藤原仲麻呂左遷爲筑前(現福岡縣西部)守,以後再度入唐,七五四年與鑑真別船歸朝。孝謙天皇敕令,七五七年爲防禦新羅,而於筑前築城。該孝謙天皇敕令,規定向諸國曆算生講授"曆笲(算)者,《漢晉律曆志》《大衍曆議》《九章》《六章》《周髀》《定天論》",其中包括真備所齎入之《大衍曆》。前述"醫生者……"之前,曾令"(紀)傳生者,三史"[54]。此"三史"之第三部書,即指范曄《後漢書》(李賢注本),七三五年真備首次齎入日本。池田氏[64]全面考證,經緯既明。

據岸氏[65]研究,孝謙天皇敕令,仍屬藤原仲麻呂施策之一環。當時處罰橘奈良麻呂叛亂,一掃政敵,遂之藤原仲麻呂掌握實權,並仍受孝謙天皇信任,尚無對立危機。藤原仲麻呂致力普及唐朝最新學術,真備傳回既經二十餘年,地方諸國講義體制均已完備,故規定利用《大衍曆》與《後漢書》,教育選任地方官。同時所規定之《太素》,可能即使用真備齎來本。

三、阿倍仲麻呂及吉備真備所干係

楊上善與李賢著作,官府之外得以傳存,乃始於李賢恢復名譽之後,即七一一年以降。雖然如此,唐醫疾令教育培養醫官必習書中,仍未採用楊氏《太素》,甚至高級官吏王燾所著《外臺秘要方》中亦迴避楊上善之名,僅一次引用《太素》,以及漠視已存在之上善《明堂》。究竟是否傳存於巷間,若民間果有所傳存,則或如敦煌本《新修本草》[66]及第四章所述敦煌本《甲乙經》(圖4-1,圖4-2)之例,或者宋代仍有足本流傳,必將得以校刊。楊上善兩書與通常仕官考試無關,且爲專業性頗強之大部頭醫書,故廣泛流傳於市井,畢竟難以想象。有理由推定,兩書屬官府藏書,僅供宮廷官僚學者利用。

然而,仁和寺本《太素》避唐高祖、世祖、太宗、高宗諱而改字或缺筆[30]現象,主要見於楊注中,但其後中宗(顯)、武則天(照及武氏祖之華)、睿宗(旦)、玄宗(隆基)之諱,經文、楊注皆未避諱。該現象證明,傳入日本之祖本,非屬七一一年以後公開通行本,大約屬於六七五年當時進獻高宗之舊本系統。關於李注《後漢書》,如《經籍訪古志》所指出,宋版元修《後漢書》批注中所引唐本系統,銜名作"皇太子臣賢奉敕注",見有與《新唐書·藝文志》"章懷太子賢注"及南宋諸版"唐章懷太子賢注"相異表述。即唐本系《後漢書》傳入日本,並非玄宗時代(712—756年在位)弘文館、崇文館教育學生所採用[64]之公開通行本系,或屬六七六年奏上高宗之舊本系統。

公開通行以前之《後漢書》李注本,以及官方尚未採用之《太素》與上善《明堂》，玄宗時代或收藏於集賢院、秘書省、弘文館，及東宮太子司經局、崇文館等官府。該三書得以傳入日本之前提，即七一一年以後，與遣唐使相關人物，或獲允抄寫官府藏書，或承賜抄寫本等。即便屬於偶然，但必須考慮出現特殊情況之可能性。如此人物，最令人推想玄宗時代留學，其後朝廷仕官之阿倍仲麻呂。

阿倍仲麻呂(中國名，晁〔朝〕衡)仕途第一步，任玄宗次子太子李瑛東宮司經局校書(正九品下)，據杉本氏考證，即七二一至七二七年期間[67]。司經局屬太子專用圖書館[40]，必曾收藏太子李賢奏上高宗之《後漢書》注本及《太素》、上善《明堂》等底稿本。校書官以下規定配置"正字二人〔從九品上〕，書令史二人，楷書手二十五人，典書四人"諸官，掌管"校書、正字，掌典校四庫書籍"[35]，負責將所收藏抄寫本與底本等校對。一方，武則天賜死之李賢，實爲玄宗之叔父。玄宗於先天二年(713)誅殺[68]武則天之女太平公主一派，奪取實權。玄宗時代七二一至七二七年，仲麻呂擔任司經局校書，獲允抄寫李賢相關書籍，或者承賜重抄本。兩種可能性皆不可否定。

其後七三三年仲麻呂上請歸國，未允[69]，其理由或因當時擔任奉侍玄宗第十二子儀王之"友"(從五位下)[67]。於是，仲麻呂將所蒐集之李注《後漢書》及《太素》等書，托付於七三四年自唐出發之吉備真備，七三五年真備攜書歸朝。如此推想，則容易解釋七五七年孝謙天皇所以敕令，同時規定講授《大衍曆》與《後漢書》《太素》之理由。

又如前述，《日本國見在書目錄》(891—897)著錄"《黃帝内經明堂》〔楊上善撰〕"。第六章已詳述，尊經閣文庫現存文永本，仁和寺永仁本、永德本，皆爲卷一殘本，書名均同。《舊唐書·經籍志》《新唐書·藝文志》著錄楊上善撰"《黃帝内經明堂類成》十三卷"，以及無記撰者之"《黃帝内經明堂》十三卷"二書[15,16]。前者附加"類成"，並明記楊上善撰，必屬上奏高宗之定稿繕寫本。可以推斷，未加"類成"之後者，係司經局所存奏上前之底稿本，七一一年以前，秘書省或弘文館等據此本重抄。此際，爲避武則天禁忌，將每卷首"太子文學臣楊上善"等銜名一併刪除。因此，傳入日本之上善《明堂》，即屬司經局保管底稿本，七一一年以降重抄系統。後文詳述，《延喜式》(927)中規定學習《明堂》日數，與卷數相關，可推知其係十三卷本上善《明堂》。然七五七年敕令，規定針生講義"《明堂》"，此"《明堂》"無疑指與《太素》同時傳入之上善《明堂》。據以上諸記載推考，阿倍仲麻吕將所獲之《太素》及上善《明堂》，托付與吉備真備，於七三五年攜回日本。其可能性極高，尚無充分理由可以反駁。

四、日本培育醫官政策與《太素》之隱現

地方醫生教育規定採用《太素》，大約始於七五七年以降，關於《太素》記事有所增加。國都典藥寮之醫生教育，亦大致同時期指定學習《太素》，該書逐漸擴展流傳。譬如《日本後紀》延曆十八年(799)二月二十一日記載，"(和氣)廣世……爲大學別當。……請裁闡明經四科之第，又大學會諸儒，講論陰陽書、新撰藥經(《新修本草》)、《大(太)素》等"[70]。和氣廣世擔任大學別當，規定四科次第，諸學者集會於大學，講論《新修本草》及《太素》等，可知當時其他分野學者，對二書並不甚了解。

然而，該文誤讀爲"和氣廣世……新撰《藥經太素》"，自古曲解爲"和氣廣世七九九年，新撰日本最古醫學書《藥經太素》"，至今此說仍通行。僞書《藥經太素》，收錄於《續群書類從》(1883 成書，活字版 1928)第三十輯，而且《日本醫學叢書》(1905)亦收錄該書。石原氏一九六一年介紹諸說，指出誤讀條文，詳細論證該書屬寬文時期(1661—1673)之僞撰[71]。盡管如此，直至半世紀後之今日，仍然以誤讀、曲解爲通說，切感遺憾。

又成書於平安前期之"《集注太素》三十卷〔小野藏根〕"，著錄於《本朝書籍目錄》，該《目錄》附永仁二年(1294)識語。據和田氏推考[72]，《集注太素》鎌倉時代之前既有傳存，其後散佚，佚文亦無存，故內容不明。但與《太素》卷數一致，或屬集成注釋之作。調

查《本朝書籍目録》著録順序, 即"《集注太素》三十卷〔小野藏根〕"之前, 著録出雲廣貞《難經開委》一卷(《醫心方》有佚文), 之後列載深根輔仁《養生抄》七卷(佚)。出雲廣貞, 大同三年(808)五月三日奉進[73]《大同類聚方》一百卷(佚)。深根輔仁, 九一八年頃撰述[74]《本草和名》(存)。故二書之間所載《集注太素》, 或爲編成於九世紀之書。

小野藏根, 史書等未載。《日本後紀》弘仁二年(811)四月二十四日, 云"從五位下小野朝臣諸野爲典藥助", 同三年二月二十三日授任"從五位下小野朝臣諸野爲大膳亮"[75], 見小野諸野之名。淺田宗伯(1815—1894)據此記載"小野朝臣諸野, 弘仁中爲典藥頭(助), 尋補大膳亮。其孫藏根, 著《太素經集注》三十卷"[76]。宗伯所云藏根爲諸野之子孫, 根據未詳, 但不可一概否定。可以推定, 係匯集平安初期之前有關《太素》注釋, 編纂而成之書。

《續日本後紀》承和元年(834)十二月十九日條, 載空海奏文, "淺略趣者, 如《大(太)素》《本草》等經論, 説病源, 分別藥性"[77]。高僧空海具有《太素》及本草等醫藥知識, 雖不足爲奇, 但奏上文特記之, 可知此時朝廷內《太素》書名既已通用。

寬平年間八九一至八九七年, 藤原佐世《日本國見在書目録》醫方家類, 如前所述, 著録"《黄帝内經明堂》〔楊上善撰〕"與"《内經太素》卅〔楊上撰〕"[37]。兩撰者名雖相違, 但〔楊上善撰〕與兩書卷首銜名一致, 〔楊上撰〕與"楊上"墓誌相符。可知《見在書目録》非屬單純脱字或偶然誤記現象。

然七五七年孝謙天皇敕, 規定陰陽生受講書採用隋《五行大義》[54], 中村氏認爲, 該書名日本初出[78]。參照奈良、平安時代傳入隋唐文獻, 存有序文之《五行大義》及〔真本〕千金方》《貞觀政要》《臣軌》等古鈔本, 皆於序題次行書寫序者銜名。奈良、平安敕撰書亦大凡採用相同格式。但是, 現存上善《明堂》卷一前附自序題未記楊上善銜名。而序末尾述曰"《太素》陳其宗旨,《明堂》表其形見, 是猶天一地二, 亦漸通其妙物焉", 將《太素》宗旨比喻爲天象。故省略序題次行銜名，或無礙其重要性。他方，現行《太素》缺欠卷一，前附序題次行或記"楊上"署名。故《見在書目錄》著錄若依據《太素》序題銜名則爲〔楊上撰〕，依據上善《明堂》卷頭銜名則爲〔楊上善撰〕，如此類推，則二書署名不同之理由自明。

其後，引用《太素》之書，見於平安時期《倭名類聚抄》（931）、《醫心方》（984）、《弘决外典抄》（991），鎌倉以後之《醫談抄》（1284頃）、《衛生秘要抄》（1288）、《醫家千字文注》（1293）、《萬安方》（1327）、《福田方》（1363）[53]。其中不可否定《萬安方》與《福田方》間接引自《醫心方》，而關於兩書以外之引文，直接或間接引自《太素》，篠原氏有詳細考證[1]。室町時期《撮壤集》（1454）卷下《醫書部·醫經類》，記述"《素問經》《太素經》《難經》《明堂經》〔以上四部〕"[79]，或係傳聞記錄。如此可知，平安時期《太素》曾有流傳，醫書以外亦有引用，十三世紀末鎌倉時期，《醫家千字文注》作者惟宗時俊等宮廷醫官得以利用。自十四世紀初以降，傳本逐漸湮滅，已成不爭之事實。可以認爲，該書之普及與利用，受到朝廷政權培養醫官政策左右，與之共同消長興衰。

五、教育日本化與《太素》傳承

七五七年孝謙天皇敕令，諸國規定講義書目，醫生必習《太素》《甲乙經》《脈經》《本草（集注）》，針生必習《素問》《針經》《明堂》《脈訣》[54]。又據丸山氏復元[80]日本醫疾令第三條，規定醫生必習書爲《甲乙經》《脈經》《本草（集注）》，兼習書有《小品方》《集驗方》。針生必習書爲《素問》《黃帝針經》《明堂》《脈訣》，兼習書《流注圖》《偃側圖》《赤烏神針經》。丸山氏推定，此醫疾令實屬七五七年五月襲用七〇一年大寶令之養老令，大寶令亦仿照唐永徽令（651）而成。可見，孝謙天皇敕令，與養老令及唐永徽令僅稍見異同，即諸國醫生講義增加《太素》，以及免除醫、針生兼習書目，其他必習書與唐令相同。奈良時代大體仿效唐朝制度。

時至平安中期，規定逐漸發生變化，其有力史料見載於《延喜式》（927），卷三十七典藥寮關於習讀《太素》等書，規定如下[81]。

凡應讀醫經者,《太素經》限四百六十日,《新修本草》三百十日,《小品》三百十日,《明堂》二百日,《八十一難經》六十日。……凡《太素經》准大經,《新修本草》准中經,《小品》《明堂》《八十一難經》並准小經。

如此詳細限定學習日數,甚至依據所定日數區分大、中、小經。而且取消醫生、針生以及必習、兼習之區別,必習書減少至《太素》《新修》《小品》《明堂》《難經》等五部。實際上刪減唐永徽令及奈良大寶、養老兩令所規定醫生《甲乙》《脈經》《集驗》,針生《素問》《針經》《脈訣》《流注圖》《偃側圖》《赤烏神針經》等九書,並且以《太素》替代《素問》《針經》,以《新修本草》取代《本草集注》。採用最新著作《太素》《新修》,不僅形勢所需,亦可達到刪繁精簡,或尋求更加合理。

然而,唐朝末代,開元二十五年(737)醫疾令,沿用開元七年(719)令。但此前以及開元七年醫疾令,皆規定醫生兼習書《小品方》《集驗方》,而開元二十五年令則改作《小品方》《傷寒論》。丸山氏推定[83]發生變更之確切性,並列舉根據,如《唐會要》卷八十二乾元三年(760)上奏醫人考試"張仲景《傷寒論》二道"[55],及高保衡等《校定備急千金要方後序》(1066)云,"臣嘗讀唐令,見其制爲醫者,皆習張仲景《傷寒》、陳延之《小品》"[82]。近年出現北宋天聖七年令(1029),大體仿效開元二十五年令,記述"兼習張仲景、《小品集》等方"[80,84],故丸山氏推定得以確證。七三七年以後,至最後遣唐使承和五年(838),百年間曾數度派遣使節,故開元二十五年醫疾令變更,日本或已悉知。《延喜式》規定中取消《集驗方》,便可作爲佐證,但僅載陳延之《小品方》,而無張仲景《傷寒論》,卻不可思議。

當時唐政府本《傷寒論》,收載於《外臺秘要方》(752)中,所引用《(張)仲景傷寒論》十八卷内容,與現行《傷寒論》《金匱要略》大致相符[85]。《日本國見在書目錄》未載《傷寒論》,僅著錄"《張仲景方》九(卷)"[86]。該書或與《醫心方》中共八次所引《張仲景(方)》爲同書,但僅見有與現行《金匱要略》相似條文,而無與現行

《傷寒論》相應内容。《醫心方》中並未引《（張）仲景傷寒論》條文，由此可以推知，唐政府本《傷寒論》尚未傳入日本，故《延喜式》中當然不可能規定習讀該書。關於《傷寒論》何時傳入日本，筆者經過調查，認爲《本草色葉抄》（1284）最早引用宋代校刊本系統[87~89]。其後，《萬安方》（1327）、《福田方》（1363）、《太乙續稿》（1491）中亦見有引用[53]，故《傷寒論》宋代校刊本系統最早傳入時期，當爲鎌倉時代。

　　一方，《延喜式》所規定五書，《見在書目録》皆有著録。五書學習限定日數雖不規律，但以十日爲單位增減，必然依據某種方式算定而成。夙曾關注學習日數問題，並與小曽户氏共同討論，該氏其後提出三書計算方式[90]。對其計算方式毫無疑義。但是，全部五書日數，亦皆可據以下方式合理算定。各日數以十日爲單位增減，但因十日算定，各書之間差別過大，似以五日單位算定。當時有依據連日時刻爲每日期十干（旬），及一日十二支（辰刻）記述法，此干支配列，五日爲一周期。抑或因有如此算法，故採用五日單位。依據五日單位法及《見在書目録》各書卷數目（《見在書目録》未載上善《明堂》卷數，故依據《舊唐書·經籍志》《新唐書·藝文志》），使用以下方式算出日數。

　　大經《太素》……………………30 卷×15 日+預備 10 日＝460 日
　　中經《新修本草》………………20 卷×15 日+預備 10 日＝310 日
　　小經《上善明堂》………………13 卷×15 日+預備 5 日＝200 日
　　小經《小品方》…………………12 卷×25 日+預備 10 日＝310 日
　　小經《難經》（楊玄操注《九卷》，同《音義》一卷）10 卷×5 日+預備 10 日＝60 日

　　一見，似乎根據卷數機械性算出日數，實際上並非僅按卷數計算。因爲各部書每一卷學習日數，有五日、十五日、二十五日，預備日數有五日、十日等異同。其主要原因，或由於各書每一卷平均字數不同，故調查現存古卷子本每行大字數目，及一卷行數。

　　《太素》卷二十七（杏雨本）約行十六字、三百八十五行，《新修》卷十五（杏雨本）約行十六字、三百八十行，《明堂》卷一（尊經

閣本)約行二十字、一百六十五行。關於此三書,《延喜式》規定每一卷學習十五日。但每一卷字數較少之《明堂》,預備日減至五日,因此與他書同樣,調整以十日爲單位而需二百日。《小品方》卷一(尊經閣本)約行十五字、五百三十行,不僅行數較多,而且與其他四書附録唐注相比,該書無附注文,故一卷需用二十五日。楊玄操注本《難經》古卷子現已無存,但現存舊鈔本《難經集注》(圖3-2左),其中包括玄操注及各家注,與孔穴圖、釋音等。依此推算,一卷約行二十字、七十至一百行,行數較少,因此一卷需要五日,而預備日則規定十日之多。

《延喜式》卷二十大學寮亦規定講説日數,各書日數不等,但皆以十日單位增減。"凡應講説者,《禮記》《左傳》各限七百七十日,《周禮》《儀禮》《毛詩》《律》各四百八十日,《周易》三百一十日,《尚書》《論語》《令》各二百日,《孝經》六十日"[91]。大學寮必定與典藥寮同樣算定。他方,《新唐書·選舉志》記載六學(國子監、大學、四門、律、書、算)及二館(弘文、崇文)生徒學習期間,"凡治《孝經》《論語》共限一歲,《尚書》《公羊傳》《穀梁傳》各一歲半,《易》《詩》《周禮》《儀禮》各二歲,《禮記》《左氏傳》各三歲"[92],規定以半年爲單位,時間限度相當寬緩。與此相比,日本以十日爲單位,頗顯短暫。而且,凡與《延喜式》記載相同書籍,唐制規定學習期間皆長。日本人研習中國典籍,所需時間短於中國人,似乎不合常理。如果《延喜式》大學寮學習日數,專爲博士家等具有素養子弟而設定,或稍可理解。

唐制中未載醫生、針生學習每部醫書所需期間。但《唐六典》有"醫生……皆有博士,以教之。其考試、登用,如國子監之法","針生習業者,教之如醫生之法"[93]。唐時醫生、針生亦與國子監相同,學習期限以半年爲單位增減,大致較《延喜式》規定時間爲長。如後所述,平安後期針博士丹波賴基,花費數年時間抄寫仁和寺本《太素》。以此推之,《延喜式》規定四百六十日以內學習《太素》三十卷,若非文化素養較高之醫生、針生者,大約僅能略知概要或理解部分内容。學習日數短於唐制,其理由或主要面向丹波家、和氣家等富有家學之宮廷醫官子弟。

日本制規定期限短於唐制，或與財政狀況相關。七五七年孝謙天皇敕令[54]，諸國生徒受任地方官後，將給予米一年分贈送教師。此履行贈米義務，反映出地方財政相當窘迫。《延喜式》大學寮“凡博士講說者，依日數給食料〔日，米二升、酒一升、鹽一合、東鰒二兩、雜腊二兩、雜鮓二兩、海藻一兩、油夜別一合〕。講說訖，准經賞錢，大經卅貫，中經廿貫，小經一十貫”[91]，依據講說日數及大、中、小經不同，支付俸祿給予獎金。唐制規定雖有根據位階及官職頒發俸給，但如上述詳細記載，現似難以尋檢。《延喜式》典藥寮規定“其博士准大學博士，給酒食并燈油，賞錢”[81]，醫、針博士俸給亦一準大學寮諸博士。教師俸給與學生學習期間不及唐制規定寬緩，而以十日爲單位設定短期，其背景出於朝廷大藏省實施抑制支出政策。不僅當時彼此國力相差懸殊，乃至現今仍可實感兩國氣質相違。

將醫書分爲大、中、小經，唐制未見。但唐六學、二館生徒學習典籍[92]有同樣分類，與學習期間長短相適應。《延喜式》以三十卷《太素》爲大經，二十卷《新修》爲中經，十卷左右《小品》《明堂》《難經》爲小經，可謂借鑑唐制，適用於日本。《延喜式》培養醫官規定，設定醫書學習期間較短，根據字數，算出日數，以及包括預備日數，皆有細緻規定。又將《太素》列於首位，作爲大經給予重視，取代此前之《素問》《針經》《甲乙經》。以上諸點，明顯反映出已逐漸趨於日本化。

當時廢止遣唐使，日本加速獨自化。或受此風潮影響，《延喜式》將唐令中所未見，但已具有系統性及楊注，並便於學習之《太素》作爲大經。同時，中經以下，僅採用唐令中適用於日本之一部分書籍，作爲必習內容。如此做法，爲《延喜式》之後《醫心方》(984)樹立起榜樣。即參考隋唐以前中國醫書，取捨選擇有益於日本之內容，逐漸實現日本化。《醫心方》引用《素問》《針經》內容甚罕，但大量引用《太素》，此舉無疑與當時培養醫官相關。《太素》僅存於日本，其原因之一即緣自《延喜式》規定。同時所規定上善《明堂》《小品方》亦僅留存於日本,其傳承史實已不言而喻。

第四節　現　存　本

一、仁和寺本

(一) 現狀與傳承經緯

《太素》於中國北宋末,金軍侵攻發生靖康之變中亡佚,傳入日本之《太素》亦於鎌倉末開始逐漸湮滅。而唯一傳存至今者,僅有京都仁和寺本(日本國寶)與大阪杏雨書屋舊仁和寺離別本(日本重要文化財),以及東京尊經閣文庫卷十九殘本(重要文化財),其他諸本悉由前二者派生而出。

該書全三十卷,其中現存者,有現仁和寺卷二(尾一紙缺)、卷三、卷五(首一紙缺)、卷六(首一紙缺)、卷八(首第二紙缺)、卷九、卷十(首十三行缺)、卷十一至卷十三、卷十四(首一紙缺)、卷十五至卷十七(僅尾二紙、四十七行存)、卷十九、卷二十二(首八行缺)至卷二十六、卷二十八、卷二十九(首一紙前半、第二紙缺)、卷三十,共二十三卷、二十三軸。杏雨書屋收藏卷二十一、卷二十七之二卷二軸。即缺落卷一、卷四、卷七、卷十八、卷二十共五軸全文與卷十七大部分。如此殘卷,即或仁和寺本原貌,抑或江戶後期發現之前流出寺外,所在不詳,或紛失散佚,種種推測,至今已無線索可尋。據石原氏[8]考察,福井家曾收藏一軸舊仁和寺本,該軸由卷三、卷十二、卷十四斷簡貼附而成。並所藏卷二十一、卷二十七兩軸,現存於杏雨書屋,而斷簡貼附一軸現所在不明。但仁和寺於大正七年(1918)曾影鈔福井家本三軸,並收藏至今。

據仁和寺本卷三、卷二十九等書後識語,可知先由針博士丹波憲基,自平安後期仁平元年(1151)前,至保元三年(1158)之間抄寫。依照該本,憲基從兄弟之子針博士丹波賴基,自仁安二年(1167)至翌年間重抄,即現存仁和寺本與杏雨本。尊經閣文庫本有賴基書後識語。仁和寺於宇多天皇仁和四年(888)落成,皇子及皇族等承繼歷代門迹。或緣於此,凡附錄宮廷醫丹波氏識語之仁和寺諸醫書,介於心蓮院奝恰,十六世紀末寄附該寺所藏[94]。丹波重長之嫡子,過繼於和氣尚成,名爲和氣明重,其子即心蓮院奝恰,亦爲丹波重長之孫。

(二)發現與傳抄經緯

至江户後期,於仁和寺發現丹波賴基重抄本,關於其經緯,《經籍訪古志》如下説明[26]。

> 是書久無傳本,曩歲平安福井棣亭(榕亭或棣園之誤。下同)得第廿七卷,摸刻以傳。既而小島學古聞尾藩淺井〔正翼〕,就仁和寺書庫鈔得廿餘卷,亟使書手杉本望雲就而謄錄以歸,即是本也。學古之功偉矣。棣亭所得,蓋亦同種云。

然而,相關人物及抄寫卷數、年代等,簡略記述或漠然不清。關於該書經過,矢數有道(五郎,1907—1946)[95],以及石原明(1924—1980)[8,96]等先行研究繼出,但一部分推測等仍存有異議。其後矢數道明(四郎,1905—2002)研究報告[98],指出淺井正典(國幹,1848—1903)編《〔淺井氏〕家譜大成》(1884)中,記述當時具體情況[97]。一方,山田業精(業廣次子,1850—1907)明治十六年(1883)編《井見集》(自筆本,慶應大學,北里記念醫學圖書館富士川文庫 F/セ/10)附錄 5-82b ~ 84a,採錄正典之父,尾張(名古屋)醫學館淺井正贇(1828—1883)著《書家藏太素經後》。其中關於仁和寺本重抄前後等記述,《家譜大成》中未載,或記錄相互異同[99]。

但是,《家譜大成》及《書家藏太素經後》,皆認爲重抄仁和寺本由淺井正封(正贇祖父貞庵,1770—1829)一人一次完成。然而,正如吉川氏與矢數道明[100]所述,實際上,直至淺井正翼(正贇父紫山,1797—1860)時代,曾實施兩至三次重抄。兩記錄均將正翼搜書與重抄託名於正翼之父正封,其中必有緣故。據載,安政元年(1854),正翼因操業有誤,免除尾張藩奧醫師資格,同三年致仕,家政窮困潦倒。其子正贇後繼家督,刻苦勉勵,終令淺井家境復蘇。因此,似託名正封一人完成重抄業績。參照諸先賢研究,略述筆者管見,將發現《太素》及重抄經緯整理如下。

寬政二年(1790),多紀元德(元簡父,1732—1801)自恃幕府醫官實力,借閱並重抄仁和寺《醫心方》十六卷十六冊(現仁和寺本爲五卷五冊,日本國寶)及本草書殘簡一冊。該十七冊並增加多紀家舊藏卷二、卷四、卷二十二重抄本,共二十[94],翌年十二月十八日進獻幕府,並獲褒獎[101]。獻上本傳存至今,即現内閣文庫舊紅葉山文庫本(特 019/0003)。元德當時,對於仁和寺醫書,僅知藏有《醫心方》一書而已。元德曾經於寬政四年(1792),謄寫尾張藩所藏《太平聖惠方》一百卷、序目一卷[101]。該書一百卷中,包括南宋紹興版五十卷(實際四十八卷)。

文化十二年(1815)以前,京都朝廷典醫福井榕亭(需〔姓源〕,1753—1844)與棣園(晉,1782—1849)父子[102]獲得自仁和寺傳出之《太素》[8],即仁和寺本出現於市井之發端。福井家收藏舊仁和寺本《太素》卷二十一、卷二十七與《新修本草》卷十五共三軸,以及後述之《太素》斷簡影寫一軸與《新修》卷十三、卷十四、卷十八、卷二十影寫四軸。二人對仁和寺本情有獨鍾,必然即時關注流出寺外之書。其中《太素》卷二十七,文政三年(1820)由榕亭次子源隨(後爲典藥山本家〔姓源〕養子,1795—1868)[102]影寫,並由榕亭、棣園父子影刻[103]。影刻本卷末記云"文政三年二月五日,影寫功畢。源隨"。《醫籍考》記述:"近日西京太醫博士福井榕亭〔需〕得零本一通,卷爲軸子,題《黄帝内經太素》廿七卷。"[104]小島尚真(寶素三兒子,1829—1857)《寶素堂藏書目錄》著錄〔太醫博士福井需撫刻仁安本,其嗣典藥小允晉所饋也〕[105]。福井父子曾將影刻本寄贈幕府醫官多紀家及小島家。

然而,據《求古樓展觀書目(卿雲輪囷錄)》(西尾市巖瀨文庫146/180)記載,江户考證學者狩谷棭齋之求古樓,文化十二年(1815)五月七日至翌年三月十五日之間,總計召開八次漢籍善本展覽會。各次參展者,棭齋之外,尚有多紀(元堅)、曲直瀨(正隆)、小島(寶素)、市野(迷庵)、屋代(弘賢)、伊澤(蘭軒)等,皆以醫家、儒家聞名之考證學者及藏書家。諸氏以蒐集善本及研究爲學術淵源,至枢齋沒後,由元堅領銜編輯《經籍訪古志》,堪稱常年研究所結碩果。以該組織爲中心,對於福井家影刻本《太素》,以及仁和寺本等傳存京都之古籍,必將引起議論。

石原氏報告[8]云,據載,文政七年(1824)五月二十五日,福井棣園將《太素》見示於淺井正翼,或即福井家影刻本。文政十年(1827),淺井正封自京都開業友人東道策(亦兼任尾張藩書物御用掛)[106],得知《太素》原本藏於仁和寺[97]。據《書家藏太素經後》所述,正封向藩主德川齊朝(1793—1850)請願,承賜資金,及推介京都有力貴族、近衛家,派遣門人東道策與塚原修節兩人赴仁和寺,耗費數月時間,夜以繼日抄寫《太素》、上善《明堂》、《新修》數十卷,並進獻藩主[99]。而同年似曾抄寫《太素》卷二,無卷號,卷五,卷十一,卷十三首、無卷號、卷十三尾,卷十四計六卷,相當於六冊(原爲 8 冊),僅據大阪杏雨書屋本中塚原植(修節)批注推測[1,8,95]而云。

一方,《家譜大成》記錄,文政十年十一月十三日,《太素》十二卷借出,於尾張模寫,同月二十二日至京都還書。十二月一日,借閱《太素》殘餘十卷及《新修》五卷,於尾張模寫,同月十日返還使至京都。抄寫擔當者,塚原修節、僧英山、大河內存真、柴田承慶、勝野常庵、加藤梅春、高田貞純、加藤周禎、小笠原道範等九名[97]。

又,重抄淺井家鈔本《太素》,現存臺北故宫博物院寶素堂舊藏二十三冊本(故觀 03257~03279)[107],觀其抄寫狀態,有忠實摹寫仁和寺原本部分,有非如此部分。朱筆"乎古止點"(奈良、平安時代,日本學者閱讀漢文時,在文中添加ヲ(を)與コト(こと)等助字符號),原本記入每卷不一,而寶素堂本僅卷五與卷八,見"乎古止點"。關於抄寫忠實程度存在如此差別之原因,以《新修》爲例後述。總之,抄寫需要較長時間,正如《書家藏太素經後》所云,兩名寫手,耗費數箇月。《家譜大成》云由九人抄寫,大約需要十八日左右。可是,兩記錄抄寫地點、人數、期間、書籍等各方面呈現矛盾,其記載是否屬實,不禁令人生疑。如此不可思議之記述,可將正翼實施抄寫,而假託正封一人完成視爲起因。

正翼繼任淺井家家督後,至文政十三年(1830)四月之間,或於仁和寺實施第二次影鈔。據森氏[108]所言,同年四月及五月,栲齋友人松崎慊堂(1771—1844)曾與正翼交流,日記《慊堂日曆》中提及仁和寺本《新修》《太素》。又同年八月六日,正翼將塚原修節重抄《太素》卷五贈呈同齡友人小島寶素,寶素同年同月二十九日受領[107]。

天保二年(1831)冬,寶素派遣寫手杉本望雲(要藏)至尾張淺井家[105],但實際上似始於前一年十二月。依據前述臺北故宮博物院寶素堂本《太素》收受記錄,可知望雲發送重抄本,即卷二、卷六、卷九至卷十五、卷十九、卷二十二至二十六共十五卷、十五冊,寶素自同年一月五日至四月十四日共分八次接收[107]。一月五日接收卷十、卷十一,故望雲重抄該兩卷,必當前一年於尾張完成。卷三、卷八、卷十七、卷二十七至卷三十,以及前一年八月正翼贈呈寶素之卷五在内共八卷八冊,其中未見寶素接收紀錄。但卷三末識語,“家先君(寶素)從尾張國傳鈔卷第三。先兄(尚真)在日,爲人借失,茲以丹波元堅本手自補寫。……尚絅(寶素四兒子,1839—1880)”,卷二十七末識語,“天保辛卯(1831)三月望,據尾張淺井正翼三經樓鈔本,鈔補斯一張。質(寶素)”[107]。據此可知,一八三一年望雲影鈔淺井家本《太素》,大致完成十七卷左右。

然而,寶素堂本《太素》卷二十七,係福井家影刻本之重抄,如上所記,寶素云據淺井家本“鈔補斯一張”。僅該卷末尾一葉,則當肯定福井家影刻本與淺井家影寫本存在異同。淺井正翼搜書與抄寫,可能亦涉及福井家原本。可知淺井家本於一八三〇年末以前,亦與寶素堂本相同,已完成二十三卷。天保二年,正翼第三(或第二)次影鈔仁和寺本上善《明堂》卷一,獻上尾張藩[109]。同年亦派遣杉本望雲赴尾張,關於該影鈔及前後情景未見記錄。但據現存寶素舊藏上善《明堂》所見,其中包括寶素以雙鉤影鈔仁和寺卷子本,及重抄正翼影鈔冊子本[110]。

一方,森鷗外《伊澤蘭軒》九十一轉載長井金風(1868—1926)

所云[111],小島尚質所以號寶素(亦稱葆素),緣起於獲得《太素》一書。其後成爲通説。筆者管見範圍,寶素自身及小島家記述等,該説未得以求證。然而,據石原氏[8]介紹,寶素同僚幕府醫官喜多村直寬(1804—1876)《太素經考異(對經篇續錄)》跋(1842)云,"(寶素)得《太素》,……即其堂題葆素"。又,服部甫庵(政世,1804—1892)抄小島寶素《太素對經篇》一卷(大阪杏雨書屋、乾5799)三十三葉左面識語亦云,"栗園淺田(宗伯)先生曰:號云寶素堂,乃得淺井家楊上善之《太素》,始傳至江都,故名之。……明治十六年(1883)癸未五月,服部政世誌"。矢數道明[112]考證,淺田宗伯天保八年(1837)再度東(江戶)上,曾與寶素面識。同僚及知人相傳之説,大約近於屬實。

天保三年(1832)六月及八月,寶素與同僚幕醫奈須恒德(1774—1841)之子菊庵(信德)一同剪貼《證類本草》,預備輯錄《新修》卷十三、卷十四。相關記述見證於臺北故宮博物院小島重輯《新修》存十二卷五冊(卷三至卷十一、卷十三、卷十四、卷十六,故觀013120~013124)卷末識語。該本内容相當於仁和寺本《新修》缺卷部分,但當時並未判明屬於缺卷部分。大約一八三二年六月至八月前後,寶素等輯錄《新修》全二十卷,其後獲得仁和寺本重抄本,故僅將缺卷部分保存。無庸置疑,此時《新修》卷十五輯錄亦已完成。何以知之。據中尾氏[113]及森氏[108]論證,同年十月十五日後,柀齋自江戶出發,同月末於京都福井家抄寫舊仁和寺本《新修》卷十五(現藏於大阪杏雨書屋)。而且寶素請求及提案抄寫之事實,見載柀齋弟子岡本況齋(保考,1797—1878)《本草沿革考》(韓國中央圖書館古古7/3/46),小島尚絅曾對其加以補充,據以下後日譚而得知。

《新修本草》第十五卷,往年,狩谷柀齋上京之時,遵從先師寶素先生囑託,至御醫福井家摹寫。聞其摹寫經過如次。福井家古來有法,書籍一切不允外借與他。有此家格之故,寶素先自《證類本草》中摘錄《新修本草》卷十五内容,最後依照仁和寺本體例綴成一本,送交柀齋,托請赴福井家,與所藏本校對。

梋齋自持便當至彼家,以示校對内容僅需一日而已。如是,則福井或爲避免煩瑣,或以爲既然已有相同存本,亦無秘不外借之必要,故允將其攜回宿處校對。梋齋當即攜歸,徹夜摹寫後返還。〔據先人(寶素)弟子,越中高岡(富山縣高岡市)津島彦逸筆記《懷舊錄》〕。

森氏亦自《梋翁雜記·七》引用同文[108],但對寶素輯録《新修本草》時期及實態未加考察。實際上,寶素既知梋齋將赴京都,故預先輯録《新修本草》。

又經寶素介紹,梋齋自京都歸途中,至尾張訪書之時,將福井家情況傳遞與淺井正翼。天保四年(1833)十月,將重抄《新修》卷十五贈呈正翼[108]。梋齋大約同一時期,亦向寶素贈送重抄本[113,114]。又據梋齋《箋注倭名類聚抄》校注[115]記載可知,梋齋曾獲得寶素及正翼所藏《太素》存二十三卷、上善《明堂》卷一重抄本。梋齋記述《箋注》校例提要爲文政十年(1827),此外未見有關成書年代記載,一八二七年以前獲得此二書幾無可能。明治政府大藏技監得能良介(1825—1883)獲得梋齋手抄原本,令森立之校正,明治十六年(1883)由大藏省印刷局初刊。梋齋編撰校例提要之後,直至天保六年(1835)去世,持續爲手抄原本增加校注。梋齋獲得二書時期,始於一八三〇年頃,至一八三三年末,與寶素藏本大致呈同樣狀態。

他方,大阪杏雨書屋小島家舊藏《太素》殘十卷(貴140)[25],其中僅卷二,欄上該條文與《素問》《靈樞》對應篇名以墨書,末尾有"天保三年十月廿日,一校了。質(寶素)"識語。可見,梋齋赴京都之後,寶素亦着手《太素》"對經"。詳情後述。

天保五年(1834)一月,於仁和寺新發現《新修》《醫心方》《太素》消息傳出,淺井正翼再次派遣塚原修節(第四次或第三次派遣),五月十日之前[114],影鈔《新修》卷四、卷五、卷十二、卷十七、卷十九。五月十六日以後影鈔[108]《太素》卷三、卷九。該《新修》五卷,指定爲日本國寶,現仍藏於仁和寺。而淺井家一八三〇年以前,既已抄寫《太素》卷三、卷九,爲何令修節再次抄寫。推其理

由，或因以前影鈔水平等存在問題。或因與此書相關，早於一八三
〇年五月八日以前，小島寶素再次派遣杉本望雲至淺井家重抄《太
素》兩部[108]，無疑同時亦有重抄新出《新修》之意圖。

　　其時，正翼預定影寫仁和寺本《醫心方》[108]，但是否得以抄
寫，毫無形迹可查。現名古屋市蓬左文庫，亦僅存多紀元德校
《醫心方》之江戶末期寫本三十卷二十冊（尾張藩蓬左文庫舊藏
6/110）。蓬左文庫《醫心方》即自江戶醫學館齎來，極可能係寶
素贈呈正翼之書。寶素曾於所獲《新修》卷十九末尾，天保五年
十月二十七日[114]識語云，“右《新修本草》殘本。其第十五，狩
谷卿雲（棭齋）遊京師時傳錄，見贈。其他五卷（卷四、卷五、卷十
二、卷十七、卷十九），傳鈔淺井紫山（正翼）三經樓藏本”。正翼
藏書庫號稱“三經樓”，或可推測，其號緣自《太素》《新修》《醫心
方》三經[108]。但筆者認爲，三經當指《太素》《新修》及上善《明
堂》三書。

　　天保十三年（1842）九月至十一月之間，寶素作爲舜仁入道親
王隨行，獲得親身至京都訪書機會。歸途經尾張，得正翼相助，十
二月三日至真福寺閱覽古籍，其詳情載於《河清寓記》[116]。即云，
九月二十八日拜訪福井家崇蘭館，寶素與多紀元胤、元堅均得崇蘭
館秘書重抄本，並提及一八三五年已逝去之亡友棭齋。此次訪書，
宋元版及日本古卷子本必定一覽無餘。當時，福井榕亭已耄耋之
年，或由館主棣園代爲應酬。因可經眼實見崇蘭館《太素》卷二十
七古卷子原本，故寶素一定齎帶自藏鈔本，與原本校對。十月二十
四日，親自閱覽仁和寺《醫心方》卷一、卷五至卷七、卷九至卷十
一、卷十七、卷二十、卷二十三、卷二十五與卷不明葉共九包，以及
《太素》卷三、卷八、卷九、卷十一、卷十五、卷十九、卷二十三至卷
二十六，仍將與所攜自家藏本相校對。但關於上善《明堂》與《新
修》，未見記述，或仁和寺未予提供閱覽，或因時間有限，不得而知。
前述精緻雙鉤本上善《明堂》[110]，推知即此時寶素親自影鈔，但未
見識語等記述，抄寫年代無法推定。雖未記月日，但寶素赴仁和寺
之前，曾再次調查福井崇蘭館本。

　　京都滯留行將結束，即十一月十二日，寶素親閱千山萬井樓展示"天平古本《新修本草》十五卷""《太素》 殘缺 八九張一卷""《新修本草》 十三 十四 十八 廿"[117]等。出展者不詳，但天平古本《新修》卷十五，無疑屬福井家本。"《太素》 殘缺 八九張一卷"，與臺北故宮博物院《太素》存一卷一冊(零殘十三張，故觀03280)一致，並可求證於該卷寶素識語，"件本者，大醫博士福井丹波守(榕亭)，以仁和寺宮御所藏之殘本所影寫也。片紙零卷拾綴如是，俱尾張國鈔本所無云"[107]。《寶素堂藏書目錄》亦著錄云："歲次壬寅(天保十三年)，家大人(寶素)在京師，法親王(舜仁入道親王)特啓秘笈，賜覽(仁和寺本《太素》)。後又某氏影鈔本重摹者也。零殘一冊十四張。"[105]該《太素》斷簡，係福井家影鈔仁和寺本，淺井家藏書中未存該本，故寶素重抄而成。同時展覽"朝鮮大字整版《得效方》"及"嘉靖本《醫壘元戎》"，《經籍訪古志》亦均著錄爲福井崇蘭館藏，依此推之，當日千山萬井樓出展者，必爲福井家。關於福井家《太素》斷簡，石原氏一九五六年報告[8]中載，"頃日，此斷簡又出市中，而爲某氏所購，余未能檢之"。

　　千山萬井樓展示"《新修本草》 十三 十四 十八 廿"，寶素似亦曾影鈔。據寶素舊藏《新修》卷二十末尾，弘化三年(1846)寶素識語[114]"第十三，第十四，第十八，第廿。歲在壬寅(1842)，……於京師之時，傳錄此四卷。原卷仁和寺宮寶庫所藏云"可以推知。但特爲與冠以"天平古本"之《新修》卷十五加以區別，故該《新修》四卷，亦與《太素》斷簡同樣影鈔而成。又因福井家榕亭次子隨，曾於一八二〇年影鈔《太素》卷二十七，此時出展之《新修》四卷與《太素》斷簡，或係影鈔本，但福井家極可能收藏原本。

　　關於《新修》影鈔本，寶素僅曰"原卷仁和寺宮寶庫所藏云"，而並未記載出展者姓名。静嘉堂文庫《政和本草》小島尚真批注亦云，"今存《新修本草》零本十卷，原本京師一縉紳家所藏。……右往歲，家大人(寶素)從某氏傳錄藏家。……俱爲卷子古本"[113]，亦未明言所藏者姓氏名誰。多紀元簡（1755—1810）寬政八年（1796）序刊《本草和名》（實際 1802 刊），現國會圖書館（830/17）寶素、尚真批注本，寶素僅以副葉記錄該四卷爲"京本"。元簡序刊《本草和名》，並由森立之（1807—1885）、約之（立之長子，1835—1871）注記本，曾於《日本古典全集》影印，因轉抄與寶素堂本相互校注內容，故森本元簡序欄上，尚真記入"京本"。因寶素與尚真熟知仁和寺與皇室頗有緣由，福井榕亭、棣園身爲朝廷典醫，必須嚴守仁和寺本庋藏實情。

可是《新修》該四卷仁和寺現已無存，且所在不明。故而誤認爲寶素抄寫當時仍藏於仁和寺本[108,113,118]，森立之亦於影寫寶素堂本該卷，記云"第十三卷，以仁和寺宮寶庫中所藏本傳鈔"[114]等。但是，分析如上情況，寶素重抄福井家影鈔本確切無疑。《河清寓記》近於書末之第四十二葉右面，補記"福井（家）/太素　龍木/新修　選奇/書目　簡易/活幼口議　千金寶要"[117]，可以認爲類似寶素抄寫書影等清單，亦可以作爲福井家藏有《新修》四卷之傍證。其中曾經藏於福井家之《新修》及《太素》斷簡影鈔本，現在去向不明，今後仍期待影鈔本以及其原本重現於世。

結果，寶素總共獲得仁和寺本《新修》十卷，其中包括棭齋鈔本系卷十五，及正翼鈔本系、福井家鈔本系，現全部存於臺北故宮博物院。又，現宮內廳書陵部十冊本（556/44），該本即摹寫幕末影鈔本，甚至精致模仿書中小島家藏印記。之後，包括批注等皆保留原書舊貌及格式，以活字出版（東京，明治書院，1983）。他方，森立之亦曾轉抄寶素堂本。明治三十四年（光緒二十七年，1901）羅振玉（1866—1940）於東京古書店購得森本，後由上海古籍出版社以線裝本（1981）及平裝本（1985）影印出版。將森立之本與仁和寺原本，及仁和寺離別本卷十五（大阪杏雨書屋藏）影印本相比較，儘管卷十五經由棭齋本、寶素本、立之本相繼三次轉抄，但仍與原本極其相似，諸氏影寫水平皆可慨嘆。福井家鈔本系因未見原本，故無法比較，但書體及筆法均與仁和寺原本相近。一方，僅正翼鈔本系,書體、筆法乃至字句位置皆有較大改變。各氏抄寫水平或意識存在如此相異,同樣問題抑或出現於《太素》及上善《明堂》重抄本中。

再者,《河清寓記》第四十三葉右面"錦小路家所藏之醫書目錄 如左",以下僅列記"《醫心方》《養生要集》《太素》《新修本草》《明堂圖》"等[117]。據此記錄推知,當時典藥頭(非醫師之首領)錦小路家[119]似亦收藏仁和寺本重抄本。楊守敬《日本訪書志》卷九《太素》項末尾亦云"余又得影鈔本十部,仍裝爲卷子,有錦小路印。按錦小路……在小島學古(寶素)之前,是此書影鈔,不自學古始"[120]。楊守敬認爲,早於寶素以前,錦小路家既已影鈔《太素》,但對於此説曾存疑義[8]。然而,京都大學附屬圖書館藏《太素》(7/02/コ/5 貴)無記卷數,第二冊書末識語,"嘉永辛亥(1851)八月二十五日寫了。百絢""安政丙辰(1856)正月二十八日,照錦小路家藏本一校。百絢"[121]。可知曾以錦小路家本與仁和寺本系相對校,故毋庸置疑錦小路家亦曾收藏《太素》鈔本,或第四代錦小路賴理(正三位,1770—1830)[119]時,與福井家大約同時期獲得《太素》鈔本。

如上所述,仁和寺《太素》《新修》及上善《明堂》,與京都福井家(棣園爲主)及尾張淺井家(正翼爲主),進而與江戸狩谷棭齋、小島寶素等相關聯,至天保十三年(1842)以前之來龍去脈,存續傳抄,大體明瞭。其中有福井家影鈔及影刻,亦有棭齋、寶素或正翼重抄福井家本。錦小路家亦曾有收藏,或爲抄寫殘本。其後,由寶素堂本衍生出多數傳抄本。詳見後述。由此諸家親見各本,裨益研究,受益匪淺。

(三) 重抄本與影印本

重抄書例,最早當由寶素上司多紀元堅所爲,元堅曾令寫手杉本望雲影鈔寶素堂《太素》全二十四冊,其中包括斷簡一冊。關於抄寫時期,當爲寶素獲得淺井家本重抄本《太素》二十三冊,即一八三一年四月以降。而斷簡一冊,寶素重抄福井家本,於一八四二年十二月歸還江戸以後所抄寫。此元堅本二十四冊,明治十二年

(1879)轉爲森立之所有,立之與前一年所獲上善《明堂》(寶素舊藏→元堅舊藏)總匯,現藏於北京中國國家圖書館(編號12082)[122]。元堅亦曾抄寫寶素堂《新修本草》存十卷,弘化二年(1845)元堅識語本,現存東京國立博物館(052/4/16)。

天保五年(1834),幕醫奈須恒德或其子信德所抄寫之《太素》,現存北京中國中醫科學院圖書館。依據臺北故宮博物院寶素堂舊藏諸本批注,可知恒德、信德父子與寶素屢屢校讎醫書,並且交情篤深。又如前述,天保三年(1832)棭齋滯留京都之前,寶素、信德同伴輯錄《新修本草》,可以認爲,大約相近時期,奈須父子曾抄寫《太素》一書。

天保八至十年(1837—1839)之間,幕醫坂春璋(立節,1775—1855)亦曾抄寫寶素堂本上善《明堂》卷一與《太素》二十三卷,乃至乎古止點皆如實重抄。附錄春璋識語之《太素》(+上善《明堂》)寫本,藏於臺北傅斯年圖書館(配架號1069,日本斐紙鈔本,有乎古止點),中國國家圖書館舊館(編號136353),南京中醫藥大學圖書館(子4/42,日本斐紙鈔本,有乎古止點),南京圖書館(編號110866,日本斐紙鈔本,無乎古止點,丁丙八千卷樓舊藏),復旦大學圖書館(索書號1169,徐乃昌舊藏),静嘉堂文庫(10/63,清鈔本,陸心源舊藏),中國中醫科學院圖書館,中國醫學科學院圖書館等,中國藏本頗多。如後所述,柯逢時亦參照春璋本校勘家藏《太素》。調查東京國立博物館本(帝漢舊/18),可知春璋曾於天保八年重抄寶素堂本《新修》。

日本國會圖書館本《黃帝內經太素殘卷》一冊(特1/917)末尾,喜多村直寬記曰,"天保甲辰(十五年,1844)三月朔,借小島學古(寶素)藏本,手鈔并校。學晦道人直寬識"。大阪杏雨書屋《太素》殘二十二卷(杏5179)[25],即幕府針科侍醫山崎次圭(琦,?—1874)[123]嘉永元年至三年(1848—1850)所校對本。前述森立之本《新修》未記抄寫年代,但岡西氏考證[124],尚真與立之等,根據《新修》復原《本草集注》,開始時間當爲嘉永二年(1849)。前述宮內廳書陵部寶素堂影寫本《新修》卷十九末尾,記"(嘉永)庚戌(三年,1850)中秋廿一日,據《大觀本草》校讐。澀江全善(抽齋,1805—1858)、森立之對讀。時在曲直瀨氏懷僊樓。尚真"。以此推之,立之本《新修》亦於嘉永二年或三年抄寫而成。

東北大學狩野文庫《太素》存十七冊(9/21943/17),係幕醫山本高明自仁和寺本、福井家影刻本,及元堅本重抄系統,嘉永五年(1852)跋。森立之高弟青山道醇重抄高明本《太素》存十七冊,經由東京井上書店,亦收藏於大阪杏雨書屋(杏5175)[25]。井上書店將道醇重抄本摹寫五套[95],每套二十三冊。矢數有道獲得一套,後藏於溫知堂矢數文庫。京都大學附屬圖書館《太素》存二十四冊(7/02/コ/5 貴),其中見有嘉永四年至安政三年(1851—1856)關於抄寫與校對識語[121]。據現藏於中國國家圖書館新館清靈溪精舍鈔本(編號12793),所載柯逢時傳寫伊澤酌源堂系本棠軒識語,確知自文久三年至慶應元年(1863—1865)之間,伊澤棠軒[信淳,蘭軒長子、榛軒(1804—1852)養嗣子,1834—1875]重抄榛軒舊藏杉本望雲影鈔本。

明治十二年(1879)、十三年,推動漢方存續運動主力,即溫知社幹部清川孫(第五代玄道,1838—1886),曾指令百百有二郎摹寫石榮安本及森立之本(前記中國國圖本)《太素》及上善《明堂》。兩本均架藏"國家圖書館〔臺北〕"(書號05879、05882),皆屬清末政治家翁同龢(1830—1904)舊藏[125]。他方,溫知社幹部松井操(元堅長子元琰弟子)[126]因漢譯多紀元堅《診病奇侅》,並於中國出版(1888)而知名,曾將《太素》呈獻清國初代駐日公使何如璋(1838—1891)。獻書大約於何如璋歸國前夕,即明治十三年(1880)十月,引起清國公使館及淺田宗伯、服部甫庵等注目[95,127]。據陳氏調查,何如璋歸國後,將日本所蒐集古籍贈與翁同龢[128]。故"國家圖書館〔臺北〕"所藏兩書來歷,即以清川→松井→何→翁順序流傳,可謂《太素》、上善《明堂》還流中國之嚆矢。明治十五年(1882)服部甫庵亦曾重抄淺田宗伯本《太素》,現藏於大阪杏雨書屋(杏5177)[25]。如此經過,可知《太素》與上善《明堂》《新修》,最初由幕醫及醫學館同僚、子弟等重抄小島本,直至明治前期,仍由漢方醫相繼傳寫留存。

仁和寺原本《太素》於一一六七、一一六八年抄寫而成,歷經八百餘年傳承,方始公諸於世,因蟲蝕劣化,斷片部分夥多。據矢數氏[95]所述,明治四十三年(1910)《太素》指定爲日本國寶之後,對其實施托襯修補。據篠原氏[1]云,昭和二十七年(1952)《太素》指定爲新國寶之後,重加修復貼補,將斷片復原正確位置。然而,現存狀態缺字及部分文字缺損極其嚴重,幸而仁和寺將一九一八年影寫福井家斷簡另作保存。現今仁和寺原本,寶素等影鈔以後,微小破損仍有增加,難以判讀文字散見。多數難讀文字,可依據臺北故宮博物院寶素舊藏本或中國國家圖書館元堅舊藏本解讀,可見兩影鈔本至今仍具有較高價值。

又據矢數氏[95]考察,當時未知之《太素》卷十六足本,大正七年(1918)以後新發現於仁和寺,而石原氏[96]則認爲,該卷與斷簡數紙,明治時期(1909年以前)既已出現。該書三十卷之內,包括一部分缺落,總計二十三卷現存於仁和寺,全部收錄於《東洋醫學善本叢書》1~3(大阪,東洋醫學研究會〔現オリエント出版社〕,1981)中,該本亦摹寫福井家本,並重新配置影印。影印本,不僅避免重抄或翻刻所造成訛字、誤字,得以如實參閱原本,堪稱具有劃時代意義。但《善本叢書》影印稍欠鮮明,故附錄蕭延平本之摹寫本《〔仁和寺本寫〕黃帝內經太素》(東京,築地書館,1989)亦影印出版。

福井家仁和寺離別本卷二十一、卷二十七,由神田喜一郎仲介,昭和二十五年(1950)十一月二十七日武田家購入[103],現藏於大阪杏雨書屋(貴7,日本重要文化財)[25]。大阪杏雨書屋將該兩卷正確活字化,並附錄注釋及解題,二〇〇七年鮮明彩色影印出版(圖5-2),雖非公開出售,但國會圖書館等可以自由利用。武田家昭和五十三年(1978)亦購入福井家所藏仁和寺離別本《新修本草》卷十五[129],大阪杏雨書屋架藏(貴8,日本重要文化財)[25],並於二〇〇〇年影印出版。兩書彩色影印,其價值無法估算。

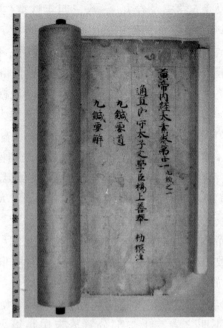

圖5-2 《黄帝内經太素》卷二十一首(武田科學振興財團,2007)

（四）江户時期研究與利用

多紀元胤《醫籍考》(約1826)著録《太素》[104]，係福井家影刻卷二十七。年代確知，最早依據《太素》展開研究之書，當屬《素問次注筆録》(京都大學附屬圖書館7/02/ソ/2)。因其中所引"楊、楊上善云、按《太素》"，多未見於《素問》新校正注所引《太素》佚文，而與仁和寺本卷二、卷三楊注内容一致[130]。《筆録》由澀江抽齋執筆，記録《素問》研究會討論内容。該研究會始於天保三年(1832)二月五日，研究會由抽齋主持，参加者並有伊澤蘭軒(信恬，1777—1829)門下生，蘭軒没後轉入多紀元堅門下者，如森立之、山田業廣(1808—1881)等年輕學人。天保二年(1831)四月，寳素基本獲得所存《太素》二十三卷，大約於近一年之後，江户學人即開始閲讀研究。参照《太素》研究《素問》，歷來認爲最早始自一八三六年起稿之元堅《素問参楊》，實際上早於此四年。而且，據推定[1,113]《太素》卷三及卷九，一八三四年抄寫仁和寺本，但是一八三二年研究會既已參閱卷三。因一八三一年小島寶素所獲重抄本中亦包括卷三、卷九，故元堅門下生得以利用，不足爲奇。如前所述，狩谷棭齋一八三〇至一八三三年前後，獲得《太素》及上善《明堂》，至一八三五年沒逝，曾對《箋注倭名類聚抄》加以校注。

寶素亦自一八三一年開始研究《太素》。前述大阪杏雨書屋《太素》(貴140)卷二欄上，一八三二年十月二十日寶素批注，記載與經文對應之《素問》《靈樞》篇名。其子尚真於《座右筆記》(臺北故宮博物院、故觀13998)中列記寶素遺著、手稿，見有"《太素補遺》《太素攷證》"二書[131]。《太素補遺》，指重輯《太素》佚文，或計劃復原缺卷、欠損部分，但該書未見。《太素攷證》，指與本章第二節所述《黃帝內經太素攷》及《對經篇》相關書籍。合併兩者之寫本頗多，大致屬同時期著述。前揭小論《楊上善非隋人》(圖5-1)[22]，無疑基於《黃帝內經太素攷》而成。

《對經篇》，依照當時已知之仁和寺與福井家《太素》計二十三卷順序(卷次不明之卷二十二部分置於末尾)，篇名以下列舉經文，並以小字注記收錄對應條文之《素問》《靈樞》篇名。現今，篠原氏同樣編制"太素→素靈等"對經表[5]，以及小曾戶氏"素靈→太素"逆對經表[132]，皆相當完善，具有較大參考意義。但此前日中兩國亦曾編成類似旨趣對經表[133]。寶素及篠原等對經表，可稱爲研究《太素》之工具書。然而，對於寶素最初編制《對經篇》，尚未見相關介紹。

中國國家圖書館新館《對經篇幷續錄》一冊(編號3105)，附錄小島尚真自筆識語(1849)(圖5-3左)，云"先考寶素先生所著《對經篇》，手書原本爲人借失。學晦先生曾倩借錄一本，又別作續錄，以供參對。頃之欲講內經，仍命(臣)近藤顯，就學晦先生鈔本謄錄一通及續錄"[23,134]。可知寶素自筆本已紛失，或緣於此，中國國圖本等重抄本《對經篇》未見寶素識語等，成書年代不明。臺北故宮博物院《黃帝內經太素》存一卷一冊(故觀03315)，實際上係單獨《對經篇》，且屬寶素堂舊藏本[24]，其中同樣未見寶素識語。

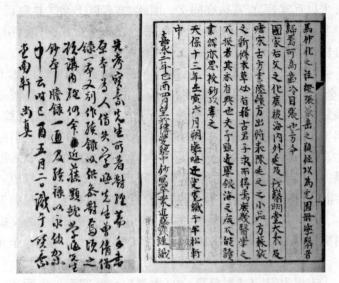

圖5-3 《對經篇并續録》書末（中國國家圖書館，編號3105）

中國國圖本《對經篇并續録》，正如尚真識語所云，①"《對經篇》"②"《黄帝内經太素攷》"以外，並附録③"《對經篇續録》"。③與①記述方式相反，列記《素問》《靈樞》各篇名，次行大字書寫有對應文之《太素》卷次、篇名，以下小字書寫經文起始文字。③與小曾户氏對經表同樣設想，可謂借助《太素》，爲研究初唐《素問》《九卷》舊貌編制一部工具書。其末尾（圖5-3右）天保十三年（1842）六月朔跋文，署名"學晦迂叟寬　識於半松軒中"，學晦迂叟寬，即喜多村直寬。該跋云，寬於天保十三年夏，借學古君（寶素）所作《對經篇》，並重抄，更作成《（對經篇）續録》。"今國家……内外延及我醫《明堂》《太素》及唐宋古方書陸續方出。將來陳延之《小品方》，蘇敬之《新修本草》必有稽古君子求而得焉"。當時寶素預定九月赴京都，約三個月前，直寬與寶素交談，預想訪書結果而作此跋文。

臺北故宫博物院《黄帝内經太素考異》一册（故觀03307），與中國國圖本構成完全相同，而僅無尚真識語，外題與書根題"太素經考異"[24]。石原氏報告[8]，亦將所在無記之《太素經考異》，認

315

作喜多村直寬著,直寬跋亦同文。因此,當有以①②③共題爲"太素經考異"之寫本[135],石原氏將該系統誤認爲直寬所作而引用,並且楊守敬於日本獲得該系統重抄本,即臺北故宮博物院本。

大阪杏雨書屋藏《太素對經篇》一冊(乾 5799)[25],以②①及④"全元起注本素問目次"順序裝釘。④中云"依林億等新校正所引編錄",則依照新校正注,列記全元起本《素問》各卷所收篇名。雖與多紀元簡《素問識》(1806)附錄"全元起本卷目"相同,但編錄更加詳細。各篇名下注記見有相同內容之《太素》第幾篇,故可以認爲,屬於利用《太素》考察、重輯全元起注《素問》之工具書。近年,浦山氏復原全元起注本,同時以全元起本爲基準,編制與王冰注本、《甲乙經》《太素》詳細對經表(浦山きか《中國醫書の文獻學的研究》〔東京,汲古書院,2014〕附錄 CD"《黃帝內經素問》全元起注本,卷 1~卷 9(卷 7 缺)"收錄),④乃爲其先驅奠基之習業。

①末尾附記"右《對經篇》中《太素》一卷,寶素先生所述。天保十一年(1840)二月廿八日,書寫了。抽齋(全)善","右一篇,澀江道順(道純,抽齋)所輯。天保甲辰(1844)孟春借鈔。火後僑居訂裝,燈下記。梧陰愷(朱筆注記'清川玄道藏本跋')","安政四丁巳(1857)七月廿八日,與抽齋書之。原本校比整訂,……森山人(朱筆注記'右森立之藏本跋')","明治十六年(1883)癸未五月,服部政世(甫庵)誌"等識語。該書有"藤浪氏藏""甫庵/臧書"藏書印記,欄上有立之案、森本、淺井典(國幹)云、政世云、澀江抽齋道純曰等朱墨批注。

據諸記述分析,一八四〇年澀江抽齋重抄寶素②①,並受其觸動而編錄④。如是,由寶素所編制之①②,當成於天保十一年(1840)以前[135]。清川愷(四代玄道,1792—1859)傳抄抽齋本①②④當於一八四四年。一方,亦有森立之於一八五七年,校訂抽齋本①②④之寫本。兩本之一有淺井國幹批注,服部甫庵將兩本合併、抄寫,附加注釋及識語。依據宗伯明治十六年(1883)三月十四日致甫庵書簡[136],可知甫庵受宗伯推介,借用清川本及森本並抄寫。此甫庵寫本,經由醫史學者藤浪剛一(1880—1942)乾乾齋文庫,現藏於大阪杏雨書屋。早稻田大學圖書館(ャ09/00398)亦存外題墨書"對經編(篇)"寫本一冊,内容與杏雨本相同,但以④①②順序裝釘,因書末附錄清川玄道識語"右一篇,澀江道順所輯。天保甲辰孟春借鈔。……梧陰愷"故誤著錄爲"對經編 澀江道順輯"。寶素《對經篇》完成之後,歷經數十年輾轉傳抄,給予後輩學者極大影響,並激發熱情,促進古典研究。

天保十三年(1842)四月二十八日,寶素曾與抽齋、伊澤柏軒(蘭軒次子,1810—1862)共同以《素問》《靈樞》對校《太素》卷二,見於臺北故宮博物院寶素堂舊藏本(故觀03257)該卷末附錄識語[107]。其約一個月後,直寬重抄①②,而且新作③,並附錄跋文。又約四個月後,九月寶素赴京都訪書。如此頻繁編纂傳抄,充分反映當時已出現研究《太素》熱潮。

多紀元堅《素問參楊》四卷(自筆稿本,京都大學附屬圖書館富士川文庫ソ/38),據書末識語可知,天保十四年(1843)十一月脱稿。元堅卷首小引云,"楊上善撰注《黄帝内經太素》零本廿三卷,近日始顯於世。故先君子(元簡)素問識,猶未引用。今從《素問》篇題,悉錄其注語及文字異同,以便參攷。天保丙申(七年,1836)陽月,丹波元堅"。元堅對校《素問》與《太素》,編纂該書,自一八三六年始,共花費八年時間。《太素》使用大量初唐俗字、異體字,正確釋文,必須嚴謹考證,故需較長時日。元堅或曾參照《對經篇》等,但兩書撰述目的不同,該書作爲《素問》基礎研究,而參考《太素》經注文。亦如元堅小引所記,因父元簡《素問識》未得以利用《太素》,故依準《素問參楊》,元堅又編撰《素問紹識》四卷,於弘化三年(1846)完稿。左合氏報告[137],詳細記述元堅直至逝世之前,仍未間斷對《素問紹識》修訂增删。

天保十四年,田澤仲舒(?—1850)撰述《泰素後案》(外題"《泰素》")。"《泰素》"即指《太素》,抑或暗喻《漢書・藝文志》"《黄帝泰素》二十篇"[7]。仲舒爲幕府醫官,其兄即與寶素親密交往之幕醫奈須恒德(本姓田澤氏,奈須家養子)[138]。依靠寶素與恒德友誼關係,借閲《太素》作爲底本,並非難事。又前出服部甫庵係恒德門下。該書京都大學富士川文庫架藏(夕/31),著録[139]由卷一至卷六、卷八至卷十五、卷十七、卷十九、卷二十三至卷三十構成,但實際上,卷四無存。該書卷一,現行《太素》未見,或認爲係田澤仲舒所"復原"[96]。然而,卷一實屬類推排列《素問·上古天真論》經文與王冰、林億等注文而已,或可稱爲仲舒試行提案。

弘化二年(1845)十二月,澀江抽齋《靈樞講義》二十四卷著成,該書即抽齋自弘化元年三月始,於江户醫學館講授《靈樞》時之教案草稿,其後,抽齋連續講授兩三輪。據篠原氏考察,抽齋直至安政五年(1858)八月病没,增訂修改從未間斷[140]。京都大學富士川文庫自筆草稿(レ/18)詳細批注可爲佐證。該書雖然依據多紀元簡《靈樞識》(1808),但底本與元簡不同,所用即善本明無名氏本《靈樞》。又與《太素》經文對校,或引用楊上善注文等。故篠原氏[140]及小曾户氏[141]等學者皆給予頗高評價,堪稱《靈樞》研究白眉之作。

弘化三年(1846),元堅完成《素問紹識》。此時或亦計劃參照《太素》補訂家父《靈樞識》,編纂猶如"靈樞紹識"一書。其端倪呈現於喜多村直寬《黄帝内經太素九卷經纂録》二十四卷十册(自筆稿本,大阪杏雨書屋5178)[25]自序之中。

據嘉永元年(1848)直寬序,元堅首先令幕醫山崎次圭謄録《太素》經文中與《靈樞》相對應内容。但是,遭逢祝融,化爲烏有,次圭慾再度重起,但終未果,故元堅令直寬繼續操業,但直寬不僅以明無名氏本《靈樞》爲底本實施謄録,並將所謄録《太素》經文與他書對校,且附加注記,亦摘録經文楊注,編制目録。而且纂録《太素》中楊注所謂"《九卷經》"(現行《靈樞》)佚文,題"黄帝内經太素九卷經纂録"編成一書,並豪言壯語云"當與《素問》王注并傳而可也"。實際上,既已超過元堅期待範圍,編著直寬個人著述。或因該書及抽齋《靈樞講義》之存在,致使元堅放棄編纂"靈樞紹識"設想。其後,直寬充分利用《太素》,撰述《素問剳記》三册(1851,自筆本,東京静嘉堂文庫101/51)及《黄帝内經素問講義》十二卷十二册(1854,自筆本,東北大學狩野文庫21940/12)。小曾户氏早年已指出[141]，兩書序跋及編纂目的，流露着與多紀元簡、元堅父子抗衡意識。

安政三年（1856），澀江抽齋、森立之等《經籍訪古志》著録《太素》[26]，斷定爲"唐"楊上善撰注。元治元年（1864）立之巨著《素問攷注》二十卷四十册脱稿，利用《太素》等，實施全面、縝密校勘。石原氏[96]、小曽户氏[141]皆認爲，立之悉採楊注，詳盡考證。明治維新前夕，慶應三年（1867），伊澤棠軒編著《素問釋義》二十卷十二册（自筆稿本，京都大學富士川文庫ソ/83）。如前所述，兩年前即慶應元年（1865），棠軒曾抄寫《太素》。篠原氏分析[142]該書特徵，集成日本諸家注釋，一方，較之《太素》楊注，更加重視王冰注、新校正注，或對以往偏重《太素》風潮之反省。時至明治六年（1873），山田業廣編成《素問次注集疏》二十卷二十册（自筆稿本，東京大學附屬圖書館 V11/1507），全部收録王冰及林億等注，並廣搜博引中日歷代文獻，對於兩注内容亦附加注疏，但《太素》及楊注引用頗少。應當認爲，仍爲冷卻當時推崇《太素》熱潮，業廣果斷選擇王冰注而集疏[143]。

如上所述，可知《太素》研究與利用大致分爲兩個方向。第一，針對《太素》一書研究，如肇始於寶素之①成書與②考證傳承，及③"太素→素靈"對經，乃至田澤仲舒對於④缺落卷一編成復原計劃。又楊上善類編、加注初唐《素問》《九卷》之事實，逐漸引起學界重視。兩書舊文保存於《太素》之中，以及楊注乃兩書現存最古注釋，均屬無可替代之貴重文獻。第二，爲追溯、研究兩書舊文提供重要線索，有喜多村直寬完成之⑤"素靈→太素"對經，以及⑥《九卷》與楊注輯佚，又有澀江抽齋所編⑦"現行素問→全元起本←太素"對經。先行研究基礎之上，更因得以利用《太素》，而使抽齋、元堅、直寬、立之等⑧《素問》研究，及⑨《靈樞》研究所取得成果，遠遠超過歷代學者。其後對於偏重《太素》傾向等，引發反省意識，伊澤棠軒與山田業廣目光轉向《素問》⑩王注及新校正注，並展開嶄新研究。

幕末《素問》《靈樞》研究，由於利用《太素》而發生飛躍性進展,卓越著述相繼問世。打造研究根基者,乃幕府醫官元堅、寶素、直寬及蘭軒門下生,即聚集於元堅主宰之江户醫學館,並江户勤務藩醫,如抽齋、立之、棠軒、業廣等,此派學術即稱考證醫學。若無此派學及其學問之存在,《太素》之出現及研究利用則無從談起,正可謂時代之恩賜。然而,明治維新以後漢方廢絕政策致使考證醫學傳承中斷,直至一九七〇年代,僅受到一部分研究者注目與青睞。今日,時勢峰回路轉,上述各書大多數已影印出版,更有郭秀梅氏等校點本《素問考(攷)注》(2002)、《靈樞講義》(2003),《素問次注集疏》(2004)、《素問釋義》(2005)等,由中國北京學苑出版社刊行。現今各書作爲漢字文化圈醫學遺産、路標,重新生輝,而今後如何深化研究,可謂焦眉之課題。

二、釋文與校刊本

(一) 明治時局及還流中國

時至江户後期,《太素》與上善《明堂》,以及《新修本草》相繼出現,雖有缺卷,但世已無存與之媲美者,故稱其爲善本,皆屬當之無愧。與江户醫學館及多紀家等當時幕醫、藩醫所校刊多數善本古醫籍[144]同樣,即使校刊此三部書,亦屬情理之中,但終竟未得以刊行。據小曾户氏研究[145],認爲原因在於,安政元年(1854)醫學館獲允借用半井本《醫心方》,於是傾注大量人力物力校訂並影刻該書三十卷(1860)。繼而時代進入明治,古典醫籍研究漸趨式微。

如前所述,明治十三年(1880)十月,清國初代駐日公使何如璋歸國,此前曾獲松井操獻本《太素》及上善《明堂》,二書初次還流中國。何如璋歸國後,將二書轉贈翁同穌,但之後翁同穌本似乎未曾受到學界注目而銷聲匿跡。

明治十五年(1882)十二月,服部甫庵抄寫淺田宗伯本,即杏雨本《太素》(杏5177)自序末尾,記云"幸有餘齡,則欲付之於剞劂,公刊於天下",表達希冀公開刊行之心願。但因遭逢廢絕漢方黑暗年代[95],刊行亦無果而終。盡管如此,淺田宗伯明治十六年二月二十八日致函甫庵,云"《太素》中御不審之條,因拙生(宗伯)

多忙,請託清川(第五代玄道)探討"[146]。當時甫庵年已七十有九,對於判讀《太素》條文仍煞費苦心,故與宗伯討論,書簡往來。若影寫或影刻,則另當別論,而爲廣泛普及,公開刊行,則首先必須將《太素》中所用初唐異體字等,釋爲近世正字,故難度頗大。

此時,宗伯擔任温知社第二代社首。温知社,明治十二年(1879)設立,首屆社首由山田業廣出任,爲漢方存續,從理論與治療兩方面與反對勢力展開鬥爭。但至第三代社首淺井國幹時期,由於幹部相繼逝世,明治二十年(1887)遂致温知社解散。其後,以國幹爲中心,實施向議會請願運動,明治二十八年(1895)第八議會,漢醫提出醫師資格規則改正法案遭到否決,正如矢數道明所慨嘆"長達五年議會鬥爭戰,一敗塗地而告終"[147]。而圍繞該書研究舞臺,已移向清末、民國時代之中國,乃爲時代潮流湧動之勢。

明治二十二年(光緒十五年,1889),清國兵部郎中傅雲龍(1840—1901)作爲遊歷使來日,此間接受清國公使館隨員陳榘(1850—1939)讓渡重抄本《新修》計十卷。此外,本人亦獲得小島尚真嘉永二年(1849)仿抄本卷三,該卷書體、格式皆仿抄天平原本風貌。總計十一卷,影刻收録同年於日本出版《籑喜盧叢書二》中,相關經緯,詳述於傅雲龍、陳榘跋文中。前述影鈔寶素堂本之森立之本《新修》,除無存卷三之外,大凡與傅雲龍本無甚差別。一九五五年上海群聯出版社影印傅雲龍本,一九五七年上海衛生出版社再影印群聯本[148]。傅雲龍本如實顯示出當時日本影鈔及影刻較高技術,與《籑喜盧叢書》刊行同年,雲龍亦於日本出版《游歷日本圖經》三十卷。其卷二十二《日本藝文志二·中國逸藝文志序》,稱讚第二代公使黎庶昌(1837—1897)於日本搜集中國散佚而傳存日本之"佚存書"二十六種,命名爲《古逸叢書》(1884)於日本影刻,且敦促後輩"誰歟續蒐而盡付手民也"。以下列記包括古醫籍八部在内佚存三十九部解題,《新修》解題轉載傅、陳跋文,並撰文介紹《太素》與上善《明堂》[149]。

此前明治十三年(光緒六年,1880),楊守敬(1839—1915)受初代公使何如璋邀請,作爲清國公使館隨員來日,直至明治十七年

(光緒十年,1884)歸國。守敬收購大量善本古籍,其搜索與購入,皆以《經籍訪古志》爲線索,並得助於森立之推介,又依照黎庶昌指示,從事編刊《古逸叢書》等等逸事,近代已爲學界所周知。因屢次招請淺田宗伯等在京温知社幹部爲公使館員治療疾病,故多與守敬相識。守敬來日約半年後,小島尚絧逝去,大致與此同時,由森立之介紹,守敬一併購入小島家全部藏書[27]。守敬没後,民國政府購入其所藏古籍,大多傳入臺北故宫博物院圖書文獻館及中國國家圖書館,兩館收藏小島家關聯書籍夥多。

當然,楊守敬所獲古醫籍,堪稱質量皆優,其所著《日本訪書志》(1901)醫類首録《太素》與上善《明堂》[28]。《日本訪書志》即守敬於日本收購古籍記録及解題,與《經籍訪古志》《古逸叢書》二書,使中國識者得知日本傳承及保存着大量古籍善本。《日本訪書志》亦具有販書目録作用。守敬接受古籍愛好家等索求,借貸藏書,或允轉抄,偶爾或讓渡原本,其中《太素》等曾引起清末士大夫等注目。守敬亦參與醫書出版,曾自多紀家購入多紀元簡、元胤、元堅等著作十三部七十卷書版,一八八四年歸國後,名曰《聿修堂醫學叢書》而重印出版[27,148]。該叢書首次將多紀父子等日本學者研究中國古醫籍成果,系統介紹給中國學者,當時博得學界歡迎。同時亦受到較大衝擊,現在中國仍反復再版刊行。

楊守敬偉業中留存着江户醫學館未曾實現之遺願,數部善本古醫籍,首次由守敬校訂刊行。第一,光緒十七年(1891)頃,完成影刻彫板上善《明堂》卷一,但公開刊行卻因發生辛亥革命(1911)等而遭挫折。陳氏[150]有考。第二,光緒十九年(1893)校刊《脈經》,雖然以曲直瀨懷僊閣舊藏明仿宋版爲底本,而書名卻冠以"景宋"等,實屬誘導誤認影刻宋版之故意行爲[27]。第三,協助同鄉即居住湖北省武昌之士大夫大藏書家柯逢時(號遜〔巽〕庵、息園,1845—1912),校刊《武昌醫館叢書》八種(1904—1912)。逢時宣統二年(1910)設立武昌醫館及出版醫書[151],而熟知江户醫學館研究成果及善本校刊之楊守敬,無疑係最得力之顧問,二者有書簡往來,可知曾有合作關係[152,153]。該叢書中仿元版《大觀本草》

（1904）與《大觀本草札記》、仿元版《本草衍義》（1910）之校勘嚴謹準確，堪稱遺留於歷史之碩果。然而，叢書最後，且逢時没年出版之《傷寒論》（1912），極其遺憾，確係楊守敬偽作之仿宋版[27]。

前述中國國家圖書館清鈔本《太素》六冊（編號12793），以格紙抄寫伊澤棠軒識語。該格紙下象鼻刻印"靈溪精舍"，扉頁墨書"光緒戊申（34，1908）五月息園重裝"，卷首有陰刻回文"柯逢時印"朱印記。首冊副葉左面，粘貼畫有右前腕內側診脈部位圖紙片。與此相同診脈圖，見於後述餘生印刷社本《黃帝內經太素補注》書末（圖5-4），注云〔按診脈手掌圖，影鈔各本俱無。惟柯息園師原鈔本有，疑係後人增入。仍依原鈔本，附卅卷後〕。以上所云"息園"，乃逢時晚年稱號，中國國圖靈溪精舍本《太素》係柯逢時原鈔本，觀其筆致，似屬親筆稿本。"靈溪精舍"即逢時藏書室號，武漢圖書館收藏親筆稿本《靈溪精舍藏書》二冊（073564-5）。

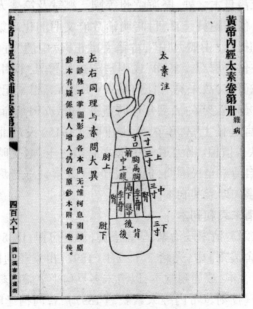

圖5-4　劉貢三本書末所引診脉部位圖

　　據柯逢時本《太素》識語及批注[154]，可知曾於光緒十年（1884）獲得倭鈔殘本《太素》。同年，楊守敬返還湖北故鄉，或此時重抄守敬所藏本。但改行位置與仁和寺本相異，亦非影鈔文字，字體近於楷書，保留原本俗字、異體字，似乎屬於以日本鈔本爲底本而楷書化。以後，逢時曾核對《素問》《靈樞》《甲乙》《脈經》《金匱》《傷寒》《病源候論》《千金》《外臺》等古醫籍。光緒十八年（1892），對校坂春瑲本系及建霞太史江標（1860—1899）所藏伊澤棠軒本系《太素》，朱墨詳細注記，甚至對改行位置異同，皆以朱墨標記。並有“歷二十年方成……六卷（冊）”墨書。可知，逢時獲得該書，歷經長達二十五年，反復與諸本詳細校對，一九〇八年雖然重新裝訂成六冊本，但仍然停滯於批注本階段。或曾期待《武昌醫館叢書》中收載校刊《太素》一書，然而仍因釋文等問題而稿本難以定奪。

　　再者，上述何如璋、翁同龢、柯逢時及江標等皆爲清末進士，傅雲龍與黎庶昌日本之外，歷遊歐州等國。鄉試及第舉人陳榘與楊守敬作爲公使館隨員赴日，目睹明治政府文明開化政策。恰逢清末洋務運動提倡“中體西用”，古籍文獻正與“中體”呼應，引發諸知識人關注佚存醫書。然而，或因清末迫使醫界“西用”，無暇顧及古典文獻研究，故未見有任何重視《太素》等相關記載。而且，武昌起義，爆發辛亥革命，翌年逢時逝去，守敬亦因革命，自避難之地上海，充官赴任上京，不久，民國四年（1915）没於北京。珍視《太素》等佚書價值，竭力還流中國之有識之士，遭受時代無情嘲弄。但是，自清末至民國間，仍三次刊行《太素》，並皆與柯逢時鈔本相關，其嚆矢即袁昶刊本。

（二）清末袁昶刊本

　　該本收錄於清末政治家、學者袁昶（謚號忠節，1848—1900）編纂《漸西村舍叢刻》中，光緒二十三年（1897）由袁昶通隱堂刊行。亦稱漸西村舍本，或通隱堂本，以清末多見扁平字體鐫刻。

　　據袁昶《校刻黃帝內經太素敍》（1897），曾向柯逢時借用《太素》並重抄，且委請汪宗沂（號弢廬，1837—1906）校勘，其甥鮑錫章(次甌)校字。袁昶敍末又云,"参以近日西醫所得新理,得課俗醫以扁倉程之十全之效,躋芸生於仁壽",正符合將"中體西用"教育,實踐於安徽省蕪湖中江書院之理念。光緒二十一年(1895)汪宗沂跋云,曾受托覆校、出版漸西主人(袁昶)"精鈔本"。依此推知,袁昶重抄逢時本,當早於一八九五年。當時逢時本尚屬批注未完成狀態。鮑錫章《太素校正例言》,記述如何依據《素問》《靈樞》《甲乙經》等對校《太素》文字等凡例。然而,《太素》各卷末所附丹波氏抄寫、對校年月等識語,則以"無關大誼,似可芟(刈)去之"爲由而被刪除,未顧及其史料意義。

　　正文前新編總目《黃帝内經太素目録》,便於檢閱,但恐非唐代之舊。正文卷一、卷四、卷七、卷十六、卷十八、卷二十、卷二十一計七卷全文缺落。此外,卷首、卷末有部分缺損,因柯逢時本以當時日本鈔本爲底本,必然出現如此狀態。一方,逢時本將原本缺損部分劃線圍框,朱筆傍記所推測文字,但袁昶本無注記,將傍記文字加入經文或注文中。難以推測缺損文字,理應以空格表示,但基本忽略,無視缺文之存在,將前後文字連續書寫。如此隨意妄改,致使柯逢時本舊貌已非,無從得見。亦無視逢時本所引別本格式。僅見卷二首第一葉,則上記格式問題以及"巧"作"功"之類誤字頻出。袁昶所重抄逢時本,雖然仍處於批注階段,但不難想象,袁昶重抄本應當精益求精。袁昶及汪宗沂,皆爲清末大儒俞樾(號曲園,1821—1907)門下進士,俞樾曾著有《内經辨言》。如此碩學之士,對於古籍或文字,畢竟不會敷衍了事。

　　該本《太素》卷三十以下有《黃帝内經太素遺文并楊氏元注》四葉,據鮑錫章"例言"所述,即《素問》新校正注所引《太素》經文及楊注,而未見於今書者,則編補佚文附於後。但輯録極欠完整,甚至引文中出現誤字、脱字,但此類先軀之作,仍值得借鑑。然而,袁昶本《太素》自身序題冠以"校刻",而與汪宗沂跋所云"覆校"水準相差較遠。汪宗沂之校勘或覆校僅屬名目而已,大體出版之前諸事,皆委任尚未熟練之鮑錫章應酬。

　　汪宗沂跋以下,附録楊上善①《黃帝内經明堂序》,及②上善

《明堂》卷一,繼之,進士且考證學者黄以周(1828—1899)所作③《舊鈔太素經校本敍》、④《黄帝内經明堂敍》、⑤《黄帝内經九卷集注敍》、⑥《黄帝内經素問重校正敍》。①②缺損字句以空格表示,空格位置及字數,大致與仁和寺永仁本相吻合,但改行部位發生變化。①②釋文文字與現永仁本現狀稍異,或以日本重抄本系統作爲底本所致。因柯逢時本中應無①②,故必定另有底本所依。

黄以周③云"余聞日本有舊鈔本,以重價購之",④云"余購《太素》於日本書賈,以所售本非足卷,乃以楊注《明堂》一卷混厠其中,余得之喜甚"。據③可以推測,曾依托訪日知人購入《太素》,但與④"混厠其中,余得之喜甚"之歡喜心緒不相符合。又知,岸田吟香(1832—1905)自光緒四年(1878)於上海開設樂善堂分店[155],黄以周之師俞樾曾於其店鋪購入日本古籍[156],並受吟香請託評注日本漢詩,編纂《東瀛詩選》。又據④"余購《太素》於日本書賈"推知,黄以周或親自向吟香樂善堂分店訂購《太素》。他方,光緒十年(1884)京口文成堂刊刻《内經針刺》一書,由黄以周總校,俞樾門下生馮一梅等作爲分校,校訂醫統正脈全書本《靈樞》十二卷,更附録《素問遺編(篇)》,但未提及《太素》。鑒於此,胡氏等[157]推測,黄以周購入《太素》時期當爲一八八四至一八九〇年之間。任應秋(1914—1984)曾評價黄校《内經針刺》爲"醫籍中校刻如此其精者,實少見"[158],對於《靈樞》研究最值得採用之教本。

④末尾附録袁昶識語述云,汪宗沂亦提示"《内經明堂》十餘葉",依請鮑錫章將其作爲《太素》附録校訂刊行。若是,則袁昶本《明堂》以黄以周本爲底本,該底本得力於汪宗沂協助提供。此《明堂》由黄以周校訂,黄氏曾總校《内經針刺》,評價較高,故妄改袁昶本《太素》現象不會重見於《明堂》。

黄以周於③讚曰,所獲《太素》與《經籍訪古志》著録相吻合,楊上善編纂方式及注釋遠優於王冰次注本。並於末尾明確記述校訂原則云:

但書經數寫,魯魚成誤,爰研朱校之。擇其義之長者,以正今本《素問》《靈樞》之失。又擇今本《素問》《靈樞》之是者，以正此本之譌。又據新校正所引者，以補此本之缺。其注意各別者存之，其疑不能明者闕之。

黃以周不僅依據《素問》《靈樞》校正所藏《太素》，同時亦以《太素》校正《素問》《靈樞》，又自新校正注中輯錄現行《太素》未載佚文。最後告誡後學云"後之人，幸勿以此爲殘本，不可珍重"，似乎欲將其自家珍藏。③末尾袁昶識語，記述附錄黃以周《舊鈔太素經校本敍》緣由。

右友人定海黃(以周)元同山長校正《太素》後敍。其校正本，惜道遠，無由致之。以證補予所刊本恐有違失處，姑錄黃敍，刻入卷尾。俟覓得黃校本，別疏異同，作校勘記。

黃以周雖然將"校本敍"遞送袁昶，但《太素》校正本，乃因"道遠"而無法送交，而真實原因或對於袁昶拙速出版存有戒心。當然袁昶所預告之黃校本與異同校勘記，終竟未得出版面世。

⑤《黃帝內經九卷集注敍》，黃以周亦向袁昶所提交自序，云依《太素》與《甲乙經》校訂今本《靈樞》，並引用與《靈樞》經文相對應之楊注，對無楊注條文配置自注，字義不通部分，正之以後世注釋。其方法與前述喜多村直寬《黃帝內經太素九卷經纂錄》(1848)類似。與⑤相同意向所編纂醫書自序，尚有⑥《黃帝內經素問重校正敍》，其目的仍與前述幕末《素問》研究各書相近似。末尾僅附記袁昶識語"以上二篇，以有引證《太素》語，故附錄之。漸西又識"。黃以周⑤⑥兩本及校本《太素》現存不詳[157]，遺憾至極。

袁昶本即中國最早刊本，當時必然受到衆多學者注目。早期以廖平(1852—1932)爲例，四川存古書局刊《六譯館叢書》第七帙，民國三至五年(1914—1916,1921、1923重印)之間，發表《黃帝內經太素診皮篇補證》等"補證"十種。關於其內容及廖平之人，丸山氏有詳論[159]。該叢書第八帙，除上善《明堂》卷一之外，收錄廖宗澤輯《黃帝內經太素篇目》《靈樞隋楊氏太素注本目錄》《素問隋楊氏太素注本目錄》，並轉載黃以周《黃帝內經明堂敍》《舊鈔太素經校本敍》《黃帝内經九卷集注敍》。廖平亦爲清末進士,柯逢時、江標之後,袁昶、汪宗沂、黃以周等當時士大夫階級,對於《太素》驀然出現,顯得頗爲震驚。

袁昶本活字版收錄於《叢書集成初編》第 1371～1376 冊(上海商務印書館,1935—1937),之後,一九八五年北京中華書局影印出版。袁昶本亦由臺北藝文印書館(1970)《百部叢書集成》七十八漸西村舍叢刊,及北京中國書店(1992、1993、1994)以線裝本影印刊行。黃以周《黃帝内經明堂敍》收錄於臺北世界書局(1961)《增補珍本醫書集成》第 2 冊。然現今袁昶本僅具有歷史性價值而已。

(三)民國蕭延平刊本

該本即湖北省黃陂縣蕭延平校訂,民國十三年(1924)蘭陵堂刊行。亦稱作蕭延平本,或蘭陵堂本。延平(字北承,1860—1933)鄉試及第舉人,尊稱孝廉,曾擔任民國第二屆國會(1918—1920)參議院議員[160]。蕭本版式,有界行,左右雙邊,版心小黑口、單黑魚尾,魚尾下刻"内經幾　葉碼",下象鼻右側刻"蘭陵堂"。正文每半葉大字十行、行二十字,小字行三十字,與明顧從德仿宋《素問》行款一致,據後述諸點推定,亦屬於模仿顧本。各卷末明記由黃陂陳孝啟與蕭貞昌擔當校字,兩者或爲延平門下生或親族。各卷首格式統一如下。

黃帝内經太素卷第幾〔大項目〕

　通直郎守太子文學〔臣〕楊上善奉　敕撰注

　　　　　黃陂蕭延平北承甫校正

　篇目(小項目)

　篇題〔平按……〕

　經文……〔楊注……□平按……〕

該書整體構成,①蕭耀南《校正黃帝内經太素序》,②周樹模《黃帝内經太素序》,③《楊守敬書簡》,④蕭延平《黃帝内經太素例言》,⑤《黃帝内經太素目錄(總目)》,⑥正文存二十三卷,⑦《黃帝内經太素遺文并楊氏原注》六葉,⑧周貞亮《校正内經太素楊注後序》。僅②③爲寫刻體,其他係模仿顧從德本《素問》仿宋體彫板。

首先討論③《楊守敬書簡》。

③(圖5-5)全文"伯誠大兄足下。送上《太素經》二/十四冊,外連《對經篇》二十五冊,祈/查收。此爲小島尚質初影摸本,/其他皆從此傳錄者。《對經》一冊如/欲傳鈔,敝處現有人能寫。緣近來,/敝藏書不欲久借出故。//前擬稿二通,今日已付排印。其餘/如何。以便一齊印之爲妙。尤以速印爲/妙。即問/刻佳不莊。守敬頓首/廿九日"。

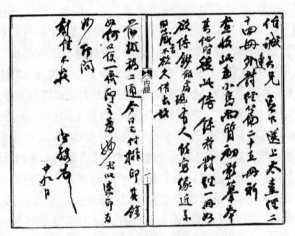

圖5-5 蕭延平本影刻楊守敬書簡

關於守敬文首所稱"伯誠"大兄之人,武昌醫館叢書本《活幼心書》(1911)所附柯逢時宣統二年(1910)跋文云,"蕭君伯丞〔延平〕再三讐校,改正良多,並附校記於後"。蕭延平,字北承(亦北丞),而逢時稱伯丞,"北"與"伯",武昌等發音相近,承、丞與誠音同,伯誠即指延平字"北承"。一方,據柯逢時"昔日自述之紀録",外甥殷應庚纂述名爲《鄂城柯尚書年譜》,一九二三年石印發行。其中記述"宣統二年。……開辦武昌醫學館,研究戒烟診斷,以符原議,手訂規章,……并聘黃陂蕭北丞延平爲教務主任,……"[151]即柯逢時宣統二年(1910)開設武昌醫館,目的之一亦在於禁止鴉片災禍氾濫,同年招請蕭延平擔任教務主任。因此,《活幼心書》

跋文中,逢時提及延平之理由即可明瞭。

該書簡後半,守敬云"前擬稿二通,今日已付排印,其餘如何,以便一齊印之爲妙。尤以速印爲妙"。守敬催促急遽一括排印之"擬稿"實態尚不明,或受逢時或延平依托,代撰武昌醫館諸規章歟。總之,該信函書於一九一〇年以後,其緊張情緒,或由翌年十月十日辛亥革命發端之武昌起義前後形勢所迫。文末"即問刻佳不莊",或屬單純禮節用語,但仍飽含祈禱延平安然無事心願。

書簡前半,受延平請託寄送《太素》二十四冊以外,並送《對經篇》一冊。前書云該本爲小島尚質(寶素)"初影摸本","其他皆從此傳錄者",強調諸本均源於此本,後書"敝藏書不欲久借出","欲傳鈔,敝處現有人能寫"。推知,所送付《太素》二十四冊,係現存臺北故宮博物院寶素堂舊藏二十三冊(故觀03257~032579)及斷簡十三紙一冊(故觀03280)[107]之影鈔本。即收取延平所付代金,令抄書者抄寫一部。信中並說明,作爲參考貸與《對經篇》一冊原本(現臺北故宮博物院寶素堂舊藏《〔黃帝內經太素〕對經篇》故觀03315[107]),若需要抄寫,可請能書家影鈔。蕭延平影刻守敬自筆書簡③,其意無非誇示所得抄本,係以寶素堂原本爲主要底本,足以信賴。

④"例言"相當於解題及校正凡例。正如蕭延平凡例所云,倣《素問》新校正例,於每篇篇首,標名自某處至某處,見《靈樞》《素問》《甲乙經》卷幾第幾篇。復於書中凡與《靈》《素》《甲乙》字異者,仍倣新校正例,於注後空一格,用〔平按〕二字,注明〔某字某書作某〕。其原鈔本經文缺字,據《靈》《素》《甲乙》補入者,亦於〔平按〕下注明〔某處原缺幾字,據某書補入〕。其楊注缺字無可考補者,即計字空格,以存其真。其可據經文補入者,仍於原缺處空格,將據經文所補之字,附注於〔平按〕下。可見其縝密校正原則,遠遠勝過袁昶本。

雖然體例詳細嚴謹,但仍存在各種問題。如原本文字一部分缺損,可以判讀者,不加注明,直徑填補。補充原本卷首所缺篇目,並未一一注記。原文混用"无"與"無",但未保留原文而統一修改。篇題以下注記《靈》《素》《甲乙》對應條文,顯然受寶素《對經篇》方法啓發,但並未提及《對經篇》等等。又例言中雖未明記,但蕭本不僅注明缺字,而且卷三及卷五之卷首等有相當長文脱簡,即注記據《素問》等補入。查閱現存仁和寺本、福井家本,確知蕭本補入分爲以下三種情況:基本正確補入者,補入現仁和寺、福井兩本未見條文者,雖有缺文,但未補入者等。應該承認,其校補似經過深思熟慮,所補入内容及方法具有參考價值。

④關於蕭本所據底本,作如此記述,大意爲"楊惺吾氏(守敬)所獲日本唐人卷子鈔本影寫卷,計缺第一、第四、第七、第十六、第十八、第二十、第二十一凡七卷,又殘卷一册,共十三紙。其遺存情況等與《經籍訪古志》著録相合。其殘卷十三紙,謹據《靈樞》《素問》補入本書卷五、卷六、卷十、卷二十二、卷三十"。爲證明底本之真實性,蕭氏將③置於④之前。當然,因寶素堂本中亦無福井家本之卷二十一,故蕭本同樣未收録該卷。又,殘卷十三紙係寶素重抄福井家影鈔本,但明治以降,於仁和寺發現另存殘紙。據此情況分析,現已確定福井家本殘卷十三紙,即相當於仁和寺原本卷三、卷十二、卷十四[8]部分,故蕭本補入部位實屬失考。

又④關於所參照别本,如下敘述:

據楊氏《日本訪書志》,日本舊諸侯錦小路復有鈔本。余長武昌醫館(教務主任)時,柯巽庵(逢時)中丞曾出《太素》一部相示。乃尋常鈔本,字體較小,卷第與本書(寶素堂鈔本)同,惟無殘卷。書中凡殘缺處,無論字數多少,只空一格,不若本書影寫之能存真相。

此段記述,蕭氏似對錦小路本與柯逢時本關係産生疑問,並提及柯逢時本與袁昶本。中丞(逢時官職"巡撫")曾云:

是書手校多年,後爲袁忠節(昶)取去付梓,並以袁刻一部相贈(與蕭)。暇時取中丞校本,與袁刻對勘,凡袁刻改定處,與中丞所校多同。(中丞)前言或不誣也。後即以袁刻校對本書,……平按下注明〔某字袁刻作某〕。

柯逢時一九一〇年設立武昌醫館,招聘蕭延平入館之後,向其展示柯逢時校本與袁昶本。之後,延平自楊守敬獲得寶素堂本影寫,加以對校,並於一九一一年頃開始校正,一九二四年蕭本刊行,前後耗費十四年時間。

　　一方,柯逢時一八八四年獲得《太素》,直至一九〇八年,利用二十五年時間與諸本讎校,最終完成柯逢時校本,即前述中國國家圖書館清靈溪精舍本。逢時與延平二人,自獲書至校本完成,前後荏苒四十光陰,兩者校正成果必然沉澱於蕭本之中。④又云,延平旅居北京時,又於同鄉進士左紹佐(號笏卿,1846—1928)處獲見一部(《太素》),卷第與中丞鈔本同,亦無殘卷(十三紙)。曾借校數月,計與本書不同者十餘字,仍於平按下注明〔別本某字作某〕,存以備考。不難推定,蕭延平亦轉抄逢時本一併弄藏。

　　再者,徐氏[161]參照中國國圖靈溪精舍本文字,指出科學技術文獻出版社簡體字本《太素》楊注反切所存誤字四例。靈溪精舍本即柯逢時原鈔校本,科技文獻本大體屬於翻印蕭延平本,但徐氏並未提及,而其四例誤字亦全存於蕭本。徐氏準確指出所誤四例,現僅介紹其一。徐氏云,科技文獻本卷九《十五胳脈》篇,簡體字〔搖,叶牢反〕(蕭延平本〔搖,葉牢反〕),導致搖字誤讀作 yāo。然該"叶(葉)"字,靈溪精舍本作"桒"(桑之異體字),科技文獻本因字形相近而誤。搖字反切當訂正爲〔桑牢反(sāo)〕。調查現仁和寺原本該部分 9-37-4,作〔桒牢反〕,牢即牢俗字,當依正字〔桑牢反〕釋音。關於徐氏所指四例,其錯誤起因,在於蕭本誤釋靈溪精舍本,即柯逢時原鈔本所存異體字、俗字等。同時可以推知,蕭延平所藏重抄逢時本,以及影鈔寶素堂本之抄寫中,抑或存在桒誤作葉等可能性。仁和寺本所存大量異體字等,蕭本皆準確譯釋正字,故四例誤字可謂白玉微瑕。

　　續之④解題內容中,蕭延平雖未言及寶素與守敬,但援引兩者考證結論,認爲楊上善係初唐人。更慨稱林億等校正醫書後,從事此道者實不多覯,暗喻身體力行校正《太素》,乃繼承前賢偉業。又列記校正原則及校勘所用底本,皆可稱爲當時難得善本。陳氏[162]調查、統計"平按"校正注引書,得出以下結果,平按注二千七百一十四條,其中一百六十七條屬於篇題內容。按語中引用《素問》約一千六百五十一條,《靈樞》約一千四百一十八條,《甲乙》約二千六百四十五條,《病源候論》約五十一條,袁昶本《太素》約四百八十條,《素問》新校正注約一百九十四條。此外,《醫心》《難經》《千金》《外臺》,及《漢書》《水經注》《銅人圖經》《醫經溯洄集》等共引用數十條。

蕭延平釋文、校注《太素》,其成果堪與北宋校正醫書局校刊《素問》相媲美。北宋校書亦對異體字、俗字夥多之唐鈔本系諸醫書加以釋文、校注,故蕭延平仿效前賢而校刊《太素》。蕭本大字經文下以雙行小字書寫楊上善注,其後空一格記述平按注。該格式亦與《素問》經文下雙行小字王冰注,以下空一格爲新校正注格式相仿,而且行款與顧本《素問》一致,並以仿宋體彫板。書首①《校正黃帝內經太素序》與書末⑧《校正內經太素楊注後序》,皆冠以"校正"二字,充分體現其懷抱自負。由唐鈔本衍生之《太素》,明治、清末不幸時期,超逸絶塵,乃至民國時期蕭本得以問世,其水準可與北宋校刊醫書相匹敵,誠然值得欣慰。

繼之,④云爲便於後學使用,依據每卷首篇目,於書首新編總目,但其格式、內容等皆與袁昶本總目酷似。又云,《太素》與楊上善注佚文輯録於書末⑦,並記述佚文所在及編集。④曰:

《素問》新校正所引《太素》,多至百六十餘條,其已具本書者,凡百餘條,不見本書者,五十餘條。他如林億等所校《甲乙經》《脈經》《外臺》諸書,共引《太素》三十餘條。日本《醫心方》所引凡二十餘條。檢本書復有存有佚。茲於其存者,凡引用經文、楊注與本書字異者,於"平按"下注明。其佚者,別編佚文附後。

此⑦與袁昶本輯佚文相比較,可見不僅增訂袁本之粗漏及誤字、脱字,並於"平按"下明示佚文出處,其目的在於取袁昶本之長並補其短。蕭本書頭①《校正黃帝內經太素序》,作者蕭耀南(1875—1926),湖北省出身軍人,兩湖巡閲使督理軍務兼任湖北省長。一九二四年仲秋述云,

今中醫日以不振也。去歲(1923)吾宗蕭延平由京師遄歸武昌,十數載手校《太素》謀付剞劂,爲捐貲付梓。此書盛行,既可使"中醫專重理氣"與"西醫專重形質"共冶一爐,尤足裨全

球人民祛沴戾而同登壽域,是則余之厚望也。

②《黃帝內經太素序》由湖北省出身進士,政治家周樹模(1860—1925)作於一九二四年九月。今之中醫不學無術,專爲生計者頗多,與古醫學迥異。慨嘆,

> 海外之人知吾國俗醫非醫,而先聖之書實有其高美不可幾及者,會而通之,神而明之,豈惟福我中土,將殊方異族,胥得養生盡年而無夭札疵癘之患焉。

兩序文皆期待蕭本《太素》問世,使中醫學得以振興,扭轉中醫不如西醫之社會風潮。

書末⑧《校正內經太素楊注後序》,作者法務官、學者周貞亮(1876—1933),湖北省出身,與蕭延平親屬關係,曾留學於日本法政大學。一九二四年十月記曰:

> (蕭延平)殫精二十年(或曰數十年)……以成此本。……本書體例與《素問》王注、新校正相近。……蓋自林億、高保衡以還,數百年無此詣精之作。……嘗自謂生平精力,盡於此書,而決其必傳。久客京師,一旦書成,遂即南歸(1923),不肯復出,其自信也如此。喜其刻之成而得以有傳於世也,輒爲之僭書於後。

蕭延平彫板一九二四年十月完成,此前請求同鄉周貞亮附序,前期階段曾依請同鄉名士附序①與②,並獲得①作者蕭耀南出資援助出版。

又蕭本卷六末有"陶子麟仿宋"。陶子麟(1857—1928)清末、民國初之間,於武昌經營彫板及出版書鋪,擅長仿宋元版彫板及影刻筆寫文字寫刻體,時稱絕世。前述楊守敬所刊上善《明堂》卷一,與僞仿宋《脈經》,以及柯逢時《武昌醫館叢書》所收仿元《大觀本草》、仿元《本草衍義》、仿宋《傷寒總病論》、僞仿宋《傷寒論》等,皆由陶子麟影刻。未知何故,各書均未見載其刻書名錄[163,164]。陶子麟書鋪每年彫板十卷至二十數卷左右,而一九二四年未見刻書,或因該年爲雕刻蕭本《太素》而耗費全年時間。又據陳氏報告[165],前述《古逸叢書》,楊守敬旅日中委託第四代木村嘉平(1855—1883)影刻,曾驚嘆其技術與精心。守敬歸國後,依託

同鄉陶子麟彫板，並爲影刻提出建議，促使子麟雕刻技術精熟。蕭本中亦見陶子麟摹刻明顧從德仿宋版《素問》優美字體，博得歷代學界較高評價，故影印本頗多。

至今有北京人民衛生出版社本（1955、1956），東京漢方醫書頒布會盛文堂本（1971，附錄缺卷復刻），臺北文光圖書有限公司本（1981），東京築地書館本（1989，附錄仁和寺本模寫），上海古籍出版社《續修四庫全書》子部第 979 冊（1995）等影印版。但人民衛生本不知何故，不僅刪除①蕭耀南序、②周樹模序，甚至削除③楊守敬書簡。故蕭本以小島影鈔本及《對經篇》爲主要底本之實情隨之不明，並且依據⑧所記，誤認蕭延平校正《太素》所費二十年之久，實際歷經十數載。

蕭本活字版，人民衛生出版社本（1965、1981、1983）係最初刊本。近代，一九七一年日本活字出版仁和寺本缺卷，一九八一年影印仁和寺本，一九八六影印仁和寺摹寫本。以後北京科學技術文獻出版社（2000、2005、2013）以蕭本爲主要底本，以仁和寺本爲校本，出版點校本。《〔中醫古籍整理叢書〕黃帝内經太素校注》《黃帝内經太素校注語釋》（北京人民衛生出版社，2005），亦以同樣方法選擇版本，皆屬於底本與校本之主客顛倒。究其原因，蕭本中有大量準確釋文及詳實校注，具有重要參考意義。而仁和寺本既無釋文亦無注，故選擇蕭本爲底本，可避免重新附加釋文之煩勞。又，蕭本所缺卷十六、卷二十一全文，及卷二十二"九刺、十二刺"兩篇等佚文，據近代日本發現之古本補足，版本既有新進展。然而，因未與仁和寺本詳細校對，故科技文獻出版社本中仍遺留蕭本誤釋。活字本翻印之際，難以避免增加誤字及訛字。

一方，蕭本原有缺卷，其釋文與校注亦有瑕疵，但仍不失最早全面校正《太素》之典範，其價值無以取代。爲期待更完善之作，參照蕭本，可達事半功倍。

（四）民國劉貢三刊本

劉貢三本，指湖北省沔陽縣劉貢三（震鋆）《黃帝内經太素補注》一書，民國二十四年（1935）由湖北省武漢市漢口餘生印刷社校刊,活字線裝八冊本。内封裏面"民國乙亥(24)年/四月刊印"牌記。無總目録,每卷首楊上善銜名,次行有"沔陽劉震鋆貢三校訂/孝感楊明濟熙之補注",可知湖北省孝感市楊熙之(明濟)擔當補注。缺卷部分,卷首、卷末僅記入題署一葉。但所缺卷七,配置佚文(見後述)。正文以外,附録①民國二十四年七月焦易堂《黃帝内經太素補注序》,②同年同月陳立夫《序黃帝内經太素補注》,③同二十三年八月劉貢三《黃帝内經太素補注序》,④《楊注太素彙考》,⑤《凡例》,⑥《刊刻姓氏》,書末⑦同二十四年七月陳郁《跋》等。

③劉貢三自序云,武昌醫專時與楊君熙之共學六年,畢業後於該校任教。國内所存《太素》,僅有師柯逢時原鈔本,江標所藏伊澤(棠軒)酌源堂本,楊守敬所藏小島尚質(寶素)初影鈔本。袁昶本與蕭延平本既已刊行,但皆朱墨混淆,有失古本之真。故得楊熙之助,完成本書。⑤《凡例》云,以柯逢時本爲主要底本,參照江標酌源堂本及楊守敬影鈔本。袁本、蕭本未明記古字、俗字,一律改爲今字,空格無標記而補入字句,與原文混亂之處頗多。但本書一一注記,以求保存舊貌。《素問》《甲乙經》之林億等校勘所引《太素》及楊注佚文,爲使文義暢通,而添補所出部分前後經文及注文,爲便於讀者檢閲,配列所缺卷七。原本缺損部分,注記出典,盡力補充條文,但無法補入者,缺文以待。本書自清宣統二年(1910)起稿,修改數十次,民國二十一年(1932)完成。

劉貢三本書起筆於一九一〇年,與柯逢時開設武昌醫館同年,劉貢三與楊熙之皆爲武昌醫館(後醫專)首屆學生。故在館六年間,共同學習醫學,研究古籍。借助柯逢時之力,獲得三種底本之重抄本。先行袁昶本、蕭延平本,出於進士與舉人之手,而本書乃首次由中國醫家校刊本。一九一〇年前後柯逢時亦向蕭延平出示《太素》,而且延平、劉貢三等人相識,大約同時起稿。延平寄住北京時完成定稿本,一九二三年歸鄉湖北,一九二四年由武昌陶子麟書鋪刊行蕭本。無疑劉貢三等對於蕭本,持以批判態度參照校對。而本書完成於一九三二年,即蕭延平逝去前一年,刊行於一九三五年,此時延平已沒後兩年。同鄉先輩延平生前,對於蕭本些少微詞之書,出版刊行畢竟心存顧慮。

　　④《楊注太素彙考》匯集《舊唐書・經籍志》及《經籍訪古志》,甚至涉及柯逢時所傳抄伊澤棠軒(信淳)識語,乃至歷代《太素》相關著錄,具有傳承史料特徵,可謂與前述小島寶素《黃帝内經太素攷》如出一轍。《太素攷》附錄於楊守敬所藏寶素《對經篇》,可是《太素攷》所引《續日本紀》以降之日本史料,《楊注太素彙考》中未見收錄,故劉頁三似未曾獲得楊守敬所藏《對經篇》。雖然如此,依據《楊注太素彙考》得以了解伊澤棠軒何時、如何抄寫《太素》之經緯,其史料價值頗高。

　　蕭本版式、格式仿照明顧從德仿宋《素問》本,總目前附等諸變更,基本脫離仁和寺本舊貌。正如劉頁三所批評,蕭本更改文字,並補入缺字、缺文,但多無注記。一方,劉本無附總目,以鈔本格式製版,盡可能保持舊態,即使改字或補文,皆一一注明。條文前後"無"與"无"混在,亦保留原狀,未作統一。又,蕭本對於異體字、俗字失於考校,而致釋文有誤,所查四例,已如前述。而劉本則嚴謹校正,"枲"未誤讀爲"葉",而印字爲"桑"等二例爲正確釋文。卷七部分所輯錄《太素》經文與楊注佚文,亦有劉頁三等依據《素問》《甲乙》經文及新校正注文,推考添補部分。如此方法,可以認爲屬於佚文復元試作,值得注目。蕭本卷十四有缺文,即現仁和寺本 14-1 至 14-7(前半係福井家本斷簡)部分,但劉本依據《素問》正確補入該部分經文。

　　前述柯逢時原鈔本所貼附之診脈部位圖紙片,雖難以想定係《太素》原圖,但劉本仍未省略,如圖 5-4 收錄於卷三十末尾而保存。以上僅爲筆者所關注之部分問題,劉本中亦有過誤,但仍屬與蕭本同等或更具有參考價值之校刊本。又《太素》由湖北省出身之楊守敬齎回之後,實施校刊者,除袁昶之外,柯逢時、蕭延平、陶子麟、劉頁三等,皆係生活於湖北省武漢周邊知識人,實屬奇遇般之地緣學術活動。

　　然而,劉本刊行之一九三五年,與蕭本刊年一九二四時代潮流發生巨變。一九二九年，以大阪醫科大學畢業之余巖（字雲岫，1879—1954）爲首廢止中醫派，提出"廢止舊醫案"，蔣介石南京國民政府第一次中央衛生委員會給予批准，同年發佈西醫條例。與此相對抗，中醫派掀起存續運動，致使政府一九三六年發佈中醫條例，獲得合法地位，一九三七年，政府衛生署中設立中醫委員會。抗爭取得成功[166]。又，由陳立夫（1900—2001）、焦易堂（1880—1950）等提議，一九三一年設置半官半民研究教育組織中央國醫館。焦易堂擔任該館首屆館長，並發佈中醫條例，蔣介石秘書長陳立夫任理事長，歷任衛生署中醫委員會主任陳郁（1890—?）兼任理事及副館長[167]。

南京政府中醫派政治家，且中央國醫館幹部曾爲劉本序跋。其①焦易堂序曰"（本書）中國本位醫學建設之一道歟"，其②陳立夫序云"中醫不科學，……我人忽之，而外人寶之，抑何可哀也。……（本書）以科學方法，加以整理"。陳序並非蕭本序中所見牧歌式"中體西用"論，而提出光大中國醫學自身科學性之重要性及緊迫性。劉本刊行六十年後，一九九五年筆者作爲先師矢數道明代理，出席第二屆立夫中醫藥學術獎審議委員會（臺北），曾與陳立夫共宴。但是當時對於其歷史功績不甚了解，現今仍感羞愧。蕭延平本廣傳，劉貢三本隱晦，後世殆無評論，或因書中附錄南京政府幹部序跋而不宜傳播。"惜哉時不遇"，正此之謂也。今後期待學界給予劉本正確評價。

又，最早對劉本引起重視者，即近代日本首次真正研究《太素》，一九四三年矢數有道氏所發表[95]論文《國寶仁和寺藏本<黃帝內經太素>に關する研究》。根據該報告，得知曾制定譯注出版《太素》計劃，但稿至中半，未得出版。有道氏宿泊仁和寺坊寮，親閱福井家本卷二十一、卷二十七，斷簡模寫，及經眼新出卷十六，並調查大阪杏雨書屋各本。此外，親獲山本高明本青山道醇寫本系及劉貢三本，但卻未見袁昶本，更不曾得知蕭延平本之存在。筆者曾依照溫知堂矢數文庫所藏有道手澤本，調查道醇寫本系及劉本，兩本隨處可見有道氏批注，可知《太素》譯注稿中當大量參照劉本內容。

據矢數道明記錄[168]，一九四三年矢數有道報告《太素》研究成果，同年志願參加軍醫預備員，一九四四年作爲隨隊軍醫赴任武漢地區。一九四五年八月敗戰後，歸屬第118兵站（陸軍）病院，移動至武漢接壤之鄂州華容鎮。因罹患副傷寒，於一九四六年四月歸還前夕，客死他鄉，年三十九歲。悲嘆其命運不揣。一方，有道氏志願參加軍醫，並赴任武漢地區，無疑期望與當地劉貢三及楊熙之相會，探討交流《太素》研究心得。其願望是否得以實現，其兄道明師逝後，史實既無法求證。但爲推進《太素》研究，兩國醫家邂逅之場景，祈願浮現腦海之中。跨越不幸時代，日本重新興起《太素》研究，之後兩國互動，推進研究不斷深入。

（五）石原明缺卷復刻本

上述袁本、蕭本、劉本，皆以楊守敬傳入本系統爲基礎，故殘缺明治以降新出卷十六及卷二十一。矢數有道譯注本收錄諸本，其草稿長達尺餘，而戰時出版社廢業，有道客死，譯注中斷，計劃落空[168]。戰後，一九五二年，仁和寺本指定爲新國寶。一九五四年，石原明利用文部省科研費，調查仁和寺本等現存《太素》全卷，並以縮微膠卷攝影[8]。一九五五年，北京人民衛生出版社縮印蕭延平本。一九五六年，石原明發表《<內經>の真本，國寶<黃帝内經太素>に關する書誌學的考察》[8]一文。

進而，石原於一九六二年及一九六四年發表《<黃帝内經太素>の缺失部分について》（第1報）（第2報）[169]。基於研究成果，石原解題及年表[96]，並附錄丸山昌朗經文和訓，油印出版《〔缺卷復刻〕太素》上下（東京，古醫典の集い，1964）。上冊，石原釋文卷十六、卷二十一原文，並附加新出斷片，基本構成卷二十二全文，其卷首"刺法"缺文兩行，亦得以復原並釋文。下冊，附錄解題、和訓及年表等，全文批訂，由"古醫典の集い"代表田口友康擔當。石原明解說内容，雖然存在諸多疑念，但卷十六、卷二十一、卷二十二釋文及復原極其精緻。可以認爲，正因未附校注，方避免發生袁本之愚拙，蕭本及劉本之缺卷諸問題。

一九七一年,東京漢方醫書頒佈會盛文堂線裝影印出版蕭延平本,並附錄活字印刷石原本卷十六、卷二十一、卷二十二釋文《〔缺卷復刻〕黃帝内經太素》。一九七九年,中國中醫研究院針灸研究所王雪苔(1925—2008)所長來日之際,日本針灸師會小川晴通(1914—1999)副會長贈呈盛文堂本。一九八〇年,該研究所針灸文獻研究室僅將卷十六、卷二十一、卷二十二影印出版。一九八一年,現行仁和寺本計二十三卷中,再次配置福井家本摹寫,收錄於《東洋醫學善本叢書》中影印出版。其摹寫亦於一九八九年影印出版。其後,中國活字出版,如科學技術文獻出版社本(2000、2005、2013),人民衛生出版社《黃帝内經太素校注》《黃帝内經太素語釋》(2005),均參照石原本及《善本叢書》本補入卷十六、卷二十一、卷二十二。兩國逐漸出現實質性交流趨勢。

(六)錢超塵新校正本

《〔日本仁和寺原鈔古卷子本〕黃帝内經太素新校正》(北京,學苑出版社,2006),由北京中醫藥大學錢超塵、李雲校定、解説。16 開,繁體字,二段竪排,全 944 頁巨著,堪稱《太素》研究及校刊劃時代著作。前述現代中國活字點校本,以蕭延平本爲底本,仁和寺影印本爲校本,主客顛倒。與其相反,錢氏新校正本以仁和寺本爲底本。經注文之釋文,異體字、俗字、假借字、避諱字等,原則上均基本保留舊貌,與諸本校勘,並附錄詳細校正注。校注中亦充分利用森立之《素問攷注》考證與注釋内容。蕭延平本缺卷、缺篇、缺文、缺字等亦依據現仁和寺本等校定,推定 補足字句 以方框圍字明示,難以推定字句,按字數以□空格表示。蕭本所存誤釋字等,均大致修訂。各卷末原附丹波氏識語亦均附錄。以相同原則校定《黃帝内經明堂》新校正(卷一)附於書後。書前附錄前言、校注凡例。書後收載長達二百餘頁後記之一《楊上善及<太素>簡考》、後記之二《<黃帝内經明堂類成>(殘卷)簡考》,及"俗字表"。

關於該書意義,無須一一評述。錢超塵氏研究《太素》歷經二十數年,碩果累累,傾注專擅文字學及訓詁學之精力,該書正可謂集大成之作。先前所著《〔中國傳統文化研究叢書〕黄帝内經太素研究》(北京,人民衛生出版社,1998),論究諸問題,其主要内容亦轉載該書中。並主編《〔中醫經典研究大系〕黄帝内經太素研究大成》(北京出版集團公司、北京出版社,2009),不僅增訂《黄帝内經太素研究》,而且匯集相關諸論文及資料與史料。該書中翻譯收載矢數有道、石原明、島田隆司(1932—2000)等先行論文及拙報[134]。今後《太素》經注文研究及參考,首推錢新校正本。其他相關研究課題,應當參照《太素研究大成》。

但如後述左合本校注所指出,錢超塵本並非完美無缺。因所使用仁和寺本,如同《東洋醫學善本叢書》本複印而欠鮮明,錢本所作空格部分,實際上可據仁和寺原本判明例甚多。亦未曾參照小島本、多紀本等,已經判明缺損文字之江户期影鈔本。由於日本語文法、發音影響所造成仁和寺本誤文、誤字,傍記所使用日本獨自校正符號,均未精心留意。一部分沿襲蕭本誤釋字,混入部分如穀→谷等簡體字。諸如此因,所引發問題或過誤頗多。更有甚者,卷二十九末尾經注文與識語脫落。又,並未參照劉貢三本成果,及柯逢時本《太素》(中國國家圖書館,編號12793)。解説中雖然大量介紹近現代先行研究,僅襲用現代中國業績,未明示出典,誤認或誤字隨處散見。盡管如此,瑕不掩瑜,該書不愧爲"學樹碩果",其劃時代意義無與倫比。

然而,保留唐代以前俗字、異體字附加釋文,固然正確,但普通讀者,閱讀古字"煞",若不參照校注,則難以推定與今字"殺"音義相同。而且仁和寺本多數使用煞字,少例混用殺之俗體。現行《素問》《靈樞》《甲乙經》中"煞"字大體未見使用,似北宋校刊之際,一律統一作"殺"字。無須如此個個文字考證,而閱讀《太素》經注文,或研究利用者仍不爲少數。或出於如此需求,錢本共著者李雲編撰簡體字校點本《〔中醫古籍校注釋譯叢書〕黄帝内經太素(附黄帝内經明堂)》(北京,學苑出版社,2007)出版。因省略錢本校注及解説等,該書32開456頁,書小價廉,但上記所存諸問題,仍未得以解決。

（七）左合昌美新新校正本

《黃帝內經太素新新校正》（東京，日本內經醫學會，2009 初版），由內經醫學會左合昌美氏釋文、校注。32 開，繁體字，橫排版462 頁，簡捷易攜，對於普通研讀者，首推該書，其經注文憑信性最高。何以言之，該書以善本爲底本，即《善本叢書》本及大阪杏雨書屋本（圖 5-2）。然《善本叢書》本卷二十一、卷二十七係重抄福井家藏仁和寺本，而大阪杏雨書屋本係彩色鮮明影印福井家舊藏該兩卷。此前二〇〇七年，杏雨影印本附錄兩卷翻字注，亦由日本內經醫學會宮川浩也、荒川綠及左合昌美完成。更對俗字、異體字，使用 Unicode 範圍內文字釋爲今字，無特殊造字等。煞（殺）等異體字，或耶（邪）等通用字姑且不論，若具有一定漢文能力，利用左合本閱讀研究《太素》，則當無大礙。左合氏曾經主辦"太素を讀む會"，對《太素》研究情有獨鍾，造詣頗深。該書電腦打字、製作版面，皆由一人承擔。至二〇一六年四月，已修訂第四版，所發生誤字等，遠遠少於委託某出版社。

本書特徵之一，正如書名所稱"新"新校正，即基本上襲用錢超塵等新校正本釋文，進而解決錢本所存上述諸問題。沿用錢本之處，文字考證等皆一尊錢氏所論，不加注記。僅於訂正之處，設腳注明記理由。因此，左合氏撰寫跋文，稱以拙著向錢本致敬。然而，腳注中反駁錢本內容，甚至有超過紙頁過半之長文，語氣相當犀利。錢本亦呈同樣傾向，此所謂相互致敬者歟。

釋文以外，左合本亦有新方法。譬如《太素》小項目以下，書寫經文頭文與末尾文字，其對應文見於《素問》《靈樞》者，注記所在篇名，最早始於寶素《對經篇》，之後蕭本與錢本亦仿效之。一方，左合本於《太素》經文各文頭，以 S01（《素問》第一篇）、L01（《靈樞》第一篇）形式，表示對應文所在篇次，更加簡明化，並便於檢索。但或爲避免表記部位煩雜所造成混亂，未標記與《甲乙經》及《脈經》對經部位，如有讀者需要參考，應當利用先賢研究。

日本《太素》研究始於江戶後期，明治初期以降主要舞臺移至清末、民國時代之中國。一九四三年，以矢數有道研究爲契機，日本重興《太素》熱潮。之後,石原明接受蕭本強烈影響,更加全面深入研究,其成果被新中國研究與出版所採納。沿襲《太素》研究歷史,小曾户洋、篠原孝市等爲《善本叢書》影印收錄仁和寺本,撰寫詳細解題文章。兩國研究水平競相提高,相互促進。目前已到達新階段,即錢本與左合本刊行。小島寶素一八三一年,將所集《太素》全貌展現於江户學界,其後輾轉歷經約百八十年,呈現當今盛況。如此隔世之感,亦令人慨嘆學問與日俱進,永無止境。

又,若排列《太素》諸本優先順序,則左合本存在難以解決問題時,當參看錢本。錢本仍有問題,當上溯仁和寺影印本、杏雨影印本、小島影鈔本,同時亦當參照劉本、蕭本。此乃達到正確釋文及理解原文適當順序,而通常備有左合本及錢本兩冊,則足以研習《太素》一書。

第五節 總 括

《太素》全三十卷中,現存本卷一、卷四、卷七、卷十八、卷二十全文缺失,卷十七僅遺存末尾内容。該書傳承至今,得以廣泛利用,恩惠於數代努力與研究。其中最重要問題,即撰注者楊上善及《太素》年代。《素問》林億等序稱楊上善爲隋人,直至近代皆以之爲定説。最早提出異議並加論證者多紀元堅,於《醫籍考》眉批(1831)中確證楊上善係唐高宗(649—683年在位)時人。又小島寶素最初(1840年前)據仁和寺本記述及避諱,考證《太素》成書年代當爲六六七至六八三年之間。

近年,據楊上墓誌銘得知,其生於五八九年,没於六八一年,字善。高宗與武則天之子李賢任沛親王(661—674)及太子(675—680)期間,楊上曾侍奉左右。《黄帝内經太素》三十卷及《黄帝内經明堂(類成)》十三卷,於六七五年後半成書並奏上。楊上善侍奉沛親王期間,正值孫思邈服侍高宗(659—674),或因禁中交遊,言醫論道,大約六六一年以降,道家上善萌發編撰兩醫書之念頭。《見在書目録》(891—897)之所以著録《太素》"楊上"撰,上善《明堂》"楊上善"撰,乃因分別採録《太素》序題銜名"楊上",上善《明堂》卷頭銜名"楊上善"。楊上銜名下將名與字連書爲"上善",或禁中對皇帝以外人物,不可稱呼"上",或取用《老子》"上善如水"一語,而通稱"楊上善"。

又,四世紀後半《甲乙經》,類編《素問》《九卷》《明堂》,並附加一部分編者注。楊上善亦以此三書爲基礎,編注《太素》及上善《明堂》。黄帝醫籍各書中,上善兩書最早於書名前冠以"黄帝内經"一語。依此推衍,即將《素問》九卷及《針經》九卷認定爲《漢書·藝文志》"《黄帝内經》十八卷",發此聯想,無疑援用《甲乙經序》說。因此,依據類編《素問》《九卷》,將"黄帝内經"本義(太素)作爲《黄帝内經太素》,而更加具體現實化。一方,《太素》保存《素問》《靈樞》初唐經文,楊注亦屬兩書現存最古注釋,故研究《素問》《靈樞》,《太素》具有決定性價值。

太子李賢曾注釋范曄《後漢書》,六七六年以"皇太子臣賢奉敕注"銜名,奏上高宗。但卻引起武后反感,加之政情變化,六八四年廢李賢太子,高宗崩駕翌年(684),賜死。武后卒後,睿宗重祚,七一一年追諡其兄李賢爲章懷太子,並恢復名譽。因此,屬名"皇太子"或"太子文學"之《後漢書》李注本,及《太素》、上善《明堂》,得以傳存於官府外,當爲七一一年以後之事。或因顧慮武后禁忌,七一九年與七三七年改訂唐醫疾令,規定醫生或針生必習書中未見《太素》一書。高官王燾利用弘文館藏書編纂《外臺秘要方》(752),其中亦僅一次引用《太素》,而上善《明堂》未見絲毫形跡。

北宋校正醫書局將《太素》作爲校勘《素問》《甲乙經》等參考資料,一〇五七年奏請校刊該書。因當時傳本卷帙不全,北宋政府曾向高麗索求《太素》,但高麗亦似無傳本,獻書未果,終竟未得刊行。更遭金軍南侵,靖康之變(1126)中《太素》自中國消失無存,而後其傳承於日本綿綿延續。本應庋藏於唐政府館閣之《太素》及上善《明堂》,奈良時代卻傳入日本,必有特殊緣由及經過。

阿倍仲麻吕與吉備真備,一同於七一六年出發赴唐朝留學。仲麻吕仕官玄宗時期,七二一至七二七年之間於東宮任司經局校書。司經局係太子專用圖書館,必定收藏太子李賢上奏高宗之《後漢書》李注本,與《太素》、上善《明堂》稿本或副本。李賢即玄宗叔父,七一三年玄宗誅殺則天武后之女太平公主等,掌管實權。故仲麻呂於司經局,獲允抄寫李賢相關書籍,或者下賜抄寫本,其可能性難以否定。之所以傳入日本之"上善《明堂》",與司經局稿本系"黃帝內經明堂",及上奏高宗最終定稿本"黃帝內經明堂類成"書名各異之理由,亦不言自明。

仲麻呂七三三年上請歸國,未允。遂將《太素》等委託異國共同生活二十餘年之吉備真備,七三五年真備歸朝,皆攜回日本。日本關於《太素》最初記載,見於《續日本紀》七五七年孝謙天皇敕,諸國醫生必習講義中,首列《太素》。敕令中同時規定真備七三五年獻上之《大衍曆》,作爲曆算生講義。規定紀傳生習讀"三史",其中第三部書,即真備首次齎入日本之《後漢書》李注本。

平安時代《延喜式》(927)規定"凡讀醫經者,……《明堂》二百日",按 13 卷×15 日＋預備 5 日＝200 日計算法,該明堂即指上善《明堂》十三卷,毋庸置疑。七五七年敕令,規定針生所習《明堂》,亦當指上善《明堂》。如此醫學教育等規定,明顯趨向日本化,唐令中所未見。《醫心方》(984)自隋唐以前書籍中,選擇摘錄適合日本國情,具有實用價值內容,可稱謂隋唐醫學日本化之先驅。《太素》與上善《明堂》所以僅現存於日本,其原因之一,即恩惠於孝謙天皇敕令,規定爲醫學教科書。同樣,《延喜式》所規定之《小品方》,亦僅傳承於日本。

《太素》流傳於平安時代,至鎌倉時代十三世紀末,一直爲宮廷醫官所利用。可以認爲,十四世紀初以後,傳本逐漸消失。該書普及與利用,大致與朝廷政權培養醫官政策變更相並行。唯一流傳至今之《太素》,即仁和寺本與大阪杏雨書屋舊仁和寺離別本,及尊經閣文庫卷十九殘本,其後諸本,全部自前二者所派生。仁和寺本,首先由丹波憲基,自一一五一年以前,至一一五八年之間抄寫而成。更有丹波賴基於一一六七年至翌年間重抄本,即現存仁和寺本與杏雨本。仁和寺用命於皇子或皇族等歷代門迹,因其緣由,附録朝廷醫丹波氏識語之仁和寺諸醫書,十六世紀末,皆歸屬爲該寺藏書。

一八一五年以前,京都朝廷典醫福井榕亭與棣園父子,獲得自仁和寺傳出之《太素》,一八二〇年影刻其中《太素》卷二十七。之後,仁和寺《太素》《新修》以及上善《明堂》,由於京都福井棣園與尾張淺井正翼,更有江户狩谷棭齋、小島尚質等學者相互傳遞信息,搜求傳抄。自一八三一至一八四二年之間,其書基本呈現全貌。錦小路家亦曾收藏抄寫本。而付出辛勞,將大多卷帙展現於江户學界者,當首推尚質,以致自號寶素。

其後,幕醫及醫學館同僚、子弟等,重抄小島寶素堂本等,直至明治前期,漢方醫仍不斷重抄。多方傳抄,致使《太素》派生出如下系統,多紀元堅本(1831—1842),奈須恒德、信德父子本(1834),坂春瑒本(1837—1839),喜多村直寬本(1844),山崎次圭本(1848—1850),山本高明本(1852),伊澤棠軒本(1863—1865),第五代清川玄道本(1879—1880),服部甫庵本(1882)。更因清國駐日公使何如璋一八八〇年歸國之際,松井操贈獻清川本,至此異國漂泊千百餘年之《太素》,首次回歸故里中國,而且舊貌換新顏。

江户時期《太素》研究與利用,大致分爲兩個方向。第一,關於《太素》之書研究。主要由小島寶素考證其成書與傳承,以及"太素→素靈"對經。關於缺落卷一,由田澤仲舒設計復原方案。第二,將《太素》作爲追溯《素問》《靈樞》舊文之史料,由喜多村直寬"素靈→太素"對經,及輯佚《九卷》與楊注。澀江抽齋"現素問→全元起本←太素"對經。利用以上基礎研究,澀江抽齋、多紀元堅、喜多村直寬、森立之等學者,參照《太素》內容,重新審視以往研究結果,克服重重困難,使《素問》與《靈樞》研究取得前所未有之成果。之後,對於偏重《太素》學術潮流,引發糾正與反省,伊澤棠軒、山田業廣重視參照王注、新校正注研究《素問》。

《太素》堪稱珍稀善本,江户醫學館等若影刻,則更加造福杏林。然而,此時醫學館傾注全力校訂、影刻(1860)半井本《醫心方》,無暇顧及,隨即便進入幕末時期。明治維新以後,服部甫庵一八八二年提議期望公刊《太素》,但遭時不遇,未得刊行。其後,主角《太素》舞臺轉向中國。

楊守敬旅日中(1880—1884),購入大量善本古籍。小島尚絅逝後不久,經由森立之介紹,總括收購寶素堂藏書。一八八四年守敬回歸故鄉湖北,允讓武昌藏書家柯逢時重抄《太素》。又將日本所見聞影刻技術,傳授武昌刻工陶子麟,一八九一年前後,影刻上善《明堂》卷一。柯逢時一八九二年對校坂春瑋本系,及江標所藏伊澤棠軒本系《太素》。袁昶重抄柯逢時校本,與黃以周所提供之上善《明堂》,於一八九七年刊行,即中國初版《太素》。黃以周一八八四至一八九〇年之間,於岸田吟香所經營上海樂善堂分店,購入《太素》與上善《明堂》,重加校正。或憂慮袁昶拙速出版,故僅《太素》校本未即時提送。

柯逢時一九一〇年開設武昌醫館,招聘湖北省黃陂縣蕭延平。同年延平獲逢時所贈袁昶本,並轉抄柯逢時校本。更自楊守敬幸得小島寶素初影摸本二十四冊,與《對經篇》一冊影鈔本。其後,於北京借用左紹佐《太素》並校對異同。延平共花費十數年歲月,仿照《素問》新校正本體式,一九二三年完成稿本。其後歸鄉,托請陶子麟書鋪,以顧從德仿宋《素問》版式、字體彫版,翌年出版,即蕭延平本《太素》。蕭本附錄詳細校注,遠遠凌駕於袁本之上,個別問題校勘注釋,堪與北宋新校正本相匹敵。其序文充滿當時"中體西用"氛圍。又,柯逢時、袁昶、黃以周、江標、左紹佐,皆進士出身,楊守敬與蕭延平爲舉人。

他方,武昌醫館首屆學生劉貢三與楊熙之,亦於一九一〇年自柯逢時讓渡逢時校本及江標伊澤棠軒本系,即與楊守敬小島寶素初影鈔本之重抄本校對。二人《黃帝內經太素補注》脫稿於一九三二年,即蕭延平逝世前一年,一九三五年刊行,此時延平沒後已兩年。先刊袁昶本、蕭延平本,出於進士或舉人之手,該本首次由中國醫家校刊。劉貢三本多處訂正蕭本訛誤,具有與蕭本同等或更高參考價值。劉本序文,展現當時中醫復興運動高昂氣概。校刊《太素》所涉人物,除袁昶之外,楊守敬、柯逢時、蕭延平、陶子麟、劉貢三等均出身湖北,校刊《太素》有奇緣,亦需天時地利人和。

　　最早注目劉貢三本者,即一九四三年發表《太素》研究之矢數有道。有道於仁和寺經眼福井家本卷二十一、卷二十七、斷簡模寫,及新出卷十六,並獲得劉本,但未見袁本及蕭本。矢數有道《太素》譯注本,撰稿未了,出版無果,但其中大量參考劉本注文內容。一九四三年發表《太素》研究論文,同年志願申請從軍,翌年作爲軍醫赴任武漢地區。敗戰之後,一九四六年歸國前夕客死武漢鄰近華容鎮。志願從軍及赴任武漢地區,其目的之一,無疑期望與當地劉貢三、楊熙之二人面談,交流《太素》研究心得。此時日本已經再次掀起《太素》研究。

　　一九五二年,仁和寺本指定爲新國寶。一九五五年,人民衛生出版社影印蕭本。一九五六年,石原明報告《太素》書誌研究結果。一九六四年,石原釋文新出卷十六與卷二十一,以及依據新出斷片而文字基本完整之卷二十二,一併出版。一九七一年,盛文堂將石原釋文三卷附錄於蕭本影印本,並出版刊行。一九七九年,王雪苔獲贈盛文堂本,一九八〇年,北京影印出版石原釋文部分。更有一九八一年《東洋醫學善本叢書》影印出版仁和寺原本,兩國研究交流呈現新局面。中國參照石原本及《善本叢書》本,出版諸多版本,但問題頗多。依據二〇〇六年錢超塵等新校正本,所存問題基本得以解決,但仍出現部分新問題。爲修正錢本不足,二〇〇九年左合昌美編著新新校正本。《太素》研究,日本始於江戶後期,歷經近二世紀,中日兩國研究逐漸全面深入,終至現代錢超塵及左合昌美校刊本。《太素》成書約千三百餘年後,方始得知其全貌,其後百八十餘年輾轉流傳,漸呈現狀。

文獻及注釋

[1] 篠原孝市,《<黃帝內經太素>解題》,小曾户洋等編《東洋醫學善本叢書 8》9~60 頁(特表 1~8,及注 1),大阪,東洋醫學研究會,1981。

[2] 李浩、梁永宣、邱浩,《半井本<醫心方>所引<太素>文初探》,《中華醫史雜誌》41 卷 1 期 45～47 頁,2011。

[3] 小曽戸洋,《<素問>新校正注引'太素''楊上善'と現傳《太素》との校合一覽表》,《東洋醫學善本叢書 8》128～130 頁,大阪,東洋醫學研究會,1981。

[4] 包括可以推定之缺卷部分大項目,列舉如下。①攝生;②陰陽;③人合;④藏府;⑤經脈;⑥輸穴;⑦營衛氣;⑧身度;⑨診候;⑩證候;⑪設方;⑫(因缺卷,不明);⑬九針;⑭補寫(瀉);⑮傷寒;⑯寒熱;⑰邪論;⑱風(論);⑲氣論;⑳(雜病)。

[5] 篠原孝市,《<黃帝内經太素>對經表》,《東洋醫學善本叢書 8》112～117 頁,大阪,東洋醫學研究會,1981。

[6] 丸山敏秋,《楊上善と王冰—楊、王注の比較論的考察》,《東洋醫學善本叢書 8》61～91 頁,大阪,東洋醫學研究會,1981。

[7]《漢書・藝文志》及其所引《七略》編者劉向注文,"六國時韓諸公子所作〔師古曰:劉向《別録》云:或言韓諸公孫之所作也。言陰陽五行,以爲黃帝之道也,故曰泰素〕",認爲該書作者或爲戰國時代韓諸公子孫。班固撰、顔師古注,《漢書》1733 頁,北京,中華書局,1962。

[8] 石原明,《内經の真本,國寶'黃帝内經太素'に關する書誌學的考察》,《漢方の臨床》3 卷 9、10、11 合併號 506～521 頁,1956。

[9] 小曽戸洋《解題》,杏雨書屋編《黃帝内經太素 卷第二十一、卷第二十七》201～203 頁,大阪,武田科學振興財團,2007。

[10] 李鴻逵,《<黃帝内經太素>源流考略》,《江蘇中醫》1963 年 12 期 28～32 頁。

[11] 徐春波,《楊上善與<太素>類編的關係考》,《中華醫史雜誌》31 卷 1 期 13～16 頁,2001。

[12] 錢超塵,《楊上善及<太素>簡考》,錢超塵、李雲《黃帝内經太素新校正》723～919 頁,北京,學苑出版社,2006。

[13] 篠原孝市、山邊浩子,《<黃帝内經太素>楊上善注所引書名人名索引》,《東洋醫學善本叢書 8》133、134 頁,大阪,東洋醫學研究會,1981。

[14] 篠原孝市、山邊浩子,《<素問>割注所引書名人名索引》,《東洋醫學善本叢書 8》135～145 頁,大阪,東洋醫學研究會,1981。

[15] 劉昫等,《舊唐書》2027～2030、2040 頁,北京,中華書局,1975。

[16] 歐陽修等,《新唐書》1517、1521、1526、1566、1570 頁,北京,中華書

局,1975。

　　[17] 脱脱等,《宋史》5305 頁,北京,中華書局,1977。

　　[18] 杜佑,《通典》829 頁,北京,中華書局,1988。

　　[19] 李隆基等,《大唐六典》卷二十六/473 頁,西安,三秦出版社,1991。

　　[20] 劉昫等,《舊唐書》56、1796 頁,北京,中華書局,1975。

　　[21] 劉昫等,《舊唐書》90 頁,北京,中華書局,1975。

　　[22] 小島寶素,《楊上善非隋人》,《繼興醫報》15 號 8～9 頁,1895。

　　[23] 真柳誠,《北京圖書館藏,多紀元堅等手澤の古醫籍(3)》,《漢方の臨床》46 卷 4 號 824～826 頁,1999。

　　[24] 真柳誠,《故宮博物院所藏の醫藥古典籍(1)》,《漢方の臨床》49 卷 1 號 141～161 頁,2002。

　　[25] 武田科學振興財團,《杏雨書屋藏書目録》293、463、551 頁,京都,臨川書店,1982。

　　[26] 澀江全善、森立之等,《經籍訪古志》,《近世漢方醫學書集成 53》391～392 頁,東京,名著出版,1981。原文如下。《黄帝内經太素》三十卷〔缺第一、第四、第七、第十六、第十八、第廿、第廿一,凡七卷。傳寫仁和三年舊鈔本〕。/唐通直郎守太子文學楊上善奉敕撰注。每卷末記仁平、文壽、保元、仁安等年月。有云以家本移點校合了憲基,有云移點了丹波賴基。舊爲卷軸,界行高七寸五分強弱,每行字數不同,十四五字至十六七字〔界行高廣與延喜圖書式所言合。當時之制僅存於是書,可貴〕。/是書久無傳本,曩歲平安福井棣亭得第廿七卷摸刊以傳。既而小島學古(寶素)聞尾藩淺井〔正翼〕,就仁和寺書庫鈔得廿餘卷,亟使書手杉本望雲就而謄録以歸,即是本也。學古之功偉矣。棣亭所得,蓋亦同種云。

　　[27] 真柳誠,《楊守敬と小島家－古醫籍の蒐集と校刊》,《東方學報(京都)》第 83 冊 157～218 頁,2008。真柳誠,《楊守敬之醫書校刊與江戸考證醫學家之文獻研究》,《故宮學術季刊》26 卷 1 期 75～132 頁,2009。

　　[28] 楊守敬,《日本訪書志》卷九、影印本 581～588 頁,臺北,廣文書局,1967。

　　[29] 蕭延平校注,《黃帝内經太素》"《黃帝内經太素》例言"(影印本)1～4 頁,北京,人民衛生出版社,1955。

　　[30] 陳鋼,《再論<太素>撰注者楊上善爲唐人》,《中華醫史雜誌》28 卷 4 期 222～225 頁,1998。

　　[31] 劉昫等,《舊唐書》1786～1788、1854 頁,北京,中華書局,1975。

［32］錢超塵，《＜太素＞撰著具體時間新證》，《中醫文獻雜誌》24 卷 4 期
1~4 頁，2006。

［33］張固也、張世磊，《楊上善生平考據新證》，《中醫文獻雜誌》2008 年
5 期 1~4 頁。

［34］劉昫等，《舊唐書》2831~2832 頁，北京，中華書局，1975。

［35］劉昫等，《舊唐書》1907~1909 頁，北京，中華書局，1975。

［36］劉昫等，《舊唐書》1785~1786 頁，北京，中華書局，1975。

［37］藤原佐世，《日本國見在書目録》82、83 頁，東京，名著刊行
會，1996。

［38］《舊唐書》，1847~1848 頁（北京，中華書局，1975）記述。弘文館
〔後漢有東觀，魏有崇文館，宋有玄、史二館，南齊有總明館，梁有士林館，北齊
有文林館，後周有崇文館，皆著撰文史，鳩聚學徒之所也。武德初（四年）置修
文館，後（武德九年）改爲弘文館。後避太子諱，改曰昭文館。開元七年，復爲
弘文館，隷門下省〕學士〔學士無員數，自武德已來，皆妙簡賢良爲學士。故
事，五品已上，稱學士，六品已下，爲直學士，又有文學直館學士，不定員數。
館中有四部書及圖籍，自垂拱已後，皆宰相兼領，號爲館主，常令給事中一人
判館事〕學生三十人。校書郎二人〔從九品上〕。令史二人，楷書手三十人，
典書二人，揖書手三人，筆匠三人，熟紙裝潢匠九人，亭長二人，掌固四人。弘
文館學士掌詳正圖籍，教授生徒。凡朝廷有制度沿革，禮儀輕重，得參議焉。
校書郎掌校理典籍，刊正錯謬。其學生教授考試，如國子學之制焉。

［39］宋珍民，《王燾職官考》，《中華醫史雜誌》36 卷 4 期 246~2451
頁，2006。

［40］任繼愈，《中國藏書樓》壹 579~594 頁，瀋陽，遼寧人民出版
社，2001。

［41］劉昫等，《舊唐書》4946 頁，北京，中華書局，1975。

［42］劉昫等，《舊唐書》102 頁，北京，中華書局，1975。

［43］劉昫等，《舊唐書》1987 頁，北京，中華書局，1975。

［44］歐陽修等，《新唐書》1453 頁，北京，中華書局，1975。

［45］永瑢等，《四庫全書總目》446 頁，北京，中華書局，1981。

［46］劉昫等，《舊唐書》2000、2026 頁，北京，中華書局，1975。

［47］藤原佐世，《日本國見在書目録》31 頁，東京，名著刊行會，1996。

［48］澀江全善、森立之等，《經籍訪古志》，大塚敬節、矢數道明《近世漢
方醫學書集成 53》318~319、383、395 頁，東京，名著出版，1981。

［49］陳堅、馬文大，《宋元版刻圖釋一》25、28、144、163、229、232、259 頁，北京，學苑出版社，2000。

［50］《三國史記》卷八《職官志》（三木榮《〔補訂〕朝鮮醫學史及疾病史》13 頁，京都，思文閣出版，1991）云："醫學，孝昭王元年（692）初置。教授學生，以《本草經》《甲乙經》《素問經》《針經》《脈經》《明堂經》《難經》，爲之業。博士二人。"

［51］小曾戸洋，《宋版<外臺秘要方>所引書名人名等索引》，《東洋醫學善本叢書 8》213～242 頁，大阪，東洋醫學研究會，1981。

［52］《重修政和經史證類備用本草》卷三十末所載"（嘉祐）補注本草奏救"（北京，人民衛生出版社影印本 547 頁，1982）："……軍民請領畫時，給付，所有《神農本草》《靈樞》《太素》《甲乙經》《素問》之類，及《廣濟》《千金》《外臺秘要》等……"《玉海》卷六十三（王應麟，江蘇古籍出版社、上海書店影印本 1196 頁，1987）亦載："嘉祐二年（1057）八月辛西，置校正醫書局於編修院，命掌禹錫等五人，從韓琦之言也。琦言，《靈樞》《太素》《甲乙經》《廣濟》《千金》《外臺秘要方》之類多訛舛，本草編載尚有所亡，於是選官校正。"

［53］真柳誠，《中國醫籍記錄年代總目錄（十六世紀以前）》，吉田忠、深瀨泰旦《東と西の醫療文化》17～51 頁，京都，思文閣出版，2001。

［54］菅野真道等，《續日本紀》（黑板勝美，《〔新訂增補〕國史大系》第 2 卷 243 頁），東京，吉川弘文館，1935。

［55］王溥，《唐會要》1522～1525 頁，北京，中華書局，1998。

［56］菅野真道等，《續日本紀》（《〔新訂增補〕國史大系》第 2 卷 524 頁），東京，吉川弘文館，1935。

［57］真柳誠，《三卷本<本草集注>と出土史料》，《藥史學雜誌》35 卷 2 號 135～143 頁，2000。

［58］森公章，《遣隋、遣唐留學者とその役割》，《專修大學東アジア世界史研究センター年報》4 號 89～105 頁，2010。

［59］菅野真道等，《續日本紀》（《〔新訂增補〕國史大系》第 2 卷 137、295 頁），東京，吉川弘文館，1935。

［60］湯淺吉美，《大衍曆における進朔について―天平寶字八年～貞觀三年の日付の問題》，《埼玉學園大學紀要/人間學部篇》創刊號 87～100 頁，2001。

［61］東野治之，《遣唐使と正倉院》31～50 頁，東京，巖波書店，1992。

［62］大庭脩，《日本における中國典籍の傳播と影響》，大庭脩、王勇

《〔日中文化交流史叢書9〕典籍》5~85頁,東京,大修館書店,1996。

[63] 大平聰,《留學生、僧による典籍、佛書の日本將來——吉備真備、玄昉、審祥》,《專修大學東アジア世界史研究センター年報》2號129~148頁,2009。

[64] 池田昌廣,《范曄<後漢書>の傳來と<日本書紀>》,《日本漢文學研究》3號1~25頁,2008。

[65] 岸俊男,《藤原仲麻呂》(日本歷史學會《人物叢書》153)221~226頁,東京,吉川弘文館,1969。

[66] 真柳誠,《大英圖書館所藏の敦煌醫藥文書(1)》,《漢方の臨床》48卷7號906~908頁,2001。

[67] 杉本直治郎,《阿倍仲麻呂傳研究——朝衡傳考》242、268~275、304、324~329頁,東京,育芳社,1940。

[68] 劉昫等,《舊唐書》4738~4740頁,北京,中華書局,1975。

[69] 杉本直治郎,《阿倍仲麻呂傳研究——朝衡傳考》157~158頁,東京,育芳社,1940。

[70] 藤原緒嗣等,《日本後紀》(《〔新訂增補〕國史大系》普及版19頁),東京,吉川弘文館,1975。

[71] 石原明,"藥經太素",《群書解題》卷二十《雜部》277~279頁,東京,續群書類從完成會,1961。

[72] 和田英松,《本朝書籍目錄考證》495頁,東京,明治書院,1936。

[73] 藤原緒嗣等,《日本後紀》(《〔新訂增補〕國史大系》普及版69~70頁),東京,吉川弘文館,1975。

[74] 真柳誠,《<醫心方>卷30の基礎的研究—本草學的價值について》,《藥史學雜誌》21卷1號52~59頁,1986。

[75] 藤原緒嗣等,《日本後紀》(《〔新訂增補〕國史大系》普及版100、112頁),東京,吉川弘文館,1975。

[76] 淺田宗伯,《皇國名醫傳前編》(《近世漢方醫學書集成99》92頁),東京,名著出版,1983。

[77] 藤原良房等,《續日本後記》(《〔新訂增補〕國史大系》普及版32頁),東京,吉川弘文館,1975。

[78] 中村璋八、古藤友子,《五行大義 上》9~44頁"解說",東京,明治書院,1998。

[79]《續群書類聚》第三十輯下(撮壤集)300頁,東京,續群書類從完成

會,1985。

　[80] 丸山裕美子,《北宋醫疾令による唐日醫疾令の復元試案》,《愛知縣立大學日本文化學部論集》第 1 號(歷史文化學科編)21~40 頁,2010。

　[81] 藤原忠平等,《延喜式》(《〔新訂增補〕國史大系》普及版 826~827 頁),東京,吉川弘文館,1985。

　[82] 孫思邈,《備急千金要方》(影印江户醫學館仿宋本)544 頁,北京,人民衛生出版社,1982。

　[83] 丸山裕美子,《日唐醫疾令の復元と比較》,《東洋文化》68 號 189~218 頁,1988。

　[84] 程錦,《唐醫疾令復元研究》,天一閣、中國社會科學院歷史研究所天聖令整理課題組《天一閣藏明鈔本天聖令校證》551~580 頁,北京,中華書局,2006。

　[85] 真柳誠,《中國十一世紀以前の桂類藥物と藥名——林億らは仲景醫書の桂類藥名を桂枝に統一した》,《藥史學雜誌》30 卷 2 號,96~115 頁,1995。

　[86] 藤原佐世,《日本國見在書目錄》78 頁,東京,名著刊行會,1996。

　[87] 真柳誠,《<本草色葉抄>所引の醫學文獻》,《日本醫史學雜誌》36 卷 1 號 34~36 頁,1990。

　[88] 真柳誠,小曾户洋,《日本における<傷寒論>の渡來期について》,《日本東洋醫學雜誌》40 卷 4 號 293 頁,1990。

　[89] 真柳誠,《<注解傷寒論>解題》,小曾户洋、真柳誠《和刻漢籍醫書集成》第 16 輯所收,東京,エンタプライズ,1992。

　[90] 小曾户洋,《<黄帝内經明堂>書誌研究》,同《中國醫學古典と日本》159~160 頁,東京,塙書房,1996。

　[91] 藤原忠平等,《延喜式》(《〔新訂增補〕國史大系》普及版 523 頁),東京,吉川弘文館,1985。

　[92] 歐陽修等,《新唐書》1159~1162 頁,北京,中華書局,1975。

　[93] 李隆基等,《大唐六典》299~301 頁,西安,三秦出版社,1991。

　[94] 土田直鎮等,《刊行物紹介/大日本史料　第一編之二十一》,《東京大學史料編纂所報》17 號 37 頁,1982。

　[95] 矢數有道,《國寶仁和寺藏本'黄帝内經太素'に關する研究》,《漢方と漢藥》10 卷 5 號 1~39 頁,1943。矢數有道,《方證學　後世要方釋義—素問活用論文集》163~209 頁(東京,自然社,1977)轉載。

[96] 石原明,"解題"《黄帝内經太素》關係年表",《〔缺卷覆刻〕太素》下1~12、附1~7頁,東京,古醫典の集い,1964。

[97] 淺井國幹,《淺井氏家譜大成》影印本50~53頁,東京,醫聖社,1980。

[98] ①矢數道明,《尾州藩醫淺井家の傳統とその事跡》,《漢方の臨床》9卷6號10~11頁,1962。②矢數道明,《〔臨床35年〕漢方治療百話》第2集514~516頁,橫須賀,醫道の日本社,1965。③矢數道明,《近世漢方醫學史》290~293頁,東京,名著出版,1982。

[99] 《書家藏太素經後》內容與《家譜大成》相違部分,引述於下。"王父貞庵(正封)翁世任於尾藩醫學,彙編集司數十年。曾奉圓覺公(四代藩主德川吉通)之遺命,搜索古今和漢經方。文政丁亥之歲(1827),聞隋楊氏太素經藏於京師仁和寺,欲一見其書,白之於藩侯(十代藩主齊朝)。侯亦聞其爲古典而罕覯之書,允其請,乃賜若干金,以給其資用,且請近衛家,爲之紹介。於是翁即使門生,東道策、塚原修節上京焉。二生遂到仁和寺,請見其書。仁和寺雜掌增田藏人,延二生於坐,告之曰。寺庫所藏秘書,不知幾千卷,就中有一部數十卷者,非佛典,非儒書,又非和書,外標有太郎之太字,素麵之素字。二生聞之,狂喜拍手,曰,此即吾輩所渴望之醫書也。藏人即出示其書,果《太素經》也。古色可掬,蠹蝕斷爛,殆手不可觸。二生固請謄寫,以膏繼晷,經數月畢功,齎歸獻之侯。方今猶與《明堂》《新修》共藏於藩庫焉。……然而非王父好古之篤,與二生之勤勞,則不得致之,而侯之鴻恩,最不可忘。因爲之識。……"

[100] 吉川芳秋《尾張藩醫宗淺井家一門の人人》、矢數道明《尾州藩醫淺井家の傳統とその事續》,《淺井國幹先生告墓文百周年記念文集》31~50頁,名古屋,淺井國幹顯彰會,1999。

[101] 森潤三郎,《多紀氏の事跡》23~24頁,京都,思文閣出版,1985。

[102] 京都府醫師會醫學史編纂室,《京都の醫學史》1287~1295頁,京都,思文閣出版,1980。

[103] 杉立義一,《京の醫史跡探訪(增補版)》62~64頁,京都,思文閣出版,1991。

[104] 多紀元胤,《(中國)醫籍考》49頁,北京,人民衛生出版社,1983。

[105] 小島尚真,《寶素堂藏書目錄》3葉左面,國立國會圖書館藏森約之寫本(191/747),1859。

[106] 京都府醫師會醫學史編纂室,《京都の醫學史》793、1362頁,京

都,思文閣出版,1980。

[107] 真柳誠,《故宮博物院所藏の醫藥古典籍(1)》,《漢方の臨床》49卷1號141~161頁,2002。據該報告《太素》二十三冊本(故觀03257~03279)與同零殘十三張本(故觀03280)。

[108] 森鹿三,《新修本草と小島寶素》,《東方學報(京都)》第11冊66~102頁,1940。

[109] 名古屋市蓬左文庫編,《名古屋市蓬左文庫漢籍分類目録》75、77頁,名古屋市教育委員會,1975。著録"《黃帝内經明堂》殘一卷"記"天保二年鈔卷子本,存卷一","《新修本草》殘四卷"記"天保五年景鈔天平中鈔本,存卷第五第十二第十七第十九","《新修本草》殘五卷"記"景鈔京都仁和寺藏舊鈔本,存卷第四第五第十二第十七第十九",可知皆係淺井家依據仁和寺本影寫,獻上尾張藩之鈔本。

[110] 寶素舊藏上善《明堂》影鈔本,即文字輪廓用細筆線圍框雙鉤之杏雨書屋本(杏4501),及通常所影鈔之中國國家圖書館本(真柳誠,《北京圖書館藏,多紀元堅ら手澤の古醫籍(1)》,《漢方の臨床》45卷10號1258~1260頁,1998)。前者卷頭有"好寫/留真""葆素堂/臧驚/人秘笈""炳卿(内藤湖南號)審/定善本"藏印記,推定該本傳存經過,即明治期寶素堂(→森立之)→内藤湖南→杏雨書屋。後者傳承經過,小島寶素→多紀元堅→寺田望南→森立之→馮雄→中國國家圖書館本。寶素生前將後者讓渡元堅,乃因獲得後者不久,曾親筆影鈔更加精緻之前者,故前者至明治期一直收藏於寶素堂。故通常所抄寫之中國國家圖書館本,係重抄淺井家本。或天保二年派遣杉本望雲至尾張時所影鈔,或其後由正覚所贈呈。

[111] 森林太郎,《鷗外選集》7卷186頁,東京,巖波書店,1979。

[112] 矢數道明,《近世漢方醫學史》363~364頁,東京,名著出版,1982。

[113] 中尾萬三,《唐新修本草之解説》,《新修本草》仁和寺影印本附録1~47頁,大阪,本草圖書刊行會,1936。

[114] 森立之舊藏影寫本《新修本草》(影印本,森立之、小島寶素識語)124、295、359頁,上海古籍出版社,1985。

[115] 狩谷棭齋,《箋注倭名類聚抄》(東京,大藏省印刷局,1883)校注2-12b〔(楊上善)《明堂》,今無傳本。望之(棭齋)傳抄一卷,獨手太陰一經而已〕,2-42a〔《黃帝内經太素》三十卷,唐楊上善撰,……今所傳亦缺七卷,所存二十三卷〕。

[116] 町泉壽郎,《小島寶素著、森立之寫<河清寓記>釋文(上)》,《日本

醫史學雜誌》42卷3號399~410頁,1996。

[117] 町泉壽郎,《小島寶素著、森立之寫<河清寓記>釋文(下)》,《日本醫史學雜誌》42卷4號589~601頁,1996。

[118] 宮下三郎,《仁和寺本古醫書景摹の經緯》,《漢方の臨床》9卷10號589頁,1962。

[119] 京都府醫師會醫學史編纂室,《京都の醫學史》1264~1266頁,京都,思文閣出版,1980。

[120] 楊守敬,《日本訪書志》(書目叢編)585頁,臺北,廣文書局,1967。

[121] 據京都大學圖書館網頁書誌數據庫。http://m.kulib.kyoto-u.ac.jp/webopac/RB00013385

[122] 真柳誠,《北京圖書館藏,多紀元堅ら手澤の古醫籍(2)》,《漢方の臨床》45卷11號1386~1388頁,1998。

[123] 據小曽户洋(《東博銅人形の製作者及び年代について—幕府醫官山崎氏の事迹》,《日本醫史學雜誌》35卷140~142頁,1989)所述,次圭係山崎家第七代。第六代其父元方(1772—1841),本爲多紀元德四子,後過繼山崎家,實際上相當於元堅之叔父。

[124] 岡西爲人,《集注本草解題》,小島尚真、森立之等重輯《本草經集注[縮刷影印版]》(1)~(21)頁,大阪,南大阪印刷センター,1972。

[125] 真柳誠,《"國家圖書館[臺北]"所藏の醫藥古典籍(5)》,《漢方の臨床》54卷8號1357~1362頁,2007。

[126] 真柳誠、矢數道明,《清、中華民國時代に受容された日本の腹診學》,《日本東洋醫學雜誌》43卷1號142頁,1992。

[127] 五十嵐金三郎,《淺田宗伯書簡集》129頁,東京,汲古書院,1986。

[128] 陳捷,《明治前期日中學術交流の研究》276頁,東京,汲古書院,2003。

[129] 杏雨書屋,《福井崇蘭館舊藏 古鈔本 新修本草 獸禽部卷第十五 複製本の解説》,《杏雨》4號1~10頁,2001。

[130] 真柳誠,《伊澤蘭軒門下の<素問>研究——澀江抽齋筆<素問次注筆録>》,《漢方の臨床》43卷5號786~788頁,1996。

[131] 真柳誠,《故宮博物院所藏の醫藥古典籍(27)》,《漢方の臨床》53卷2號339~345頁,2006。

[132] 小曽户洋,《<素問><靈樞>:<太素>對經表》,《東洋醫學善本叢書8》118~127頁,大阪,東洋醫學研究會,1981。

［133］田口友康，《黃帝內經素問對經表》，東京，素靈會，1963。根本幸夫《蕭氏校刊<黃帝內經太素>對<素問><靈樞><甲乙經>各篇對照表》，《〔蕭氏校刊〕黃帝內經太素》（人民衛生出版社縮印再影印本）附錄，東京，總合漢方研究會，1978。王玉川《<內經><太素><類經>篇目對照索引》，北京中醫學院，1978。龍伯堅《<黃帝內經>和有關三書篇目考》，同《黃帝內經概論》90～140頁，上海科學技術出版社，1980(同書有丸山敏秋日本語譯版〔市川，東洋學術出版社，1985〕137～169頁亦附錄《素問》《靈樞》對經表)。

［134］真柳誠，《北京圖書館所藏<太素>珍奇史料揭秘》，錢超塵主編《黃帝內經太素研究大成》128～139頁，北京出版集團公司、北京出版社，2009。

［135］藍川玄愼，《太素經攷異》自筆稿本二卷（東北大學狩野文庫本）書影收載於《日本漢方典籍辭典》（小曾戶洋，279頁，東京，大修館書店，1999)，與寶素《對經篇》酷似。該書《東北大學所藏和漢書古典分類目錄・漢籍》（同大附屬圖書館，1974）224頁著錄"《黃帝內經太素》〔……二冊。……天保九年藍川愼寫〕狩 9/21942/2"，筆者未見。寶素與藍川玄愼（？—1842）相識交遊，極可能玄愼借用寶素《對經篇》與《黃帝內經太素攷》，並加以增補等，天保九年(1838)抄寫。依此推之，《對經篇》《黃帝內經太素攷》或成書於一八三八年以前。

［136］五十嵐金三郎，《淺田宗伯書簡集》133頁（東京，汲古書院，1986）記云："……陳者，舊臘御質問太素之件，何分不得寸隙，亦無對讀之閑。憶起先年於小島學古翁寶素堂，澀江道純〔津輕醫師〕、森養竹（立之）等對讀之事，曾相尋清川氏，幸知抄寫澀江對校之書有之，得以借用。又與森翁面會相談，所持《太素》，一一記入《素》《靈》篇名，即借受。書中且附註淺井氏之説。右二書，拙生又允借貸他人，故御對校之上，早早御返卻。……"

［137］左合昌美，《〔定本〕大阪大學懷德堂文庫所藏<素問紹識>について》，素問紹識研究組《〔多紀元堅著 定本〕素問紹識》239～246頁，東京，日本内經醫學會，1996。

［138］真柳誠，"書籍紹介 福田安典編著《傳承文學資料集成第21輯醫説》"《日本醫史學雜誌》53卷2號335～338頁，2007。

［139］據京都大學圖書館網頁書誌數據庫。
http://m.kulib.kyoto-u.ac.jp/webopac/RB00003979

［140］篠原孝市"解説"，小曾戶洋、篠原孝市《黃帝內經古注選集6/靈樞講義（下）》900～904頁，大阪，オリエント出版社，1994。

[141] 小曾户洋,《中國醫學古典と日本》103~106 頁"黄帝内經",東京,塙書房,1996。

[142] 篠原孝市"解説 伊澤棠軒《素問釋義》",户川芳郎監、石田秀實編《黄帝内經研究叢書六/素問釋義(2)》603~611 頁,大阪,オリエント出版社,1987。

[143] 真柳誠,《幕末考證學派の巨峰、椿庭山田業廣》,《山田業廣選集2》621~687 頁,東京,名著出版,1984。

[144] 翻古鈔本《醫略抄》(1796),《本草和名》(1802),翻慶安版《難經集注》(1804),翻印宋版元印《聖濟總録》(1816),影宋版《本草衍義》(1823),影古鈔本《蝦蟇經》(1823),影元版《千金翼方》(1829),影古鈔本《真本千金方》(1832),影元版《注解傷寒論》(1835),影宋版《備急千金要方》(1849),翻印李朝木活版《醫方類聚》(1852~1861),校定本《新編金匱要略方論》(1853),影顧從德仿宋版《素問》(1855),影趙開美(實際無名氏)本《宋板傷寒論》(1856),影古鈔半井本《醫心方》之校刊(1860)具有代表性。又,影宋版《外臺秘要方》之校刊,包括嘉永六年(1853)復刻跋文底稿皆完成,但優先實施新出古鈔本《醫心方》校刊,隨迎來幕末時期而中止。

[145] 小曾户洋,《中國醫學古典と日本》532~585 頁"醫心方",東京,塙書房,1996。

[146] 五十嵐金三郎,《淺田宗伯書簡集》132 頁,東京,汲古書院,1986。

[147] 矢數道明,《明治 110 年漢方醫學の變遷と將來、漢方略史年表》6~9 頁,東京,春陽堂書店,1979。

[148] 真柳誠,《清國末期における日本漢方醫學書籍の傳入と變遷》,《矢數道明先生喜壽記念文集》643~661 頁,東京,温知會,1983。

[149] 傅雲龍,《游歷日本圖經》390~391 頁,上海古籍出版社,2003。

[150] 陳捷,《楊守敬と羅振玉の交友について——楊守敬の羅振玉宛書簡を通して》,《書論》32 號 126~138 頁,2001。

[151] 殷應庚原著,黄健整理,《柯逢時年譜》,《江漢考古》1989 年 1 期 76~84 頁。

[152] 楊先梅輯,劉信芳注,《楊守敬題跋書信遺稿》220~222 頁"寄慎庵(逢時)之三",成都,巴蜀書社,1996。

[153] 劉信芳,《柯逢時寄楊守敬書信六則》,《中華醫史雜誌》20 卷 3 期 190~192,1990。

[154] 各識語、批注,依據永塚憲治氏提供縮微膠卷調查記録。

［155］真柳誠、陳捷，《岸田吟香が中國で販賣した日本關聯の古醫書》，《日本醫史學雜誌》42 卷 2 號 164~165 頁，1996。

［156］真柳誠，《魯迅のエッセイ<皇漢醫學>について》，《日本醫史學雜誌》49 卷 1 號 40~41 頁，2003。

［157］胡本祥、黃友梅、俞成芬，《黃以周治<内經>》，《中華醫史雜誌》32 卷 1 期 29~31 頁，2002。

［158］任應秋，《任應秋論醫集》44 頁，北京，人民軍醫出版社，2008。

［159］丸山敏秋，《廖平と楊注<太素>》，《東洋醫學善本叢書 8》93~110 頁，大阪‧東洋醫學研究會，1981。

［160］據網頁“黃陂論壇’s Archiver 黃陂區人物志”（2014 年 3 月 25 日閱覽）。http://www.hprx.com/archiver/tid-148408.html？page=9

［161］徐麟，《<太素>靈溪精舍抄本校勘價值舉隅》，《安徽中醫學院學報》23 卷 4 期 3~4 頁，2004。

［162］陳鋼，《蕭延平校注整理<黃帝内經太素>的功績》，《中醫文獻雜誌》1998 年 3 期 11~13 頁。

［163］王海剛，《近代黃岡陶氏刻書考略》，《出版科學》15 卷 6 期 80~83 頁，2007。

［164］江凌，《清末民初武昌陶子麟坊刻書業考略》，《長江論壇》2008 年 4 期 82~85 頁。

［165］陳捷，《明治前期日中學術交流の研究》513~528 頁，東京，汲古書院，2003

［166］真柳誠，《近代中國傳統醫學と日本——民國時代における日本醫書の影響》，《漢方の臨床》46 卷 12 號 1928~1944 頁，1999。

［167］趙洪鈞，《近代中西醫論爭史》118~125、150~154 頁，合肥，安徽科學技術出版社，1989。

［168］矢數道明，“矢數有道氏略歷”“あとがき”，矢數有道《方證學後世要方釋義——素問活用論文集》210、211、213~216 頁，東京，自然社，1977。

［169］石原明，《黃帝内經太素の缺失部分について（第 1 報）》，《日本東洋醫學雜誌》12 卷 4 號，1962。同，《黃帝内經太素の缺失部分について（第 2 報）》，《同誌》15 卷 1 號，1964。

第六章 《明堂》

明堂者　黃帝之正經　聖人之遺教
所注孔穴靡不指的……
明堂甲乙是聖人之秘寶　後世學者宜遵用之
不可苟從異説　致乖正理也
《醫心方》卷二所引　楊玄操佚文

第一節　概　要

《明堂》係匯集針灸刺激部位,即孔穴諸反饋信息之書,推知孔穴基本內容之最古文獻。當然,原始《明堂》現已無存,至唐七世紀中期,後世傳本亦皆散佚,全書原貌不得而知。但約四世紀後之《黃帝三部針灸甲乙經序》所述,據谷田氏[1]考證,類編《素問》《針經》《明堂》三部而纂成《甲乙經》。即集出現行《甲乙經》(以下,明醫統正脈全書本)中所存與現行《素問》《靈樞》對應文,及編者注、校正注、音釋等,所剩餘內容大致屬於《明堂》佚文(以下稱甲乙《明堂》)。此所謂甲乙《明堂》,與《千金方》《外臺秘要方》《醫心方》及《太素》楊上善注等所引《明堂》佚文,乃至現存楊上善編《黃帝內經明堂》(以下稱上善《明堂》)卷一經文大多一致,如此事實,時至今日之研究[2~8]已得以證明。首先,以甲乙《明堂》爲中心,與他本《明堂》佚文或《素問》(以下,明顧從德本)、《靈樞》(以下,明無名氏本)所見相關內容一一比較,以領略其概觀。

一、孔穴數目與命名

據《甲乙經》卷三,甲乙《明堂》總匯三百四十九孔穴,位於身體左右兩側之雙穴三百,位於中心線之單穴四十九,總計六百四十九孔穴[3]。半井本《醫心方》(以下,安政版)卷二《孔穴主治法第一》,引用《明堂》佚文(以下,醫心《明堂》),所描述內容存在明顯異同。但其卷首 2-1b-8 同樣記載〔《明堂》經穴六百四十九〕,據此可知,原始《明堂》孔穴數目極可能亦與今本相同。一至二世紀之《素問》《靈樞(九卷)》所載孔穴,總計約百三十[6,9],而兩書之後,由於毫針等金屬針具更加普及,以及治療方法發展,而促進穴數、穴名增加並形成體系化,故一併集成於原始《明堂》之中。孔穴係針灸治療之根本,而藥物治療之根本,即一世紀成書之《神農本草經》[10],應合一年三百六十五日,匯集三百六十五味藥物,可見與《明堂》編纂主旨無異。《太素》楊上善注[11]婉言其編撰背景,亦受《神農》影響。

> 昔神農氏錄天地間金石草木三百六十五種,法三百六十五日,濟時所用。其不錄者,或有人識用,或無人識者,蓋亦多矣。次黃帝取人身體三百六十五穴,亦法三百六十五日,身體之上移於分寸,左右差異,取病之輸,實亦不少。

《甲乙經》卷三卷首 3-6b-4 亦摘錄《素問》文字,記述三百六十五穴應合一年日數。其文如下。

> 黃帝問曰:氣穴三百六十五以應一歲,願聞孫絡谿谷,亦各有應乎。岐伯對曰:孫絡谿谷,三百六十五穴會,以應一歲,以溢奇邪,以通榮衞。肉之大會爲谷,肉之小會爲谿,肉分之間,谿谷之會,以行榮衞,以舍大氣也。

原始《明堂》,接受一世紀所編《神農》之啓迪,以《素問》《靈樞》所云三百六十五穴(會、節、絡、脈)爲目標,蒐集、整理諸文獻中有關孔穴記載,但仍未達到三百六十五穴。而規定雙穴三百、單穴四十九,或與術數學相關。

雙穴所以一側設定三百,乃因雙穴當爲偶數。100×3 之簡明計算,體現三才思想。100 即 2×2×5×5,屬於陰陽、五行之 2 與 5 二次方相乘。單穴四九亦屬奇數,且爲 7×7,七之數並列陰陽(日月)與五行(五星:火水木金土)之七政(七曜)。何以言之,《史記・五帝本紀・帝堯》云:"於是帝堯老,命舜攝行天子之政,以觀天命。舜乃在璿璣玉衡,以齊七。"東漢鄭玄注云〔璿璣、玉衡,渾天儀也。七政,日月、五星也〕[12]。如本節後述,天子執掌政務場所,古代規定爲"明堂"。於是根據觀測日月五星天體七政,而設定四十九之數。

然而,三世紀前中期王叔和《脈經》(以下,明仿宋版[13])所見 2-3a-6"尺脈緊,臍下痛。宜服當歸湯,灸天樞,針關元,補之"等,據脈診及症狀,列舉穴名,決定灸刺補瀉等治療方法。其一方,10-4b-9"尺中脈堅實竟尺,……苦兩脛腰重、少腹痛、癲疾。刺足太陰踝上三寸(或指三陰交),針入五分。又灸太陽、陽蹻,在足外踝上三寸直絕骨(或指跗陽),是也"等,多見灸刺治療並非據穴名,而指出"經脈+部位"。四世紀初之《肘後方》葛洪序,亦治療庶民僅用灸法,未舉穴名,但記部位,皆反映當時一般治療水平。更有"所確定之全部灸刺部位,皆命名爲孔穴"設想,而對其有所認識,據四世紀後半《范汪方》佚文[14]等傾向推定,大約始自四至五世紀。《明堂》系統諸書及《甲乙經》之影響未詳,當肇始於原始《明堂》。

他方,對於構成藥味及用量,將"所確定之全部藥方,皆命名爲如桂枝湯等",或始於三世紀初,乃至三世紀前期仲景醫書。其後,藥方命名逐漸普遍化,據《肘後方》《范汪方》《小品方》等方書推定,大約始自四至五世紀以降。正值由木竹簡、布帛進化爲紙張,書寫媒體完成轉換時期,而且成爲加速信息傳播等主要原因,"藥方與孔穴之命名",大致於同一時期開始普及。該史實提示,原始《明堂》成書時期與仲景醫書較爲近接。總而言之,醫學信息傳承與蓄積條件日趨完善,乃至唐代《千金方》及《外臺秘要方》等集大成方書問世。當然,前階段《素問》《九卷》等先期文獻,對於一部分孔穴命名,及《神農》實現藥名統一等。原始《明堂》與仲景醫書,堪稱導致中國醫學第二階段系統化之文獻。

二、條文形式

原始《明堂》依照一定原則，整理各孔穴相關記載，形成條文，亦按照特定原則配列條文。其條文形式，根據諸書所引佚文，顯然可見。試看《甲乙經》卷三《明堂》佚文（以下，甲乙《明堂》①）。該卷第一篇《頭直鼻中髮際傍行至頭維凡七穴》之下四條（醫統本3-6b-9），將前額髮際之孔穴，即正中線之單穴神庭，與左右所存雙穴曲差、本神、頭維之順序配列，故合計穴數記作"凡七穴"。

【神庭】在髮際，直鼻，督脈、足太陽、陽明之會。禁不可刺，令人癲疾，目失精。灸三壯。

【曲差】一名鼻衝，俠神庭兩傍各一寸五分，在髮際，足太陽脈氣所發，正頭取之。刺入三分，灸五壯。

【本神】在曲差兩傍各一寸五分，在髮際〔一曰直耳上，入髮際四分〕，足少陽、陽維之會。刺入三分，灸三壯。

【頭維】在額角髮際，俠本神兩傍各一寸五分，足少陽陽維之會。刺入五分，禁不可灸。

條文首記孔穴正名，其下大致以：一名—部位—相關經脈—取穴體位—針刺深淺、灸幾壯—禁忌灸刺等順序記述。一名，甲乙《明堂》①三百四十九穴中八十七穴，各有一至四種別稱，或由於時代、地域、流派不同造成穴名有別。記述孔穴文獻，歷經各代傳承與集積，以及判別與統一，正名與一名逐漸得以區別。穴名出典等雖均無記載，當時或存在意欲超越時代或地域，統合穴名而充當主流派。關於部位，全部孔穴均有具體記述，其完整性遠遠超過《素問》《靈樞》《難經》等書。又，甲乙《明堂》①，醫統本、明抄本，僅於兩孔穴記述"上星一穴""會宗二穴"，即單穴、雙穴之別。實際上，見有《甲乙經》十卷本增補為十二卷本時所遺留痕迹，已於第四章第一節簡述，詳細後述於本章第二節。

相關經脈，位於頭部及軀幹部之孔穴，大多數云"○○之會""○○脈氣所發"，兩種表述雖散見於《素問·氣府論》等，但仍有新發展。經脈名，有手足三陰三陽十二經脈，及所謂奇經八脈之任脈、督脈等。但頭部、軀幹部孔穴相關經脈中，未併記臟腑名稱。其中有與北宋《銅人腧穴針灸圖經》(1027)(圖6-11)上卷(現存元版卷一)而定論之所屬經脈相異之孔穴，有與複數經脈相關聯之孔穴，有未記所屬經脈之孔穴。即並非全部孔穴必須確定屬於某一經脈，但觀其孔穴篇制及記載順序，似乎僅渾然理解與某經脈相關聯而已。各篇孔穴關聯經脈與記載順序，有與現今既定所屬經脈循行相重疊者，亦有相異者。甲乙《明堂》所載頭部、軀幹部孔穴配列，與現在經脈循行認識不同，孔穴所屬經脈亦頗顯曖昧。

一方，上善《明堂》與《外臺秘要方》卷三十九所引《明堂》(以下，外臺《明堂》)，將全部孔穴分別按經脈類編。而《千金方》卷二十九、卷三十所引《明堂》(以下，千金《明堂》)，頭部、軀幹部孔穴無關聯經脈，半井本醫心《明堂》，除去冠以"乀"符號係追記部分之外，全部孔穴未記關聯經脈。如此記述差異，起因於各書編纂意圖不同。各書編纂時代，保留原始《明堂》全貌文獻既已失傳，故著者力圖以自家記述方式恢復原狀。

或如，胸腹部"中府，肺之募也。一名膺中俞"，正名與一名之間，記載五臟六腑"○募也"共有十一穴。而作爲心包經募穴，即現在所認定之任脈膻中穴，並未見"心主(心包)募也"等規定。又《難經·六十七難》規定募穴與背部俞穴相對應，但現在所謂厥陰(心包)俞，甲乙《明堂》中未載。而且《靈樞·經脈》篇之前身，即馬王堆出土《足臂十一脈灸經》與《陰陽十一脈灸經》甲、乙本(秦漢間、漢初前三世紀末抄寫)，以及張家山出土(前二世紀中期埋葬)《脈書》第二段，各本皆未記載相當於心包經之經脈，足以窺測傳承關係之端倪。孔穴與關聯經脈諸問題，詳述於後。

隨着體位改變，一部分孔穴部位將發生變化，故特注記"正頭取之""俛而取之"等，此乃延續《靈樞·本輸》篇等記述。全部孔穴所記針灸程度，如刺入多數爲二至八分，一部分規定"留幾呼"或禁刺等。如《靈樞·經水》篇 6-4b-1 "足陽明，刺深六分，留十呼"，全部孔穴基本以同樣方式具體記載。據刺入深淺，難以想象適用於砭石，根據時代而言，當對金屬針具所作規定。灸法大多以奇數一、三、五、七、九壯爲準，或云"禁（不可）灸"。火熱灸法，屬陽性治療，故壯數當依陽之奇數。如此具體壯數，亦僅限於《素問》《靈樞》一部分記載。相反，《甲乙經》所引《素問》16-5a-8"以年爲壯數"，及《靈樞》9-4a-3"灸窮骨（骶骨）二十壯"等多壯灸内容，而甲乙《明堂》中卻未見採用形迹，或對多壯灸持否定態度。又，醫心《明堂》肓門穴記有"灸卅壯"，但甲乙《明堂》①作"灸三壯"。

以上條文形式及内容，與他書《明堂》佚文雖有部分出入，但無大差。更與原始《神農本草經》各論條文記述形式相類似，即藥物正名——一名—氣味—有毒、無毒—出處（山谷、池澤等）[10]。大凡關聯經脈對應氣味，不可灸、不可刺（可灸刺）對應有毒（無毒），部位對應出處。但《神農》中未載與取穴體位對應之採取時期，以及與針灸刺激量相對應之用藥量，可見《明堂》更加趨於完善。

三、孔穴記載順序，篇制，篇文配列，孔穴圖示，五行穴

孔穴記載順序，前記"頭直鼻中髮際傍行……"第一篇四穴，沿循前額髮際，自中央至左右兩側向下行。其他篇，甲乙《明堂》①前半，大致將頭部及軀幹孔穴，按部位篇制。尤其頭髮部與背部、胸腹部各篇更具特徵，即於中心線及左右對稱平行數行配列孔穴。各篇孔穴，基本由上而下排列，故任脈與胸腹部足陰脈，與現今理論呈相反方向循行。各篇制亦兼用頭、背、面、耳、頸、肩、胸、腋、腹等上方→下方，又陽面（背）→陰面（胸腹）及中央→側方原則而配列。

描述孔穴，亦依照細小部位設立篇制，以此類推，或有按照部位別灸刺法或配穴法。譬如，山東省出土二世紀前期製作之人面鳥身針醫畫像石[15]（圖6-1），雖然屬於抽象畫像，但充滿特定部位別集中針刺及脈診氣氛。按照部位別設篇排列孔穴，似乎寓意着與甲乙《明堂》成書同時，亦曾編纂部位別孔穴圖。若原始《明堂》時期果然存在孔穴圖，則領先於尚無藥圖之《神農本草經》。

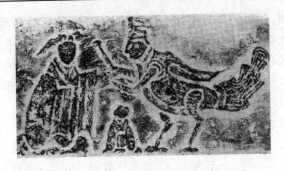

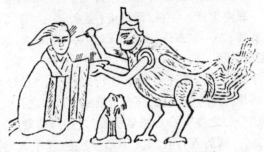

圖 6-1　二世紀畫像石拓本及模寫

（《山東中醫學院學報》1981 年第 3 期第 60 頁）

又，以頭部、軀幹等部位別設篇，亦同樣見於千金《明堂》與醫心《明堂》，但篇文配列與篇中孔穴順序相互不同。上善《明堂》與外臺《明堂》，全部孔穴以經脈別設篇，即指楊上善與王燾方式，已見前述。

甲乙《明堂》①後半手足孔穴，以手三陰脈、三陽脈與足三陰脈、三陽脈順序，按照經脈別設篇，各經脈初始條文，如"肺出少商"等明記關聯臟腑。十二經脈名稱與孔穴相接循行線路，以及各篇大多數孔穴相關經脈與臟腑關係，基本與現在認識相符合。與頭部、軀幹不同，以四肢而言，甲乙《明堂》時期既已確定經脈循行部位與關聯孔穴、臟腑，至今仍大致沿用。又，若僅手足穴，即使以經脈別，亦容易以圖示之。

但四肢孔穴，全篇均自手足末端向軀幹，求心性排列，最終至《靈樞·經脈》篇整理完成十二經脈起止，及手陰經與足陽經之相異。然而,《經脈》篇之早期文獻《足臂十一脈灸經》,所有"脈"皆自手足末端或手腕、足腕起始,求心性循行。甲乙《明堂》所載手足孔穴求心性配列,或屬於《足臂》系之延續。又,現心包經"手厥陰心主及臂凡一十六穴第二十五",《足臂》等出土灸書中未見,但見載於甲乙《明堂》①中。摘録醫統本 3-29a-11 如下。

> 中衝者,木也。……手心主脈之所出也,爲<u>井</u>。……/勞宫者,火也。……手心主脈之所溜也,爲<u>滎</u>。……/大陵者,土也。……手心主脈之所注也,爲<u>俞</u>。……/内關,手心主<u>絡</u>,……别走少陽。……/間使者,金也。……手心主脈之所行也,爲<u>經</u>。……/郄門,手心主<u>郄</u>,……/曲澤者,水也。……手心主脈之所入也,爲<u>合</u>。……/天泉,……

如是,手足各篇,爲五穴賦予五行之性,有"○○脈之所出(~入)也,爲井(~合)",其他,亦有所謂原、絡、郄之孔穴。但頭部與軀幹所見"○○之會""○○脈氣所發"之經脈關聯,分别僅記載二穴與十二穴。關於五行孔穴,《甲乙經》卷三《手太陰及臂凡一十八穴第二十四》卷首 3-27b-10 有以下説明。

> i 黄帝問曰:願聞五藏六府所出之處。岐伯對曰:五藏五俞,五五、二十五俞。六府六俞,六六、三十六俞。……所出爲井,所溜爲滎,所注爲俞,所過爲原,所行爲經,所入爲合。ii 别而言之,則所注爲俞。總而言之,則手太陰井也,滎也,原也,經也,合也,皆謂之俞。非此六者謂之間。……

i 爲《甲乙經》經文,ii 依語氣與内容,可知係《甲乙經》編者注文。i 似基於《靈樞・九針十二原》篇 1-3a-9 以下文:

> 五藏五腧,五五、二十五腧。六府六腧,六六、三十六腧。……所出爲井,所溜爲滎,所注爲腧,所行爲經,所入爲合。

及《靈樞・本輸》篇 1-5a-10 以下文:

> 心出於中衝……爲井木。溜於勞宫……爲滎。注於大陵……爲腧。行於間使……爲經。入於曲澤……爲合。手少陰也。……膀胱出於……過於京骨…爲原。……是謂五藏六府之腧,五五、二十五腧,六六、三十六腧也。

　　然而，《九針十二原》篇井、滎、俞、經、合五穴並未與五行相匹配，《本輪》篇亦僅於五臟中規定"爲井木"，六腑中規定"爲井金"。爲五穴賦予五行特性，陰之五臟與陽之六腑匹配有異，故六腑附加原穴，而成六穴等説，見於《難經》六十二至六十八難。甲乙《明堂》所規定五行(輸、腧)穴，無疑參照《難經》之説。

　　再者，上記《靈樞·本輪》篇"心出於中衝…手少陰也"係記述心脈，《本輪》篇並無現所謂心包經，而甲乙《明堂》①將"手(厥陰)心主之脈…。心主出中衝……"轉用爲心主(心包)脈，以應合《靈樞·經脈》篇等所説。相反，《本輪》篇等所未載之手少陰(心)脈與孔穴，即"(手少陰及臂……)心出少衝……"，甲乙《明堂》①似自出處未詳之先期文獻中引用收錄。或依照《靈樞·經脈》篇、《邪客》篇所論，自編新條文。原來"心主"與五臟説"心"同義，其後六臟説將其轉用爲"心包"。

　　如是，甲乙《明堂》①之四肢孔穴，一準《靈樞》《難經》等説加以整理、擴充。又，肘、膝關節以下，作爲脈氣所"出、溜、注、過、行、入"部位，全部十二經脈，自末端以向心性設定治療或診斷要穴，即井、滎、俞、原、經、合五行穴及原穴(所過之原穴僅見陽經)。各脈亦有絡穴、郄穴，兩穴皆爲肘、膝關節以下要穴。如此重要孔穴，必然給予重視。一般認爲，如圖 6-1 所示，着衣可以灸刺。他書《明堂》佚文亦見有五行穴與原穴、絡穴、郄穴規定。但僅醫心《明堂》將其一律刪除，而半井本《醫心方》僅見井穴規定，於隱白、大敦穴冠以"〵"追記。

四、主治文記述形式及主旨

　　前述《脈經》條文記有"尺脈緊，臍下痛。宜服當歸湯，灸天樞，針關元，補之"，"尺中脈堅實竟尺，……苦兩脛腰重、少腹痛、癲疾。刺足太陰踝上三寸，針入五分。又灸太陽、陽蹻，在足外踝上三寸直絶骨，是也"。如此多種形式記述灸刺法，古來有之，故原始《明堂》亦參照早期文獻，摘録孔穴主治病症。但繁雜記述，有必要統一成一種固定形式。

　　原始《神農本草經》各論,於各藥條文最後,以"主(或治)+病症"形式,記述主治文[10]。《甲乙經》卷三即甲乙《明堂》①相分離,卷七至卷十二治療各論中,分散記述孔穴主治文(以下,甲乙《明堂》②)。千金《明堂》亦於治療各論分散主治文,但其他《明堂》佚文,則於孔穴條總括記載。甲乙《明堂》②最初記述孔穴主治文,如卷七《六經受病發傷寒熱病第一中》,醫統本 7-9a-6 如下。

　　頭腦中寒,鼻衄,目泣出,神庭主之。/頭痛身熱,鼻窒,喘息不利,煩滿汗不出,曲差主之。/頭痛目眩,頸項強急,胸脇相引不得傾側,本神主之。……

　　皆以"病症+穴名+主之"形式概述,顯然與仲景醫書影響相關。如第四章第二節所述,該表現形式,由四世紀後半《甲乙經》編者所統一。一方,他本《明堂》佚文記述形式一致,大多數為"穴名+主+病症"。依此類推,原始《明堂》亦每一孔穴主治文,必然與一世紀初期《神農》各藥條文同樣,以"穴名+主+病症"統一形式記述。後述四至五世紀敦煌本《明堂》亦相同形式。

　　《明堂》如此記載孔穴主治文,具有一種特點,即雖然與臟腑經脈論並無關係,但仍網羅"灸刺特效作用"。而依據脈診等觀察,並以"針刺補瀉臟腑經脈虛實",即所謂《靈樞》《難經》典型性治療概念,與《明堂》治療取向不同。藤木俊郎(1931—1976)既已指出[2]。但若有益於臨床,則雙方併用,邏輯多樣化,矛盾融合體,正可謂中國傳統,可知正符合原始《明堂》體裁。其後,甲乙《明堂》與千金《明堂》,將二者分離。外臺《明堂》與上善《明堂》,將特效作用歸屬於臟腑經脈論,矛盾得以解消。他方,排除臟腑經脈論,而期望解消矛盾,可喻為醫心《明堂》之旨趣。

五、甲乙《明堂》輯佚

　　《甲乙經》將甲乙《明堂》①與②條文相分離,同樣形式僅見於千金《明堂》,而敦煌本、上善、外臺、醫心《明堂》皆連續記述。分離與連續究竟何為甲乙《明堂》,乃至原始《明堂》舊貌。

　　亦如黃氏所指出[6,16]值得重視現象,即甲乙《明堂》②各病症所記神庭主之、曲差主之、本神主之……等孔穴順序,除一部分誤記之外,基本與甲乙《明堂》①神庭、曲差、本神……孔穴記載順序一致。據此可知,與甲乙《明堂》①相同篇制及順序排列三四九穴,各穴下連續記述①與②條文,呈現原本甲乙《明堂》面貌。可以推定,《甲乙經》編者將①條文分記於卷三,將②條文分記於按照病症別之卷七至卷十(現傳本卷七至卷十二),除此之外,難以説明發生該現象之理由。②條文所記"……臨泣主之"等同名異穴主治文,參照所記順序,可區別頭臨泣與足臨泣二穴。順序摘録每孔穴所載《甲乙經》卷七至卷十二主治文,則可輯佚出所引甲乙《明堂》②。神庭穴主治文,醫統本如下記述。

> 7-9a-6 頭腦中寒、鼻衄、目泣出,神庭主之。7-24b-10 痎瘧,神庭及百會主之。8-4a-1 寒熱頭痛、喘喝、目不能視,神庭主之。10-10a-11 風眩、善嘔、煩滿,神庭主之。11-2b-11 癲疾嘔沫,神庭及兑端、承漿主之。

刪除上記條文各文末"神庭(及○○)主之",代之以"主"字置於文頭,使全病症連續成文,則可輯佚神庭之②條文。更將①條文附於前,則爲:

> ①神庭,在髮際,直鼻,督脈、足太陽、陽明之會。禁不可刺,令人癲疾,目失精。灸三壯。②主頭腦中寒、鼻衄、目泣出,痎瘧,寒熱頭痛、喘喝、目不能視,風眩、善嘔、煩滿,癲疾嘔沫。

如此操作方法,對三四九穴重加調整,則基本可以完成甲乙《明堂》輯佚。但是上記神庭穴主治文中所記"及○○",如百會、兑端、承漿各穴,亦必須追加上記病症,輯佚條文,而且甲乙《明堂》以外各書《明堂》佚文亦必須校勘。此外,仍存在其他諸多問題需要解決。黃龍祥氏精密考校《明堂》相關文獻,編著《黃帝明堂經輯校》(北京,中國醫藥科技出版社,1988),大致再現甲乙《明堂》全貌。類似輯佚書,曾有張善忱、張登部二氏《針灸甲乙經腧穴重輯》(濟南,山東科學技術出版社,1982),未及黃輯校本精詳。參閱黃輯校本,手足五行穴②條主治病症較他穴爲多,可以推知,依準《靈樞·九針十二原》篇及《本輸》篇論説所得治驗,將其結果匯集於甲乙《明堂》或原始《明堂》中。但黃氏指出[6]，甲乙《明堂》中改變或誤引《素問》《九卷》條文夥多。所引其他文獻，抑或有同樣改變及誤引。

又，黃輯校本對於上記神庭穴，注記參照他本校勘結果，將①禁不可刺後續文"令人癲疾，目失精"，從經文中刪除。其他孔穴條，亦根據同樣方法注釋校勘，刪除、補足或改字等文句頗多。誠然，該方法屬於中國傳統校正，但筆者認爲，應該限定於注釋某字句之正誤，以及判斷其是否妥當而已。

以上概要僅述甲乙《明堂》。若將相同模式用於上善《明堂》等，則成爲孔穴順序及篇制完全不同之《明堂》，但三四九穴本身與各條文實質並無較大差別。

六、總論之存否

原始《神農本草經》四卷本，卷一係總論之序錄(凡例)。據序錄記載，可知各論收錄方式[10]，即卷二上藥百二十，卷三中藥百二十，卷四下藥百二十五。原始《明堂》似乎仿照《神農》記述，故應當設總論篇等。譬如江戶醫學館仿元版《千金翼方》卷二十八針灸下、雜法第九前半，見引"《明堂》偃側、黃帝曰、岐伯曰、故經云、本經多云"。其用針法、禁忌法所載內容，或與原始《明堂》所載總論部分相關聯，如此推測，不無道理。《外臺秘要方》(752)宋版[17]19-29a-10，似援引楊玄操《明堂音義》一書，云"《明堂》論灸之補瀉之法"。或與此相似內容見於醫統本《甲乙經》3-11a-5如下，明抄本3-15a-1亦有文意相近內容。

> 凡五藏之腧，出於背者，按其處，應在中而痛解，乃其腧也。灸之則可，刺之則不可。盛則瀉之，虛則補之。以火補之者，無吹其火，須自滅也。以火瀉之者，疾吹其火，拊其艾，須其火滅也。

該文敍述背部俞穴簡便取穴法，以及灸之補瀉法，《靈樞·背腧》篇見有對應文。無疑《甲乙經》編者引自《九卷》內容。然而，據"《明堂》論灸之補瀉之法"記載推想，類似灸之補瀉法，原始《明堂》總論中亦有記述。

一方,《醫心方》2-73b-3《小品方》佚文所引"黄帝曰:灸不三分,是謂徒瘢",係《明堂》佚文。關於艾炷底面規定爲三分(0.3寸),詳述於後,仍可認爲屬於總論内容。類似文或對應文亦見於宋版《〔新雕〕千金方》[18]29-16a-6 及《外臺秘要方》19-29b-6。又《甲乙經》醫統本、明抄本卷三末尾皆無載脈絡,遽然記述"欲令灸發者,灸履編熨之,三日即發",自灸瘡至化膿、排膿方法。大致相同文字,《外臺》39-3a-11 引用爲〔《甲乙》丙(三)卷云〕,故八世紀中期,見存於《甲乙經》卷三。可知,該排膿法或爲《甲乙經》編者所撰,但甲乙《明堂》①列記三四九穴條文之卷三末尾,突然記載此文,奇妙且唐突,或屬《明堂》佚文,分析其内容,抑或屬於總論部分。以上記述均與灸法相關,原始《明堂》依據文獻中,似有未詳灸法孔穴書。

又,《甲乙經》卷五《針灸禁忌第一下》列記刺禁穴與禁灸穴,兩者皆未見於現行《素問》《靈樞》,或可認爲屬《明堂》總論佚文。然而,該禁灸穴,由《甲乙經》編者自甲乙《明堂》①摘録、編集,刺禁穴亦當同樣來源。詳述於後。

有關取穴,如背部俞穴所在,《醫心方》2-41b-1 引用《黄帝明堂經》,記述如下。

《黄帝明堂經》輸椎法曰:大抒在第一椎下傍,風門在第二椎下傍,肺輸在第三椎下,心輸在第五椎下,鬲輸在第七椎下,肝輸在第九椎下,膽輸在十椎下,脾輸第十一椎下,胃輸在第十二椎下,三膲輸在第十三椎下,腎輸在第十四椎下,大腸輸在第十六椎下,小腸輸在第十八椎下,膀胱輸在第十九椎下,中膂内輸在第廿椎下,白環輸在第廿一椎下,凡俠脊椎下間傍相去三寸也。

該條文及"輸(腧、俞)椎(槌)法"表現,甲乙《明堂》及醫心《明堂》等均未見載,故可推定爲原始《明堂》總論佚文。但内容僅摘録背部第二行(現膀胱經第一線)孔穴部位,追記"凡俠脊椎下間傍相去三寸也"而已。或係丹波康賴所利用《黄帝明堂經》中增補總論内容,或由康賴自《黄帝明堂經》摘録,而稱作"輸椎法",是否屬於原始《明堂》既存文字,已無法求證。

他方,何故名爲"明堂",本書如何編纂而成,何故三四九穴,其條文如何配列等等,均當於序文中記述。然而,類似序文之佚文,仍未發現。如前所述,《明堂》佚文根據所引文獻不同,孔穴配列等存在相當大差異。明顯啓示兩種可能性,或世存改編原始《明堂》各論部分傳本,或改編原文並引用。若改編各論,則與記述原始《明堂》構成等之序文或總論發生矛盾,故原始《明堂》即使附録序文、總論等,亦於早期被刪除,後世已無傳承。蓋僅現存《神農本草經》序録及《傷寒論》序文例外,而原始《明堂》或與原始《素問》《靈樞》《難經》相同,各書編者序文等皆無傳存。

以上所述,雖然有理由推測總論似曾存在,但是確證尚未覓得。總論之存否,仍待今後繼續探討。

七、"明堂"其書名

以"明堂"命爲書名之理由,亦因序文等缺如而難以判明,但"明堂"一詞,《素問》中數處見載。如《著至教論》篇23-1a-6"黃帝坐明堂,召雷公而問之曰:子知醫之道乎",王冰注云〔明堂,布政之宮也〕。其典或出自《禮記·月令》"仲夏之月……天子居明堂太廟",《禮記·明堂位》"大廟,天子明堂。……振木鐸於朝,天子之政也",以及孔穎達疏,天子執掌政務場所及宮殿稱爲明堂[19]等。天子之政,必察日月與五星"七政",因此,單穴四十九之數亦取自七之七倍數,於前所述。

作爲建築物之明堂構造,見於所謂春秋戰國時代著作《考工記·匠人》[20]。《靈樞·五色》篇15-3a-7云"明堂者鼻也",認爲顏面暴露於外,耐受低溫,聚集天之陽氣,立體狀鼻位其中央,喻之爲天子所居建築明堂。如前述甲乙《明堂》①卷首條文"神庭、直鼻、太陽、陽明、鼻衝、神庭、本神、少陽、陽維",多用神、鼻、陽字。孔穴以頭、背、胸、腹、手、足順序篇制,配列原則,即軀幹屬陽之上部、背部,至陰之下部、腹部。各篇孔穴亦以頭部、軀幹,上→下。四肢則相反,下→上順次配列。如是,孔穴配列、取穴法等,及經脈概念亦與"明堂"命名相關。

脈字，如《説文》所載"𧖴"字，初期經脈概念，即根據手足怒張血管走向，及動脈拍動部位脈診，推測氣血循行。直觀思維基礎上，參用陰陽、五行説與三才説等而形成。不僅心臟拍動，生命根源皆由圓形天而下降陽之精氣，陽氣消失則血脈停止，乃至於死。體溫亦散盡。一方，認爲維持生命，飲食不可或缺，其自方形地而上昇陰之精氣。劉安（前179—前122）所編《淮南子》，給予編纂《素問》極大影響，其《精神訓》云"夫精神者，所受於天也。而形體者，所稟於地也。……頭之圓也象天，足之方也象地"。因此，陰陽兩精氣遍及圓形頭與方形四肢末端，循行全身，作爲經脈生理現象，《素問》《靈樞》諸篇詳加論説。後述《太平經》亦云"灸者太陽之精""針者少陰之精"[21]，可見針灸乃借助孔穴調整陰陽精氣之認識，產生於一定時代背景之中。如此統括圓形、方形、立體性、陽氣下降、陰氣上昇及孔穴、針灸之暗喻，亦見於《素問》《靈樞》人體概念中，猶如天子執掌政務之顔面"明堂"，並以之爲書名。與早期《素問》相比，《靈樞》之"九卷"及《難經》之"八十一難"所謂古名，顯然過於質樸，毫無雅趣，或爲免俗而設"明堂"之稱。

第二節　原始《明堂》成書與舊貌

一、背景

《史記·扁鵲倉公列傳》及古典醫書以外，具體記述針灸之書，可舉西漢末至東漢順帝（126—144年在位）期間，不斷增補而成之《太平經》，其中記載《灸刺訣第七十四》，係較早文獻。其卷首[21]云：

> 灸刺者，所以調安三百六十脈，通陰陽之氣而除害也。三百六十脈者，應一歲三百六十日，日一脈持事，應四時五行而動，出外周旋身上，總於頭頂，內繫於藏。……灸者太陽之精。……

針者少陰之精。……

此三百六十脈與"灸者太陽之精""針者少陰之精"之表現,何況《明堂》,儼然貌似《素問》《靈樞》之前年代。但"脈者……出外周旋身上,總於頭頂,內繫於藏"觀點,或與"明堂"命名有共通要素。

原始《明堂》編纂契機之一,與一世紀(正確當爲公元五年[22])成書之《神農本草經》相關,孔穴部位及刺激量規定等,較《素問》《靈樞》《難經》更有進展。如前所述,參照《難經》規定五行穴。黄氏亦認爲,《明堂》穴法較《難經》有所發展,命門認識基於《難經》所述等。依此推知,該書參照《素問》《靈樞(九卷)》《難經》等東漢之前針灸文獻編纂而成[23]。原始《明堂》編成時期,當爲二世紀中後期《難經》以降。

然而,《素問》《靈樞》記載排尿困難症狀所用"癃"字,三世紀初或前期所謂仲景醫書《傷寒論》《金匱要略》以"淋"字表記。森立之闡述其理由,認爲因避東漢殤帝劉隆(106年卒)之諱,改癃爲淋[24]。《傷寒》《金匱》亦無"隆"字。一方,各文獻所載《明堂》佚文中多用"癃"字,穴名"豐隆"亦未改字,故推定成書於一〇六年以前[6]。可是,《明堂》佚文中避"癃",多處對溺(尿)、小便、溲(屎尿)附加不得、不利、赤、難、痛等,描述排尿困難病症。並偶見排尿困難亦用"淋"字。原始《明堂》編者,無須亦無法避東漢諱,一〇六年以前文獻所用"癃",同年以後之東漢文獻見用"不得溺、小便難而痛、小便赤難、淋漓"等,編者即單純引用雙方記述。東漢之後三世紀前中期《脈經》中亦混用兩種表現。可知,編纂成於東漢以後,但仍參照利用一〇六年以前文獻,故時代並非遙遠,或係三國時期。

二、《明堂流注圖》與《偃側圖》

東漢以降,《肘後方》(約310)所謂晉葛洪序一文云,"又使人用針,自非究習醫方,素識《明堂流注》者,則身中榮衞尚不知其所在,安能用針以治之哉"[25]大致相同文字,亦見於《傷寒論》別傳本《金匱玉函經》[26]1-6a-4,推知該書與葛洪相關。葛洪《抱朴子》(317)卷十五《雜應》,亦記述類似文字"又多令人以針治病,其灸法又不明處所分寸,而但説身中孔穴榮輸之名。自非舊醫備覽《明堂流注》《偃側圖》者,安能曉之哉"[27]。前文"身中榮衛"(《金匱玉函經》作"身中榮俞")及後文"身中孔穴榮輸",雖亦聯想手足五行穴,但皆云"身中",故或包括背部諸俞穴。葛洪認爲,欲通曉俞穴,必須備覽《明堂流注》,以及《偃側圖》。葛洪書中多述灸法。

關於《明堂流注》,《隋書·經籍志》醫方前半[28],云"《黃帝流注脈經》一卷〔梁有《明堂流注》六卷,亡〕",大約與梁《七錄》(523)所著録同名六卷本相對應。如前已述,甲乙《明堂》①按部位別編集孔穴,其目的爲與圖示併用。可以推測,曾存在僅記載經文之原始《明堂》,及部位別圖示之原始《流注(圖)》,將兩者前後相合,或與部位別併記,乃成葛洪所謂《明堂流注》(即《明堂》《流注圖》)。更據丸山氏所復原[29]唐開元二十五年(737)醫疾令所載:

【第三條】諸醫、針生,各分經受業。醫生習《甲乙》《脈經》《本草》,兼習張仲景(《傷寒論》)、《小品》等方。針生習《素問》《黃帝針經》《明堂》《脈訣》,兼習《流注》、《偃側》等圖、《赤烏神針》等經。

【第四條】……讀《明堂》者,即令驗圖識其孔穴。……

第三條,針生當兼習《流注》《偃側》等附録圖示二書,而必習之經典《明堂》則爲別書。第四條規定,爲理解《明堂》孔穴,必須參照《流注圖》與《偃側圖》圖示。七三八年頃《唐六典》太醫署[30],針生必習書、兼習書亦同前。針生條文,由唐永徽二年(651)醫疾令所規定,開元七年(719)令、二十五年令,皆承繼沿用。故區別經文《明堂》與圖示《流注圖》《偃側圖》,可上溯至初唐時期。永徽令亦傳入日本,大寶令(701)及養老令(757)等,基本照用唐令規定。永徽令稍後,孫思邈《千金方》卷二十九第二,將手足三陰三陽經末端六穴(井、榮、輸、源〔原〕、經、合)脈氣之出、流、注、過、行、入稱作"流注"。《流注圖》"流注"之意,即指外界精氣貫注循行於原穴與五行穴等要穴。

又《隋書·經籍志》著録"《明堂孔穴圖》三卷〔梁有《偃側圖》八卷,又《偃側圖》三卷〕"[28],注記與《抱朴子》所載同名書《偃側圖》。似將梁《七録》之《偃側圖》認定爲《明堂》系統孔穴圖。《隋書·經籍志》醫方後半[31]著録"《黄帝明堂偃人圖》十二卷""《偃側人經》二卷〔秦承祖撰〕",及"《十二人圖》一卷""《黄帝十二經脈明堂五藏人圖》一卷"。據各書名,似乎將描繪十二經脈人體圖稱作"偃側圖"。"偃"有仰、伏之意,故將一二圖統合爲三圖,即成《千金方》卷二十九第一所謂仰人(正面)、伏人(背面)、側人之《明堂三人圖》。若是,區別於《偃側圖》之《流注圖》,必定屬於部位別孔穴圖。葛洪所言及之《明堂流注》,依據唐令考證,當由經文《明堂》與部位別孔穴圖《流注圖》所構成。《偃側圖》《流注圖》二書,似與原始《明堂》具有親子或兄弟關係。

五世紀中期陳延之(《小品方》)亦提及《明堂》經文與圖。《醫心方》2-51a-1引文:

陳延之曰:……夫針術,須師乃行,其灸則凡人便施。爲師解經者,針灸隨手而行。非師所解文者,但依圖詳文則可灸。野間無圖不解文者,但逐病所在便灸之。皆良法。但避其面目、四支(肢)顯露處,以瘡瘢爲害耳。

與此"文"區別,所謂"經"即指針灸經典,似指《明堂》或《甲乙經》。因此,有"文"有"圖",故陳延之所云"經",當指附録孔穴圖之《明堂》經文。而且,灸法即使無師講解,亦可參考孔穴圖,詳讀文字,理解經文,便可施灸。若僻地無圖,不解文字,亦可隨病施灸。仍然強調理解孔穴部位,必須參照圖示,陳延之亦曾經眼《明堂》孔穴圖,並提出顔面及四肢露出部施灸,當注意"瘡瘢"之害。相關問題詳述於後。

《醫心方》收載陳延之佚文以下2-51a-6云,"張仲景述:……凡欲灸者,……疏孔穴名,……以疏臨圖像,……如經所記壯數也"。然而,相對應之張仲景文字或内容,現行《傷寒論》《金匱要略》《金匱玉函經》《脈經》等皆未見載。似非仲景原文,故丹波康賴亦疑爲陳延之以後所附加。但該文指出灸穴有"圖像"與"經"文相輔相成。

再者,日本平安時代《新撰姓氏録》(815)左京諸蕃下和藥使主[32]中記載,欽明天皇二十三年(562),大伴狹手彥連渡海與高句麗大戰後歸國,隨從赴日者中有吳國主照淵子孫智聰,齎帶"内外典、藥書、明堂圖等百六十四卷"等。又云,智聰齎帶"本方書一百三十卷、明堂圖一、藥臼一及伎樂一具",存於八世紀末所建大寺(今奈良市飛鳥寺)。《日本書紀》卷十九欽明天皇二十三年(562)八月,大伴狹手彥高句麗戰條注云〔一本云,十一年(550)〕[33],故智聰來日或爲五五〇年。《日本國見在書目録》雖未著録此《明堂圖》一卷,但六世紀中期以前,已傳入百濟或高句麗。若是,當屬於中國南北朝時代傳本,與陳延之所見《明堂》孔穴圖基本同一時代。根據該書卷數推論,或屬於無經文,或與前述《隋書·經籍志》"《十二人圖》一卷""《黄帝十二經脈明堂五藏人圖》一卷"之祖本系相關聯。

三、成書年代

出土文物中所見東漢以前文獻,一般多用木簡、竹簡。時見絹布帛書,因價格昂貴,多爲皇族、官僚所用。僅以管見,獸皮文書既無中國古代記録,亦未見出土實物。中國栽培印度原產木綿,大約始自一一二五至一一六二年頃[34],故綿布可作論外。當時描繪人體全身圖,或部分圖中孔穴點與穴名、部位等,若使用狹窄木竹簡,以及容易造成文字滲透之麻布,皆會出現各種困難,一般當選用木板或紙張書寫。甘肅省天水放馬灘一號秦墓出土木板地圖,五號漢墓出土麻紙地圖,但木板不適合用於書籍。紙發明於公元前,蔡倫改良書寫用紙,東漢一〇五年獻上。東漢末左伯(165—226)首創世稱"研妙暉光"加工法製造書寫紙,與張芝所造之筆,及曹魏韋誕(179—253)所製之墨,於三世紀前期,並譽稱爲書家三寶[35]。一方,王氏[36]分析出土文獻等,認爲紙本繪畫出現於西晉末以前。

書寫用紙造價遠遠低於絹布,三世紀前後得以普及,故原始《流注圖》及原始《明堂》亦當編成於三世紀以後。

依此推之,葛洪西晉三一七年所言《明堂、流注(圖)》《偃側圖》之書,必然用紙書寫。據葛洪所云該書"舊醫備覽",則可自三一七年上遡數十餘年,或係前代王朝之書。又,明趙開美本《〔宋板〕傷寒論》,緣自三世紀初或前期之仲景醫書,其傷寒例 2-8b-3 載云"身之穴三百六十有五",沿襲《素問》《靈樞》三六五穴說。《傷寒論》別傳本《金匱玉函經》1-6a-4 亦言及"明堂流注"[26],但似乎混入葛洪文章,如前所述。張仲景雖論述針灸,但未見收錄三四九穴之原始《明堂》。三世紀前中期《脈經》,亦未曾顯現《明堂》影響。

《明堂》屬於富有濃厚漢代中原文化之《素問》《靈樞》《難經》等延伸產物,大量參考東漢末期以前針灸治驗文獻,並整理、統合繁雜孔穴記載而成。綜合考察前述各年代背景及資料,原始《明堂》與原始《流注圖》,皆可能成書於東漢之後三國時代。儘管藤木氏推測"東漢末,或者魏、晉時代《明堂經》得以完成"[2],但筆者斷定,編成於繼承漢代傳統及文獻之曹魏時代(220—265),即三世紀中期。

四、敦煌本所得知見

原始《明堂》現已無存,可窺知其舊貌之最古文獻,乃四世紀後半之《甲乙經》。可是,正如第四章所述,現行《甲乙經》亦經後世反復改編、校定,故其中所收甲乙《明堂》,畢竟不可認爲與原始《明堂》無異。現存敦煌本斷簡中,有似五世紀與七世紀《甲乙經》殘卷,但屬未引《明堂》部分。然而,現存四至五世紀筆寫《明堂》斷簡,即所謂"敦煌本",據此極可能推定原始《明堂》舊態。現以近年研究爲中心介紹如下。

"敦煌本"斷簡五片,現收藏於俄羅斯科學院東方研究所聖彼得堡分所。該研究所敦煌文書,所以廣爲世界研究者周知,乃以一九六三年蘇聯時代 Л. Н. Меньшиков 主編《亞洲民族研究所藏敦

煌漢文寫本解説目録》第一卷出版[37]爲契機。該目録整理號
1535~1541 收載醫書、醫方文書等, 並將其中 1537 (文書號
Дx. 235) 兩片斷簡推定爲《甲乙經》。著録第一片斷簡, 係五至六
世紀筆寫, 第二片斷簡爲 S. E. Malov 珍藏品。而西里爾文字 Дx.
即敦煌發音 Dun-huang, 用俄羅斯語表記爲 Дунь-хуан, 略爲 Дx.。
後述 S. Franzini 氏, 以 Dx. 表記。該目録照片雖欠鮮明, 仍附録於
後。第二斷簡(橫 24cm×縱 24.5cm) (圖 6-2) 配置於左, 第一斷簡
(橫 29cm×縱 14cm) (圖 6-3 右) 配置右上。兩斷簡圖版至一九九
六年, 以 Дx. 235 與 Дx. 239 號碼收録於《俄藏敦煌文獻》[38]第六冊
中(1996)。

Dx.235

17 16 15 14 13 12 11 10 9 8 7 6 5 4　　3 2 1

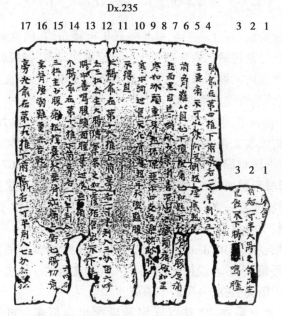

圖 6-2　敦煌本《明堂》1(Serge Franzini 氏提供)

據 Меньшиков《目録》, 斷簡似由 Sergei Efimovich Malov
(1880—1957) 收集。據該研究所 Vorobyova-Desyatovskaya 氏考
察[39], Malov 於一九〇九至一九一一年赴烏魯木齊、吐魯番、高昌

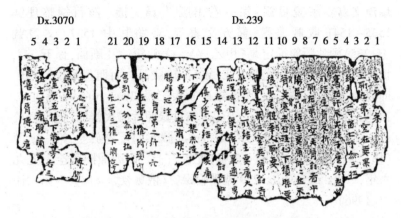

Dx.3070　　　　　　　　　　　Dx.239

5 4 3 2 1　　21 20 19 18 17 16 15 14 13 12 11 10 9 8 7 6 5 4 3 2 1

圖6-3　敦煌本《明堂》2（Serge Franzini 氏提供）

故地、哈密等地，一九一三至一九一五年至羅布泊、阿克蘇、莎車、和田、喀什等地探險。齎來五至十一世紀漢文寫本，據説於吐魯番收集，但實際所出場所未詳。大凡類似敦煌文書一括收藏，故其中或包括其他調查團所獲西域文書。

據 Popova 氏報告[40]，P. K. Kozlov 一八九三至一八九五年調查吐魯番，收集文書，經過 S. F. Ol' denburg 研究之後，移交該研究所前身亞洲博物館保管。Kozlov 蒙古、四川調查團（1907—1909）於戈壁灘發現黑城遺跡，將所發掘文書，其中包括漢文文書，皆攜歸亞洲博物館。一九一〇年，Ol' denburg 俄羅斯第一次土耳其斯坦調查團，至吐魯番及庫車等地探查發掘，N. N. Krotokov 收集文書約一百種之多。Ol' denburg 第二次土耳其斯坦調查團（1914—1915）收穫最大，於敦煌搜集四至十一世紀文書約一万九千餘種。據云，其中斷簡發掘、發現於千佛洞。

以上文書混在，故難以斷定該斷簡出自何處。可是，高田氏[41]對校諸文書，推定該研究所收藏出土文書，既已確認敦煌寫本以外，零碎小斷片大多出土於吐魯番。所謂敦煌本該斷簡亦極可能屬吐魯番出土文物。

Меньшиков《目録》一九六三年出版之後，一九六四年三木榮

(1903—1992)亦依據書後所附照片,認定爲《甲乙經》斷簡[42]。又,一九六七年發表文章,認爲斷簡屬唐寫本[43]。其後,遠藤氏依據照片釋文,發現似屬《明堂》內容。小曾户氏受其啓發,認定並非《甲乙經》,而確屬《明堂》斷簡。且調轉文書左右配置,即變換文章前後位置,一九八七年發表文章[44]。一九九二年小曾户氏續報,重新正確排列各斷簡順序並釋文,推測[45]該斷簡當屬六朝時代抄寫。

事有奇緣,筆者北京中醫學院同期留學生 S. Franzini 氏亦大約同一時期,與小曾户氏不謀而合,研究該斷簡。一九九三年於法·亞洲協會《亞洲雜誌》發表《聖彼得堡所藏中國醫學古寫本》論文[46],並論文與包括新出 Dx. 3070(橫 7.5cm×縱 12cm)(圖 6-3 左)鮮明圖版,一同寄予筆者。據 Franzini 氏報告稱,因 M. Soymié 氏評價該文書年代當追溯至五世紀,故自俄羅斯索閱照片,並釋文、研究,但論文中未附錄圖版。其考察結論認爲,文書體裁與五世紀敦煌文書近似,即與《甲乙經》同一系,且現存最古孔穴文獻,內容與外臺《明堂》及醫心《明堂》類似。該文書所記錄與足經脈相關之仙骨部孔穴配列形式,可命名爲"八聊(髎)所結"。其後,小曾户氏依照 Franzini 氏所示 Dx. 3070 圖,前記之續報[45]中追加圖版與釋文,一九九六年再次發表論文[7]。遠藤氏亦參照 Franzini 氏圖版,修訂小曾户氏釋文,復原斷簡缺損部分,一九九六年發表論文[8]。

以後,王氏[47]研究指出,《俄藏敦煌文獻》[38]第 13 冊(2000)所收 Дx. 6634 與第 15 冊(2000)所收 Дx. 11538b(圖 6-4),即 Dx(Дx). 235 與 Dx(Дx). 239 中間八行及 Dx(Дx). 239 下部四行,將文字綴合,並一部分釋文,一同報告。王氏所發現五片,綴合完全正確,筆跡相同。因屬唐以前貴重原文,關於新出部分,參照王氏釋文,揭載如下。以"¦"表示上下斷裂,原本傍記加入〔 〕內。破損部缺字依照遠藤氏與王氏復原,用 圍廓文字 ,或以囗表示,應當修正文字用( )內表示。又,Dx. 239 與 Dx. 235 不甚明瞭,但已知 Дx. 6634 每孔穴條文頭畫點之特徵,故以"·"表記。

【此前係 Dx（Дx）. 235 第 17 行。以後，上爲 Дx. 6634，┊下爲 Дx. 11538b】

主要脊強痛，引背少┊腹，要以下至足清不仁，不可以坐，╱

起熱痙互引，汗不出，┊反折，尻臀內痛似瘴瘧伏（狀）。╱

●中脊〔齊〕內俞，在要下第廿┊椎下，兩旁各一寸半，俠脊胛起肉。╱

刺入三分，留十呼。灸三壯。主┊要痛〔齊〕，不可以俛仰，寒熱□痙，反折╱

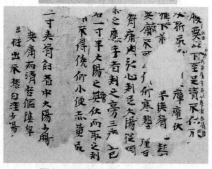

圖 6-4　敦煌本《明堂》3
（上 Дx. 6634，下 Дx. 11538b）

互引，腹脹〔挷〕攣，背央乚引┊脅痛，內引心。刺足大（太）陽，從項╱

始，數脊椎，夾脊如痛，案┊之應手者，刺之旁三痏，立已。╱

●白還，在第廿一椎下，兩旁┊各一寸半，大（太）陽之其〔會〕，伏而取之。刺╱

入五分，灸三壯。主要脊┊痛，不得俛仰，小便赤黃，尻╱

【以後上係 Dx（Дx）. 239，┊下爲 Дx. 11538b】

重不能舉。┊（空行）╱

●上聊，在第一空，在要果下┊一寸，夾脊𦙾者中，大（太）陽少腸（陽）之╱

絡。刺入二寸,留七呼。灸三壯。┆ 主 要痛而清,苦偏,陰

睾 跳 /

骞熱,汗不出,絕子,瘧寒熱,┆ 陰 挺出,不禁白淫,少陽□□/

【以後上爲 Dx（Дх）.239,┆ 下爲缺損】

此新出部分,遠藤氏既已復原,無明顯差異。進而,遠藤氏據
斷簡釋文及缺損部分復原,作如下考察[8]。即醫心《明堂》部位別
孔穴配列及主治表現、記載順序,與敦煌本近似,一方,主治表現亦
與上善《明堂》相似。而且,敦煌本更與原始《明堂》相近。又如以
往諸説,若醫心《明堂》以經脈別編制之上善《明堂》爲底本,則其
孔穴配列,不當與部位別之敦煌本相近似。因此,醫心《明堂》底
本,即或《醫心方》所提及之《黃帝明堂經》。

其次,注目於 Dx.239 第十八行"右背第二行廿穴",推定敦煌
本順序,即背部第一行(現督脈)、第二行(現膀胱經第一線)、第三
行(現膀胱經第二線),且孔穴自上而下配列。又,復原敦煌本背
部第一至第三行配列順序,並指出橫隔膜以上之孔穴,左右有二十
五穴,此與《素問》《靈樞》所見古取穴法相對應。即兩書所見"五
行、行五,五五、二十五穴"等記述。身體頭髮部、背部及胸腹部正
中線上有單穴第一行,左右有雙穴第二行及第三行,總計五行,故
各行各取五穴,則成二十五穴之取穴法。

又云,Dx.239 保存八聊穴(+長強穴)之"所結",而該内容,其
他《明堂》佚文中僅見斷片而已。與其第九行中"(先取缺盆),後
取尾骶與八聊要"互考,則仙骨、尾骨附近亦有同樣五行取穴法。
此即屬於陽症取軀幹上部缺盆穴(熱俞),陰症取下部八聊穴及長
強穴(水俞)之治療取穴法,與《素問·水熱穴論》所説相關。醫心
《明堂》卷首 2-2a-1 亦有"頭上五行、行五,五五、二十五穴"等記
述。遠藤氏據以上内容推論,認爲原始《明堂》採用"五行、行五"
取穴法。可謂探索原始《明堂》舊貌基礎上,富有諸多啓示之
論考。

再者,Franzini 氏認爲敦煌本係五世紀書寫。敦煌本字體,屬

於楷書中遺留隸書波磔之中間體,或體現抄寫者之運筆特性。但與五世紀所寫《三國志·吳志》第十二殘卷(吐魯番出土,日本重要文化財,東京都臺東區立書道博物館藏、上野家藏)之書風十分相似,或 Soymié 氏及 Franzini 氏判斷爲五世紀理由之一。但敦煌本"熱、然"字與"絡、絕、結"等筆畫皆有行書意味。隸書向行書移行,早於隸書向楷書移行。據鶴田氏出土文獻調查報告[48],自西晉二九六年及三〇八年紀年兩文書以後,得以確認行書意味混在之楷隸中間體。曹魏、西晉亦繼東漢,由西域長史府管轄吐魯番及敦煌等區域,故若認爲敦煌本大約書寫於西晉四世紀,亦不無道理。因此,推計爲四至五世紀,當無可非議。若果爲四世紀,則與三世紀中期之原始《明堂》時代接近,遠藤氏論説蓋然性更高。

五、原始《明堂》之舊貌

敦煌本《明堂》,孔穴條文缺字較少者,即小腸俞(圖 6-2, Dx. 235 第 14~16 行),試釋文如下。稍有缺損之字,以□圍廓,甲乙《明堂》之別字,記入( )内,甲乙《明堂》未見字句,下線標示。

小腸俞,在第十八椎下,兩旁(傍)各一寸半(五分)。刺入三 分 ,留 六呼。灸/三壯。主少腹痛熱,控囊(睪)引要(腰)脊,疝痛,上衝心,小腸切痛,/要(腰)脊強,溺難黃赤,舌(口)乾。

該條文中旁、傍及要、腰,即古今字關係,原始《明堂》亦必定書寫古字。僅考該條,甲乙《明堂》②中未見"熱、小腸切痛、難"三病症,卻存於敦煌本中。如此現象,揭示甲乙《明堂》②選録拔萃原始《明堂》而成。醫心《明堂》亦缺"小腸切痛",但保留"熱、難",據此,遠藤氏認爲與敦煌本近似。但是,外臺《明堂》小腸俞主治文 39-28a-3〔主少腹痛熱,控睪引腰脊,疝痛,上衝心,腰脊強,溺難黃赤,口乾,大小便難,淋痔〕,仍然保留"熱、難",與醫心《明堂》相近。又,敦煌本各孔穴連續記述甲乙《明堂》①與②條文,故可推定該形式爲原始《明堂》舊貌。

Franzini 氏與遠藤氏亦皆關注敦煌本 Dx. 239(與 Дx. 11538b)中,上聊穴"少陽、□□所結",次聊穴"□陽、陽明所結",中聊穴

"厥陰、少陰所結"，下聊穴"□陰、少陰所結"等記載。所謂"所結"，正如此四穴，二陽脈或二陰脈連接之意，各穴下書寫主治文，文頭記述"瘠背"或"要(腰)痛"。同類記載僅遺存於外臺《明堂》中扁(髎、聊、窌)穴中"厥陰所結"，甲乙、外臺《明堂》長強穴中"少陰所結"，可知亦皆屬於選錄內容。雖稱選錄，但主治文中皆見腰痛，均係位於骶骨、尾骨附近孔穴，故敦煌本斷簡所缺落之長強穴，亦當有同樣記述。一方，Dx. 235 第二行"(三焦俞……)太陽之會"，Dx. 239 與 Дx. 11538b 上聊穴有"太陽、少陽之絡"，遠藤氏復原[8]附分穴"(手足太陽之)會"。相同表現亦多見於甲乙《明堂》，甚至孔穴部位以下記述順序亦完全一致。故可以認爲，以上孔穴等關聯經脈記載形式，亦保留着原始《明堂》之舊。甲乙《明堂》係選錄本，雖有改寫、脫文及誤引，但大致保存着原始《明堂》舊貌。

再者，敦煌本下聊穴條文之次行有"右背第二行廿穴"，以下繼書背第三行附分穴條文，故第二行末尾爲下聊穴。然而，甲乙、千金《明堂》第二以及外臺《明堂》膀胱脈，下窌(扁)穴以下有會陽穴，即末尾穴。又，醫心《明堂》第二行末尾即下扁穴，不僅與敦煌本一致，而且足部孔穴文頭以陰廉、會陰、會陽、扶承……順序記述，於足部孔穴中配置會陽穴。遠藤氏依據該特徵，參考《素問》記載，發現敦煌本與醫心《明堂》配列中存在甲乙《明堂》等已亡佚之特殊配穴法。即不僅骶骨、尾骨附近取水俞之八聊、長強穴，而且四肢取熱俞之會陽等配穴法。確實，該配穴法存在於原始《明堂》之可能性相當高，如此配穴法之脫落，無疑由甲乙《明堂》系統改變所造成。

然而，若推想醫心《明堂》依照原始《明堂》系統而成，則孔穴條文字句及四肢孔穴記載順序，呈露諸多難以理解現象。或者應當推定，丹波康賴亦參照《素問》《流注圖》《偃側圖》記載，設定醫心《明堂》孔穴配列。由此，依據條文字句，及《流注圖》輪廓、流注概念，一一討論如下。

六、穴名下之一穴、二穴

醫統本、明抄本中甲乙《明堂》①，僅二穴記述單穴、雙穴之別，如"上星一穴""會宗二穴",其他孔穴均未見載。雖然難免疑爲後世所附加,但僅此二穴,似不可思議。一方,醫心《明堂》全部孔穴正名之下,記注一穴、二穴。且有例外,如 2-33a-5,《明堂》中未見之膝目(膝眼)穴,引自《華他(佗)》《小品方》,注記"四穴"。原始《明堂》中全部穴名之下,本來抑或有"一穴"及"二穴"注記文歟。

與前述遠藤氏所論內容相關,現摘錄《素問・氣穴論》15-7a-4於下。

> 熱俞五十九穴,水俞五十七穴。頭上五行、行五,五五、二十五穴。中胠兩傍各五、凡十穴。大椎上兩傍各一、凡二穴。目瞳子、浮白二穴。……踝上橫二穴。陰陽蹻四穴。水俞在諸分,熱俞在氣穴,寒熱俞在兩骸厭中二穴。大禁二十五,在天府下五寸。凡三百六十五穴,針之所由行也。

《素問・氣府論》15-11a-1 之下亦有類似記述"凡五行、行五,五五、二十五。項中大筋兩傍各一。風府兩傍各一"。凡記述兩傍或各一,則爲雙穴。《靈樞・熱病》9-7b-7"凡六痏,巔上(百會)一,顖會一,髮際(神庭或風府)一,廉泉一,風池二,天柱二",其穴名下之一、二,無疑指單穴或雙穴。《醫心方》8-24a-9 以下引用《葛氏方》(四世紀初)佚文亦有"大椎一穴〔灸百壯〕,肩井二穴〔各灸百壯〕,……絶骨二穴〔灸二百壯〕"。《醫心方》16-25a-9 眉注所引《小品方》(五世紀中期)佚文,有"風府一穴,在項後髮際下,小入髮中……"後述《醫心方》卷二十二所引《產經(圖)》,僅對姙婦偃側圖中無法記述之募穴與背部俞穴,記注一、二穴。

若以圖示,或以經脈別編制孔穴,則附記一、二穴,顯然變成無用、無意義。故孫思邈描繪《明堂三人圖》,附錄於千金《明堂》中,以經脈別編制,而附孔穴圖之上善《明堂》與外臺《明堂》中,並未見一、二穴注記。編撰原始《明堂》同時,亦必當編纂原始明堂《流注圖》,故穴名下無一、二穴注記。敦煌本穴名下亦無二穴等記注,可知,本來明堂《流注圖》必定附錄於《明堂》一書。

他方,原始《素問》《靈樞》,若由一至二世紀民間編纂而成,則書寫材料極可能使用木竹簡,故難以設想附有孔穴圖。即《素問》

《靈樞》所見一穴、二穴等，係古時無圖示書籍記載孔穴之定型表述。而《醫心方》卷二中似亦未載孔穴圖，可以認定，丹波康賴於醫心《明堂》全部穴名下附加一穴、二穴。依據以上分析，甲乙《明堂》①僅二孔穴分別記述單穴、雙穴，可以大概推測其發生經緯。

如第四章所述，即原始《甲乙經》十卷，未曾引用原始甲乙《明堂(附流注圖)》中之《流注圖》，故原卷三(甲乙《明堂》①)全部穴名下附記一、二穴。其後，孔穴圖二卷，名爲子(11)卷、丑(12)卷，附錄於書末而成十二卷本。然參考圖示足以理解單穴、雙穴，故卷三附記一、二穴即被刪除，但僅上星、會宗兩穴中偶然遺存。又，隋以前傳承過程中，孔穴圖二卷脫落，遂將經文卷八至卷十，分卷爲卷八至卷十二，仍然維持十二卷之卷數。

七、原始明堂《流注圖》概要

參照遠藤氏論考，亦可證明原始《明堂》曾設想將孔穴以"五行、行五"部位別一括表記。如此記述，不僅提供治療配穴方法，亦有圖示孔穴目的。因此，試依照現行甲乙《明堂》孔穴分布，以五行、行五形式，類推可圖示之部位。

據甲乙《明堂》，則頭髮部與背部、胸腹部之中央及左右，總計排列五條或七條孔穴。背部與胸腹部，大凡胸椎、腰椎間一橫隔膜面，及腰椎、骶骨間一臍部面，可三分爲上中下，所分各行，皆有五穴左右。臀部第三行(現膀胱經第二線)上僅有胞肓及秩邊二穴，但現膀胱經第一線，骶骨端內側，上屈、下降，有兩條並行，作爲例外，可以採用五行、行五取穴法。因此，《素問・水熱穴論》16-7a-5稱作治療水病之"尻上五行、行五"水俞。頭髮部，《水熱穴論》16-9b-6有治療熱病之"頭上五行、行五"熱俞。顏面孔穴，若忽略與現經脈所屬關係，則可設定中央與左右，第一至第三行並行五條線，亦可以設想非屬並行之第四行。《千金方》卷二十九仰人頭面與元版《銅人腧穴針灸圖經》卷三正面部，相互存在微妙異同，但顏面孔穴皆配列於並行之五行上。如此例外之顏面五官有口，而臀部有肛門，故以上下、表裏關係相對應。似認爲生長毛髮之頭上與下腹部,同樣具有上下、表裏關係。

他方,若圖示四肢,則當有内側、外側,而各經脈僅有三條,無法形成五行、行五。但四肢内側之六臟陰脈有五行穴,外側之六腑陽脈有五行穴與原穴共六穴。關於該問題,甲乙《明堂》①手足部文頭3-27b-11,沿用《靈樞·九針十二原》篇記述,説明"五藏五俞,五五、二十五俞。六府六俞,六六、三十六俞"。《靈樞·本輸》篇將無心包脈之手足五臟陰脈,規定五行穴,計二十五穴。六腑陽脈規定五行穴+原穴,計三十六穴。且《本輸》篇作爲五臟腧(俞)之五穴,《九針十二原》篇重複規定爲原穴。於是,甲乙《明堂》增補心包脈,故實際孔穴構成,即手足六臟陰脈"六藏五俞,六五、三十俞",如是,失去九九完美形式。因而,手足陰陽各六脈,作爲臟腑精氣所出之五行穴(+原穴),依照《九針十二原》篇規定爲"五五、二十五""六六、三十六"。該規定與頭、軀幹"五行、行五"形式,成爲甲乙《明堂》流注圖核心設想,當然其根源應該上溯至原始《明堂》。

依據以上設想,若以部位別圖示之,則可以描繪出以"五行、行五"形式爲中心,構成頭部之頭上與顔面二圖,軀幹之胸腹部三圖與背部三圖。以"五五、二十五,六六、三十六"形式爲中心,上肢、下肢内側二圖與外側二圖。總共十二圖,即除頸部、肩部與體側以外之主要孔穴圖示。亦可體現十二脈説及一年月數所謂術數要素,故十二部位別《流注圖》,曾附録於原始《明堂》之可能性極高。

可是,巴黎國立圖書館伯希和文書,及大英圖書館司坦因文書,藏有敦煌出土唐代 P. 2675《新集備急灸經》與 S. 6168、6262《佚名灸法圖》,皆屬偃側圖系統。全身正面圖及背面圖標記灸點,自該點引線至人體圖外,略記穴名與部位等,但並未描繪經脈線條。如後文所述之《黃帝蝦蟇經》一書亦見有同樣描寫(圖6-9)。該書緣自於三世紀後半文獻,主要依照"月圖"與干支,論述禁灸孔穴。敦煌兩書,係面向一般百姓之灸書,故經脈線等無需詳述。即使專書《黃帝蝦蟇經》,若有經脈線,以及人體輪廓線,更有自孔穴點向圖外所引説明線,諸線相互交差,想必相當混亂。爲避免混亂,或者省略孔穴點及説明線等,僅記録經脈線,或者以朱墨分書加以區別,此外別無他法。

譬如《醫心方》卷二十二,自德貞常《產經(圖)》引用姙娠一至十每月姙婦圖(圖6-5),以朱筆描繪各月滋養胎兒經脈及胎兒。一方,以墨筆記注禁止針灸各月經脈之穴點及穴名,一部分説明線引至圖外。此《產經》禁止針灸等邏輯,根據"月圖"及干支敍述,顯然接受《蝦蟇圖》系邏輯影響而成。兩書繪圖以及髮型、人體等描寫法均相近似。於是,爲强調區別《產經圖》各月滋養胎兒經脈及經脈上禁穴,由德貞常或者丹波康賴,以朱筆描畫經脈線。

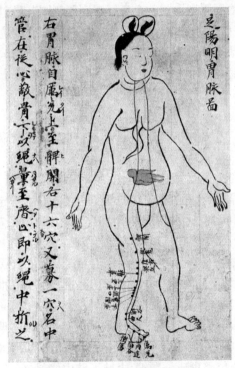

圖6-5 《產經圖》足陽明胃脉圖
(卷子本《醫心方》卷二十二,荻野仲三郎,1937)

又,原始明堂《流注圖》頭部、軀幹孔穴排列並行,即使僅據穴點,亦容易辨別其行列。然而,若將上肢下肢内側、外側圖一括描畫,則各圖内孔穴列三行未必並行,故若無經脈線,則孔穴所屬不明。因此,一部分書中,四肢内側圖與外側圖,以朱筆附記經脈線。可是,僅用墨筆描繪,或發生與經脈線相混亂現象。故省略經脈線,走行於四肢之每條經脈,僅描畫穴點、穴名,則需要十二圖,全體由二十部位圖構成。

與上記各書例綜合分析,可知除流注圖與偃側圖一部分以朱墨分書之外,應當肯定一般皆未同時標記穴點及經脈線。部位別之流注圖,若無穴點、穴名,則無參考意義,故大多會省略經脈線,而四肢則描繪經脈則示圖。全身經脈別偃側圖若僅以提示孔穴爲目的,則無需描畫經脈線。若描記全部經脈線路,則應當將脈名及起止穴名等基本狀況附記於周圍。《隋書·經籍志》所著録"《偃側人經》二卷〔秦承祖撰〕,《十二人圖》一卷,《黄帝十二經脈明堂五藏人圖》一卷"[31],或即類此偃側圖。

第三節　原始《明堂》孔穴配列與經脈循行概念

本章概要中既已簡單敍述,依照甲乙《明堂》所知孔穴配列等,與現今認識存在相當大差異。又,根據敦煌本推定出原始《明堂》,及甲乙《明堂》①獨特想法,即依據部位編制孔穴,頭部與軀幹以"五行、行五",四肢以"五五、二十五,六六、三十六"形式爲主,並以圖示之。因此,本節詳細探討甲乙《明堂》①之孔穴編制及配列,與系統不同之諸《明堂》相比較,進而,期待推定原始《明堂》孔穴配列與經脈循行概念。

現行《甲乙經》卷三,醫統本、明抄本,皆將甲乙《明堂》①三四九穴條文,編成三十五篇。此三十五篇大體分爲九個部位,更將胸部與腹部兩部位整理成一類編,上肢下肢内側部、外側部四部位整理成一類編。因而,每三部位與兩類編分別討論,各部位與各類編題目,略記於以下分類各篇中。各篇篇名,爲簡明概略,適當修改,(　)内記入各篇孔穴共同記載之關聯經脈,無共同經脈者,省略。(　)以下附記各篇穴數。

一、頭髮部六篇(三十一穴)

第一篇:前額部髮際四穴;第二篇:頭髮部第一行(督脈)八穴;第三篇:頭髮部第二行(足太陽)五穴;第四篇:頭髮部第三行(足少陽、陽維)五穴;第五篇:側頭部耳上(足太陽少陽)六穴;第六篇:後頭部髮際三穴。

將該六篇置於全卷三十五篇之首,乃因頭髮部位於身體最頂端,大約亦與"明堂"命名相關。其中第一篇與第六篇孔穴,於前額與後頭髮際,自中央向左右兩方並列,如此排列,似非表示精氣循行,而或認爲頭髮部前後境界具有特殊認識機能。位於内側之第二至第四篇孔穴,"督脈氣所發"等關聯經脈及孔穴順序,亦與現在認識大致相符合。然而,現行《甲乙經》篇名,如第二篇"循督脈卻行",第三篇"俠督脈各一寸五分卻行",第四篇"目上入髮際五分卻行",僅記錄督脈,而不言足太陽脈、少陽脈等。第五篇側頭部耳上六穴,亦可認爲頭髮部第四行,但稍不規則自上方至下方順次配列孔穴,似認爲與現膽經不同循行。篇名亦云"緣耳上卻行",似屬未依據臟腑之經脈論。馬王堆出土之《陰陽十一脈灸經》,其甲本、乙本皆命名爲肩脈(現小腸經)、耳脈(現三焦經)、齒脈(現大腸經)。如此諸篇名,抑或由《甲乙經》編者所附記,但包括軀幹部各篇名,較孔穴條文所關聯經脈具有古風。故可以推想,諸篇名既已存在於甲乙《明堂》時期,或早已存在於原始《明堂》時期。

第二至第四篇所見孔穴列,其第一行,除卻前頭上星與後頭腦戶、風府三穴,其餘全部構成五行、行五形式。正與《素問·氣穴論》15-7a-5、《氣府論》15-11a-1 及《水熱穴論》16-9b-6 中作爲"越諸陽之熱逆"等熱俞之"(頭上)五行、行五",《靈樞·厥病》篇 10-1a-5"厥頭痛,……寫(瀉)頭上五行、行五"相互對應。亦與醫心《明堂》2-2a～2-3b 之間所記頭上第一至第三行各五穴相符合。

位於該二十五穴之中心者,即百會穴,甲乙、外臺、醫心《明堂》均曰,一名"三陽五會"。三陽五會,見載於公元前一世紀所編

《史記·扁鵲倉公列傳》,即扁鵲(秦越人)以針石拯治虢太子尸蹶病施術部位。後世通常認爲即指現今百會穴。近年,山田氏探討研究百會說以外諸說,認爲屬於"足太陽脈之五輸(井滎俞經合)穴"[49]。鈴木氏與遠藤氏以爲,與《素問》所載三部九候診相類似,故解釋爲"三陽經與五陰經之輸穴"[50],而否定山田氏之說。但是,《扁鵲倉公列傳》云"以取外三陽五會",關於"外"字解釋,淺井正直《扁鵲倉公傳割解》(1770),及多紀元簡《扁鵲倉公傳彙攷》(1849)收載數說。可是,理當與"外"相對應之"內"三陽五會,以及百會穴等相關記載或解釋,均未見載。

然而,即便將"三陽"理解爲"陽之三行",亦未必過於牽強。一方,參考《素問·氣穴論》"谿谷三百六十五穴會",及《靈樞·九針十二原》"節之交三百六十五會"等,"會"具有間隙或關節相關之俞(輸)穴,即孔穴之意。會與俞字形亦相近,故將"五會"理解爲"五俞(穴)",亦無不可。因而,若將三陽五會解釋爲"陽之三行(左右五條)各五會(俞、穴)",則恰成五行、行五。即可規定衣服、軀幹"內"之背部及臀部,以及"外"之頭上灸刺部位。《靈樞·厥病》篇云"厥頭痛……寫(瀉)頭上五行、行五",似即秦越人所針石之頭上熱俞二十五部位。

據《史記·扁鵲倉公列傳》(淳于意,前215—前167)及馬王堆等出土醫書記載,公元前二世紀以前,既已使用灸與石針(砭石),而尚未產生爲灸刺部位賦以穴名之構想。似僅對手足腕部附近呈現拍動之"脈口",名爲三陰三陽,實施灸刺。正值如此時代,必然可用"取外三陽五會"表述。當然,《史記·扁鵲倉公列傳》既有傳說特性,亦不乏司馬遷虛擬色彩。然而,公元前二世紀中期《韓詩外傳》卷十見載虢太子尸蹶,扁鵲以針石"取三陽五輸"故事[51],無疑司馬遷依自公元前二世紀流傳內容。

又,四川省綿陽市自公元前一七九至一四一年西漢墓中出土木製黑漆俑[52](綿陽博物館藏)(圖6-6,圖6-7),漆俑全身描畫類似經脈朱線,其頭上亦描畫五條朱線,但均未刻記穴點及穴名。推計該墓埋葬,大約與《韓詩外傳》同一時代。綿陽市位於涪江中上游,《後漢書・郭玉傳》(和帝時〔89—105〕太醫丞)所云,郭玉之祖師涪翁即釣於涪水之邊。涪翁善於針石治療,郭玉巧於脈診針術[53]。依據地上地下資料分析,筆者認爲,若探求針石頭上五行、行五部位本源,大約當上溯至西漢前期時代。

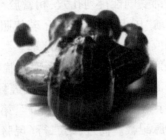

圖 6-6　公元前二世紀綿陽漆俑頭上(鄭金生提供)

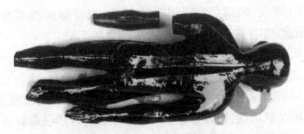

圖 6-7　公元前二世紀綿陽漆俑背部(鄭金生提供)

二、背部三篇(四十五穴)

第七篇:背部第一行(督脈)十一穴;第八篇:背部第二行(足太陽)二十一穴;第九篇:背部第三行(足太陽)十三穴。

背部三篇,包括左右,有五條孔穴列,每行孔穴自上背部至臀部連續下方向排列。得以復原之敦煌本,及千金、醫心《明堂》皆同樣記述。連續排列孔穴,因爲肋骨及胸椎、腰椎、骶骨、尾骨爲上下連續,諸此骨性標誌,可觸า得知,正確取穴。但是,背部整體而言,肩胛骨附近亦存在孔穴,而該處十四穴,一括收載於第十三篇肩部,醫心《明堂》亦同樣編排。若是,則可特定原始《明堂》背部三篇亦爲五行、行五灸刺法,而且諸孔穴排列與編制,爲便於描繪上背部、腰背部、臀部三圖。上背部排列,屬於典型五行、行五形式,其以下腰背部及臀部,取穴法稍有變則。遠藤氏有詳細論考[8]。腰背部與臀部變則性排列孔穴,相當於《素問・水熱穴論》所謂治療水病之水俞"尻上五行、行五",若依照《史記・扁鵲倉公列傳》表現方法,則或當作"内三陽五會"耶。

關聯經脈,如第一行督脈,第三行(現膀胱經第二線)足太陽脈全部孔穴中皆有記述。但是,現行《甲乙經》篇名中,僅有第一行"循督脈",第二行"兩傍俠脊各一寸五分",第三行"兩傍俠脊各三寸",而無足太陽脈記載。而且,第二行(現膀胱經第一線)二十一穴,如大杼、風門、膽俞、三焦俞、白環俞、上窌等穴記述足太陽,會陽穴記述督脈。肺俞、心俞等計十四穴中無經脈記載。可見甲乙《明堂》時期,因第二行及其孔穴雙方,與經脈關聯不甚明瞭。原始《明堂》亦存在同樣狀況,或者更加渾然不明。

據馬王堆出土《陰陽十一脈灸經》《足臂十一脈灸經》,可知最初形成與手足施灸部位相關經脈概念,以及繼肩、耳、齒器官之後,出現三陰三陽命名。然而,關於督脈、任脈等奇經則未載隻言片語。分析文獻記載,可以推斷,後世隨着金屬針具發明與普及,灸刺部位不斷增加。觀其部位,逐漸產生孔穴概念,並知命名之必要。而孔穴命名,使其主治及關聯經脈等知識不斷蓄積豐富。

然而,甲乙《明堂》乃至原始《明堂》,背部第二行穴名及上下排列皆已確定,而與足太陽脈之關聯尚未確定。第二行孔穴,約半數以臟腑名命爲○○俞。無疑係經過反復觀察自覺他覺症狀,及灸刺所產生之體性─內臟反射,對於所蓄積知識,加以演繹歸納所得出之結果。因與多數臟腑相關聯之第二行,難以限定於足太陽(膀胱)脈第一線,故極可能先使第三行與足太陽脈結係關聯。即便如此,如果使用督脈或與脊椎之距離,表示背部三行之篇名,則暗示着一種可能性。即手足最初形成三陰三陽經脈概念出現以前,既已掌握背部灸刺行列。

再者,《足臂》"足泰陽"(《陰陽十一脈灸經》作"鉅陽")脈背部循行,自臀部上方向僅一行[54],但是否相當於現膀胱經第一線或第二線,尚不可知。綿陽漆俑背部(圖6-7)中心線兩側亦僅有朱線各一條。兩側朱線與後頭部及腳部連續,自其腰部向兩側腹下方分支,接近現膽經,故類推爲現太陽膀胱經第二線亦未嘗不可。《素問・氣府論》僅以背部15-11a-6"俠背(脊)以下至尻尾。……五藏之俞各五,六府之俞各六"下方向僅一行記述"足太陽脈氣"循行與孔穴,並云五臟六腑俞穴,故應相當於現膀胱經第一線之背部第二行。

二〇一三年十二月報道,四川省成都市天回鎮發掘西漢3號墓(前156—前187頃),出土《敝昔醫論》,可判讀爲"敝昔曰。所胃(謂)五色者,脈之主……"等,同時出土《五色脈診》等計九種木竹簡醫書。其中"敝昔"似指扁鵲。可知該內容或與《史記・扁鵲倉公列傳》中所云淳于意(倉公),西漢高后八年(前180),自陽慶授得"黃帝、扁鵲之脈書,五色診病"(第三章文獻[7])等記載或有一定關聯。據報道,《五色脈診》中見有"凡五色,以觀生死……""心氣者赤,肺氣者白,肝氣者青,胃氣者黃,腎氣者黑,故以五藏之氣……"等記述。可以推定,該內容與《靈樞・五色》篇,並《脈經》卷五《扁鵲陰陽脈法第二》《扁鵲脈法第三》,以及《扁鵲華陀察聲色要訣第四》所記5-7b-8"目色赤者病在心,白在肺,黑在腎,黃在脾,青在肝"等相關聯。猪飼氏最近報告[55]亦認爲,命名爲《經脈書》之文獻,存在於《陰陽十一脈灸經》與《靈樞・經脈》篇中間階段。

成都漢墓亦出土黑色漆俑。互聯網僅公開不甚清晰畫像,但有一部分與綿陽漆俑相近似之白線與朱線,線上及大關節周圍可見類似灸刺部位白點。又未見相當於督脈之背部正中線,故或係女性。正中部位自上而下,陰刻"心、肺、肝、胃、腎"等字。猪飼氏報告[55],其依據成都出土相關報導,再現畫像(圖6-8),自頭部至背部、下肢左右,分別描繪兩行,較綿陽漆俑增加一行。毋庸置疑,所標記心、肺、肝、胃、腎,即意味相對應臟腑,證明已開始認識與灸刺相關。假設所刻臟腑名,意指正中線左右之俞穴名,則心、肺順序與甲乙《明堂》背部第二行"肺俞在第三椎下,心俞在第五椎下"相反,其中或有某種理由。

《醫心方》卷二所引《扁鵲針灸經》2-41b-9"第六槌名心輸,第八槌名胏(肺)輸,……俠脊左右一寸半,或一寸二分",《龍銜素針經》2-42b-6"心輸第三椎橫相去三寸,……肺輸第五椎相去三寸"。關於兩條位置暫且不論,而順序則與成都漆俑相對應。因兩書與《黃帝明堂經》位置、穴名相異,故丹波康賴引作"五家背輸槌法"。《扁鵲針灸經》腎俞位置與《黃帝明堂經》2-41b-4"腎輸在第十四椎下"相同,因而康賴未引用。成都同時出土漆俑與"敝昔"醫書,故類推《扁鵲針灸經》繼承該系統,亦未必不妥。若詳細公開成都漆俑,則認識背部等灸

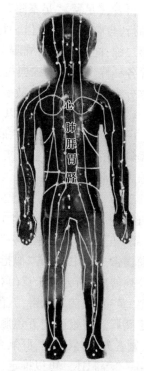

圖6-8　公元前2—前1世紀
成都漆俑背部(猪飼祥
夫氏再現、提供)

刺點、行列與臟腑關係之經緯,依據五行、行五之灸刺實態與盛衰。進而,扁鵲流派等與明堂流派之關係等,皆可得以充分了解。

然而,《史記》及《素問》將經脈分成三陰三陽,更以手足分稱,但是,明言與臟腑關係則始於《靈樞》。而且,《靈樞·經脈》篇"膀胱足太陽之脈"循行,下方向明記背部二行。可知,認爲背部第一、二、三行共五條線,當出現於公元前三世紀末《足臂》,及公元前二世紀中期綿陽漆俑之後,即成都漆俑年代公元前二至前一世紀前後。且原始《明堂》並未將第二行關聯經脈確定爲太陽及膀胱,故大凡屬於《素問·氣府論》與《靈樞·經脈》篇中間認識。原始《素

問》成書於東漢初期一世紀前半葉。東漢中期二世紀前後編成原始《靈樞》,其諸篇中,《經脈》篇記述經脈論最完善,故大約一世紀後半葉所著。若是,則原始《明堂》背部第二行尚未與太陽及膀胱形成關聯,或仍屬一世紀前期至中期之認識水準。

三、顏面頸肩部四篇(五十五穴)

第十篇:顏面二十二穴;第十一篇:耳前後十穴;第十二篇:頸部九穴;第十三篇:肩部十四穴。

該四篇全部孔穴,大致皆與手足陽經或奇經相關聯。盡管如此,仍未以經脈篇制,而以部位立篇,所排列孔穴順序,與現經脈説皆無關係。現行《甲乙經》各篇名無經脈名,醫心《明堂》亦同。如前所述,若忽略不計與經脈所屬關係,則顏面孔穴亦可排成五行,但是,並未見五行排列要素。第十至第十二篇亦有禁針穴,或因屬於顏面部位,爲防止輕率使用五行法灸而造成瘡瘢,故設此篇制。

然而,各孔穴所記述關聯經脈,以及與經脈毫無關係之孔穴排列,意味着顏面機能認識早於或者優先於經脈概念。其認識,無疑以爲顏面相當於天子執掌政務之明堂,而掌管政務必須首先觀察天體。

繼而,與顏面感覺器官相關聯,第十篇孔穴,眉、目、鼻、口周圍位置,恰如曲線下山道路。第十一篇如環繞耳周圍上下左右順次排列孔穴。據此獲得天之情報(精氣),如第十二篇所載,往復於頸部左右上下,分配於手足陽明脈及手太陽、少陽脈所謂"脈氣所發"之孔穴。馬王堆兩《十一脈灸經》一部分脈亦與耳、目、鼻、口、舌、齒相關聯,或以之爲脈名。第十三篇主要作爲手三陽脈"脈之會"之孔穴,排列狀態如往復於肩胛骨上部與肩關節周圍,猶如天之精氣流注於上肢之關口。醫心《明堂》雖有些少異同,但整體旨趣大致相同。成都漆俑(圖6-8),自肩部下行白線,於肩胛骨上描畫圓線,與上肢線相連結。

天之精氣自顏面經由頸部,下行於軀幹之三陽脈,又經由肩部,到達上肢,此即原始《明堂》基本循行認識。《素問·氣府論》亦有手足三陽脈"脈氣所發",由顏面眉頭、角上、額顱髮際、目內眥、鼻空外廉項上、骶骨下之孔穴,分別到達手足指等記載。《靈樞·衛氣行》篇記述朝日目張,陽氣自目循手足三陽脈下行抵達指端,其內手足陽明二脈,經由耳前、耳下。因已有如此認識,故顏面、頸、肩之孔穴配列與背部孔穴直線性下向配列完全不同。

頭髮部第一篇與第六篇之髮際孔穴,自中央向左右並列。其認識亦與《素問·氣府論》"脈氣所發""額顱髮際"類似。兩篇孔穴配列形式,若以堤壩及關口比擬當時思維方式,則由顏面將天之精氣分注至頭上五條線,形成前額髮際孔穴列機能。更由日光陽氣普照頭上,使精氣充沛,再次分散於背部五條線,乃爲後頭部髮際孔穴列機能。

四、胸部等五篇(二十九穴)、腹部等五篇(五十一穴)

【胸部等】第十四篇:胸部第一行(任脈)七穴;第十五篇:胸部第二行(足少陰)六穴;第十六篇:胸部第三行(足陽明)六穴;第十七篇:胸部第四行(手足太陰)六穴;第十八篇:腋脇部四穴。

【腹部等】第十九篇:腹部第一行(任脈)十五穴;第二十篇:腹部第二行(衝脈、足少陰)十一穴;第二十一篇:腹部第三行(足陽明)十二穴;第二十二篇:腹部第四行(足太陰、陰維)七穴;第二十三篇:腹脇部六穴。

以上類編十篇,非如背部整體連貫,而分爲胸、腹二部。千金、醫心《明堂》亦同。關於其原因,可作如下推定。肋骨掩蓋之胸部與無肋骨之腹部,由橫隔膜將胸廓內臟器與腹腔內臟器二分之。於是,孔穴亦當分爲兩群,原始《明堂》時期既有如此認識。或因胸、腹存在以上異同,胸部第一至第四行,各間隔二寸而並行,但腹部第一、第二、第三、第四行間分別爲半寸、一寸五分、一寸五分,間隔較胸部狹窄。第四行孔穴,記載胸部與腹部所關聯經脈不同,似乎已經察知胸腹性質之相異。

第一行孔穴中記載胸部"任脈氣所發",腹部"任脈之會"等相關聯脈,均見於現《甲乙經》篇名"循任脈下行"。第二行孔穴有胸部"足少陰脈氣所發",腹部"衝脈、足少陰之會",篇名有胸部"俠任脈兩傍各二寸下行",腹部"循衝脈下行"。即第二行以任脈傍總括胸部,以衝脈統括腹部。然而,依個個孔穴而言,胸部則與足少陰脈,腹部則與衝脈、足少陰脈結成關係,兩者缺乏統合性。依據背部第二行亦同樣無統一性而推測,腹部第二行於篇名中,以奇經之任脈及衝脈總括,則屬於一種早期認識,先於各孔穴之關聯經脈意識。第三行孔穴,胸部、腹部均記曰"足陽明脈氣所發",但一部分未記關聯經脈,篇名亦記胸部"俠輸府兩傍各二寸下行",及腹部"俠幽門兩傍各一寸五分",而無經脈名。大概第三行本來認定爲灸刺列,而後,使其與足陽明脈構成關聯。第四行孔穴,大體胸部"足(或手)太陰脈氣所發",腹部"足太陰、陰維(或厥陰)之會",篇名皆有"下行",但無經脈名。以此類推,極可能第四行亦本來屬於灸刺列,而後,與奇經之陰維脈,並足及手之太陰脈形成關聯。

該四行孔穴,千金、醫心《明堂》皆以上→下方向排列,並知胸部與上腹部、下腹部,可按五行、行五取穴。《素問・氣府論》中雖陰經不明,但手足陽經六脈及督脈、任脈、衝脈,同樣如此以下向排列記述。而正與《素問・骨空論》《靈樞・五音五味》《難經・二十八難》等任脈、衝脈上行,以及《素問・太陰陽明論》及《靈樞・經脈》《靈樞・逆順肥瘦》足陰經與手陽經上行等現行記載相異。原始《明堂》胸腹部孔穴下向排列,或更與古昔《素問・氣府論》及《靈樞・衛氣行》篇認識相接近。

又,手足陰陽脈皆以求心性上行,屬於《足臂》以降主流認識,見於《靈樞》之《本輸》《根結》《經別》《經筋》《脈度》《邪客》各篇與《難經・二十三難》,《素問・陰陽離合論》亦將三陰三陽"根起於",作爲手足末端穴。一方,原始《明堂》以天之精氣自面部下行爲基本思維,故自上而下排列孔穴,因此《素問》《靈樞》《難經》等上行說,及胸腹部出現相異,皆屬必然結果。

　　然而，德國 Engelbert Kaempfer（1651—1716）作爲長崎出島荷蘭商館醫師，一六九○至一六九二年之間滯留日本，一七一二年出版《廻國奇觀》（Amoenitates Exoticae），其中介紹長崎親眼所見以針灸治療疝氣例。該書附錄於一九七七至一九七九年所刊德文版 Kaempfer《日本誌》（Geschichte und Beschreibung von Japan），有今井氏日本語譯本[56]。江戶時期疝氣病蔓延[57]，發作時以發熱，牽引至鼠蹊部痙攣性腹痛爲特徵。杉浦氏[58]考察認爲，近年研究結果證明由絲蟲病（班克魯夫絲蟲）所致。《素問》《靈樞》中亦多處記載因疝而導致下腹痛症状。

　　Kaempfer 説明該治療法，"實施刺針九個點，構成正方形。經穴相互之間隔，寬如兩拇指（2 寸）"，記録第一行穴名 Sioquan（上脘）、Tsuquan（中脘）、Gecquan（下脘）。並附載少女（圖 6-9），標示針刺部位。但上脘與中脘若按通常所説間隔一寸，則與"正方形、寬如兩拇指"記述相矛盾。若忽略矛盾不計，則左右孔穴，當爲第三行胃經之承滿、梁門、太乙。Kaempfer 云："此列順序正確，依照規定點刺各處，實施適當深度刺針，則疝氣疼痛即刻瞬間解除，簡直難以置信。吾曾屢次親眼所見，真實見證，無需置疑。"[56]

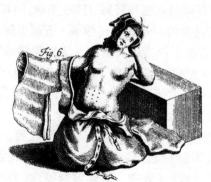

圖 6-9　Kaempfer 所記録的疝氣刺穴
（日譯德文版《日本誌》，霞ヶ關出版，1989）

　　可見十七世紀之長崎,將上腹部五行、行五簡略化爲三行、行三取穴、針刺,對於由絲蟲病引起伴隨陣作性發熱腹痛,治療獲得效果。雖然與 Kaempfer 時代相隔遙遠,但依據 Kaempfer 記録,或可類推原始《明堂》胸腹部,抑或曾經産生以五行、行五取穴爲基準,繪製圖示之設想。

五、上肢六篇(五十九穴)、下肢六篇(七十九穴)

　　【上肢内側部】第二十四篇:手太陰肺九穴;第二十五篇:手厥陰心主八穴;第二十六篇:手少陰心八穴。

　　【上肢外側部】第二十七篇:手陽明大腸十四穴;第二十八篇:手少陽三焦十二穴;第二十九篇:手太陽小腸八穴。

　　【下肢内側部】第三十篇:足太陰脾十一穴;第三十一篇:足厥明肝十一穴;第三十二篇:足少陰腎十穴。

　　【下肢外側部】第三十三篇:足陽明胃十五穴;第三十四篇:足少陽膽十四穴;第三十五篇:足太陽膀胱十八穴。

　　以上類編第二十四至第三十五篇,形成四部位,以描繪上肢與下肢内側、外側各二圖爲目的而編制。此處應當参照醫心《明堂》,但其書手足均未採用經脈別編制,而總括於手部、足部各篇,各孔穴除卻冠以"乀"追記文以外,未見關聯經脈記載。若醫心《明堂》將手部與足部孔穴記載順序看作各一行,則依附纏絡手足,遠心性排列至指端,與甲乙《明堂》完全不同。如此手足經脈之存在及循行,出土文獻以及《史記》《素問》《靈樞》《難經》等均未見疑似性記載,實屬極其例外記述方式。顏面、頸、肩部孔穴配列,往復上下左右而下行,以此爲基準,丹波康賴亦似同樣方式排列手足孔穴。康賴將手足起始至末端之間孔穴名,順次摘出排列,並摘録編輯上善《明堂》條文。關於其經緯及意圖敍述於後。雖然如此,依據醫心《明堂》手足孔穴排列,仍難以推論原始《明堂》經脈及循行概念。

　　甲乙《明堂》四肢各篇,以手足三陰三陽脈編制,各篇首條列舉臟腑名,孔穴條文亦同樣記載與手足三陰三陽脈之關係。然而,頭部、軀幹篇名，無手足十二脈記載，一部分提及督脈或任脈，但孔穴條文中關聯經脈仍不完全。亦未附記臟腑名稱。公元前三世紀末之《足臂十一脈灸經》《陰陽十一脈灸經》，亦如足泰(鉅)陽脈及臂泰陰脈，以足、臂與三陰三陽命名經脈，但仍未確定與臟腑相關聯[54]。依該點而言，甲乙《明堂》，以及原始《明堂》有關經脈認識之根本，在於頭部、軀幹，較之《靈樞》整體認識傾向更顯古色。可以說，接近《素問》一部分及《史記》、馬王堆醫書。軀幹部經脈多同時通過數個臟腑之上，故限定與某一臟腑相關聯，頗屬困難之事。

他方，四肢各篇孔穴，求心性上向排列，乃緣於以"五五、二十五，六六、三十六"之說，規定始自手足末端陰陽六脈中井滎俞(原)經合之五穴或六穴。該法與《足臂》，及《靈樞》諸篇之手足脈氣多上行說相一致。然而，由《足臂》而延伸之《靈樞·經脈》篇與臟腑結成關係，遠心性下行記述手陰脈、足陽脈之循行。並且與求心性上行之足陰脈、手陽脈，於相互之末端"其支者"接續，發展成脈氣圍繞十二經脈(+督脈)循環之概念。

雖與《經脈》篇概念大體相同，但似屬其前身記述，可見於《靈樞·營氣》篇，即由胃吸收穀氣，傳至於肺，而爲營氣，循環於十二經脈與督脈(或任脈)。同書《五十營》篇亦云，應呼吸而人氣循環。《靈樞·邪氣藏府病形》篇2-3b-9 敍述循環概念曰"經絡之相貫，如環無端"，同類表現見於《經水》《脈度》《營衛生會》《衛氣》《動輸》各篇。故脈氣及營氣、衛氣循環概念，已經成爲《靈樞》中基本術語，抑或依據血行類推而成。但如《素問·太陰陽明論》8-17a-8 所云"陰氣從足上行至頭，而下行循臂至指端。陽氣從手上行至頭，而下行至足"，揭示陰陽脈氣循環之記述僅見於《素問》一部分而已。

即甲乙《明堂》所見四肢孔穴求心性排列，以及循行線路之不連續，顯然較之《靈樞·經脈》篇，則更與《足臂》《素問》及《靈樞》之《本輸》《根結》《經別》《經筋》《邪客》各篇相近似。如黃氏所指出[6,59]，甲乙《明堂》肘、膝關節以下孔穴主治文中，多數轉用《經脈》篇病症。即四世紀後半葉以前甲乙《明堂》編者，或者三世紀中期原始《明堂》編者，曾利用《經脈》篇，或者熟知內容。盡管如此，甲乙《明堂》四肢經脈概念，未遵循《經脈》篇規律，而尋求更古遠之求心性排列方式，應當作何解釋。

據頭部與軀幹孔穴排列方式，可以推知，甲乙《明堂》以及原始《明堂》編者認爲，顏面所獲天之精氣，經由頭髮部與頸部，到達肩部，又下行軀幹。同時，原始《明堂》編者或以爲，與天之精氣相應，地之精氣，上行手足。顏面上除眉、髭鬚等例外，無毛而暴露外界。顏面以外，無毛而露出外界之部位，僅有手掌與足底，參看類人猿，可以一目了然。

於是則認爲，顏面感覺器官，尤其目與耳，可觀察天象，吸納天氣。與其相對，手掌、足底，尤其指端，可觸知地況，汲取地氣，而稱其爲井穴。甲乙及原始《明堂》編者一定相信，地氣由手足指端，上行至腋窩及陰部。天氣自顏面向肩部及陰部循行，地氣自手掌向腋窩，以及自足底向陰部循行，亦可根據顏面周圍蓄長頭髮與鬚，腋窩及陰部叢生腋毛與陰毛，而類推對比兩者。

一方，以"針論"爲主之《靈樞·經脈》篇，爲證明六臟六腑、十二經之脈氣大循環，如以手陰脈與足陽脈遠心性下行，而促使"灸論"爲核心之《足臂》得以發展。原始《明堂》編者是否覺察該變化，現已不得而知，但治療上有必要利用手足五行穴及原穴，故似迴避與其相矛盾之《靈樞·經脈》篇等循行說。但甲乙《明堂》手足部孔穴排列，與《足臂》及《靈樞》諸篇脈氣循行相一致，而軀幹部孔穴全部下向排列，故與《足臂》及《靈樞》等循行說相異。此緣故爲何。

再者，關於甲乙《明堂》四肢孔穴，其中接近軀幹部分，則無關聯經脈記載。大致均屬於肩關節及股關節附近孔穴，似與髮際、頸部、肩部、臀部孔穴具有變則性機能相對應。排除最特殊之髮際，其他皆屬於與突出於軀幹之頭部、四肢相連結，且活動範圍較大之關節附近孔穴。此類大關節，容易發生脫位等出現疼痛症狀，因此原始《明堂》編者，爲大關節賦予脈氣循行之障壁或關口等印象，認爲附近孔穴,並非單純脈氣循行,而具有特殊機能。更以肩關節及股關節作爲天地之氣交錯部位,即自顏面下行天之精氣,與自手足末端上行地之精氣於此相交。基於此因,接近肩關節與股關節之手足一部分孔穴相關聯經脈,難以確定。因以肩關節、股關節作爲天氣與地氣之關口,背部及胸腹部,僅以天氣下行形式排列孔穴,故與《足臂》以來之循行相異。《足臂》之循行,即來自於手足末端脈氣,上達軀幹部(臟腑),時而達到頭部。其相異亦不難理解。

然而,以上僅依據天之精氣下行説論述而已。而爲何對於軀幹採用如此認識,一定下向排列孔穴,尚無法解釋。下向排列,似與取穴法具有一定關係。《千金方》灸例第六(新雕29-16b-2,備急29-23a-4)云"凡灸當先陽後陰,……先上後下"。軀幹取穴標誌,自上而下,如椎骨、肋骨及鎖骨、乳頭、臍,故產生"先上後下"之取穴及灸法思維,極其自然而且相當古遠。人類自有史以前,即當具有本能性按摩等能力,背部自上而下推行,可謂自然行爲。已知原始《明堂》按五行法排列、圖示頭上與軀幹孔穴,其排列當然自上而下。並爲説明其理由,採用顏面所受天之精氣而下行概念,導致顏面及頸部形成特異孔穴排列。

相反,四肢取穴標誌關節等,集中於露出衣服外之手足,故坐位或側臥位,皆自末端取穴,灸刺亦自然且操作方便。脈診亦除頸部與耳上以外,主要觸及手腕、足腕附近動脈。如此取穴、刺針及脈診情景,二世紀前半葉圖6-1亦可窺見一斑。因而,自手足末端排列孔穴,制定井滎俞(原)經合五穴或六穴。

手指端撮取撫摸物體,觸覺極其敏感,故各種語言製作盲文,亦借助該生理特性。針刺或使神經產生電擊感覺,並向一定範圍放散,又自針刺部位緩慢移動,所謂"得氣"感覺。經過反復體驗,總結及演化,認爲地之精氣自四肢指端求心性上行,即《足臂》與《靈樞》諸篇,以及原始《明堂》所形成之概念。進而,《靈樞·經脈》篇確定所屬臟腑與膀胱足太陽脈之背部二行,完成十二經大循環説,經由宋代傳承至今,構成獨自概念。

六、孔穴、經脈認識與《明堂》

通過以上討論,原始《明堂》孔穴排列與經脈循行概念,以及時代背景,已經相當明瞭。分別考察各部位及每一類編,雖然論述要旨繁複,但得以縷清頭部、軀幹與四肢狀態相異之處。整理各種情狀同時,更自《明堂》窺見孔穴及經脈歷史形跡,試作考察。

頭頂與軀幹最具特徵性之處,即創發"五行、行五"孔穴排列及圖示。其早期記事見於《史記·扁鵲倉公列傳》,以針石"取外(頭上)三陽五會",其時代可追溯至綿陽漆俑同時期之公元前二世紀中葉。當時因尚無穴名,故依照三才說與陰陽五行說之"三陽五會",表示灸刺行列與部位。如前所述,與頭頂"外三陽五會"相對應,或有尻上"內三陽五會",但亦可類推有"三陰五會"以實施針石、灸。而綿陽漆俑,僅頭頂可依五行、行五取穴,背部僅見三行,或因係男性漆俑,胸腹部僅有相當現在陽明胃經一行[52]。對於認識背部及胸腹部五行灸刺列,最早見《素問》所述,其內容傳承於甲乙《明堂》五行、行五孔穴排列及圖示中。

甲乙《明堂》乃至原始《明堂》之所以直線性下向排列背部、胸腹部孔穴,乃因作爲灸刺標誌之骨格構成,自上而下相連續。原始《明堂》以其作爲說明邏輯,採納顏面"明堂"將天之精氣下行注入背腹之思維,下向排列孔穴。因此,獲得天氣之顏面,與傳至背腹所經由之頸部,具有特異性孔穴排列,而胸腹部並未取用《素問》《靈樞》所云任脈及足陰脈上行說。

《足臂》《史記·扁鵲倉公列傳》及《素問》大多數篇章,基本未將經脈與臟腑結成關係。該特徵與甲乙《明堂》頭部、軀幹孔穴經脈記載相一致。成都漆俑亦於正中線,或第二行特定部位描記心、肺、肝、胃、腎,可知既已萌發灸刺"點"與臟腑相關之聯想,但未確定灸刺"列"與臟腑關係。又因軀幹灸刺點排列於數個臟腑上,故僅確定與某一臟腑結成關聯,無疑相當困難。甲乙《明堂》以及原始《明堂》,皆未確定將背部第二行作爲足太陽脈第一線,與出土資料及《素問》認識相近。五行、行五之記載亦多見於《素問》。如此歷史發展過程基礎上,於原始《明堂》編纂之前,對於頭部、軀幹部大體孔穴,逐漸賦予三陰三陽等關聯經脈。

一方,甲乙《明堂》將四肢孔穴,分類於手足三陰三陽併記六臟六腑之十二經脈中,較頭部、軀幹部有較明顯進步。孔穴亦自指端求心性上向排列,與《足臂》及《靈樞》諸篇循行認識相一致。四肢手足關節最爲集中,自指端順次取穴,與其他部位相比,便於實施灸刺,亦屬常用脈診部位。其次,關於"五五、二十五,六六、三十六"形式,《素問》未見而《靈樞》多載,頻繁使用之五行穴及原穴,自指端至肘、膝關節上向排列。五行穴與原穴,作爲手足要穴,殆肇始於《靈樞·九針十二原》篇及《本輸》篇,但篇中未採納《靈樞·經脈》篇十二脈循環説,或因其與指端取穴相矛盾。原始《明堂》編者以指端取穴法之邏輯,推演認爲指端汲取地氣,上行傳至腋窩及陰部。類似認識亦當體現於《足臂》及《靈樞》諸篇自手足上行之脈氣循行。

進而,原始《明堂》編者産生一種意念,認爲自顏面下行之天氣與來自指端上行之地氣,交錯於肩關節與股關節,成爲脈氣循行之關口。將兩關節看作關口,則不難理解必定與《足臂》指端脈氣至軀幹及頭部之循行相異。他方,《靈樞·經脈》篇不僅確定背部第二行亦係屬膀胱經,而且完成十二經脈循環論,歷經唐宋傳承,逐漸形成現今經脈學説。

綜上所述,原始《明堂》孔穴排列及經脈循行概念,頭部、軀幹部,與《素問》整體記述傾向,尤其與古遠篇章相接近。四肢概念,有進一步發展,與《靈樞》整體記述傾向近似。重視具有特徵性之五行穴與原穴,自否定砭石而強調使用微針治療之《靈樞·九針十二原》可徵見。原始《明堂》如此折中新舊兩説,故雖然記述心包經,但其募穴、俞穴未見等,即對於經脈、孔穴、循行概念諸多方面,公元前及公元後各時期認識混跡其中。

人類自先史時代,既知用手撫摸疼痛或不舒服部位,以按摩等方法緩解痛苦或獲得快感,如此本能行爲,無需置疑。中國自古有以艾葉薰煙蠲除邪氣風習,艾葉內含精油,特性易燃。球形狀冰,或青銅凹面鏡焦點處放置艾葉,以日光採火方法,始於戰國時代[60]。人若死亡,體溫喪失,故上古時期類推陰之邪氣,乃導致死亡原因。故由太陽之陽氣採火燃艾,可驅逐陰之邪氣,於是灸法誕生。如此推測,亦不無道理。灸法早見於公元前三世紀,如所周知,《孟子·離婁上》云:"今之欲王者,猶七年之病,求三年之艾也。"[61]所謂三年之艾,精油尚遺存艾內,容易快速燃燒,而七年之艾,煙霧可悠然繚繞,熱氣浸透身體深層。

當時施灸部位,大致取可以觸知之壓痛或硬結等,類似阿是穴,當然既無經脈概念,亦無穴名。因馬王堆醫書中未見針或箴之記載,故公元前三世紀以前,當以灸或砭石爲主。如後揭注[64]所述,中國公元前多用化膿灸法,至南宋十三世紀,仍作爲常用治療方法。筆者認爲,遠古時期利用砭石排除化膿灸瘡膿汁,同時必定出血,即出現瀉血法,進而逐漸發展成金屬針法。

公元前三世紀,因對灸及瀉血瘢痕進行觀察,故漸漸掌握、固定有療效灸石部位。同時期前後,三才及陰陽、五行說亦已存在。其初期即以"三陽五會"表述部位,之後,頭頂、軀幹三陽平行,左右共成五行,於五部位灸石,即成五行、行五,而傳承於後世。公元前三世紀,尚未提倡出自手足之經脈說,觀察按摩或灸石部位,及所形成瘢痕,產生"灸刺列"概念,亦可稱之爲經脈概念之雛形。並以三才及陰陽、五行術語表示,逐漸實現約定俗成,爲後人所認同。如此推定,似無大礙。

依據灸刺列所掌握之痕跡,亦見於甲乙《明堂》背部第二、第三行及胸腹部第二至第四諸行。因公元前三世紀末《足臂》等三陰三陽手足十一脈說出現之後,仍以奇經之督脈及任脈、衝脈關係描述背及胸腹諸行。顏面上與奇經結成關係之孔穴頗多,或由於同樣原因所致。之後,將灸刺部位規定爲孔穴,雖亦類推與手足十一脈相關聯,但仍將頭部、軀幹部灸刺列本身與手足經脈相分別思考。該經緯據甲乙《明堂》孔穴列及孔穴條文可見一斑。後世將頭部、軀幹灸刺列,與手足經脈結成關聯。但頭部、軀幹灸刺列並未派生出經脈說,因與血管走向及脈診毫無關係。

　　初期經脈概念，來自手足等脈診部位，及怒張血管走向。進而，伴隨瀉血與針法之普及，對刺激位置、方法，反應部位、效果等，詳細觀察及反復演繹，至公元前三世紀末基本完成四肢末端至頭部、軀幹及臟腑十一脈説。參見《史記·扁鵲倉公列傳》及出土文獻等，可知公元前二世紀已有臨床家流派，並將醫療實踐中所觀察現象，升華爲具有體系性邏輯。將始自四肢末端之經脈與頭部、軀幹灸刺列結成關係，全身描畫經脈線及灸刺點，出現如公元前二至前一世紀之成都漆俑(圖6-8)。其背部表示第一或第二行特定部位，刻記臟腑名，似屬最早認識背部俞穴與臟腑相互關係。滿城漢墓，公元前一一二年埋葬西漢王朝豪族劉勝，墓中發掘出金針與銀針，據其材質及形狀，皆可認定爲現存最古之醫療金屬針具。但粗細程度未及所謂微針纖細，大約最深可刺入皮下5～15mm左右，屬於瀉血與刺針用具。大凡時至公元前一世紀，前代灸刺等相關知識基礎上，逐漸認識灸刺部位所在及主治，並依次爲孔穴命名，其狀況見載於一世紀前半所成《素問》中。《素問·氣穴論》篇所云關元一穴、委陽二穴等，即尚無孔穴圖時代，明確記述單穴、雙穴方法。

　　公元前後至一世紀之時，血絡瀉血轉換爲金屬微針刺孔穴，該變化成爲主流。由此積累主治病症，於手足部位規定五行穴等。該事實可見證於《素問》部分內容，以及二世紀前後之《靈樞》、二世紀中後期之《難經》皆有分明記述。三世紀中期之原始《明堂》增加孔穴，並且類推頭部及軀幹孔穴列與三陰三陽脈之關聯，但結果並非完善，諸孔穴列尚未與臟腑構成關係。如此認識水準，直至四世紀之甲乙《明堂》仍傳承襲用。

　　即以頭部、軀幹爲主，先期認識阿是穴→積累灸石經驗→灸刺列。可以推定，基於此階段認識，相繼形成手足三陰三陽脈及孔穴，更有經脈及孔穴列之臟腑所屬與循行等概念或諸説。初期所認識之灸刺點—灸刺列中，未與臟腑構成相互關係之機能列，或由《難經》命名爲奇經八脈。以上過程中，將所發現並命名之孔穴基本內容，綜合整理成三百四十九穴者，乃原始《明堂》。

第四節 魏晉、六朝、隋代之傳承、變化及影響

一、改編本、增訂本與異本之出現

醫學歷史中,類似事例亦見於本草文獻。一世紀成書之《神農本草經》收載三百六十五種藥,傳承將近四百年,陶弘景於五〇〇年校定、集注之前,至少已派生出三種傳本,各本所收藥物增刪不一,分別爲五百九十五、四百三十一、三百一十九種藥[10]。尚氏認爲華佗弟子吳普二〇八至二三九年頃編纂《吳普本草》[62],而實際上以《神農本草經》編纂爲契機。原始《明堂》與原始《流注圖》,亦必定於後世傳承過程出現增刪本,或由受其影響之別派編撰異本,或依據不同方式之改編本。正如葛洪所云"舊醫備覽",至魏晉間三世紀後半葉所製成之《偃側圖》,可以看作據《流注圖》改編而成。同樣推想,前述《七錄》及《隋書·經籍志》所著錄各書,亦多屬於《明堂》以降之改編本或異本。

參照現傳文獻中所記載《明堂》佚文,孔穴名、數目、條文等皆無較大差異,一方,篇制及孔穴排列具有較大異同。諸文獻所引用各《明堂》,若與改編本相關,則出現各種異同,並不難理解。改編時似乎尚未增訂爲三百六十五穴,或因三百四十九穴之術數意義已得到認同。他方,差異巨大之書,被認作非正統異本,而漸漸散佚無存。

三世紀後半葉,出現改編本明堂《偃側圖》,即參照三世紀中期原始明堂《流注圖》修訂而成。四世紀後半葉,《甲乙經》收錄似屬改編本之甲乙《明堂》經文,然而現行《甲乙經》内容經後世反復修改增刪。但是,五世紀中期《小品方》,對當時所存《甲乙經》及《明堂》加以比較,自此得知禁灸穴曾有增訂。

二、禁灸穴之增加

當然,針刺較灸法具有一定危險性,毫針可以用於深刺,隨之

氣胸等事故亦會多發。關於不可刺及無刺、刺禁論説，《素問·刺禁論》以外，《靈樞》亦多見記述。但兩書基本未見不可灸、禁灸等（以下禁灸）等有關記載。一世紀《武威漢代醫簡》第二十一至第二十五簡"黃帝治病神魂忌"，下文記述一歲至八歲每一年齡，灸心、腹、背、頭、足、手、脛、肩則死。其後出現脱簡，繼而曰，六十歲至七十歲與六歲同……九十歲至百歲與九歲同，百歲以上不可灸刺[63]，大致提示幼兒、老人禁灸部位。至三世紀初期、前期之間，《傷寒論·傷寒例》2-8b-4 記云"三十穴灸之有害，七十九穴刺之爲災"，出現禁灸刺穴認識。同書 3-28a-2 云"脈浮熱甚，而反灸之，此爲實。實以虛治，因火而動，必咽燥吐血"，説明實熱以灸治之，則導致惡化。三世紀前中期《脈經》卷七亦設灸、刺之可、不可篇，大致同文之可不可篇見於《金匱玉函經》卷六。大約於二世紀中後期，開始具體討論有關禁灸穴問題。

又《醫心方》2-46a 以下引録"陳延之云"佚文（陳延之《小品方》，5 世紀中期）中，《黃帝（甲乙）經》所載"禁不可灸"十八穴，因《明堂》無禁，故列記之。《醫心方》引用其佚文。現行《甲乙經》中，與該佚文相對應内容，見於卷五《針灸禁忌第一下》篇後半所載禁灸二十四穴，醫統本、明抄本内容均無大差別。該《針灸禁忌》下篇，《素問》《靈樞》皆未見對應文，或由《甲乙經》編者自四世紀後半以前之甲乙《明堂》①等摘録而成。

該篇前半部分記載"刺禁"十四穴，而《醫心方》及《外臺秘要方》等皆未見載陳延之相關佚文。《素問》中設《刺禁論》，可知相關論説早於公元前既已存在，對於刺禁穴亦有相當程度認識。因此，可以認爲，直至五世紀中期，《明堂》與《甲乙經》刺禁穴仍未出現差異，故陳延之亦未特殊提及。總之，陳延之時代之《甲乙經》，新設增訂當時《明堂》中所未見之禁灸十八穴。

現行《甲乙經》卷五禁灸二十四穴，即陳延之所謂十八穴基礎上，增加下關、白環俞、鳩尾、陰市、（膝）陽關、瘈脈六穴而成。陳延之所參照五世紀中期之《黃帝（甲乙）經》，與四世紀後半之原始《甲乙經》或無大差別。因此，現行《甲乙經》自陳延之以後，至少增補禁灸六穴。禁灸穴數目之遞增,即原始《明堂》零→原始《甲乙經》十八→現行《甲乙經》二十四,其過程如何,值得思考。

關於陳延之所記錄十八穴與現行《甲乙經》卷五之二十四穴,根據卷三、卷七至卷十二所引甲乙《明堂》①②與《醫心方》卷二所引醫心《明堂》記載狀況,整理表 6-1。與現行《甲乙經》卷五所規定之禁灸相矛盾記載冠以〇印,與甲乙《明堂》①、同②、醫心《明堂》均矛盾穴,以黑字體記入。

表 6-1　現行《甲乙經》卷五禁灸二十四穴之異同

	穴名	甲乙《明堂》①	甲乙《明堂》②	醫心《明堂》
	頭維	禁不可灸	〇寒熱……主之	禁不可灸
	承光	禁不可灸	〇熱病……主之	不可灸
	腦戶	不可灸	灸法無	不可灸
	風府	禁不可灸	灸法無	不可灸
	瘖門	不可灸	灸法無	不可灸
	耳門	〇灸三壯	〇耳聾……主之	〇灸三壯
	人迎	禁不可灸	灸法無	禁不可灸
陳延之所記錄《黃帝(甲乙)經》十八穴	絲竹空	不宜灸	灸法無	禁不可灸
	承泣	不可灸	灸法無	不灸
	脊中	禁不可灸	灸法無	不可灸
	乳中	禁不可刺灸	灸刺法無	禁不可灸
	石門	〇灸三壯	〇臍下……主之	〇灸三壯
	氣街(衝)	〇灸三壯	〇腹中……主之	〇灸三壯
	淵掖(腋)	不可灸	〇胸滿……主之	不灸
	天府	禁不可灸	〇欬……主之	禁不可灸
	經渠	不可灸	灸法無	不可灸
	地五會	不可灸	灸刺法無	不可灸
	伏兔	禁不可灸	〇諸疝……主之	禁不可灸刺

	穴名	甲乙《明堂》①	甲乙《明堂》②	醫心《明堂》
現行《甲乙》所增加六穴	**下關**	○灸三壯	○口僻……主之	○灸三壯
	白環俞	不宜灸	灸刺法無	○灸三壯
	鳩尾	不可灸刺	灸刺法無	禁灸刺
	陰市	禁不可灸	○寒疝……主之	○灸三壯
	(膝)陽關	禁不可灸	灸刺法無憂	○灸三壯
	瘈脈	○灸三壯	○小兒……主之	△《千金》不灸

首先,甲乙《明堂》①及醫心《明堂》所見十八穴中之耳門、石門、氣街(衝)三穴,云"灸三壯",正與陳延之所言非禁灸相一致。該三穴亦見載於甲乙《明堂》②,各穴皆有"耳聾……主之"等主治文,《甲乙經》序例云"諸言主之者,可灸可刺",故非屬禁灸穴。該內容似屬原始《明堂》初始條文。

其他十五穴,甲乙《明堂》①、醫心《明堂》皆云"(禁)不可灸"等,與陳延之所言相異。但甲乙《明堂》②頭維、承光、伏兔三穴皆云"寒熱……主之"等矛盾記述。分析陳延之所言,上記異同可作如下理解。

《甲乙經》編者將甲乙《明堂》所增訂之十五禁灸穴,收錄於卷三中。同時摘錄十五穴,與其他文獻所載"耳門,耳中有膿及通柢,无灸""石門,女子禁不可灸""氣衝,灸之不幸,不得息"等內容總括計十八穴,列記於卷五禁灸穴中。其中僅"氣衝灸之不幸,不得息",後由甲乙《明堂》①氣衝條末尾增訂爲"灸之不幸,使人不得息"。然而,《甲乙經》編者似未注意頭維、承光、伏兔三穴所記"禁不可灸",而將《明堂》"頭維……主寒熱……"誤爲"寒熱……頭維主之"等,並引入甲乙《明堂》②中。本來應轉記爲"寒熱……刺頭維"等。又,醫心《明堂》有十六穴禁灸,其來源或與原始《甲乙經》所引《明堂》系統相近,或可能經過丹波康賴取捨而成。

他方,現行《甲乙經》卷五禁灸所增加之六穴,下關穴見於甲乙《明堂》①、醫心《明堂》,均記有"灸三壯",非爲禁灸穴。甲乙《明堂》②中亦云"口僻……下關主之"。瘈脈穴載於甲乙《明堂》①,有"灸三壯",醫心《明堂》亦無禁灸記載,但有康賴注文〔今案,《千金方》不灸〕。白環俞、陰市、(膝)陽關三穴,醫心《明堂》有〔灸三壯〕,而甲乙《明堂》①云"不宜灸""禁不可灸",僅陰市穴,甲乙《明堂》②云"寒疝……陰市主之"。甲乙《明堂》與醫心《明堂》皆云"不可(禁)灸刺"者,僅鳩尾一穴。

可知醫心《明堂》亦將鳩尾作爲禁灸刺穴,至少增訂十六穴。《甲乙經》亦於陳延之以後,於卷三與卷五增訂鳩尾、白環俞、陰市、陽關等禁灸穴,並僅於卷五增訂下關與瘈脈二禁灸穴。然而,因增訂並非徹底,故甲乙《明堂》①中下關、瘈脈之"灸三壯",以及甲乙《明堂》②中下關、陰市、瘈脈之"口僻……下關主之"等仍然遺存。

以上所述表明,禁灸穴數目經過不同階段逐漸增加。陳延之所參照之《明堂》,無禁灸穴記載,應當認爲最近似《明堂》古貌,又禁灸之論大凡始自二世紀中後期,故意味着原始《明堂》孔穴規定,依據二世紀以前漢代文獻。其後,甲乙《明堂》於十五穴中增訂禁灸,並被原始《甲乙經》卷三所收錄。現行《甲乙經》傳承於陳延之以後,更將卷五禁灸增加至二十四穴。因而,甲乙《明堂》①醫統本、明抄本皆認爲五處穴"不可灸",但現行《甲乙經》卷五禁灸二十四穴並無該五處穴。而且,甲乙《明堂》②有"痙脊強……五處主之"(醫統本7-19a-1)等,醫心《明堂》亦有〔灸三壯〕,記述矛盾。宋代之前傳承過程,僅甲乙《明堂》①認爲五處穴禁灸,但甲乙《明堂》②未加改訂,《甲乙經》卷五禁灸中亦未加增訂。

又《外臺秘要方》39-3b-1列記穴名,即自唐代八世紀中期前之《甲乙經》卷三摘錄〔不宜灸禁穴〕頭維、下關至陰市、(膝)陽關等二十七穴,自《千金》、甄權、楊(玄)操摘錄少海、小海、睛明、關衝四穴,總計三十一穴。《外臺》所引《甲乙》禁灸二十七穴,較現行

《甲乙》禁灸二十四穴增加迎香、少商、尺澤三穴。淵掖(腋)因避唐高祖(李淵)諱而改爲泉腋。一方,《外臺》卷三十九《十二身流注五藏六腑明堂》所引《甲乙》等,作迎香〔不宜灸〕,少商〔冬三月宜灸〕〔甄權云……不宜灸〕,尺澤〔秋三月宜灸〕〔甄權云……不宜灸〕,但現行《甲乙》未見類似記載。隋唐間人甄權,即後述《明堂人形圖》編者,其不宜灸之記載,似混入於《外臺》禁灸二十七穴中。總之,唐代禁灸穴亦有所增加。

三、禁灸之背景

關於施灸具體壯數,《素問·骨空論》篇 16-5a-8 云"先灸項大椎,以年爲壯數",《靈樞·癲狂》篇 9-4a-3 云"灸窮骨二十壯",類屬多壯灸。甲乙《明堂》灸數爲九壯以內,原始《明堂》未載禁灸穴。具體提及禁灸穴,最早見於三世紀初或前期之《傷寒論》,但該書 1-9b-4 記載詐病者"當須服吐下藥,針灸數十百處乃愈",即以施灸法懲治詐病。三世紀前中期《脈經》6-3a-1 記云"肝病……又當灸期門百壯,背第九椎五十壯"等,出現多壯灸治法。四世紀初,葛洪《肘後方》卷一《救卒中惡死方第一》載"又方。灸兩足大指爪甲聚毛中,七壯。此華佗法。一云三七(二十一)壯",《救卒死尸蹶方第二》云"又方。灸鼻人中,七壯。又灸陰囊下,去下部一寸,百壯。……此亦全是魏大夫傳中扁鵲法",引用華佗及扁鵲灸法。《醫心方》9-22a-5 曰"(反胃)又方。灸兩乳下三寸,扁鵲云隨年壯,華他(佗)云卅壯,神驗",扁鵲、華佗灸數,亦依年齡數或灸三十壯。似與葛洪《玉函方》一百卷相關之《葛氏方》佚文,見載於《醫心方》8-24a-9 以下,云"大椎一穴〔灸百壯〕,肩井二穴〔各灸百壯〕……絕骨二穴〔灸二百壯〕"。亦施多壯灸。

若是,九壯以內奇數施灸之《明堂》流派以外,尚有灸數十或數百壯所謂扁鵲及華佗流派,而且葛洪以前既已存在。早於葛洪半世紀以上之王叔和《脈經》卷五,亦收載扁鵲脈法及扁鵲、華佗察聲色要訣。扁鵲、華佗所實施多壯灸,較原始《明堂》九壯以內灸有所進展,或可認爲屬於另一派灸法。應當肯定,禁灸穴與多壯灸之出現具有一定關係。

多壯灸亦可成爲化膿灸。譬如耳門穴,因表6-1記載一致,可知原始《明堂》作爲可灸穴。但是,陳延之所見《甲乙經》中,云"耳門,耳中有膿及通柢,无灸",現行《甲乙經》卷五禁灸亦云"耳門,耳中有膿,禁不可灸"。原始《明堂》所定耳門灸三壯,或依據艾炷大小而言,若施多壯灸,確實會造成"耳中有膿"症狀惡化。因此可以認爲,《甲乙經》編者將其他文獻所載"耳門,耳中有膿及通柢,无灸"內容引入卷五。

更有《醫心方》卷二《作艾用火法灸治頌第十一》2-73b-3引用陳延之《小品方》佚文。

> 小品方云,ⅰ黃帝曰:灸不三分,是謂徒痘。ⅱ解曰:此爲作主(炷),欲令根下廣三分爲適也。減此爲不覆孔穴上,不中經脈,火氣則不能遠達。ⅲ今江東及嶺南,地氣濕(溫),風寒少,當以二分以還極一分半也,逐人形闊狹耳。嬰兒以意作主(炷)也。

《外臺秘要方》卷十九《灸用火善惡補寫(瀉)法》19-29b-6亦收載《小品方》佚文,內容大體與上記ⅰ～ⅲ相同,但末尾增加《醫心方》所未見ⅳ文字。

> 《小品》又云:……(ⅰ～ⅲ對應文)。ⅳ凡灸瘡得膿增壞,其病乃出,瘡不壞則病不除矣。

據該佚文ⅱ文頭冠"解曰"特徵,可知ⅰ即陳延之所引《黃帝(甲乙)經》經文,ⅱ乃《甲乙經》編者注文。相關敍述已見第四章第三節。ⅰ與ⅱ屬於現行《甲乙經》未載之佚文,ⅰ佚文現行《素問》《靈樞》《太素》均未見對應內容,或係原始甲乙《明堂》佚文。如本章第一節所述,ⅰ佚文或係原始《明堂》總論內容。與ⅱ相同文字,見於《外臺》卷三十九《論疾手足腹背灸之多少及補寫(瀉)八木火法》39-3a-9,引用楊(玄)操《(明堂)音義》(唐初621—630年),云"其艾炷根下廣三分、長三分。若減此不覆孔穴,不中經脈,火氣不行,亦不能除病也"。ⅲ文所云江東、嶺南氣候,無疑係南朝劉宋陳延之見解。與此相續,《外臺》所引ⅳ內容,亦屬陳延之注解。但與 iv 相類似文字,見於《醫心方》2-51b-7 "張仲景述……灸得膿壞,風寒乃出,不壞,病則不除也",故陳延之所言,仍一準仲景等先賢之論。

可知,原始《明堂》《甲乙經》編者,以及楊玄操曾斷定,艾炷底面與高度若達三分(0.3 寸),則可以覆蓋孔穴,而不足三分,則難以獲得施灸效果。陳延之 iii 條中認爲,南方温暖,僅用二分至一分半即可見效,但 iv 條又云,灸瘡化膿,若不排膿,則病難治愈。現行《甲乙經》醫統本、明抄本皆於卷三末尾唐突記載化膿、排膿方法,云 "欲令灸發者,灸履編熨之,三日即發"。亦如前述,該文極可能屬於原始《明堂》總論内容。以排膿作爲治癒機轉,其設想與《傷寒論》可不可篇汗、吐、下法同出一轍。依據現象而言,類似近來健康養生所宣傳之排毒法。

艾炷底面三分,大凡與鉛筆頭相同,直接施灸數十壯,必然出現燒傷、水疱。一般即使經過化膿而治癒,亦會造成較大瘢痕,正所謂化膿灸,但可刺激免疫機能,反而獲得療效。相反,必然具有誘發嚴重化膿症或感染症等危險。《金匱要略》第二篇,鄧珍本、吳遷本皆云 "痙病,有灸瘡難治"。前述《醫心方》2-51a-1 所引《小品方》佚文亦提醒曰,顏面等露出部位施灸,則有 "瘡瘢" 之害。《武威漢代醫簡》87 甲記有 "治加(痂)及久創(灸瘡)……方"。《外臺秘要方》卷二十九中有灸瘡方、灸瘡膿不差方,自《肘後方》《集驗方》《千金方》引録灸瘡論與對處法、治方。《醫心方》卷十八有《治灸創(瘡)不差方第二》《治灸創腫痛方第三》《治灸創血出不止方第四》,所引文獻廣涉《扁鵲針灸經》《葛氏方》《范汪方》《集驗方》《僧深方》《病源論》《醫門方》《千金方》等魏晉、南北朝、隋唐醫書。南宋法醫學書《洗冤集録》(1247)第十二、第十九、第五十三篇[64]有 "灸瘢" 之稱,規定驗屍時當查灸瘢新舊。類似驗屍規定,亦見於公元前三世紀秦簡記載[64]。

以上記述證明,多壯灸及化膿灸,至遲自公元前三世紀以後,廣泛流傳於後世。其普及同時引發另一側面問題,即開始認識灸瘡之危險性,繼之規定禁灸穴,而且數目逐漸增加。

四、禁穴之邏輯化

(一)《黃帝蝦蟇經》

多紀元胤指出,《太平御覽》卷四葛洪《抱朴子》佚文中,有"黃帝醫經,有《蝦蟇圖》,言月生始二日,蝦蟇始生。人亦不可針灸其處"記述[65]。其父元簡發現僅傳承於日本之中國古籍《黃帝蝦蟇經》一卷九篇,由元胤收錄於《衛生彙編》第一集,並復刻(1823)(圖6-10)留存。該書《蝦兔圖隨月生毀……避灸判法》第一,透過月面滿缺明亮部分,可見蝦蟇、玉兔模樣,而消失部位,確定人氣(人神)所在,亦描繪月齡圖與偃側圖,記述不可"灸判"穴。第二至第九篇,按照干支、五藏等規定年、四季、月、日、時神之所在,仍記述不可"灸判"穴等。《外臺秘要方》卷二十九灸瘡方,引用葛洪《肘後方》相關聯佚文 29-26a-6 如下。

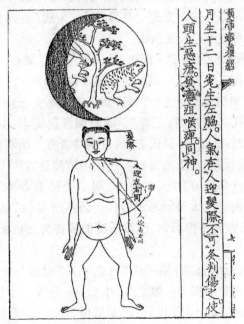

圖6-10　黃帝蝦蟇經(中醫古籍出版社,1984)

《肘後》論曰：凡灸不依明堂脈穴，或是惡日神，惡時殺，病人年神，人神所犯，天地昏暗，日月無光，久積陰沈，及灸日食毒物方畢，或灸觸犯房室等，其灸瘡洪腫，發作瘡痛，病人加甚。本灸者疾不痊，增其火毒，日夜楚痛，遇其凡愚，取次亂灸。此皆因火毒傷藏，即死矣。

該佚文強調，若違反《明堂》脈穴而灸，或與日神、時殺、年神、人神等相反時辰施灸，則灸瘡惡化，火毒傷藏而死。與現行《黃帝蝦蟇經》內容相通，極可能葛洪自《抱朴子》佚文所云《蝦蟇圖（經）》中摘要而成。又，坂出氏關於《黃帝蝦蟇經》研究，澄清蝦蟇與兔居於月中之傳說出現於西漢初公元前二世紀，此基礎上推定該書原本當編著於三世紀初至四世紀前後[66]，浦山氏認爲[67]其發展爲現行《黃帝蝦蟇經》系統。但限定幼兒及老人不同年齡禁灸部位，見於前述《武威漢代醫簡》所引"黃帝治病神魂忌"。《武威》90甲、乙亦記，按干支規定月日"不可久刾（灸判）"。故其初始想法大約可追溯至公元前後。

《蝦蟇圖》見於《隋書·經籍志》前半注文，〔梁有……徐悅《龍銜素針經並孔穴蝦蟆圖》三卷〕[28]，即梁《七錄》（523）中著錄《蝦蟇圖》。《舊唐書·經籍志》[68]與《新唐書·藝文志》[69]皆云"《龍銜素針經並孔穴蝦蟆圖》三卷"。關於編者龍銜素，不得其詳，但《醫心方》3-25a-3記曰"葛氏方，治口喎僻者方。銜奏灸口吻中橫紋間……"現行《肘後備急方》卷三《治中風諸急方第十九》中亦載同文。可知，《葛氏方》及《肘後方》所引灸法著者"銜奏"乃"銜素"訛字，龍銜素之人早於葛洪時代。葛洪所見《蝦蟇圖》與龍銜素是否相關，雖已不得而知，但該系統似成書於三世紀後半，詳述於後。

現行《黃帝蝦蟇經》第一僅"月生一日"中云"……不可灸傷之"，即不可因灸而損傷。繼之"月生二日～月毀三十日"云"……不可灸判傷之"，即不可因"灸判"而損傷。此"判"若係"刺"之訛字，則其意指不可因灸與針損傷，但似乎並非如此。該書《避灸判法》第四，云"判中魂（～魄、神、志、意、精），○○年死。右五神所在處,不可判灸,禁之"。判若作爲動詞刺,則爲"刺中魂",但依該句意,則難以理解"避灸刺、不可刺灸",如此連帶灸亦被禁止。判若作爲名詞,則"判中魂"有"判命中魂"之意,然名詞判字意義不甚明瞭。假設判作爲名詞刺(芒刺等),仍於訓詁不通。第六篇有"凡五月辛巳日,不可針灸判服藥",若將判作刺解,則爲"不可針灸刺服藥",灸字上下連接針與刺字,文意不通。又第九篇有"呪曰……針不當神,判不傷損",亦同樣文意不明。長野氏新發現[70]多紀元胤復刻本底本,即多紀元簡影寫本,亦作"判"字。

但有"刂"偏旁字,判與班古音近義通。班與斑、頒爲同源字,中古音韻相近,皆有"斑駮"之義(藤堂、加納《學研新漢和大字典》)。因此,灸判即灸斑,與灸瘢同義。浦山氏疑爲[67],因字形近似"剝"字,而取其字義。但以大艾炷多壯灸,即因化膿灸而致灸瘡,以"灸判"表現。《黃帝蝦蟇經》爲迴避化膿灸所致諸危險,以月齡等邏輯形成預知禁穴之說,並圖示成書。該書或與《抱朴子》所提及《蝦蟇圖》屬同一系統。然而,雖以月面玉兔論説禁灸穴,但該書名,無疑暗喻蝦蟆(蟾蜍)皮膚及灸瘡。俯臥患者手足及背中有多數灸瘡,浸出液及膿汁流出狀態,比喻如同蝦蟆,並聯想月面蝦蟆模樣。

該書末尾提及注意事項,即以八木(松、柏、竹、橘、榆、枳、桑、棗)之火點燃艾炷,則根深難愈、多汁、傷筋(多壯筋絶)、傷皮肌、傷骨(多壯骨枯)、陷脈(多壯脈僨)、傷肉、傷骨髓(多壯髓消),致使病情惡化。故據李氏考證[60]認爲,以青銅凹面鏡"陽燧"日光採火施灸最善。《外臺秘要方》19-29a-11 自《小品方》引用"八木之火",文字大致相同。《醫心方》2-74b-1 引用《小品方》,注釋曰"今世但令避此八木之火耳,當用人間相傳之火也,以摩膏布纏延之,以艾華(莖)延之皆良也"。《外臺》卷三十九引用楊(玄)操《(明堂)音義》,39-3a-9 記載〔凡灸,忌用松、柏、桑、棗、竹、柿、楓、榆八木,以用灸人,害人肌肉、筋脈、骨髓,可用陽燧火珠,映日取火。若陰無火,鑽槐木以菊莖延火,亦可〕,一部分樹種相異,但敍述《蝦蟇經》《小品方》兩説概略。因化膿灸失誤過多,爲預防發生,亦以

"八木之火"邏輯,逐漸形成規定,直至唐代仍然沿用。

　　一方,上述於原始《明堂》增訂禁灸穴中,蝦蟆、玉兔及人氣、人神等説皆未見載。現行《黄帝蝦蟇經》亦呈示偃側圖,而且禁灸孔穴中記載懸癰、股内廉等《明堂》所未見穴名。其第四篇記述"黄帝問岐伯曰……"但第七篇、第八篇、第九篇中均提及扁鵲。如前所述,扁鵲流派善施多壯灸,當然,出現描繪月面蝦蟇圖與禁灸判偃側圖書籍,必定以筆紙普及爲前提。可知,魏晉三世紀後半以前作成明堂《偃側圖》,大約於其前後時代,原始《蝦蟇圖(經)》編纂成書。或受原始《明堂》啓發,而出現其他流派所編異本。之後,《隋書・經籍志》著録"《明堂蝦蟆圖》一卷"[31],後世認爲該書與《明堂》相關聯。無疑因其構成如同現行《黄帝蝦蟇經》,具有論述禁灸穴經文及偃側圖兩方面内容。

　　(二) 德貞常《産經圖》

　　受《蝦蟇圖》系統影響之書,尚有《産經》及《産經圖》,《醫心方》卷二十一至卷二十五中收録諸多佚文。其佚文以"十二月神圖"及干支、惡神有無等邏輯,敍説姙娠、出産、新生兒諸事項之吉日、忌日等吉凶,亦記載各種病症治療方法及針灸法。顯而易見,諸論法引自《蝦蟇圖》系統並有所發展。關於該書,《醫心》25-61b-9云"此是德家秘方不傳〔出《産經》〕",故《日本國見在書目》所著録"《産經》十二(卷)〔德貞常撰〕,《ㄥㄥ(産經)圖》三(卷)"[71],即指該書。《隋書・經籍志》五行中著録"《産經》一卷,《産圖》二卷,《雜産圖》四卷"[72],或亦屬同一系統。

　　《醫心方》引用《産經》佚文中見有"世、泄、民",均未避唐二代皇帝李世民諱,而關於三代皇帝李治諱,如"治與療""冶與搗",見有避諱前及避諱後兩種記載,即《醫心》或曾參照李世民以前及李治以後兩種傳本。佚文醫方藥數記云"右幾物",與自唐代以後"右幾味"相異。主治文以漢至三國時代所多見之"治+病症+方"形式記述,同時兼用"治+病症+方名+方",或"病症+方名+主之"等魏晉以降表現形式。藥名亦混用漢代桂及六朝以降桂心,並且見有牡丹、胡麻等始於漢代之古名。以上特徵與《小品方》酷似,更有"《小品方》云……"條文末尾,丹波康賴注云[《産經》同之],亦有逆向注釋例,類似注文夥多。可以認爲,《産經》與《小品方》係引用同一文獻之兄弟關係,或屬於一方間接引用另一方之親子關係。據以上記述推測,《産經》成書時代或與《小品方》(454—473)同,或成於其前後,大凡可斷定爲劉宋五世紀中期。全書內容顯然以上流階級爲對象,德貞常或身爲劉宋醫官。

再者,《醫心》卷二十二《任(姙)婦脈圖月禁法第一》以下引用《産經(圖)》,列記姙娠第一至第十每月條文及圖。其構成即①胎兒形狀、發育部分,及有關姙婦、胎兒吉凶事項,②各月養育胎兒經脈,③針灸禁止之經脈,及依據臟腑論之注意事項,④姙婦偃側圖,以朱筆描畫胎兒及經脈線,以墨筆標記穴點與穴名,⑤經脈起至穴名及穴數,⑥募穴名、穴數、部位與背部輸(俞)穴名、穴數、部位,⑦"上件諸穴,並不可針灸,犯之致危"等。現將 22-7b-4 以下所示姙娠第六月,將④圖~⑥條一部分內容以圖 6-5 揭示。

①懷身六月,始受金精,以成筋骨。勞身無處,出遊於野,數觀走犬、走馬,宜食鷙鳥、猛獸。是謂變湊理,細(紉)筋,以養其爪,以堅背膂也。②六月,足陽明脈養。③不可針灸其經也。陽明內屬於脾,調和五味,食甘,甘和,无大飽。④足陽明胃脈圖:(自下向上方標記孔穴)屬兌、內庭、陷谷、衝陽、曲尺、解谷(谿)、下廉、豐隆、條口、上廉、三里、犢鼻、梁丘、陰市、伏菟、髀關。⑤右胃脈,自屬兌上至髀關,各十六穴。⑥又募一穴,名中管(脘),在從心蔽骨下以繩量至臍止,即以繩中折之。又輸二穴,在脊第十二椎節下兩旁,各一寸半。⑦上件諸穴,并不可犯之。

值得注目之處,即①所載詞語及内容,與秦代、公元三世紀末所成馬王堆出土醫書《胎産書》相類似,關於該問題,馬氏[73]與鈴木氏[74,75]已有詳論。《胎産書》姙娠十月分月記述,當屬①之原始内容,第四至第八月以水、火、金、木、土順序列記五行之精,第九月受石精,至第十月出産等特殊六行説。然而,未見三才、陰陽説及經脈、臟腑記載，《產經（圖）》之①亦與之相同。鈴木氏曾指出，②所記各月養育胎兒經脈，沿用《脈經》卷九《平姙娠胎動血分水分吐下腹痛證第二》卷首內容。

> 婦人懷胎一月之時，足厥陰脈養。二月，足少陽脈養。三月，手心主脈養。四月，手少陽脈養。五月，足太陰脈養。六月，足陽明脈養。七月，手太陰脈養。八月，手陽明脈養。九月，足少陰脈養。十月，足太陽脈養。諸陰陽，各養三十日，活兒。手太陽少陰不養者，下主月水，上爲乳活兒養母。懷姙者，不可灸刺其經，必墮胎。

《脈經》《產經（圖）》對於心脈、小腸脈以外之十經脈，均以手足、三陰三陽、脈表述，未附記臟腑名。經脈表述，非云○○經，而云○○脈，該特徵與④⑤及甲乙《明堂》手足經脈相同。又，《脈經》條文末尾所記"懷姙者，不可灸刺其經，必墮胎"內容，《產經（圖）》每月分別記載，③條文頭，末尾⑦條亦反復強調"上件諸穴，並不可針灸"等。③以下文中列舉三陰三陽及臟腑名，依據臟腑論，附記精神、飲食、起居等宜禁。以上所述針灸禁忌，可謂接受《脈經》與《蝦蟇圖》系統啓發，一並附記。又，《千金方》卷二《養胎（方）第三》收錄與①～③基本相同內容，關於新雕本與備急本存在部分異同之原因，鈴木氏有詳細考察。

④圖之描寫樣式等，與《黃帝蝦蟇經》（圖 6-10）相近似。然而，如圖 6-5 孔穴點與經脈線二者同時記入，亦屬罕見，並且爲強調養育胎兒經脈及胎兒而以朱線描記。分別以"足陽明胃脈圖"等，及手足、三陰三陽、臟腑、脈設定圖題。《蝦蟇經》一部分將臟腑與脈構成相配關係，但尚未完善，而④圖已有相當發展。朱色經脈線，大致自手足末端走向軀幹及頭部，並到達胎兒。各條經脈穴點與穴名僅見於上肢、下肢，而軀幹與頭部未記。穴名及部位顯然較《蝦蟇經》更接近甲乙《明堂》。但是，圖 6-5 所記曲尺穴，未見於甲乙《明堂》足陽明脈等。假若爲曲澤穴，則係手厥陰心主（心包）脈之合穴，與此脈毫無關係。又穴名始自末端，順序爲下廉、豐隆、條口、上廉、三里，而該部分穴名與甲乙《明堂》豐隆、三里、上廉、

下廉、條口順序明顯不同。相同類例，其他月份之④圖中亦非鮮見。

關於穴名順序異同情況，可依據《千金翼方》26-1b-5所記孫思邈文章內容得以解讀，云"余退以《甲乙》校秦承祖圖……然其圖闕漏仍有四十九穴，上下倒錯，前後易處"。思邈將秦承祖孔穴圖與當時《甲乙經》(甲乙《明堂》)相對校，而發出如此慨嘆。秦承祖爲劉宋太醫令，曾編纂針灸書，並附錄偃側圖(後述)。假若其圖示"上下倒錯，前後易處"，則秦承祖偃側圖與《產經圖》同樣，以經脈別僅標記穴點及穴名。如果同時亦附記部位，即使經過傳寫，一般難以發生上下及前後出現混亂現象。德貞常亦似任劉宋代醫官，④圖或有依據秦承祖偃側圖之可能性。

⑤條係對於④圖之附記，無疑兩者均引自《產經圖》。⑤清晰標記經脈起止之穴名，十支經脈孔穴皆自手足末端至軀幹連接部求心性排列，該排列及循行認識與甲乙《明堂》相一致。然而，⑤記述"右胃脈，自屬兌上至髀關，各十六穴"，因④標記來歷不詳之曲尺穴，故較甲乙《明堂》陽明脈十五穴多一穴。此外，④⑤中他脈亦存在與甲乙《明堂》異同之處，而穴名、穴數、記載順序等完全一致者，僅第七月手太陰肺脈與第八月手陽明大腸脈。

⑥對於各脈相對應之胸腹部募穴及背部俞穴，之所以附記"一穴、二穴"，乃緣於④圖中未標示，其理由及經緯等既已討論。募穴、俞穴之穴名、穴數、部位，基本與甲乙《明堂》規定相同，但仍存在些少異例。譬如，以巨闕作爲滋養第三月之手心主(心包)脈之募穴，但甲乙《明堂》中並未規定心包脈之募穴，而云巨闕爲"心募也"。究其原因，或與《產經》姙娠十月中未載心脈、小腸脈相關。⑥第八月大腸脈有募穴，位於臍兩旁"二寸半"，右穴爲天樞，左穴爲"穀門"。甲乙《明堂》以天樞爲大腸募穴，位於臍兩旁"二寸"，其一名作"谷門"。《產經圖》作"二寸半"或爲誤寫，穀與谷音通。但雙穴分置左右，穴名不同，似乎認定左右兩行具有不同特性。一方，背部俞穴之穴名與部位，與甲乙《明堂》完全一致。截然不若

《醫心方》卷二《諸家取背俞法第二》中列舉《扁鵲針灸經》《華他(佗)針灸經法》《龍銜素針經》等,不僅各俞穴部位,連同穴名皆有甚大差異。如是可以推斷,《產經圖》之募穴、俞穴屬於《明堂》系統,皆傳承自記載俞穴部位之文獻。

據以上記述可知,五世紀中期《產經(圖)》之經脈、孔穴知識來自三世紀中期原始《明堂》系統,而與四世紀後半之甲乙《明堂》非同一系統,或屬其派生系統。並參照公元前三世紀末之《胎産書》系統,乃至三世紀前中期之《脈經》,以及三世紀後半《蝦蟇圖》系等記載與設想,形成姙娠第一至第十月針灸禁穴邏輯。

(三)《赤烏神針經》

丸山氏所復原之唐令、日本大寶令等有"針生……兼習……《赤烏神針》等經"記載[29],與《隋書·經籍志》"《赤烏神針經》一卷"[28],《舊唐書·經籍志》"《赤烏神針經》一卷〔張子存撰〕"[68],《令義解》"《赤烏神針經》一卷"[76]相符合。然而,該書未見載於《外臺秘要方》及《日本國見在書目》《醫心方》等。顧名思義,屬於針書,其他包括如何内容,不得而知。《外臺》39-2a-11明言,針法伴隨危險,不予採録,故未載《赤烏神針經》,理所當然。

然而,《千金翼方》26-1b-2載録孫思邈文,"至如王遺烏銜之法,單行淺近,雖得其效偶然,即謂神妙,且事不師古,遠涉必泥",如此酷評"王遺、烏、銜之法"。閻氏指出[77],思邈所指即《隋書·經籍志》及《舊唐書·經籍志》《新唐書·藝文志》所著録之《玉匱針經》《赤烏神針經》與《龍銜素針經並孔穴蝦蟆圖》。如前所述,龍銜素生於葛洪之前,其《蝦蟇圖(經)》大約成書於三世紀後半。關於《玉匱針經》,《太平御覽》卷七百二十四云"《玉匱針經序》曰:吕博(避隋諱改字,原爲吕廣)少以醫術知名,……吳赤烏二年(239)爲太醫令,撰《玉匱針經》及注《八十一難經》,大行於代(避唐諱改字,原爲世)"[78],可知係孫吳之太醫令吕廣所著之書。此外,並著述《黃帝衆難經》一卷,後由楊玄操改編加注。第三章既述。

　　據坂出氏考察,西漢末之後,流行太陽中有三只腳烏棲息傳説,"赤烏"係太陽之象徵,吉祥之物[66]。現行《黄帝蝦蟇經》卷首亦描畫太陽中三只腳烏圖,記云"日鬪者(日全食?),色赤而無光,陽氣大亂。右日不可灸判,傷人諸陽經,終令人發狂也"。又,現行《蝦蟇經》述及人氣、人神、不可針等,但有關禁針穴,尚未形成邏輯化。《醫心方》多處引用《蝦蟇經》内容,而《外臺》爲何未見《蝦蟇圖(經)》形跡,但《外臺》28-21a-3引"范汪……當吐蠱,如蝦蟇、科斗(蝌蚪)之類"等,數見以蝦蟆比喻吐出物,形成醜惡骯髒印象。

　　可以推定,隋以前張子存等襲用《蝦蟇圖(經)》,對禁針穴加以邏輯化,以"赤烏神"之稱編纂《赤烏神針經》。避免使用印象醜惡之蝦蟆,而冠以吉祥物赤烏爲書名。故唐令規定爲針生兼習書,然而如孫思邈所批評,其中難免存在淺薄論説。日本大寶令所云"《赤烏神針》等經"之"等經"中,無疑指針生教育所用《蝦蟇經》,針博士丹波康賴《醫心方》亦引用其内容。因爲日本養老令(757)基本沿襲大寶令編成,而《令義解》(833)注解養老令經文,竟然明確注釋云"《赤烏神針經》一卷。文云《赤烏神針》等經,即知亦有餘經,故更稱等經"[76]。

五、《隋書·經籍志》著録與培養醫官

　　《隋書》(656)經籍志醫方前半部分[28],亦大致參考梁《七録》(523)内容加以編注,著録《明堂》關聯書籍如下。

　　⑦《黄帝針經》九卷〔梁有……①徐悦《龍衛素針經並孔穴蝦蟆圖》三卷……②秦承祖《偃側雜針灸經》三卷,亡〕

　　⑧《黄帝流注脈經》一卷〔梁有③《明堂流注》六卷,亡〕

　　⑨《明堂孔穴》五卷〔梁④《明堂孔穴》二卷……亡〕

　　⑩《明堂孔穴圖》三卷

　　⑪《明堂孔穴圖》三卷〔梁有⑤《偃側圖》八卷,又⑥《偃側圖》二卷〕

　　自此似依據後代資料編成《隋書·經籍志》醫方後半部分[31],

著録以下各書。

⑫《黃帝明堂偃人圖》十二卷

⑬《黃帝針灸蝦蟆忌》一卷

⑭《明堂蝦蟆圖》一卷

⑮《針灸要決》一卷

⑯《針灸圖經》十一卷〔本十八卷〕

⑰《十二人圖》一卷

⑱《扁鵲偃側針灸圖》三卷

⑲《流注針經》一卷

⑳《偃側人經》二卷〔秦承祖撰〕

㉑《黃帝十二經脈明堂五藏人圖》一卷

以上梁代所存《明堂》關聯書中，④《明堂孔穴》二卷，似收載孔穴經文或孔穴圖，③《明堂流注》六卷，似由經文及部位別流注圖構成。⑥《偃側圖》二卷，全身孔穴圖，⑤《偃側圖》八卷，必定包括經文與圖。一方，梁①徐悅《龍銜素針經並孔穴蝦蟆圖》三卷，《隋書‧經籍志》醫方後半⑬《黃帝針灸蝦蟆忌》一卷及⑭《明堂蝦蟆圖》一卷，共似屬前述《抱朴子》佚文中所云“黃帝醫經，有《蝦蟇圖》”系統。冠以扁鵲，並有偃側圖之⑱《扁鵲偃側針灸圖》三卷或亦屬同一系統。

又，梁代著録②秦承祖《偃側雜針灸經》三卷，當推定與《隋書‧經籍志》醫方後半之⑳秦承祖《偃側人經》二卷相關聯，與《舊唐書‧經籍志》《新唐書‧藝文志》之秦承祖《明堂圖》三卷[68,69]亦屬同一系統。關於秦承祖，陳延之《小品方》古鈔本四十八至五十一行記云“秦承祖所撰要方廿卷，……右二件並是元嘉中（劉宋424—453）撰也”[79]，陶弘景《本草集注序録》敦煌本一百七十四、一百七十五行云“宋有羊欣、王微、胡洽、秦有（有字衍）承祖”[80]，《唐六典》亦記云“宋元嘉二十年（443），太醫令秦承祖奏置醫學以廣教授，至三十年（453）省”[30]。可以斷定，劉宋太醫令秦承祖於五世紀中期，編纂附録偃側圖之針灸書，並極可能參考當時所存《明堂》一書。其後，《千金翼方》26-1b-5 所引孫思邈云“余退以

《甲乙》校秦承祖圖，……然其圖闕漏仍有四十九穴，上下倒錯，前後易處……抄寫方書，專委下吏，承誤即錄，紕繆轉多"，感喟秦承祖孔穴圖流傳至唐代，已錯謬甚多。

如上所述，曹魏三世紀中期，《明堂》與《流注圖》成書以降，至梁六世紀前期，上述各書經過改編等派生而出。應該注意，梁代著錄諸書均未冠"黃帝"之名。根據上述討論結果，已知《明堂》各論佚文中並未見"黃帝曰"等問答內容。唯一例外，即《小品方》佚文所見"黃帝曰：灸不三分，是謂徒瘢"，此或係原始甲乙《明堂》總論佚文。前文已述，總論一般重點記述編成經過等，但改編時或將總論刪除。由於存在如此背景，可知尚未意識《明堂》與"黃帝"相關，梁代著錄各書名，或未曾冠以"黃帝"。書名末尾附錄"經（經典）"字，即可賦予權威性，而梁代僅見以劉宋太醫令秦承祖所編②《偃側雜針灸經》一書，故當時《明堂》並非具有權威性著作。

但是，至《隋書·經籍志》則出現類如⑧《黃帝流注脈經》、⑫《黃帝明堂偃人圖》、㉑《黃帝十二經脈明堂五藏人圖》及⑯《針灸圖經》、⑲《流注針經》，大凡附錄孔穴圖之書名，將近半數附加"黃帝"或"經"字。《隋書·經籍志》雖係初唐所編，但大體依照梁《七錄》及隋政府《大業正御書目錄》。故以上隋代所存書名，隱含賦予權威性之意圖，抑或與作爲培養醫官教材有一定關聯性。

如前已述，正式培養醫官，始於劉宋太醫令秦承祖奏置醫學（443—453）。據《唐六典》[30]所載，醫官候補之醫生，後周（北周，556—581）初定三百人，隋太常寺太醫署，定員百二十人。醫生之外，別設針生，而針灸專門教育最早記錄見於唐代，故隋代或亦向醫生傳授針灸知識。隋代設定一百人按摩生，唐代時減員至三十人，繼而減至十五人。故隋代或對按摩生實施針灸教育，而唐代設置針生之後，致使按摩生連續減少。總而言之，隋代培養醫官，亦同時實施針灸教育，作爲教育一環，編纂教材、輔助教材，各種教材極可能即包括《隋書·經籍志》所著錄各書中。因而，書名上附加黃帝或經等字樣，賦予權威性諸書，一併於隋代出現。

第五節　唐代《明堂》文獻

　　唐代亦編纂諸多與《明堂》相關文獻，對比《隋書·經籍志》與《舊唐書·經籍志》《新唐書·藝文志》，可知梗概。現存狀況，或有内容基本完整之書，或有僅存部分佚文等。關於諸問題作如下討論。

一、楊玄操注《黄帝明堂經》《明堂音義》

（一）楊玄操著述

　　玄操著述頗多，但《舊唐書·經籍志》"《黄帝明堂經》三卷〔楊玄孫（操）撰注〕"[68]，《新唐書·藝文志》"楊玄（操）注《黄帝明堂經》三卷"[69]，《宋史·藝文志》"楊玄操《素問釋音》一卷"[81]，總計著録兩書而已。一方，《日本見在書目録》著録"《（黄帝八十一）難經》九（卷）〔楊玄操撰〕，《八十一難音義》一（卷）〔同撰〕，《脈經音》一（卷）〔楊玄操撰〕，《（本草）注音》一（卷）〔楊玄（操）撰〕，《（針經）音》一（卷）〔楊玄操撰〕，《明堂音義》二（卷）〔楊玄操撰〕"[71]六部著作，注釋音義類較多。其中《黄帝八十一難經》九卷，係玄操改編、加注吕廣注本，後稱作吕楊本。該本現僅見引於宋代《難經集注》，第三章已述。玄操僅爲唐令所規定醫、針生學習主要五書附加音義及注釋，實當引人注目。唐令所規定書中，僅《甲乙經》未見玄操音義注本，或因玄操既已編成《素問》《針經》《明堂》音義注本。《明堂》關聯書，有楊玄操注《黄帝明堂經》三卷，及楊玄操撰《明堂音義》二卷。各部著作，均無完整傳本，而且《難經集注》所引吕楊本玄操序，亦無記年號，其生活年代未詳。再有，關於宋版《外臺秘要方》爲何將楊玄操記録爲"楊操"，乃因北宋校正醫書局爲避聖祖（趙玄朗）諱所致。

（二）楊玄操與著述年代

　　多紀元胤曾依據《史記正義》（736）倉公傳引用楊玄操注《難經》玄操序，及玄操論説，指出玄操係初唐人[82]。元胤研究基礎上,閻氏[83]更有如下論述。《難經集注》玄操序所云"世或以""近世",未避唐二代皇帝太宗(李世民)諱。更據《外臺》卷十九灸用火善惡補寫(瀉)法一首,其中內容及引用諸書順序,斷定屬於玄操《明堂音義》卷一中一節。其部分文字載於19-29b-11"近有蘇恭(指蘇敬,避宋趙匡胤諱改字)善醫此疾(腳氣),馳名於上京,顯譽於下邑,撰腳氣方卷",即玄操所撰。"近有蘇恭"之語,可以推知玄操較蘇敬(一說599—674)年長。據此,閻氏推定玄操著述成於初代高祖時代(618—626年在位)。該結論基本正確,無需質疑,但仍有補充餘地。

避李世民諱而改字例,如"世作俗""泄作洩""民作人"等,多見於《新修本草》《太素》等唐敕撰書中,但亦見"世作卋""昏作昬"等缺筆字。因而,《難經集注》序之"世",原本或爲缺筆之"卋",後世傳承過程中重新改作"世"之可能性仍難否定。如此後世出現之文字改變夥多,故僅據一書、一字有無避諱改字而討論書籍年代,尚失嚴謹。前述所云"近有蘇恭",甚至本來可能作"近世有蘇恭"。若楊玄操稱蘇敬爲"近世"之人,則玄操生活年代,當較蘇敬卒年晚六十至百二十年左右。第四章第二節已述。然而,亦有其他文獻可爲閻氏推論提供佐證。

筆者發現類似避諱文例,即《醫心方》2-40b-6"(楊玄操曰……又云……)後世學者",唐王燾所編《外臺》卷三十九卷頭《明堂序》,引同文39-1b-12明確改作"後之學者",以理推之,本來原文當作"後世"。又《醫心方》2-40a-8"(楊玄操曰……)往代名醫",原本或當作"往世名醫",均屬玄操《明堂音義》或《黃帝明堂經》佚文。

又《難經集注》序末尾有"前歙州歙縣尉楊玄操序"銜名。據《舊唐書》[84],唐武德四年(621),隋新安郡(今安徽省黃山市徽州區)轄屬於歙州,州治屬歙縣,但天寶元年(742)復歸新安郡,乾元元年(758)再次改稱歙州。其前官名"縣尉"係武德元年(618)改稱[85],此前隋代官名稱"縣正"[86,87],可知玄操係隋唐間人,而且唐代六二一年以後一段時期擔任歙州歙縣尉,並於退任後編纂呂楊本《集注難經》九卷。

　　一方,日本平安時代《本草和名》(約 918),以蘇敬等編《新修本草》(659)爲底本,摘録其中所載藥物正名與一名而成,並參照他書引用別名及注音等。其中對所引"楊玄操《音義》"藥名加以注音,總計一百八十次[88],該内容無疑屬於《日本國見在書目》所著録楊玄(操)《本草注音》一卷[71]之佚文。因此,考察楊玄操所附録注音藥名出典,僅見《神農本草經》《名醫別録》及陶弘景注,而未見《新修》蘇敬注所出藥名。可見,玄操注係以《新修》前身陶弘景《本草集注》(約 500)爲底本。但是,《新修本草》新附藥一百一十五(或 114)種之中,唯卷十四木部下品枳椇,臺北故宫博物院藏森立之舊藏影古鈔本《本草和名》下 4a-1(寬政八年版,下 4a-4)有注音曰"枳椇〔楊玄操音,上居紙反,(下)俱禹反〕"。

　　但是,該一例以外,《本草和名》對《新修本草》新附藥注音,總計二百六十九處,全部依據"仁諝音義"(《見在書目》仁諝《新修本草音義》一卷),而且該一例與楊玄操其他一百七十九注音體例完全不同。可以肯定,《本草和名》枳椇注音引自"仁諝音義",而出典卻誤記爲"楊玄操音"。據以上分析,楊玄操音義注,無疑以《本草集注》爲底本。玄操所讚蘇敬以治療腳氣著稱,但並非指蘇敬所編《新修本草》,又可爲楊玄操著述必定早於《新修》(659)提供傍證。

　　又,關於太宗時代避諱實情,擬後述於《千金方》成書年代。曾有規定,太宗之諱"世、民"如非連續而單獨使用,則無需避諱。然太宗卒後,高宗時代重新規定,即使兩字單獨使用,亦必須避諱。因而,楊玄操之書用"世",説明編著年代,當係太宗即位以前或在位期間。即玄操擔任歙州歙縣尉之六二一年以後,至太宗卒後之六四九年之間,相繼撰述吕楊本《集注難經》及《明堂音義》等書。

　　此外,《外臺秘要方》卷三十九,卷首《明堂序》,按照《明堂音義》序、《明堂人形圖》序(630)、千金《明堂》序(650—658 年以前)、王燾自序(752 年以前)順序排列(後詳述)。高級官吏王燾於《外臺》自序 1-1ab 述云"久知弘文館圖籍方書等……今並味精英，鈐其要妙……伏念旬歲，上自炎昊（神農、伏羲），迄於聖唐"。故與王燾相同，唐代各"明堂序"均按年代順排列。因此，極可能《明堂音義》成書於《明堂人形圖》之前，玄操各書撰述年代，大凡可界定於六二一年至六三〇年之間。

如前所述，玄操僅爲唐醫疾令所規定醫、針生學習之五部書附加音義及注釋，並非單純偶然之舉。現今得以基本正確復原之唐令，有日本大寶令所依據之永徽令（651），其前身有貞觀令（637），及更前之武德令（624）。並有隋開皇令（581）及大業令（607），尤其唐令曾參照大業令之事實，毫無疑問。當然，該五書《隋書・經籍志》皆有著錄。又，《唐六典》記"醫生……隋太醫有生一百二十人。皇朝置四十人，貞觀後置典學二人"，"隋，太醫博士二人〔隋志有助教二人〕掌醫。皇朝武德中，博士一人、助教二人，貞觀中減置一人，又置醫師、醫工佐之，掌教醫生"[87]。依此類推，隋大業令及唐武德令、貞觀令，皆有醫生教育規定，然玄操著述若成書於六三〇年以前，則無需考慮與六三七年貞觀令有何關聯。因此，作爲一種可能性，玄操於隋大業令基礎上，於六二四年（唐武德令）前後至六三〇年（《明堂人形圖》）之間，撰注各音義書。

各書大多數僅著錄於《日本國見在書目錄》，從中可以推測一種事實，即其後唐代對諸書並未給予充分重視，而初期日本遣唐使則留意獲取。若任憑筆者自由想象，或玄操於武德令時期，撰述各書，作爲醫生教育副本。第一次遣唐使六三〇年由日本出發，六三二年歸國，其成員藥師惠日，親見教育實情，並將書籍攜回日本。

（三）楊玄操注《黃帝明堂經》《明堂音義》之關係

前述《醫心》2-40b-3 引用楊玄操佚文，與《外臺》卷三十九卷首《明堂序》第一段一致。以下記述《醫心》引文，（　）內記入《外臺》相異文字。

楊玄操曰……又云……（夫）《明堂》者，黃帝之正經，聖人之遺教，所注孔穴，靡不指的。又皇甫士安，晉朝高誘（秀），洞

433

明醫術,撰次《甲乙》,並取三部爲定。如此則《明堂》《甲乙》是聖人之秘寶,後世(之)學者,宜遵用之,不可苟從異説,致乖正理也。

該文所云"後世",成書於太宗李世民卒後之《外臺》因避其諱,而改作"後之"。此處首次明確提出《甲乙經》係晉皇甫謐所撰,第四章已述。《外臺》將該文編録爲《明堂序》第一段,則當係楊玄操《明堂音義》或玄操注《黄帝明堂經》序文。更有《外臺》卷三十九《論疾手足腹背灸之多少及補寫(瀉)八木火法》中,明記"楊(玄)操《音義》云",並且 39-3a-6 以下分別記述手足、腹、脊背施灸壯數,及補瀉法、艾炷大小,以及採火木種良否等。據此可知,《舊唐書·經籍志》《新唐書·藝文志》中未著録之《明堂音義》,《外臺》中亦曾引用。

《外臺》卷三十九,王燾主要依據甲乙《明堂》,以經脈別編纂孔穴條文,又各條末尾多附録"甄權、《千金》、楊操同"等王燾注。然而,未見楊玄操文字與甲乙《明堂》相異之注文,與後文所述之甄權原撰《明堂人形圖》有別。或因玄操《明堂音義》,或《黄帝明堂經》經文,基本與甲乙《明堂》無存大異。正如前記玄操序文所云,"《明堂》《甲乙》是聖人之秘寶,後世學者,宜遵用之,不可苟從異説",意味着玄操所參用之《明堂》文獻與《甲乙經》中,並無類如"異説"內容。所謂異説,即指《醫心》卷二《諸家取背輸法第二》卷首所引用楊玄操佚文,云"華他、扁鵲、曹翕、高濟(湛)之徒"等。大凡冠其名之針灸書,椎骨數及背部俞穴部位、穴名等皆與《明堂》《甲乙經》大相徑庭,參閱諸家取背輸法第二中所引各書佚文,則不言自明。

然而,早於玄操百五十餘年之陳延之,曾明言《黄帝(甲乙)經》所存禁灸十八穴,而《明堂》無禁(《醫心》2-46a-9)。楊玄操爲《明堂》附加音義及注釋,理應同樣發現該問題。但或許因爲《明堂》《甲乙》不存在類如"異説"之迥異內容,故稱"《明堂》《甲乙》是聖人之秘寶",而將兩者視爲同等。抑或因陳延之與楊玄操所參照《明堂》《甲乙經》系統不同,致使玄操未能發現同樣問題。但

《外臺》所用《甲乙經》與玄操《明堂》字句似無大差,故仍存在一種可能性,即玄操亦採用甲乙《明堂》內容,編纂《明堂音義》及《黃帝明堂經》)。

玄操序文雖云"《明堂》者,黃帝之正經";並未見《明堂經》《黃帝明堂》等表現。但《舊唐書·經籍志》《新唐書·藝文志》所著錄楊玄操注《黃帝明堂經》三卷中,有"黃帝"及"經",賦予其至高無上之顯赫地位。可以推知,唐永徽令(651)針生必習書《明堂》,以楊玄操注本爲副讀本等,書名附加"黃帝"及"經"。或亦可臆測,副讀本採用楊玄操《明堂音義》二卷,此時書名附加"黃帝""經",同時少加增補而成"楊玄操注《黃帝明堂經》三卷"。故而,王燾《外臺》則執意使用增補前之《明堂音義》。若果真如此,則《明堂音義》不僅單純音義注,原本《明堂》經文亦當一併記載,故導致"甄權、《千金》、楊操同"之王燾注頗多。楊玄操之兩《明堂》佚文難以區別,故以下略稱玄操《明堂》。

二、甄權《明堂圖》

通曉醫學之隋唐間士大夫中有甄權、甄立言兄弟,《舊唐書》傳如下[89]。

甄權……針其肩隅一穴,應時即射。權之療疾,多此類也。貞觀十七年(643),權年一百三歲,太宗幸其家,視其飲食,訪以藥性,因授朝散大夫,賜几杖衣服。其年卒。撰《脈經》《針方》《明堂人形圖》各一卷。弟立言,武德中(618—626)累遷太常丞。御史大夫杜淹患風毒發腫,太宗令立言視之,……撰《本草音義》七卷、《古今錄驗方》五十卷。

又《唐會要》卷八十二醫術[90]中簡略記載類似內容,該史話似廣爲所知。甄權、甄立言兄弟皆深得太宗信任,若如傳所云甄權六四三年一○三歲卒,則當生於五四一年。《舊唐書·經籍志》云"《古今錄驗方》五十卷〔甄權撰〕"[68],似屬弟甄立言撰之誤記。《新唐書·藝文志》著錄"甄權《脈經》一卷、《針經鈔》三卷、《針方》一卷、《明堂人形圖》一卷"[69],甄權亦當著有《針經鈔》三卷之

435

書。甄權傳及《新唐書·藝文志》所云《明堂人形圖》一卷,曾由李襲譽等增修,其史實詳述於後。

關於甄權,《千金翼方》卷二十六《取孔穴法第一》卷首,亦有以下記事①。

①論曰,安康公李襲興稱。武德中出鎮潞州,屬隨(隋)徵士甄權以<u>新撰《明堂》</u>示余。余既暗昧,未之奇也。……余屈權救之,針其右手次指之端,……明日飲噉如故。爾後縉紳之士,多寫<u>權圖</u>,略遍華裔。

依據該記述,閻氏撰文考察甄權《明堂圖》成書年代[77],以下介紹並補充其文內容。上文前半云甄權"新撰《明堂》",後半曰縉紳之士(士大夫)多傳抄"權圖",據此可推《明堂圖》中亦填寫經文。因《千金翼方》繼此文後,亦載孫思邈語"今所述針灸孔穴,一依甄公(甄權)《明堂圖》"。但所云安康公李襲興,興屬訛字,當作李襲譽。何以言之,《舊唐書》李襲譽傳[91],云"(李)襲譽……會高祖……封安康郡公……太宗討王世充,以襲譽爲潞州總管"。與《千金翼》記載武德中(太宗爲討伐王世充)令李襲興(譽)鎮守潞州,其時與甄權相識之史實符合。備急本《千金方》21-26a-7 又云"治水腫茯苓丸,<u>甄權爲安康公處者方</u>",故甄權與安康郡公李襲譽相交,毋庸置疑。又據《舊唐書·高祖本紀》,武德三年(620)七月,高祖與太宗討伐王世充,而甄權《明堂圖》抑或成書於六二〇年,或稍早於此前。閻氏推定該年代,殆無需質疑。

甄權《明堂圖》現已無存,但其增補本曾作爲千金《明堂》底本之一,仍留存佚文,後詳述。又《外臺秘要方》卷三十九(外臺《明堂》),王燾引用〔甄權云〕注釋頗多。觀其注釋內容,《外臺》主要底本甲乙《明堂》,與〔甄權云〕所記孔穴部位、禁灸穴及主治存在較大差異。該書名冠以"明堂",而內容則具有獨特性。然而,與甲乙《明堂》相異之穴名未見注釋,故或屬於原始《明堂》系統孔穴圖。圖錄形式,參照後揭《明堂人形圖》,推定當歸屬正面、背面、側面三圖,每圖描繪孔穴偃側圖系統。可想而知,僅此三幅圖,若標記全部孔穴,卷子本尺寸則相當大,而且若僅使用單色,即或未描記經脈線。

三、李襲譽等增修《明堂人形圖》

(一) 增修經緯與臟腑圖

前記甄權傳云"貞觀十七年,權年一百三歲,太宗幸其家"。更早於此,有太宗及《明堂》記録,如《舊唐書》太宗貞觀四年(630)記云"十一月……戊寅,制決罪人不得鞭背,以《明堂》孔穴針灸之所"[92]。《新唐書》刑法志[93]太宗四年,以罪人背部有"《明堂》孔穴針灸之所",説明廢止鞭笞刑法理由。

(貞觀四年)太宗嘗覽《明堂針灸圖》,見人之五藏皆近背,針灸失所,則其害致死。歎曰,夫箠(鞭打)者,五刑之輕,死者,人之所重,安得犯至輕之刑而或致死。遂詔罪人無得鞭背。

太宗閲覽《明堂》孔穴針灸圖,察知五臟位置近於背部,即使針灸失誤抑或導致死亡。何況對觸犯輕刑罪人鞭打其背,而致喪命,故當廢止。推知太宗所見《明堂》,不僅收載孔穴圖,而且收録臟腑圖。太宗約於一年前,即貞觀三年九月,初於諸州設置醫學(校)(《舊唐書》太宗[94]),並配屬醫藥博士與學生(《新唐書》外官[95])。貞觀初,自諸州至上級三府,規定醫學生二十人(《唐六典》三府督護州縣官吏[96])。可見,太宗自貞觀初年,全國規模内實施醫療行政與培養地方醫官。太宗所見《明堂》孔穴針灸圖或與培育醫官教材有一定關係。

前揭《千金翼》卷二十六第一記述①,安康公李襲譽曾得以參閲甄權新撰《明堂》。繼文獻①之後,有下述内容②。

②正觀(當爲"貞觀",北宋校正醫書局爲避仁宗〔趙禎〕諱而改)中入爲少府,奉敕修《明堂》,與承務郎司馬德逸、太醫令謝季卿、太常丞甄立言等,校定經圖,於後以所作呈示。甄權曰:人有七尺之軀,藏腑包其内,皮膚絡其外,非有聖智,孰能辨之者乎。

關於該内容作者,有兩種見解,或出於孫思邈[3,97,98]之筆,或由甄權[6]撰寫。但文首云"貞觀中入爲少府(官)",少府設監(從三品)一人、少監(從四品下)二人,所謂"掌百工技巧之政",即專爲宮廷設置之工藝品部門。太宗貞觀元年（627）復置，高宗龍朔二年（662），作爲行政機構改稱内府（《新唐書》百官[99]）。因此，少府之職務，與兩《唐書》列傳及《唐會要》所描述隱逸於醫學之思邈完全不符，而且本人亦不宜以宮廷工藝品製作官職等記述。一方，若假設甄權曾任少府之官，則與其傳中所述相矛盾，即甄權逝世前不久，太宗賜予名譽稱號朝散大夫（從五品下）。該②文内容與前揭①相接續，係李襲譽之記錄，實爲《千金翼方》或孫思邈所引。閣氏[77]亦認爲屬襲譽之文。

即李襲譽鎮守潞州之後，大約貞觀年中，擔任少府之監（主官），奉敕修撰《明堂》。繼而，與承務郎司馬德逸，太醫令謝季卿，太常丞甄立言等校定"經圖"，完成後亦呈示於甄權。文中再次提及甄權，並云弟甄立言亦參加校定。如是，可以推測，鎮守潞州之時，襲譽驚嘆甄權針術高超，即推舉於太宗，並獲敕令。邀請甄立言等人協助，增修甄權《明堂圖》經文與孔穴圖，於少府完成校定《明堂人形圖》。仰仗"掌百工技巧之政"，擁有"短蕃匠五千二十九人，綾錦坊巧兒三百六十五人，内作使綾匠八十三人，掖庭綾匠百五十人，内作巧兒四十二人，配京都諸司諸使雜匠百二十五人"，由宮廷專用之少府[99]製作之書，必定壯觀精美。

甄權檢閱增修本，即曰"人有七尺之軀，藏腑包其内，皮膚絡其外，非有聖智，孰能辨之者乎"，無疑爲自所著《明堂圖》，經過此次修定並增補臟腑圖而感嘆。甄權所謂"人有七尺之軀"，新雕本《千金方》卷二十九《明堂三人圖第一》，孫思邈記述"今一依甄權等所撰爲定云爾。若依《明堂》正經，人是七尺六寸四分之身"，故所謂"甄權等所撰"增修本之人體圖，相當於等身大。思邈繼以上記述，以縮小半分尺寸，"其十二經脈五色作之，奇經八脈以綠色爲之"描繪明堂圖。若果真如此，則李襲譽等增修本亦爲彩色繪圖。

貞觀四年（630）十一月，獻上增修本，太宗御覽，其後詔令"罪人無得鞭背"之旨。如此經緯，似無需置疑。甄權傳及《新唐書·藝文志》所云《明堂人形圖》一卷，正指奏上太宗之增修本，即其成書於六三〇年。亦爲表彰編撰該書功績,貞觀十七年(643),甄權百三歲臨終之際,太宗駕臨其宅,授予朝散大夫名譽稱號。

(二) 增修本舊貌及背景

據增修本之書名推測該書圖式,大致與"偃側圖"相類似,即於全身圖譜上記述孔穴點及部位、主治經文。而且與部位別之"流注圖"統合,描繪成等身大圖譜。當時卷子本一般紙高三十釐米前後,即使橫向描畫等身圖,紙高度至少需要二倍,或三倍左右。現存古卷子本醫書,以大多數爲例,一卷長約二十至二十五米[100]。如此一卷本,則與通常卷子本之數卷無大差別,可以書寫相同字數。巨大卷子本等身圖,精緻彩色描繪孔穴及臟腑,無愧堪稱"人形"之書卷。

但《唐律疏議》(652)賊盜二,規定判處支解死屍罪,較鬥殺罪減刑一等[101]。據此,《明堂人形圖》臟腑圖,絶非依照實際解剖屍體描畫,或類似於後世之"内景圖",或參照與《隋書·經籍志》"《黃帝十二經脈明堂五藏人圖》一卷"[31]類同之《舊唐書·經籍志》《新唐書·藝文志》"《黃帝十二經脈明堂五藏圖》一卷"[68,69]系統而成。

《外臺》卷三十九卷首《明堂序》,共由四段構成,第一段玄操《明堂》序文,已見前述。第三段引用《千金方》卷二十九《明堂三人圖第一》序論,第四段王燾自序内容,此三段基本無存疑問。唯第二段内容,相對應文未見,文獻出處不明,但見其中有"人形"表現特徵。《外臺》卷三十九〔《千金》、甄權、楊操同〕王燾注記多出,推知《外臺》39-1b-13 以下第二段内容,或引自《明堂人形圖》序文。將此文以③表示如下。

③手足十二經,亦皆有俞,手足者,陰陽之交會,血氣之流通,外勞肢節,内連藏腑,是以原《明堂》之經也。自古之體解,熟(孰)能與於此哉。故立經以言疾之所由,圖形以表孔穴之名處。比來有經而無圖,則不能明脈俞之會合,有圖而無經,則不能論百疾之要也。由是觀之,書之與圖不可無也。又人形不同,長短異狀,圖象參差,差之豪釐,則孔穴乖處,不可不詳也。

如此敍述,"内連藏腑,是以原《明堂》之經也",提及臟腑,並曰《明堂》經文不可缺孔穴圖,亦云原來《明堂》中兩者具備。更云"人形"之圖,若存微細差異,實際孔穴部位則乖誤,暗然自詡該書圖示準確。可見,③文所云非指甄權《明堂圖》,似係增修臟腑圖之《明堂人形圖》序文。繼此文後第四段王燾序云"諸家並以三人爲圖,今因十二經而畫圖人十二身也"。故甄權原圖、增修圖等與《千金》"明堂三人圖"相同,描繪仰人、伏人、側人三圖,《外臺》明堂圖,則依據十二經脈,分畫爲十二圖。

再者,《新唐書·藝文志》儀注類著錄"李襲譽《明堂序》一卷"[102]。以爲該書屬於皇帝執掌政務所居明堂相關之書,故著錄於儀注類,但李襲譽傳[91]中,未載其與營造建築相關之官職。一方,據傳中載,其所獲俸禄多耗費於書寫,如云"從揚州(大都督府長史)罷職,經史遂盈數車",並告誡子孫"吾……近江東所寫之書,讀之可以求官"。所收書籍之多,堪比一藏書家。

綜上所述,推定增修本《明堂人形圖》,以甄權《明堂圖》爲基礎新編成書,完全由襲譽領銜主持。李襲譽《明堂序》一卷,記録其編成經過。該卷內容見引於《千金翼》,即前載①②文內容。與①②內容、文體相異之《外臺》③文,係引用《明堂人形圖》序內容。《明堂人形圖》序之外,襲譽另撰《明堂序》,乃爲記録個人主持增修經緯而作。《明堂人形圖》,作爲深受太宗信任之甄權著作,著録於《舊唐書》甄權傳及《新唐書·藝文志》。孫思邈熟知其原委,故於《千金方》卷二十九《明堂三人圖第一》,云《明堂圖》依據"甄權等所撰",用意附加"等"字亦得以理解。

(三)《黃帝明堂經》三卷之出現

《明堂人形圖》獻上宮廷,但同時於少府所製副本,不僅賜予甄權,必定同樣下賜校定者李襲譽及甄立言等。其精美與權威性,以及甄權、甄立言名聲影響,重抄本或摘録經文、圖録本等必然廣爲流傳。又,太宗貞觀初年,施政培養地方醫官,高宗永徽二年(651)醫疾令規定"針生習……《明堂》……兼習……《流注》、《偃側》等圖"[29]。摘録貞觀四年(630)增修本,再編經文與流注、偃側圖等,極可能作爲當時教材使用。

而所謂《黄帝明堂經》三卷,《隋書·經籍志》未録,《舊唐書·經籍志》《新唐書·藝文志》倏忽出現[68,69],《宋史·藝文志》亦未著録,該書或屬摘録經文與孔穴圖之再編本。何以言之,書名附有"黄帝、經",並非單純賦予其權威性。前揭《千金翼方》26-1b-5以下引孫思邈佚文,"余退以《甲乙》校秦承祖圖,……抄寫方書,專委下吏,承誤即録,紕繆轉多。……今所述針灸孔穴,一依甄公(甄權)《明堂圖》爲定"。如後文所述,思邈身爲高宗侍醫,得以參閱大量醫書,居然無法親閱真本《明堂》《流注圖》,而以《甲乙經》對校秦承祖《明堂圖》。然而,秦承祖本經下吏筆寫而訛誤頗多,遂不得已參照甄權《明堂圖》,或增修本《明堂人形圖》。若唐代所見《黄帝明堂經》,果爲真本《明堂》《流注圖》,則思邈作詳細對校之後,卻以甄權圖作爲底本似無道理。

歷來通説認爲,《舊唐書·經籍志》《新唐書·藝文志》著録《黄帝明堂經》三卷,乃爲古傳原始《明堂》系統。然而分析上述經緯,《黄帝明堂經》實際上爲教授針生,而倉猝摘録舊傳《明堂》及增修本《明堂人形圖》,再編而成教材。筆者推定,此乃唐令"《明堂》,《流注》、《偃側》等圖"之實際狀態。唐令規定針生兼習書《赤烏神針經》,如前所記遭到孫思邈酷評,又《黄帝明堂經》三卷似乎存在諸多問題。譬如《醫心方》(984)卷二丹波康賴序"夫《黄帝明堂經》,華、扁針灸法,或繁文奧義,卷軸各分,或上孔下穴,次第相違",即於文首列舉《黄帝明堂經》,指摘其雜亂狀態。上善《明堂》(約675)自序亦加以非難,"舊製此經,分爲三卷,診候交雜,窺察難明"[103]。

楊上善既然稱爲"舊製",則非屬古傳原始《明堂》系統,意味着早於數十年前編成之《黄帝明堂經》三卷。唐代新出《黄帝明堂經》,似依據六三〇年增修本《明堂人形圖》與舊傳《明堂》,大約六五一年永徽令之前編纂而成。而《千金方》及《外臺秘要方》理應利用該書,但未曾直接提及,顯然並未給予重視。故而,書名、卷數相同之楊玄操注《黄帝明堂經》三卷,作爲唐令副讀本,或由增補、改編楊玄操《明堂音義》二卷而成。前文既已推測。

四、《千金方》所收本

(一) 孫思邈與《千金方》

關於孫思邈卒年，兩《唐書》傳分別記云永淳元年(682)[104]及永淳初[105]，因未見其他更大矛盾記載，故當定爲六八二年卒。然而推測其生年，諸史料記載相互矛盾，即五四一年生，或五八一年生，二説爭議。若五四一年生，則享年一百四十二歲，難以想象人類如此長壽。五八一年生説，始自《四庫提要》[106]，如是，則享年一百零二歲，其壽命之長尚未超越世間常識。此外，諸記載仍存其他矛盾。因此，根據史料信憑性較高之《唐會要》"(顯慶)三年(658)，(高宗)詔徵太白山人孫思邈……時年九十餘歲，視聽不衰。……〔至四年，思邈授承務郎直(長)尚藥局〕"[90]等考證，生於北周武成二年(560)之宋氏説[107]，亦值得採納。但現行《千金方》所載思邈自序，未記年代，故關於成書時期亦諸説紛紜。

又，前記《唐會要》末尾小字注，有顯慶四年(659)思邈授任尚藥局(皇帝侍醫)。然其一月十七日，以尚藥局爲中心所編纂《新修本草》奏上[90]，頗令人深思。原因爲何，日本仁和寺本《新修》卷十七烏芋條所記唐注末尾，及《證類本草》所引《新修》唐注中，皆云"《千金方》云：(烏芋)下石淋也"。然而，現行《千金》並未載該文。但小曾户氏指出，《醫心方》30-21b-6有"(烏芋)《千金方》云：下名(石)淋也"，或屬《千金》食治篇(備急本卷二十六，新雕本卷二十二)之佚文[108]。雖説如此，《醫心方》亦參照《新修》[109]，仍然存在間接引用唐注之可能性。

一方，《醫心》該佚文之後亦引用"(烏芋)孟詵云：主消渴，下石淋"，此即孟詵《食療本草》佚文。據鄭氏等[110]考察，孟詵(621—713)以《千金》食治篇爲基礎，編纂《保養方》三卷(705—713)，開元年間(713—741)道士張鼎(晤玄子)，於七三九年以前增補而成《食療本草》三卷。該書已散佚，大英圖書館所藏敦煌本殘卷 S.0076，但遺憾至極，僅存烏芋條前文芋條之前內容。總之，《食療》中若載"烏芋，下石淋"內容，則《千金》食治篇亦當收録相同文字,可以證明六五九年一月奏上之《新修》,曾參考引用《千金》内容。據以上分析,應當斷言,小曾户氏關於《千金方》成書於六五八年以前之見解無庸置疑。

又,《新修》引用《千金》僅上記一條,檢索《新修》《千金》《千金翼》全文,未見烏芋、石淋等相關記載。顯慶二年(657),蘇敬上言,始奉敕編纂《新修》[90],若當初既已得以參照《千金》,則作稍多引用,亦不爲奇。據云,孫思邈隱居太白山,顯慶三年(658)徵召入朝,將《千金》獻上高宗及尚藥局,實際上,編纂《新修》之時並無充裕時間參閱引用《千金》,或致使僅引用烏芋一條而已。

調查《千金》中思邈所記唐朝年代,有武德中、貞(正)觀初、貞觀中及貞觀三、四、五、七、九年,更至貞觀十年(636,備急本21-4a-10、新雕本21-5a-2),其後之永徽、顯慶、龍朔等年號一概未載。若云"貞觀中"記事,則必定係貞觀以後高宗時代記述,《舊唐書》亦云"高宗朝,處士孫思邈者,⋯⋯所著《千金方》三十卷,行之於代"[111]。故一般主張,《千金》成書於貞觀年代之後,高宗永徽年間(650—655),但若考慮與《新修》相關聯,則設定爲六五〇至六五八年之間,必無大過。

又如《千金》卷一《太醫習業第一》云:"凡欲爲大醫,必須諳"内容,列舉《素問》《甲乙》《黄帝針經》《明堂》《流注》⋯⋯《本草》《藥對》、張仲景、王叔和等。諸書大致與丸山氏復原[29,112]之永徽醫疾令(651)所規定醫生、針生必習書《甲乙》《(王叔和)脈經》《本草》《素問》《黄帝針經》《明堂》《脈訣》,及兼習書《小品》《集驗》《流注》《偃側》《赤烏神針經》等具有共通性,值得注意。分析諸狀況,永徽令絶無可能參照《千金方》,或者可以認爲,思邈參考永徽令規定,而列舉太醫"必須諳"讀之書。若該假設成立,則《千金》成書年代,當於六五一至六五八年之間。

再查,以遣唐使攜回本系統之真本《千金》中,引用《本草集注》所謂"七情表",其中有葛根〔殺冶葛、巴豆百藥毒〕、桑螵蛸〔得龍骨,治泄精〕[113],該部分内容,北宋未校定新雕本《千金》1-10b-8作〔野葛〕、1-12a-12作〔療洩精〕。如此相異,乃因避太宗(李世民）及高宗（李治）諱，新雕本將冶、治、泄改作野、療、洩。備急本《千金》七情表，因北宋時期曾依據《新修本草》實施校定，故桑螵蛸該小字注脱文，但〔冶葛〕改字 1-13a-5〔野葛〕仍然保留。毫無疑問，《千金》並無避太宗、高宗諱，因此有見解認爲[114]，其成書於太宗以前，大約係隋唐間。

然而，太宗武德九年（626）令，"世與民"非屬連續記述，則無需避諱。並高宗顯慶五年（660）詔，古典中"治"不必避諱等，設置例外規定[115]。又，高宗於顯慶二年（657）詔令，包括先帝太宗民、世字之"昬、葉"需改字（《舊唐書》高宗本紀[116]），據此可知，皇帝卒後，爲表敬畏而當避諱。因此，詳細調查唐政府敕撰之《新修本草》與《太素》之仁和寺本，及《醫心方》所引兩書佚文，得知僅注釋文避世、民、治諱而改字，然經文中未見改字。對於古典字句，雖屬敕撰書，兩帝在位中亦無需避諱，有如此寬容規定。

再考避兩帝諱之《千金》新雕本與備急本，屬太宗、高宗卒後傳本系統，而皆無避諱之真本《千金》，應當推定屬於太宗在位中書寫系統之傳本。可是，孫思邈自高宗顯慶四年授任尚藥局，乃初擔官職，此前乃民間之人，自撰文亦無需避太宗、高宗之諱。而認爲《千金》成書於太宗以前或隋唐間之觀點，或因對當時避諱實情缺乏理解而形成。關於敦煌醫藥文書書寫年代，亦屢見同樣論説，因必須考慮世、民、治之避諱改字及年代關係。

（二）《千金翼方》

兩《唐書》孫思邈傳列記《千金方》等著書，但未曾提及《千金翼方》一書。孫思邈撰《千金翼》，最早著錄於北宋所編《新唐書·藝文志》，《舊唐書·經籍志》中《千金》及《千金翼》皆未著錄。又《千金翼》卷十三辟穀，卷二十二飛鍊，卷二十九至卷三十禁經（呪術）等記述。其他卷亦呈現與《千金》顯著相異傾向，如神仙、鍊丹等，故或疑爲託名思邈之書，不無道理。

但《千金翼》13-13b-12 云"武德中（618—626）龍齋此一卷服水經授余，乃披翫不拾晝夜"，20-9b-12 曰"余以武德中合玉壺丸，時值天陰，其藥成訖。後卒不中用，終棄之"等記述，而且具體敍述經驗頗多。考其文體，類似《千金》所載思邈經驗之談，但大部分並非自《千金》所轉載。一般認爲，《千金翼》亦係思邈所撰，大約《千金》之後，思邈没(682)前所成之書。

一方，《千金翼》卷一《藥出州土第三》，關於藥物産出地名，例舉"山南西道、山南東道、江南東道、江南西道"等東西四道。同樣內容，《外臺秘要方》31-6b-12 云引自"《千金翼》"，且《外臺》(752)中引用《千金翼》內容頗多。山南道與江南道，係貞觀元年(627)新設行政區域，將天下劃分爲"十道"。開元二十一年(733)劃分"十五道"時，該兩道初次分割成東西四道(兩《唐書》地理志[117,118])，乃係思邈没後約五十年之事。可以推定，自盛唐時期七三三年設置"十五道"，至七五二年《外臺》之間，思邈子孫或門徒等，依照其遺稿及當時文獻，編輯而成《千金翼》。

又，岡西爲人(1898—1973)指出[119]，《千金翼》卷二至卷四本草上、中、下，係摘録《新修本草》內容。筆者調查得知，《千金翼》卷一《用藥處方第四》之分類及藥物，係摘録並增補《新修》卷二諸病通用藥內容。更如前述備急本《千金》21-26a-7"治水腫茯苓丸，甄權爲安康公處者方"，《千金翼》19-7a-9 轉載作"茯苓圓(北宋最後欽宗帝〔趙桓〕嫌名，南宋改丸作圓)，主水脹大。甄主簿與(安)康公處得效方"。據諸多引用內容推定，《千金翼》並非完全由孫思邈自撰而成，其中包括一部分《千金》中未收載之思邈遺稿，以及唐代轉載《千金》等內容。

(三)《千金翼方》卷二十六卷首序文

筆者斷定，《千金翼》卷二十六《取孔穴法第一》卷首內容包括思邈自撰，據此，前文已考察甄權《明堂圖》及李襲譽等增修《明堂人形圖》等問題。其結果，推定第一段《千金翼》①②文，係引用李襲譽《明堂序》。而以下文字可視爲思邈自撰，即自"吾十有八而志學於醫，今年過百歲，研綜經方，推究孔穴，所疑更多矣"始。又，部分引用前述《赤烏神針經》如"至如王遺、烏、衛之法，單行淺近"，思邈對《玉匱針經》《赤烏神針經》以及《龍銜素針經並孔穴蝦蟆圖》等抱有輕視態度。更經過對校《甲乙經》與秦承祖《明堂圖》，得出結果，云"抄寫方書，專委下吏，承誤即錄，紕繆轉多"，嚴厲揭露政府（或指秘書省）藏書誤寫夥多之實情。正因思邈身居禁中，任高宗侍醫，自由閱覽官府藏書，方可發現謬誤。因而，該文極可能係思邈完成《千金方》後，顯慶四年（659）擔任尚藥局侍醫[90]，爲再次隱居太白山，於上元元年（674）辭任[104,105]期間所記述內容。依照宋氏説[107]，思邈生於五六〇年生，則該文"今年過百歲"，正值顯慶四年，二記事若合符節。

他方，該文或屬於《千金方》卷二十九卷頭原有序文，因爲該文表示輕視前書態度，及揭露官府藏書狀況。可知《千金》獻上唐政府之際，已無憂慮，但實質內容無大差別之現行《千金》卷二十九之序，或屬重新撰寫。而未收錄原來序文，後世作部分修改，如"今年過百歲"等，《千金翼》卷二十六卷首所配置文章，或即該文。思邈得以親見官府藏書，該文對於誤寫提出批評，據此亦可推測撰寫時期。六三〇年前後貞觀初期，思邈亦曾受太宗招聘，造訪長安，其時或調查、抄寫秘書省等藏書。詳見後述。

總而言之，繼該文之後云"今所述針灸孔穴，一依甄公《明堂圖》爲定"，亦可判斷，即指增修《明堂人形圖》（630），當無疑問。盡管如此，《千金翼》卷二十六至卷二十八針灸篇上中下，除卷頭該文之外，大致仍未發現似屬思邈晚年自撰內容。因數量較多，難以一一指出，但大部分由盛唐時期人物（或思邈）摘錄於《千金》全卷有關孔穴及針灸內容，再編於該三卷中。據本特徵分析，無疑一定水平上保留着唐代《千金方》舊文。然而，其價值大約僅適用於《千金》或千金《明堂》對校資料，故作爲參考最爲適當。

（四）千金《明堂》之底本

筆者所稱千金《明堂》，指《千金方》全書三十卷之卷二十九、卷三十"針灸上、下"篇所記述《明堂》相關佚文。孫思邈關於編纂該兩卷，於《千金》卷二十九《明堂三人圖第一》（新雕本）序中如此記述。

……然去聖久遠，學徒蒙昧於孔穴出入，莫測其經源，濟弱扶危，臨事多惑。余慨其不逮，聊因暇隙，鳩集古今名醫《明

堂》，以述灸經一篇，用補私闕。庶依圖知穴，按經識分，則孔
穴親疏，居然可見。舊《明堂圖》，年代久遠，傳寫錯誤，不足
指南，今一依甄權等所撰，爲定云爾。若依《明堂》正經，人是
七尺六寸四分之身，今半之爲圖，人身長三尺八寸二分，其孔
穴相去亦皆半之。……即江淮吳越所用八寸小尺是也。其十
二經脈五色作之，奇經八脈以綠色爲之。

　　思邈欲以圖及經文，闡明孔穴與經脈，但"古今"名醫之《明堂
圖》誤寫頗多。此類《明堂》，即指前述秦承祖《明堂圖》及《舊唐
書·經籍志》《新唐書·藝文志》著錄之《明堂》相關書籍，而所言
"古今"，甚至包含唐代出現之《黃帝明堂經》。因而，依據甄權等
所撰圖，將原圖縮小一半，經脈線以六種顏色描畫，製作"明堂三人
圖"。該記述可知思邈所依據之"甄權等"孔穴圖，係等身大之彩
色圖，即李襲譽等增修之《明堂人形圖》，如前文所推論。

　　孫思邈隱居長安郊外太白山，高宗之前太宗亦曾招請入朝，但
爵位、官職皆固辭未就。關於時期，《舊唐書》云"太宗即位"[104]，
《新唐書》云"太宗初"[105]。若是，則太宗即位貞觀元年（627）起，
最遲至貞觀三至四年。如前所述，太宗於貞觀四年（630）十一月
閱覽《明堂人形圖》，甚至此時思邈或亦同席共閱。假設思邈於貞
觀四年以前上京，即便貞觀四年曾返回太白山，距離現西安約百公
里距離，作爲著名醫者孫思邈，欲獲《明堂人形圖》重抄本等，尚屬
易事。現在藥王山（陝西省耀縣孫原村郊外），距西安約七十公
里，自宋以降稱爲思邈古里，並置有石碑等。思邈若隱居此處，亦
容易獲得《明堂人形圖》。《明堂三人圖》底本認定爲《明堂人形
圖》，似無疑問。但《千金翼》卷二十六卷首如思邈自撰文所云，
"余退以《甲乙》校秦承祖圖"，千金《明堂》經文必定以《甲乙經》
爲主底本。詳述於後。

（五）千金《明堂》孔穴圖

　　現行《千金方》中未載孔穴圖，但據前揭卷二十九序文，可知
原本附有圖錄。未附錄孔穴圖之針灸書，爲達到區別單穴與雙穴
目的，於穴名下附記"一穴、二穴"，如此表述方法出現於《素問》之

後。相關問題既述於本章第二節。現行《千金》卷二十九、卷三十以外，針灸治法穴名下見有附記"一穴、二穴"例，但卷二十九、卷三十之穴名下並未見該附記，足以證明該兩卷曾附錄孔穴圖。孔穴圖大約附錄於卷三十末，但目錄書等未見著錄《千金》孔穴圖，可知孔穴圖於早期傳承過程中既已亡佚。

《甲乙經》十卷本原載後世所附錄之孔穴圖二卷，其後亦似脫落，第四章第一節已指出。《新修本草》二十卷經文以外，仍有《藥圖》及説明《藥圖》之《圖經》[68,69,90]，但《宋史·藝文志》[81]僅著錄經文二十卷本。抄寫附圖書籍，不僅需要書寫文字，而且必須具有繪畫技能，礙於各種原因，後世傳抄過程中，往往將圖錄省略，屬於一般性歷史現象。即使原圖描畫，亦容易出現如思邈《千金翼》卷二十六卷頭文字所慨嘆，秦承祖《明堂圖》"闕漏仍有四十九穴，上下倒錯，前後易處"。可見傳抄描繪圖錄，難免逃脱面貌全非之命運。

思邈將《千金》卷二十九第一題名"明堂三人圖"，其序以下分別以仰人明堂圖、伏人明堂圖、側人明堂圖，標記每一孔穴部位等。於是，縮小原圖身長二分之一，並且採用江淮吳越小尺，設計長三尺八寸二分（約92cm[120]）之全身圖，描繪正面、背面、側面共三張孔穴圖，其餘白處，以墨筆記述穴點、穴名、部位等。"其十二經脈五色作之，奇經八脈以綠色爲之"，經脈線亦以彩色描畫。按十二經脈臟腑五行歸屬，應以青、赤、黃、白、黑五色分別描述，但白紙畫白線則無意義，可以想象，人體部分或使用膚色彩繪。

此全身圖應屬偃側圖系統，但隋代以前偃側圖，一般按每條經脈描繪。本章第二節已述。《隋書·經籍志》及《舊唐書·經籍志》《新唐書·藝文志》著錄《明堂圖》相聯書之原貌，已不得其詳，僅據書名，雖可推測屬偃側圖系統，但未見提示正面、背面、側面三圖形式之書名。前述《黃帝蝦蟇經》《產經圖》及敦煌本唐代孔穴圖（S. 6168、6262, P. 2675）[121]等亦皆未見三圖示例。三圖若均標記多數孔穴，則需要相當大紙張，當時僅極其貴重之書，方可採用如此奢華書寫形式。

據明正統八年(1443)摹刻北宋石刻拓本(日本宮內廳書陵部等藏)卷上卷首配置"十二經脈氣穴經絡圖"(圖6-11),可知北宋政府敕撰,王惟一《銅人腧穴針灸圖經》三卷(1027)中採用收錄三圖形式。此石刻仰、伏圖,簡略描畫經脈線及臟腑、骨格,但因單色,未標記穴點、穴名等。漸及後世,三圖形式始標記骨格、經脈、孔穴,並且出現上下一米左右大型掛軸印刷物及寫本。現存最早例,即明嘉靖二十九年(1550)版[122],以後明清、日本江戶時代,開始普及同樣《明堂圖》及《明堂銅人形圖》等[123]。雖有題書"唐甄權《明堂圖》",但其稱起源於《千金》及《千金翼》記述。

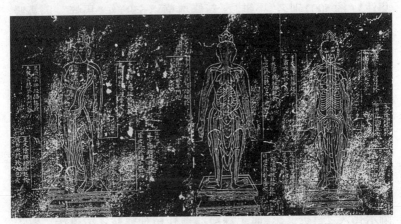

圖6-11　明正統石刻拓本"十二經脉氣穴經絡圖",自右仰人、伏人、側人
(丸山昌朗訓注《銅人腧穴針灸圖經》8頁,東京,續文堂,1974)

北宋《銅人腧穴針灸圖經》所附錄仰伏側三圖,抑或受孫思邈影響。然而,思邈亦沿襲甄權《明堂圖》,以及增修本《明堂人形圖》三圖形式。其事實,可求證於前述《外臺》卷三十九《明堂序》之王燾自撰文39-2a-9所云"諸家(甄權、增修本、思邈等)並以三人爲圖"。如是,甄權圖可稱作該圖形式之嚆矢歟。

備急本《千金方》卷十(新雕本缺卷)《傷寒發黃第五》末尾有"針灸黃疸法",正面圖第一、覆(伏)面圖第二、側面圖第三。每圖皆列舉治療黃疸孔穴,且出現一部分生疏穴名,如寅門、錢穴等。

該部分内容引用底本不詳,但肯定採用三圖形式之針灸書。内容包括每一孔穴部位及取穴法,次之,以針三鋥、灸七壯等記述針灸刺激程度。"針三鋥"雖屬特異表述,但備急本《千金》卷十四《風癲第五》"治諸横邪癲狂針灸圖訣"中,有"火針七鋥,鋥三下"(新雕本無此條文),似説明火針刺激量。此文以下,大多數以"治+病症(馬黃黃疸等)"句型表述孔穴主治文。

主治文中記述較多之病名馬黃黃疸,調查《諸病源候論》等隋唐代以前諸文獻,似乎唯一見載於《千金》該部分。馬黃,當然與現代漢語螞蟥發音相通。螞蟥,《神農本草經》名爲水蛭。《本草集注》(約500)別名"馬蜞",《新修本草》(659)作"馬蛭",因專吸馬血而得名[124]。更如北宋《本草圖經》(1062)載"馬蟥"[119],《本草衍義》(1116)載"腹黃者,謂之馬黃"[125]。於是,馬黃黃疸爲起因於螞蟥之黃疸。稱螞蟥爲馬黃,至北宋時已經普遍,故《圖經》及《衍義》中皆收載。然而,《新修》稱爲馬蛭,説明初唐時期,音同馬黃尚未通行。始稱馬黃,大概不會早於隋代。可以推測,記述馬黃黃疸病名之"針灸黃疸法"文獻,早於《千金》(650—658)之唐代初期。以"鋥"表述針刺激量,或屬於某一地域之方言。

此"針灸黃疸法"所據底本亦當附三圖形式,係圖示治療黃疸孔穴之針灸書。《千金》卷十四《治諸横邪癲狂針灸圖訣》,亦引自圖示孔穴之針灸文獻,而記錄横邪癲狂精神症狀之治療法。敦煌本唐代《灸法圖》S. 6168、6262之全身偃側圖,以風勞及五勞七傷、失精等病症類別圖示配穴,並記述部位、刺激量[121]。如是,則早於六二〇年甄權《明堂圖》成書之前,極可能已經存在描繪三圖形式之針灸書。因僅圖示特定病症孔穴,而可以使用通常尺寸之卷子本。他方,甄權《明堂圖》大約將全部孔穴之穴點、穴名及簡略部位、主治等,皆標記三圖中。因此,與千金《明堂》孔穴圖同樣,全身上下需要一米左右大型紙張,完全超出當時普通紙張尺寸。因此,最初以三圖形式編纂《明堂》孔穴圖者,或非甄權莫屬。

(六)千金《明堂》之編成

《千金方》備急本及新雕本,皆於卷二十九載孔穴部位等總論,於卷三十述孔穴主治等各論,兩卷基本内容相同。但項目及孔穴篇制與排列,乃至條文之有無等方面,兩本所存異同頗多。因此,下文以備急本爲主,與新雕本及《甲乙經》加以比較,首先討論千金《明堂》編成及特徵。

《千金》卷二十九《明堂三人圖第一》原文(千金《明堂》),將孔穴圖三張按部位類別分割而構成流注圖。極可能將仰人、伏人、側人圖中所記入文字内容,按部位類別摘録、列記而成。何以言之,因千金《明堂》相當簡略,正與思邈所作三圖,縮至等身圖二分之一,致使記入文字餘白局限等相符合。

仰人圖部分,由頭部中(一)~三行、面部中~五行、胸部中~四行、腹部一~四行,及手太陰肺經、手厥陰心主經、手少陰心經、足太陰脾經、足陽明胃經等編制。伏人圖部分,由頭上一~三行、耳後一行、脊中一~三行、手少陽三膲經、足太陽膀胱經等編制。側人圖部分,由耳頸一行、側脇一行、手陽明大腸經、足少陽膽經、足厥陰肝經、足少陰腎經等編制。又,新雕本,仰人圖部分中混入側人圖耳頸一行。以上編制,因屬三圖形式,當然與甲乙《明堂》相異,但各篇制大略相同。三圖之孔穴,備急、新雕本均自頭部、顏面至背部、胸腹部,每行下向排列。四肢各條經脈,由指尖至軀幹,上向排列。該排列亦與甲乙《明堂》相同,屬於原始《明堂》以來灸刺列或經脈流注概念。

但手足經脈之篇名,甲乙《明堂》則作爲"手太陰及臂(脈)、足陽明及股(脈)"等,又如千金《明堂》附記臟腑作"手太陰肺經、足陽明胃經",其稱呼變化沿用至今。又,甲乙《明堂》篇制,即前額、後頭髮際孔穴各一行,但千金《明堂》,將前後髮際穴,配置於顏面及後頭孔穴列。同樣,甲乙《明堂》將耳前後與頸部孔穴以各一行篇制,而千金《明堂》將兩者連續排列。並且,甲乙《明堂》將肩部孔穴以一行篇制,而千金《明堂》作爲手之各經脈,至肩部孔穴連續排列。足部,千金《明堂》腎經孔穴上向排列,最後至會陰,而甲乙《明堂》任脈孔穴下向排列,最後至會陰。二者不同。又,新雕本脾經孔穴最後爲氣衝,但備急本與甲乙《明堂》,腹部第三行(現胃經)之最後爲氣衝。二者相違。以上異同點證明，甲乙《明堂》髮際及肩部孔穴所存關口意識，及耳前後孔穴感知“天之精氣”之認識已經消失。分明顯示出頭髮部、耳部、頸部及手足孔穴列，不斷演化成與軀幹部相連續之經脈概念，手足經脈亦與臟腑間形成固定關係之呼稱。

　　面部孔穴列亦發生顯著變化。甲乙《明堂》顏面孔穴成一行排列，其順序猶如往復感覺器而呈曲折狀，亦如下山之路。尤其以現督脈連續神庭穴與素髎〔窌，扄〕穴，而甲乙《明堂》神庭始於前額髮際行，素窌穴排列於曲折狀下行面部行中間點。連續排列兩穴，連結線通過鼻之上部，或爲避免產生對“天子所在地明堂與鼻”“不敬”之嫌。然而，千金《明堂》備急本面中（一）行，不僅連接現督脈神庭、素窌至齦交，且至現任脈之承漿、廉泉下向排列，而對通過鼻上並無“敬畏”。並且於面部，設定第一至第五行之下行孔穴列，或爲適用於五行說而機械性劃定。外臺《明堂》將現督脈孔穴排列於膀胱脈孔穴末尾，形態相異，但以素扄、神庭、上星之順序上向排列，並無敬而遠鼻之忌諱。

　　另，新雕本之排列，神庭以下，移行至備急本第二行（曲差、攢竹、精〔睛〕明、迎香），而避免通過鼻上，自迎香返回中心線素扄以下。其結果，使新雕本面部孔穴列成爲四條。《千金翼》卷二十六《仰人面二十六穴第一》亦與新雕本相同排列。於是，甲乙《明堂》敬而遠鼻之思慮，仍然保留於新雕本及《千金翼》中，似係千金《明堂》本來舊貌。總之，顏面孔穴排列，從複雜之一行，分割成四行乃至五行，係擺脫甲乙《明堂》之新發展。其後，顏面孔穴亦與臟腑關聯之手足經脈相配屬，其前階段形式或一種模式，仍保留於千金《明堂》之中。

（七）千金《明堂》孔穴總論

　　千金《明堂》記載孔穴部位等總論經文，大凡參照《甲乙經》卷三（甲乙《明堂》①）。將兩者頭上第一行與手太陰脈（經）每兩穴併記，試作比較。

　　•《千金》頭上一行：【上星】在顚上，直鼻中央，入髮際一寸陷,容豆。【顖會】在上星後一寸陷者中。

●《甲乙》頭上一行:【上星一穴】在顱上,直鼻中央,入髮際一寸陷者中,可容豆,督脈氣所發。刺入三分,留六呼,灸三壯。【顖會】在上星後一寸骨間陷者中,督脈氣所發。刺入四分,灸五壯。

●《千金》手太陰經:【少商】在手大指端內側,去爪甲角如韭葉。【魚際】在手大指本節後內側散脈中。

●《甲乙》手太陰脈:【少商】者,木也。在手大指端內側,去爪甲角如韭葉,手太陰脈之所出也,爲井。刺入一分,留一呼,灸一壯。【魚際】者,火也。在手大指本節後內側散脈中,手太陰脈之所溜也,爲榮。刺入二分,留三呼,灸三壯。

以上對比可知,千金《明堂》總論經文,與甲乙《明堂》下線部分,乃至字句、記述順序大體相對應。備急本與新雕本以上各條亦無差異,其他條文皆大體一致。若與未經北宋校定之新雕本同文,則雖經北宋校定之備急本,其千金《明堂》部分,並未依甲乙《明堂》改字。如是,則可以斷定,千金《明堂》諸經文字句,與孫思邈舊文相當接近,思邈以《甲乙經》爲主要底本,並摘錄其經文。更將一部分表述省略短縮,減少字數。其結果,上例第一條壓縮成十七字,正符合孔穴圖餘白內可以容納文字數目。

再者,外臺《明堂》王燾注所引"甄權云"內容,有與甲乙《明堂》孔穴部位及表述相異文例。然而,如此相異文例,千金《明堂》並未引用甄權文字,而與甲乙《明堂》文字記述相一致。譬如,上記少商穴,《外臺》39-11b-10 云〔甄權云:(少商)在手大母指甲骨外畔,當角一韭葉白肉際,宛宛中是也〕,但此文千金《明堂》並未採用。孫思邈雖以甄權《明堂圖》爲基礎,參照增修本《明堂人形圖》描繪孔穴圖,但經文則摘自《甲乙經》。

甲乙《明堂》①孔穴正名以下,大致以一名—部位—關聯經脈—取穴體位—針灸刺激量—禁(不可)灸、刺等順序記述。千金《明堂》總論全文,大概以正名—部位—取穴體位—不(禁)灸、刺等簡略選錄,一部分記載一名,但頭部、軀幹部孔穴未引用關聯經脈,或因字數限制所致。又頭部、軀幹部排行,因每一孔穴相關聯經脈亦有相異例,或許爲避免其複雜性,而特意強調與手足經脈來歷不同。另對手足經脈明記相關臟腑名稱。又,如足太陰脾經公孫穴云"足太陰胳(絡),別走陽明",地機穴云"足太陰郄"例,手足經脈絡穴與郄穴,引自甲乙《明堂》。而新雕本僅記述於足經脈,其理由不得而知。

甲乙《明堂》手足經脈亦有五行穴與原穴之規定,而孫思邈未將其作爲《明堂三人圖第一》孔穴條文,卻以甲乙流注,總括記載於《手足三陰三陽穴流注法第二》,其原因亦當理解爲由於孔穴圖字數所限。又仰人圖未記載胸腹募穴規定,而歸納於《五藏六腑變化傍通訣第四》之中,其理由或與前同。亦未提及針灸刺激量,而於《用針略例第五》《灸例第六》等,作爲灸刺法原則敍述,同時亦爲達到介紹數百壯多壯灸之目的。如此《明堂三人圖第一》以下之總論,亦爲構成千金《明堂》內容,其中一部分屬於現行《甲乙經》所未載之甲乙《明堂》佚文,詳如前述。然而,思邈所依據文獻必定涉及頗多,將其斷片性佚文或整理,或混入條文之中。因而,或皆來自於原始《明堂》等佚文,大凡已無法辨別。因思邈自身似無追溯原始《明堂》意識,僅依據其時代合理性、總合性,簡捷明瞭編纂而成千金《明堂》。筆者如此推想。

(八) 千金《明堂》各論主治文

《千金方》卷三十總括孔穴各論主治,與卷二十九孔穴總論敍述有別。然而,將兩者每一孔穴連續記述,乃爲原始《明堂》舊貌,該事實可據敦煌本《明堂》得以證明。而將兩者分離,始自《甲乙經》,後千金《明堂》效仿之。導致分離兩者而編輯之遠因,可以認爲,作爲總論之部位別孔穴列、經脈篇制,及部位、關聯經脈之記載,與各論網羅"灸刺特效作用"之方向性相違,解決該矛盾所需要素,如前所述。而更主要原因,仍爲編纂便於應用之針灸書,故將兩者分爲基礎總論與臨床各論。而使其便利性更加提高者,可謂千金《明堂》。

千金《明堂》總論中亦有摘錄、整理甲乙《明堂》內容,使文中要點更加容易理解,而相同意向亦體現於各論主治文編輯,及病門排列之中。全部内容依據病症部位上下,如顏面、心腹、四肢,以及急性病之風痺、熱病,外科癭瘤,雜病、婦人等類編。諸篇目、細目名稱、順序等,備急本及新雕本之間稍存異同,備急本中見有些少增補條文及篇章,但條文字句等大多數一致。一方,甲乙《明堂》孔穴主治文,分散於《甲乙經》卷七至卷十二。即由卷七傷寒、熱病等急性病,卷八其他重病,卷九至卷十一按症狀別之各種疾患,卷十二眼目耳鼻咽喉等五官病及婦人、小兒疾患而編成,並列記各自相關聯孔穴主治文。諸卷記述與《千金》卷三十病門相通之處頗多,故無可置疑,孫思邈曾參照《甲乙經》病門。但《千金》病門排列,明顯考慮爲臨床檢索提供方便,其實用性高於《甲乙經》。

主治文書寫形式,兩者亦見異同。甲乙《明堂》大多數以"病症+穴名+主之"形式記述,該形式仿效張仲景始用之"病症+方名+主之"。以同樣形式書寫孔穴主治文,《千金方》其他卷中亦多見用,已知一部分引自《甲乙經》。然而,千金《明堂》以"穴名+主+病症"記述,實屬原始《明堂》仿用《神農本草經》"藥名+主+病症"形式。前已敘述。如是可以推定,孫思邈依據《甲乙經》之外,同時引用保留原始《明堂》形式之其他文獻主治文,且以相同格式記述千金《明堂》。若果真如此,敦煌本《明堂》中所見八聊穴(+長强穴)之"所結"規定等古貌,一部分理應遺存於千金《明堂》之中,可是未見其例。

然而,《千金》卷一《用藥第六》中記載所謂"七情表",實際出自陶弘景《本草集注》,關於該問題,渡邊氏根據真本《千金方》與敦煌本《本草集注》序錄,詳細論證[126]。當然,思邈參照《本草集注》,熟知《神農》主治文形式。《千金》醫方條文,亦多見用"方名+主+病症"記述。依此推測,思邈以本草書"藥名+主+病症",醫方書"方名+主+病症"爲前提,或依據針灸書以及孔穴書中部分遺存形式,推察原始《明堂》"穴名+主+病症"記述習慣。於是,有意避免使用甲乙《明堂》形式,而採用古遺存形式,整理、記述《千金》卷三十孔穴主治文。

思邈於古記述形式附加獨自思考，即《千金》卷三十卷首名曰
"孔穴主對法"説明内容。具體敍述所用方式，如"凡云孔穴主對
者，穴名在上，病狀在下，或一病有數十穴，或數病共一穴，皆臨時
斟酌作法用之"。例如"數病共一穴"，備急本 30-2a-5 記云"神庭，
主風、頭眩、善嘔、煩滿"。關於神庭穴，本章第一節輯佚甲乙《明
堂》主治文②，但作"（神庭）主頭腦中寒、鼻衄、目泣出，瘛瘲，寒熱
頭痛、喘喝、目不能視、風眩、善嘔、煩滿、癲疾嘔沫"。劃下線症狀
（醫統本 10-10a-11）與千金《明堂》順序一致，無疑思邈依據《甲乙
經》摘録。

關於"一病有數十穴"，備急本 30-1b-11 云"崑崙、□□、曲泉、
飛揚、前谷、少澤、通里，主頭眩痛"，新雕本崑崙穴與曲泉穴中間
□□，有解谿穴。依據醫統本，檢索甲乙《明堂》孔穴（病門）有關
主治"頭眩痛"症狀，檢出飛揚（寒熱病）、崑崙（痓）、解谿（瘧）、關
元（石水）、承筋（大腸實）等穴，與千金《明堂》一致者僅有飛揚及
崑崙二穴。如此與甲乙《明堂》相異之主治文，《千金》卷三十中有
四十一條，正如《千金》卷二十九卷首思邈序所云"鳩集古今名醫
《明堂》"，黃氏[6]認爲，其中多數内容依照《曹氏灸方》《小品方》
及秦承祖、甄權之書。同時指出[6]，《千金》卷三十思邈"孔穴主對
法"中雖未見"數病症有數穴"凡例，但載有類似條文。其大多數，
僅"數穴"中第一穴之"數病症"主治文而已，其他穴之主治，僅與
數病症一部分相同或近似。

如是，孫思邈以《甲乙經》爲主，並參照他書，搜集孔穴主治
文，編纂"孔穴主對法"。其結果，使每病門單純化或列記專門主
治單一病症孔穴，臨床應用之際，確實遠比《甲乙經》便於檢索利
用。即使原始甲乙《明堂》及原始《甲乙經》，亦必定對早期文獻記
載重新加以整理，但某穴條文中記載所主治數病症，作爲症候群，
某種程度上可以推測其關聯性。思邈亦意識到該現象，列舉一部
分"數病共一穴"。然而，多將一穴之數病症分別敍述，每單一病
症，列記孔穴，而出現"一病有數十穴"。他方，《甲乙經》一病症而
列舉數穴條文，亦有以灸刺其數穴，推測治療一病症之"配穴"意

向例。然而,千金《明堂》"一病有數十穴"或"數病有數穴",大約不存在"配穴"意圖,故單單列舉具有療效之孔穴而已。

爲便於臨床應用,整理各書錯綜複雜之孔穴主治文,思邈所用方法堪稱最善。雖説如此,千金《明堂》仍出現病症斷片化,而且混雜收録各書記載。本來思邈未曾目睹原始《明堂》系統完整傳本,故應當認爲,依據《千金方》推知原始《明堂》舊貌之可能性較低。但思邈所利用之唐代《甲乙經》佚文,依據《千金》《千金翼》各卷引用内容,可窺知一二。將其與現行《甲乙經》校對,或可追溯唐代《甲乙經》,甚至亦可窺見甲乙《明堂》部分舊文。

(九) 小結

孫思邈(581—681)於六五〇至六五八年之間,編纂《千金方》三十卷。相傳思邈撰有《千金翼方》三十卷,推定該書係七三三至七五二年之間,由思邈子孫或門徒等,依據遺稿、《千金》,以及當時所傳文獻編纂而成。《千金翼》卷二十六卷首序文,第一段引用李襲譽《明堂序》。其以下爲思邈自撰,或係六五九至六七四年所述,或屬原來《千金》卷二十九卷首序文。但《千金翼》卷二十六至卷二十八針灸篇大部分内容,由思邈後人或門徒等自《千金》全卷摘録孔穴、針灸條文,再編而成。故其價值大致僅可作爲《千金》,及千金《明堂》校勘資料而已。

思邈設《千金》卷二十九、卷三十爲針灸篇,以甄權原撰《明堂人形圖》爲底本,將人體尺寸縮半,上下約長92cm,經脈線以青、赤、黄、白、黑及緑等六種顏色描繪,附録仰、伏、側"明堂三人圖"。將每一病症治療穴,描記於仰、伏、側三圖形式,似始於唐代初期,但作爲"明堂圖",將全穴描繪於三圖中,仍以甄權爲嚆矢。該形式亦爲北宋《銅人腧穴針灸圖經》所沿襲,明、清以及日本江户時代大型印刷物曾有流行,皆與《千金》《千金翼》影響相關。

《千金》卷二十九《明堂三人圖第一》孔穴總論,將三人圖中所記入之正名一部位一取穴體位一不(禁)灸、刺等内容,按照部位類別摘録、列記。各孔穴自頭部、顔面,於背部、胸腹部,每行下向排列,於四肢每經脈上向排列,體現出原始《明堂》以來之孔穴流注或經脈循行形態。但手足經脈篇名附記臟腑,以及頭髮部、耳部、頸部與手足孔穴列,於軀幹部相連續等特點,顯現經脈概念發生變化。尤其對於顏面孔穴,原《千金》分割四行,後分爲五行排列,乃顯示已脫離甲乙《明堂》而發展。諸《明堂三人圖第一》條文,自《甲乙經》卷三摘錄,一部分省略内容,整理收錄於《手足三陰三陽穴流注法第二》《五藏六腑變化傍通訣第四》《用針略例第五》《灸例第六》中,但其他文獻内容亦混用記載。

卷三十係臨床各論,思邈分割成卷二十九孔穴總論,實際上沿襲《甲乙經》將兩者分割成卷七至卷十二及卷三方法。各論病門類別與排列具有諸多共通點,孫思邈曾參照《甲乙經》,已不容懷疑。分割兩者可爲臨床提供方便,但《千金》較《甲乙經》更具有實用性。思邈稱各論爲"孔穴主對法",以"穴名+主+病症"形式記述孔穴主治文。其形式與《甲乙經》"病症+穴名+主之"相異,而與原始《明堂》相同。但思邈似乎參照本草書"藥名+主+病症",及醫方書"方名+主+病症"等,推演出"穴名+主+病症"形式。主治文亦引自《甲乙經》,但見有將一穴主治數病症,分離爲專一病症,並編成每一病症例,亦有混記別書孔穴主治例。其遠因似由於思邈未得參照原始《明堂》系統完整傳本所致。

千金《明堂》,由孫思邈發揮豐富學識及臨床經驗,簡捷扼要編纂而成,可謂初唐高水平臨床針灸文獻。然而,因未直接參照原始《明堂》系統完整傳本,故難以窺知其舊態。但是,現行《千金》《千金翼》中仍改編、保留唐代《甲乙經》佚文,依據佚文内容,仍可以追溯唐代《甲乙經》部分舊文。可以認爲,《千金》《千金翼》對於研究《明堂》具有較高文獻價值。

五、楊上善《黄帝内經明堂(類成)》

該書係構成黄帝醫籍重要文獻之一,筆者至今爲止,一直以略稱上善《明堂》而論述。第五章關於該書編成、傳承及出現、現行本等,與《太素》共同詳細論述,故以下摘錄關聯事項要點(參考文獻省略),包括追加事項,略述該書各方面相關問題。

（一）成書與傳承

《黄帝内經明堂》十三卷，由唐高宗親王，即後之皇太子李賢侍從楊上（字善，589—681），與《太素》三十卷一併撰注，六七五年後半以書名"黄帝内經明堂類成"，進獻高宗。奏上本即經過繕寫之定稿本，而奏上前所完成底稿本，由太子專用圖書館司經局保管。關於奏上時附加"類成"二字問題，詳情後述。楊上侍奉親王李賢期間（661—674），正值孫思邈任高宗侍醫時期（659—674），二者必得以禁中交遊，互受啓迪。六六一年以降，道家上善萌生撰注兩醫書設想，並開始編撰。然而，武則天六八〇年廢李賢太子，六八四年賜死，其後上善著述亦遭封藏官府。武后卒後，七一一年雖爲李賢恢復名譽，但仍囿於武后禁忌，七一九年與七三七年改訂醫疾令，並未規定必習《太素》。《外臺秘要方》（752）亦僅一次引用《太素》，而未曾引用上善《明堂》。

之後，《舊唐書·經籍志》（945）著録"《黄帝内經明堂類成》十三卷〔楊上善撰〕"及"《黄帝内經明堂》十三卷"，《新唐書·藝文志》（1060）著録"楊上善注《黄帝内經明堂類成》十三卷"及"《黄帝内經明堂》十三卷"二書。可知楊上善所撰附加"類成"本即奏上本，無存疑問。而未附"類成"之無記撰者本，推定於七一一年以前，秘書省及弘文館等重抄司經局底稿本之際，因慮武后禁忌，將冠以"太子文學"之上善銜名削除。然而，北宋校刊醫書之校注中未作引用，《宋史·藝文志》亦未予著録，或亡佚於唐宋間動亂之中。

然而，玄宗帝七一三年誅殺武則天之女太平公主，掌握實權。該時代與吉備真備共同留學之阿倍仲麻吕，七二一至七二七年期間，於太子司經局初任"校書"官職。太子李賢將《黄帝内經明堂》繕寫本獻上高宗，而其底稿本由司經局收藏，仲麻吕或得以抄寫該底稿本，或承蒙下賜重抄本。但由於仲麻吕仕官，不允歸國，故將所獲之書等委託吉備真備，於七三五年攜回日本。因此，傳入日本之本，書名未附"類成"二字。

真備同時攜回《大衍曆》及《後漢書》李賢注本與《太素》，七五七年孝謙天皇敕令,規定諸國醫生必須講授之書。同敕令規定針生必習"《明堂》",即當指該《黃帝內經明堂》。何以言之,因《日本國見在書目錄》(891—897)著錄"《黃帝內經明堂》〔楊上善撰〕",《延喜式》(927)規定讀書日數"凡讀醫經者,……《明堂》二百日",乃依據該書卷數,"13卷×15日+預備5日=200日"計算而得出。

日本培養醫官,始於七〇一年大寶令,沿襲唐永徽令(651),規定針生必習"《明堂》"。其後,養老令(757)繼用大寶令亦云"《明堂》",而《令義解》(833)對養老令注解該"《明堂》"云"謂……《明堂》三卷"[76],故兩令所規定之書,乃係三卷本《明堂》。該三卷本,曾遭楊上善及丹波康賴批評爲雜亂編成,抑或指《千金方》及《外臺秘要方》所淹晦之《黃帝明堂經》三卷。與此相應之書,《見在書目錄》未載,但所著錄"《明堂音義》二(卷)〔楊玄操撰〕",不僅收載音義注,並且併記《明堂》經文。大寶令所規定"《明堂》"則《黃帝明堂經》,玄操《明堂》或爲其副本。但七五七年以降,上善《明堂》被採用爲教課書。

該書所以僅存於日本,乃與孝謙天皇敕令實施培養醫官相關。《日本紀略》弘仁十一年(820)十二月二十五日條[128]記載敕令,"置針生五人,令讀《新修本草經》《明堂經》……"與時代及《延喜式》規定學習日數相勘比,則此"《明堂經》"仍指上善《明堂》。對於《和名類聚抄》(931—938)所引"《黃帝內經》云:目下謂之承泣",狩谷棭齋校注云〔此引《黃帝內經》者,蓋《明堂》也。《明堂》今無傳本。望之(棭齋)傳抄一卷,獨手太陰一經而已,不能依以校是書,可恨〕[129],推定屬於該《明堂》佚文。又因《和名抄》時代冠以"黃帝內經"之文獻,僅有該《明堂》及《太素》,而《太素》現存本中未載相似內容,故極可能係該《明堂》佚文。《醫心方》(984)卷二《孔穴主治法第一》即醫心《明堂》,大體摘錄引用該《明堂》而成。詳見後述。《弘決外典抄》(991)與《醫家千字文注》(1293)所引"《明堂經》",即屬上善《明堂》佚文。篠原氏有相關論述[3],小曾戶氏曾輯錄兩書佚文[7,45]。

東京尊經閣文庫本該書卷一（日本重要文化財），有宮廷醫和氣種成自筆識語[130]，據此可知種成抄寫於鎌倉時代文永元年（1264）。此本稱作文永本（圖6-12），參考小曾戶氏文獻研究[7,45]。又，京都仁和寺藏有卷一兩軸（日本國寶），據兩軸識語得知，第一軸係丹波康賴子孫、宮廷醫丹波長高，於永仁四年（1296）自世代相傳寫本親筆抄寫而成，第二軸係無名氏於永德三年（1383）抄寫第一軸而成。矢數有道最早報告[131]認爲，兩軸均有缺字，應該二者互相參照。關於永仁本、永德本之文獻學等考證，篠原氏有詳細論述[3]。和氣家文永本與丹波家永仁本，僅傳存卷一之事實，暗喻一種可能性，即鎌倉末期之後，其他卷帙開始逐漸散佚。

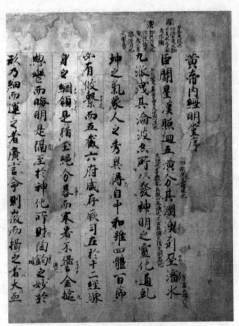

圖6-12　文永本《黃帝內經明堂》（東京，北里東醫研，1992）

又據新村氏研究認爲，醫生考試制度結束於十一世紀中葉，其後未曾恢復[132]。朝廷醫官世襲化，延續至平安、鎌倉時代。室町時期，民間醫者逐漸活躍，醫官體制開始衰落，導致奈良、平安培養醫官所使用各書,除極少部分外,多湮滅無存原因之一。

(二) 原卷復出與重抄本、刊本

仁和寺上善《明堂》卷一復出於世之最早記録,見於尾張(名古屋)藩醫淺井正翼影鈔,並於天保二年(1831)獻上藩主。其後不久,小島寶素及狩谷棭齋並獲得其重抄本。寶素重抄永仁本册子本藏於中國國家圖書館(編號 12082),庋藏經由寶素→多紀元堅→寺田望南→森立之→馮雄→北京(中國國家)圖書館[133]。之後,寶素於天保十三年(1842)赴京都仁和寺,親筆影鈔永仁本,此影鈔本似現藏於大阪杏雨書屋寶素舊藏卷子本(杏 4501),其文字輪廓以細筆圍框雙鈎。杏雨本有"好寫/留真""葆素堂/藏驚/人秘笈""炳卿(内藤湖南)審/定善本"等藏書印記,推定移藏過程,即明治期寶素堂(→森立之)→内藤湖南→杏雨書屋所藏。

"國家圖書館〔臺北〕"上善《明堂》(書號 05879)與該館《太素》,均由温知社清川氏孫(第五代玄道),於明治十二年(1879)及十三年,令百百有二郎氏摹寫石榮安本及森立之本(前記中國國圖本)兩書而成。之後,温知社幹部松井操,於清國初代駐日公使何如璋歸國(1880)前夕贈獻該本,何氏歸國後轉贈翁同龢,實乃兩書回歸中國之嚆矢。

臺北傅斯年圖書館收藏楊守敬舊藏上善《明堂》(檜木櫃 31-3/74164),調查結果,係依據永仁本雙鈎斐紙本。封面記云"惺吾(守敬)得此書於日本,填盒見而好之,爲傳摹一册。原係卷子本,今改爲摺疊,便繙閲也。光緒乙酉(1885,守敬歸國翌年)嘉平日,惺吾記",書末自筆識語云,"此書唐志著録三(十三之誤)卷,中土久佚,日本存此一卷,敬多方物色得之。惜無好事者,爲精刻傳之。守敬,乙酉十二月十九日記"。大約於森立之處借得寶素雙鈎本影鈔而成。正如識語所云"惜無好事者,爲精刻傳之",其後,守敬委託陶子麟影刻上善《明堂》卷一,光緒十七年(1891)頃彫板刻成。但筆者管見,由於辛亥革命政局影響,公開刊行遭受頓挫,並無影刻本傳世,該影刻板或即雙鈎本。北京大學圖書館所藏李盛鐸(1859—1937)舊藏胡蝶裝本(李 3904)亦以雙鈎斐紙影鈔[134],該影鈔紙張或由守敬所提供日本斐紙。與《太素》同時重抄之上善《明堂》，日本及中國各處所藏非鮮，皆割愛不贅。

光緒二十三年（1897），袁昶於通隱堂刊行《太素》及永仁本《明堂》，此爲中國初版上善《明堂》。袁昶本《明堂》依據黃以周校本，而黃以周一八八四至一八九〇年頃，自日人岸田吟香所經營上海樂善堂分店購得該《明堂》與《太素》，並重加校正。因黃以周曾經刊行總校《靈樞》之《内經針刺》，故袁昶本《明堂》未發生類如袁昶本《太素》妄改現象。袁昶本《明堂》翻刻收録於四川存古書局《六譯館叢書》第八帙中，民國三至五年（1914—1916,1921、1923重印）翻刻。袁昶本活字版收入《叢書集成初編》第1376册（上海，商務印書館，1935—1937），後由北京中華書局一九八五年影印。袁昶原本亦由臺北藝文印書館《百部叢書集成》78漸西村舍叢刊（1970），及北京中國書店線裝本影印（1992、1993、1994），但僅留存歷史價值而已。

一九四三年，矢數有道統編、翻字永仁、永德兩本，並附録訓讀，發表文章[131]。至一九八一年，永仁本、永德本一同收入《東洋醫學善本叢書3》（大阪東洋醫學研究會〔オリエント出版〕）影印出版，研究氛圍發生較大變化。更有尊經閣文庫發現序與卷一之文永本（圖6-12）及《小品方》卷一，發現該兩本之時，其激動興奮心情，終生難忘。小曾户洋氏與筆者編集《小品方·黃帝内經明堂古鈔本殘卷》（東京北里研究所附屬東洋醫學總合研究所，1992），附録翻字，以鮮明彩色影印[130]刊行。書後附録小曾户氏編撰兩本《書誌研究》，文永本内容完整，非若仁和寺兩本序文缺字，故使《明堂》研究發生飛躍性進展。其後，錢超塵、李雲校定《〔日本仁和寺原鈔古卷子本〕黃帝内經太素新校正》（北京，學苑出版社，2006），後附《黃帝内經明堂》新校正，基本準確釋讀上善《明堂》卷一。

一方，小曾户丈夫（1920—2007）分析上善《明堂》卷一經文構造，重新構成缺卷部分經文，其中試作短篇手太陽小腸經卷六及足厥陰肝經卷十二，一九八三年發表文章[4]。參照此原稿，以小林健

二、宮川浩也氏等日本内經醫學會有志者爲中心,重新編輯全十三卷經文,名爲《黃帝内經明堂——針灸經穴學原典の臨床應用》(東京北里研究所東洋醫學總合研究所醫史學研究部,1999)。該書博輯佚文,不僅趨近上善《明堂》舊態,而且採用體系性編集方式,並編制孔穴與主治症互相關聯之詳細索引,其便利性及實用性均達到理想水平。既已公刊之黃龍祥《黃帝明堂經輯校》(北京,中國醫藥科技出版社,1988)使甲乙《明堂》得以復原,至此,四世紀及七世紀傳本,經過中日雙方切磋琢磨,已相當正確再現舊貌。兩書對今後《明堂》及黃帝醫籍研究之重要性,自不待言。

(三) 撰注經緯

該書楊上善自序曰:"舊製此經,分爲三卷,診候交雜,窺察難明,……是以十二經脈各爲一卷,奇經八脈復爲一卷,合爲十三卷焉。"據序所言,舊製《明堂》三卷内容難明,故撰注十二經脈與奇經(督脈、任脈等)共十三卷。所謂舊製《明堂》三卷,如前所推測,《隋書·經籍志》未見,而指《舊唐書·經籍志》《新唐書·藝文志》所載《黃帝明堂經》三卷,依照六三〇年增修本《明堂人形圖》,似於六五一年永徽令以前編纂而成。後文敍述上善曾參照兩書之經緯。

又,現存本尺澤條末尾楊注(文永本八十八行),與四四三至四五三年秦承祖(《明堂圖》)對校。《太素》楊注 11-55-3 及《醫心方》所引文 2-41a-5 云,背部輸穴位置及名稱,皆與《扁鵲灸經》《秦承祖明堂》《曹氏灸經》相互異同。上善《太素》經注文所引用文獻,非爲當時針生教育所使用之《黃帝針經》,而採用古本《九卷》。該書亦與《太素》相同,肯定參照並且部分引用《素問》《九卷》《甲乙經》《難經》等内容。如第五章第二節所述,上善得以利用官府書籍,如初唐僅次於秘書省之藏書機關弘文館,以及東宮太子專用圖書館司經局、學生所用崇文館藏書。上善似乎亦受孫思邈及《千金方》啓迪,且可瀏覽思邈所未見古文獻。著名醫者思邈健在之時,上善撰注《明堂》,必然避免襲用千金《明堂》内容。

　　《太素》楊注 8-10-2 云〔足陽明經、十二經脈行處及穴名,備在《明堂經》具釋之也〕,11-04-6 曰〔諸輸穴名義,已《明堂》具釋也〕。如此部位、穴名説明,屢屢引用《明堂》,故可以想見,上善《明堂》完成之後,並著述《太素》楊注。然而,該書卷一列缺條楊注(文永本一百一十六行)曰〔《大(太)素經》説:溺白者……〕,故編纂兩書經文之後,似亦互相數次反復校注。如該書自序末所云,"《太素》陳其宗旨,《明堂》表其形見,是猶天一地二,亦漸通其妙物焉",亦強調兩書不可分割之理由。

　　(四) 總論與全文構成

　　現存卷一有關手太陰肺脈,以大字經文列記藏象、五行配當、手三陰三陽配當、流注、脈度、所屬孔穴總論。其下以大字經文及小字雙行楊注交互記述肺脈孔穴各論。總論部分,其相對應文字基本見載於前揭《太素》使用文獻中,可以推知,由上善引用編成。與此相對應内容,見於《千金方》卷二十九《五藏六腑變化傍通訣第四》篇五藏、六腑、五藏經、六腑經、五藏斤兩、六腑斤兩等,似乎由孫思邈摘録經文、整理而成。上善採用方法與思邈不同,僅引用經文排列而已。又,思邈該篇五藏首文作腎〔水〕。然上善《明堂》肺脈總論流注文與現行《靈樞・經脈》篇相對應,《經脈》篇亦將"肺手太陰之脈"列於文首。肺脈各論孔穴亦一準《經脈》篇流注排列。於是,各典籍所未見之記載方法,即僅總論末尾所屬孔穴及各論孔穴順序,屬上善所創。

　　《經脈》篇首次構成六藏六府之十二經脈循環流注概念,給予後世經脈、孔穴論極大影響。該《明堂》中十二卷,依從《經脈》篇順序,肺、大腸、胃、脾、心、小腸、膀胱、腎、心主(心包)、三焦、膽、肝各脈爲一卷。又如第三章第一節所述,總括論述奇經八脈概念,乃始於《難經》,而《素問》《靈樞》均尚無奇經表述。上善序所云"奇經八脈復爲一卷",當以《難經》爲前提,《難經・二十八難》中歸納奇經八脈流注。之後,《脈經》及《甲乙經》亦言及奇經八脈。上善編録《明堂》十三卷,其中包括奇經一卷,全卷總計三百四十九穴。如此推定,以及鎌倉時代以前文獻所見佚文,促使小曽户丈夫,乃至小林健二、宮川浩也等,重新編成《黃帝內經明堂——針灸經穴學原典の臨床應用》一書。

一方,甲乙《明堂》①僅將手足孔穴編制十二經各脈,孔穴各論之前,簡單敍述各脈總論。千金《明堂》亦仿照甲乙①手足經脈,但經脈篇名附記臟腑,可知已滲透臟腑經脈論認識。而推進各種認識發展,並將藏象論附加篇首,促使經脈論更加充實,當屬該《明堂》總論部分。

本章第四節既已檢討,魏晉至隋代傳承過程中,出現與《明堂》相關諸書,《隋書·經籍志》亦著錄類似與十二經脈相關之"《黃帝明堂偃人圖》十二卷""《十二人圖》一卷""《黃帝十二經脈明堂五藏人圖》一卷"[31]。然而,各書實況不明。或如五世紀德貞常《產經圖》(圖6-5),僅將四肢孔穴與經脈構成關聯,軀幹及頭部孔穴列,或可能尚未與來自四肢之經脈形成關聯。將三百四十九穴,與藏府十二經脈及奇經之間,構成明確關聯之最早文獻,當首推上善《明堂》一書。其奇經,實際僅指督脈、任脈孔穴,詳細敍述見後文,依據外臺《明堂》孔穴排列推論。

上善《明堂》肺脈總論末尾題"管穴十",將所屬十雙穴,按照中府、天府、俠白、尺澤、孔最、列缺、經渠、太淵、魚際、少商順序遠心性排列。以下各論亦以該順序列記孔穴條文。甲乙《明堂》①"手太陰及臂凡一十八穴",以少商、魚際、大淵、經渠、列缺、孔最、尺澤、俠白、天府等順序,求心性排列九穴。即似追溯原始《明堂》之甲乙①,將四肢孔穴求心性上向排列,而上善《明堂》依照《經脈》篇流注概念加以改編。不僅如此,甲乙①胸部第四行下向排列,並附加定義爲"肺之募也"之中府,作爲肺脈始點。甲乙①胸部第四行,亦有定義爲"手太陰脈氣所發"之雲門,若附加此穴,則現行手太陰肺經成十一穴,而此肺經十一穴始於北宋一○二七年王惟一《銅人腧穴針灸圖經》(圖6-11)。《銅人圖經》卷上亦引用《經脈》篇作爲總論,但孔穴排列非爲遠心性,而採用與甲乙①同樣求心性排列,末尾附加雲門、中府[135]。其他,未見與該《明堂》總論及各論相類似點,故《銅人圖經》並未受上善《明堂》影響。

　　總而言之,參考《經脈》篇及《難經》流注說,將《明堂》全部穴
位,按照十四脈重新排列,乃屬上善之獨創。具體所屬孔穴及排
列,除肺脈以外,皆不得其詳,但將甲乙①頭部、軀幹部全部孔穴,
分別配屬於手足經脈,必定盡心思考,設想多種方案。由於該重新
排列,將先秦時代頭部及軀幹灸刺瘢痕,認作孔穴列,與其後據脈
診等所認知之手足經脈合併一體。參照《九卷‧經脈》篇脈氣循
環於全身之說,將全部孔穴重新定義爲"經穴",可以認爲,乃繼經
脈說出現及孔穴命名之後,又一次巨大進展。較之類編《素問》與
《九卷》,以闡明《漢書‧藝文志》"《黃帝內經》"本義之《太素》,可
謂實施更加大膽嘗試。而且不斷發展變化,形成現今經絡、經穴
說。評價該《明堂》具有先見之明,或思慮深遠,皆不爲過。

（五）各論經文來歷

　　該書各論孔穴經文,皆依據某一《明堂》文獻,包括上善自序、
該書經文及《太素》楊注,均可見所出有自之隱然記述。爲檢討該
問題,例舉該書卷一肺脈卷首中府穴,首先記載醫統本甲乙《明
堂》①中與上善《明堂》相對應經文,相違部分標示下線,試作
比較。

　　【甲乙①】中府　肺之募也　一名膺中俞　在雲門下一寸
乳上三肋間　陷者中　動脈應手　仰而取之　手(脫足字)
太陰之會　刺入三分　留五呼　灸五壯

　　【上善】中府者　肺募也　一名膺中輸　在雲門下一寸
乳上三肋間　動脈應手　陷者中　手足太陰之會　刺入三分
留五呼　灸五壯

　　甲乙《明堂》①穴名下將單穴、雙穴記爲一穴、二穴僅兩例之
外,其他皆無記述,乃因本有孔穴圖可參。傳寫過程中,繪圖容易
脫落。而據《太素》卷十三經筋楊注 13-03-6〔十二筋起處、終處及
行結之處,皆撰爲圖,畫六人,上具如別傳〕,可以推知,《太素》中
亦曾收載繪圖。上善《明堂》穴名下未標記一穴、二穴,證明必定
附有孔穴圖,抑或參照先前之《明堂圖》。文永本八十八行之楊
注,與秦承祖(《明堂圖》)相對校,既如前述。

一方,甲乙①與上善經文並無大差,可見具有較大關聯性。甲乙①"中府　肺之募也",上善作"中府者　肺募也",僅體現句型相違而已。但甲乙①"陷者中　動脈應手",上善句式反作"動脈應手　陷者中",甲乙①"仰而取之",而上善未載,推其原因或數種,難以簡單定論。又如中府穴,甲乙《明堂》②醫統本一併載於8-5a-11,可與上善《明堂》主治文試作比較。

【甲乙②】肺系急　胸中痛　惡寒　胸滿悒悒然　善嘔膽　胸中熱　喘　逆氣　氣相追逐　多濁唾　不得息　肩背風　汗出　面腹腫　鬲中食饐　不下食　喉痺　肩息　肺脹　皮膚骨痛　寒熱　煩滿　中府主之

【上　善】(中府)主肺系急　欬　胸中痛　惡清　胸中滿色色然〔有本作邑邑也〕　善歐(嘔)食　胸中熱　喘逆　逆氣相追逐　多濁唾　不得息　肩背風　汗出　面腹腫　鬲中不下食　喉痺　肩息　肺脹　皮膚骨痛　寒熱　煩滿

甲乙②條文末尾作"病症+穴名+主之",四世紀後半,乃由《甲乙經》編者統一表述。第四章第二節已述。他方,與原始《明堂》相近之敦煌本作"穴名+主+病症",故上善《明堂》"(中府+)主+肺系急……"之記述方式,可謂近於《明堂》古貌。《千金方》卷三十亦按照同形式完全統一表述,或由孫思邈參照本草書等所採用,其可能性前文已推述。

然而,上善《明堂》文永本、永仁本、永德本,僅孔最穴主治文文首非用"主",而作"可以",醫心《明堂》2-13b-4亦相同。主治文頭作"可以",甚爲罕見用語。又關於上善《明堂》尺澤穴部位"在肘中約上動脈",文永本78行云〔有本云:在肘屈本(大)橫文(紋)中也〕,與"有本"校對注釋,該楊注亦見引於醫心《明堂》2-12b-9中。外臺《明堂》尺澤部位39-12a-8有類似注文,〔甄權云:在臂屈橫文(紋)中〕。依據前文討論,則知《外臺秘要方》卷三十九《明堂序》第二段,即增修甄權《明堂圖》之《明堂人形圖》序文內容。

如是,外臺《明堂》注〔甄權云〕,即《明堂人形圖》。楊注稱"有本",即極可能《明堂人形圖》,或指引用《明堂人形圖》之《黃帝明堂經》。此外,與"有本"相校對條文尚有文永本五十四、九十二、一百四十二行,及文永本八十八行之楊注與秦承祖對校。上善《太素》亦與別書對校經文,但不言文意正誤。若是,則孔最穴主治文頭作"可以",而未統一作"主",應該認爲,仍屬依從底本如實記述。

　　尺澤條經文與注文中,文永本、永仁本、永德本皆作"洩上下出"。與此對應病症見於醫統本甲乙《明堂》8-14b-12"涌泄上下出",外臺《明堂》39-12a-10 作〔冗泄上下出〕。似乎上善"洩"字上,脱"涌"或"冗"字,而且爲避太宗(李世民)諱,改"泄"字。再者,上善與經文"洩上下出"相對應,注曰〔洩上下出者,謂吐且痢也〕,故底本經文既已改作"洩",而且其上恐脱一字。

　　前文《千金方》成書年代中考察提及,太宗、高宗兩帝在位中,規定即使敕撰書,其古典經文,原則上可不必避諱,《太素》亦僅於注文中避兩帝諱。但皇帝卒後之抄寫本,經文亦屬於避諱範圍。如此嚴格規定僅適用於官撰文獻,而太宗六四九年卒後,須遵守該避諱者,僅有永徽醫疾令(651)前夕編纂而成之《黃帝明堂經》三卷。上善參考弘文館等藏書,亦以《黃帝明堂經》爲底本,引用尺澤條一部分内容,但因脱字而文義難解,故附錄注釋。

　　以上對比可知,中府穴雙方主治文標記下線文字存在多種異同,其原因大致可歸納兩方面。第一,上善所參照之《甲乙經》,即與七世紀古貌近似傳本。一方,重新構成甲乙②之醫統正脈全書本字句及記述順序,成書後由於傳承及唐宋、明代之校定及重刻,而不斷發生變化,乃起因之一。如本章第四節所述,五世紀中期陳延之所見《甲乙經》,將十八穴作爲"禁不可灸",但現行《甲乙經》卷五記載相應内容,而增加至二十四穴。變化之例證。第二,《甲乙經》以外,上善搜集、排列其他文獻中《明堂》舊文或佚文。乃起因之二。兩原因相乘,構成内容漸與甲乙②接近,同時必定出現多種相異。

　　前所列舉經文異同,上善《明堂》肺脈全十六,基本存在同樣問題。如此問題,類似於《太素》經文與現行《素問》《靈樞》經文存有異同現象。然而仍有特異之處，即與上善《明堂》孔穴經文直接對應之文獻，現已無存。雖說未見傳承文獻，但依據上述討論，可以粗略推定，穴性、部位等經文主要參照當時《甲乙經》，主治經文基本依據《黃帝明堂經》。上善《明堂》序曾指責"舊製此經(《黃帝明堂經》)，分爲三卷，診候交雜，窺察難明"，故對其"交雜"內容，抑或參照《甲乙》加以整理，重編各經脈爲十三卷本。同時必定依據其他多數《明堂》文獻採摘經文，僅卷一對校注記即見五處，故可以推想，對於所採錄字句並未輕率妄改。

又，本書楊注亦如《經籍訪古志》所評價，"更有注文，解腧穴名義及主治病證，極爲精審，實係千金、外臺等所不有"[136]，讚其開拓《甲乙經》至唐代各書所未踏入之新境地。楊注中多載音釋，據此可以推測，上善忽視玄操《明堂音義》，而附加獨自注釋。

（六）撰注目的及"類成"追記

以往曾有觀點認爲，該書以原始《明堂》系統之《黃帝明堂經》爲底本，故與現行《甲乙經》《千金方》《外臺秘要方》之《明堂》佚文及語句或記述順序相違。的確，《黃帝明堂經》中或有原始《明堂》系統字句，而如前所述，《黃帝明堂經》更多依據《明堂人形圖》，此書係增修甄權《明堂圖》並上奏太宗本。因保存原始《明堂》舊態之足本，當時官府中既已無存。據以上討論結果，可知關於原始《明堂》，《小品方》（454—473）陳延之乃最後親閱並記錄者，其後散佚，但相關內容仍隱沒於諸派生本中。

故而，孫思邈以《甲乙經》爲主要底本，編纂千金《明堂》，完成一部新式針灸臨床實用書。而上善與思邈著述取向完全不同，上善胸懷抱負，以推理思維創作出《黃帝內經》時代"藏府經脈、經穴書"，以《甲乙經》與《黃帝明堂經》爲主要底本，撰注上善《明堂》。應當認爲，對於選擇底本，以及類似或異同字句，如何取捨採納編入經文之中，以何等目的加以編纂等等主觀思考，必定於各本條文相異中有所表現。

該書將以往《明堂》系統文獻，按照獨自觀點加以類編，而且將四肢以外孔穴歸屬於十四經脈，作爲"經穴"，堪稱劃時代性文獻。一方,上善類編《素問》及《九卷》,特命書名"黄帝内經太素",與《素問》《九卷》二書名有別。同樣,類編《明堂》文獻而成該書,司經局所收藏最終稿本之前書名爲"黄帝内經明堂",此重抄本傳入日本。然而,該書名與《黄帝明堂經》近似,未傳達類編諸《明堂》之實態,故上奏高宗本追記"類成"二字。依據奏上本官府藏書目録,於《舊唐書·經籍志》《新唐書·藝文志》中著録楊上善撰《黄帝内經明堂類成》。如前所述,《舊唐書·經籍志》《新唐書·藝文志》亦載無撰者之《黄帝内經明堂》,乃因秘書省等於七一一年以前重抄司經局本之際,凡冠有"太子文學"之銜名皆遭刪除所致。

六、《外臺秘要方》所收本

(一) 王燾與《外臺秘要方》

王燾,初唐宰相王珪(570—639)曾孫,家世高官顯爵,《新唐書》王珪傳中附録簡傳[137]云。

> 燾,性至孝,爲徐州司馬。母有疾,彌年不廢帶,視絮湯劑。數從高醫游,遂窮其術。因以所學作書,號外臺秘要,討繹精明,世寶焉。歷給事中、鄴郡太守,治聞於時。

因母罹病而遍訪高醫,窮究醫術,身爲官吏,同時從事醫療實踐,然其準確生没年尚不明。李氏[138]等一般認爲,生卒年六七〇至七五五年,但依據親族墓誌銘及與顔真卿關聯分析,高氏[139]推定爲六九〇至七五六年。據宋氏考證[140],關於王燾職官,始自開元九年(721),任華原縣尉、京畿按察使判官或支使(正九品上),天寶十四年(755)後,累晉散官太子少師(從二品)。天寶五至六年(746—747),以門下省給事中(正五品上),就任弘文館管理長職事官。

天寶十一年(752)《外臺》自序 1-1a-2 銜名列記"唐銀青光禄大夫、使持節鄴郡諸軍事、兼守刺史、上柱國、清源縣開國伯"。七五二年,職事官鄴郡刺史(太守),係從三品高級官吏,相當於現河南省安陽市市長官職。此年編成《外臺》四十卷。關於《外臺》書名,自孫兆《校正外臺秘要方序》1-3ab 以後,雖有諸説[139],但東漢時,京兆、河南、太原等府,州郡刺史之輔佐官號爲"外臺"(《舊唐書》職官三[141])。因此,河南鄴郡刺史王燾,或以自身醫學知識暗喻輔佐官。又,王燾自序云"久知弘文館圖籍方書等,……鈔其要妙,……伏念旬歲,上自炎昊,迄於聖唐",可知該書執筆始自七四二年前後,並且存分利用弘文館藏書。

未見該書齎入日本之記録,《日本國見在書目》(891—897)亦未著録。《和名抄》(931)以前未見引用該書内容,最早引用始於《醫心方》(984)[142],故可推定十世紀中期傳入日本。當時唐朝既已滅亡,分裂爲五代十國,九六〇年北宋統一,或由宋船舶載傳入。一〇六九年初版刊行《外臺》,故傳入日本之時仍屬卷子鈔本。

關於北宋政府初次校刊該書,既述於第一章第二節。皇祐三年(1051)劄子,決定由孫兆主持校勘《外臺》,所完成校對草稿,於治平二年(1065)提交校正醫書局。更由林億等修訂,治平四年進上,熙寧二年(1069)賜下聖旨,施行鏤版,實際或於翌年刊行四十卷大字本。政和三年(1113)前後,再校該書,以小字本再版。參照第一章第二節。現存最善本爲東京靜嘉堂文庫本,係南宋紹興年間(1131—1162),由兩浙茶鹽司校勘、第三版小字本。《東洋醫學善本叢書》4、5 中影印收録(大阪,東洋醫學研究會,1981)。本文相關討論,即依據該影印本。

(二) 外臺《明堂》序文

該書卷三十九收載灸與孔穴總論,及"十二身流注五藏六腑明堂"十二篇孔穴各論。將此内容稱作外臺《明堂》,本章各節討論中均加以引用。又卷三十九文頭各"明堂序"排列順序,即①楊玄操《明堂音義》序(621—630),②甄權著、李襲譽等增修《明堂人形圖》序(630),③孫思邈《千金方》卷二十九《明堂三人圖第一》序論(650—658),④王燾自序(752),亦於本節各書中加以論證。具體所見,①自 39-1b-10～39-1b-13"夫明堂者……致乖正理",②自 39-1b-13～39-2a-6"又手足十二經……準《甲乙》",③39-2a-6～39-2a-8"正經……綠色標記",④39-2a-9～39-2b-3"諸家……狀爾"。

④王燾《明堂序》文首云"諸家並以三人爲圖，今因十二經而畫圖人十二身也"，可見與《明堂人形圖》及《千金》明堂三人圖等相異，外臺《明堂圖》以十二圖描繪十二經。下文云"針能殺生人，不能起死人。若欲録之，恐傷性命，今並不録針經，唯取灸法"，後世周知，王燾以輕易針刺頗具危險爲由，而不録針法。並云"其穴墨點者，禁之不宜灸，朱點者，灸病爲良，具注於《明堂圖》，人並可覽之"，外臺《明堂圖》爲區別禁灸與宜灸，分別以墨點與朱點標示禁灸孔穴及宜灸孔穴。依據《隋書‧經籍志》[31]及《舊唐書‧經籍志》《新唐書‧藝文志》[68,69]所著録"《黃帝十二經脈明堂五藏(人)圖》一卷"推知，外臺《明堂圖》抑或另設一卷附録該圖。著録《外臺》首見《新唐書‧藝文志》(1060)"王燾《外臺秘要方》四十卷/又《外臺要略》十卷"[69]，所記係無附録之四十卷本或要略十卷本，故唐代之時，外臺《明堂圖》或已脱落。孫兆校正外臺序曰，"又自唐歷五代，傳寫其本，訛舛尤甚，雖鴻都秘府，亦無善本"，乃致宋臣注卷三十九《明堂序》等，未曾提及外臺《明堂圖》。

王燾《明堂序》末尾云："《九卷》《甲乙》及《千金方》、甄權、楊操等諸家灸法，雖未能遠窮其理，且列流注及傍通，終疾病之狀爾。"各論十二篇卷首明記"甲乙經"，以下流注條末尾及孔穴條末尾，大多數注記〔《千金》、甄權、楊操同〕。而宋版《外臺》將楊玄操改爲"楊操"，係避北宋聖祖(趙玄朗)諱。一方，所記"甄權"，即指李襲譽等所增修之《明堂人形圖》。王燾編纂外臺《明堂》，以甲乙《明堂》爲主要底本，以《明堂音義》《明堂人形圖》及千金《明堂》爲副本，採録經文，時作對校。如果當時存有保留原始《明堂》之傳本，則無需如此大費周折。本節各書中討論諸注記，得出結果，即甲乙《明堂》與《明堂音義》經文並無甚大差别，《明堂人形圖》孔穴部位、禁灸穴及主治存有較大異同。《外臺》19-29a-10 所引文字，似屬《明堂音義》內容。如前所述。

他方，關於上善《明堂》，及似屬針生必習教材之《黃帝明堂經》，《外臺》全卷隻字未提。兩書皆收藏於弘文館等處，王燾必定親見無疑。道家上善，身兼太子(李賢)文學官職，大膽改編經脈流注及孔穴所屬,撰注《黄帝内經明堂》。但爲迴避武則天禁忌,高官且儒家之王燾,迫不得已對此書默然無視。而《黄帝明堂經》係杜撰之書,故不予參考之列。或可認爲,王燾已察知兩書孔穴經文一部分摘自《明堂人形圖》,故變換方式,異於兩書及上記四書,而編纂外臺《明堂》新式灸用孔穴書。

(三) 總論出典及内容

卷三十九總論由五篇構成。第一篇《論邪入皮毛經絡風冷熱灸法》中分三段記述,第一段記云"《素問》岐伯曰。夫邪之客於形,必先入於皮毛……"該條文雖然與現行《素問·繆刺論》篇首内容基本對應,但修辭等存在異同。末尾有王燾注曰"出第二卷",現行《素問·繆刺論》校注 18-1a-5 云〔新校正云:按全元起本,在第二卷〕,可知所云"出第二卷",實際指全元起本《素問》卷二。第二、第三段未注記出典,據使用語彙及語氣,可以推定,第二段稍具古貌,或屬魏晉、南北朝之作。第三段文體頗顯新顔,託名岐伯,云"岐伯曰:凡欲療風,則用火灸……"但避高宗李治諱字,記曰"療風"。末尾王燾注"此三種,本同而末異也。風爲百病之長……"更以雙行小字書寫〔欲灸風者,宜從少以至多也。……〕,記述實際治療風病灸法,疑似王燾所作。

第二篇《論疾手足腹背灸之多少及補寫(瀉)八木火法》,引用"楊操《音義》"即楊玄操《明堂音義》,所論内容如標題所示。引文"其艾炷根下廣三分、長三分……"其類似文字,見於《醫心方》2-73b-3 所引《小品方》佚文,原屬《甲乙經》編者之佚文注,本章第四節已述。引文後半"凡灸,忌用松……鑽槐木以菊莖延火,亦可",與《外臺》19-29a-11 引《小品方》内容基本相同,即楊玄操曾論述,亦見載於《蝦蟇經》及《小品方》之八木火說概略内容。該篇末尾,玄操引用"《甲乙》丙卷云。灸瘡不發者,……"其對應文見於現行《甲乙經》卷三末尾,可知卷次曾以十干表記。據諸般記載,可以了解,楊玄操《明堂音義》音釋以外,仍收錄其他内容。

第三篇《不宜灸禁穴及老少加減法》前半部内容,已於本章第四節討論。即作爲禁灸穴,自七五二年前之《甲乙經》卷三摘錄頭維至(膝)陽關二十七穴,自《千金》、甄權、楊玄操摘録少海、小海、睛明、關衝四穴,共列舉三十一穴。當時《甲乙》禁灸二十七穴,較現行《甲乙》禁灸二十四穴增加迎香、少商、尺澤三穴而成。外臺《明堂》各論記云,迎香〔不宜灸〕,少商〔冬月宜灸〕〔甄權云……不宜灸〕,尺澤〔秋月宜灸〕〔甄權云……不宜灸〕,但現行《甲乙》未見類似記載,或係《明堂人形圖》文字混入該書。據此可知,唐代禁灸穴亦有所增加。

第三篇後半,關於壯數加減等,所云"凡灸有生熟,候人盛衰及老少也",出典未詳,下文〔衰老者少灸,盛壯肥實者多灸〕,或係王燾所注。繼之,"凡〔孔穴皆逐人形大小,……所以三里下氣也〕",末尾有王燾注〔出第二十七卷中〕。全文內容與《千金翼方》卷二十八《雜法第九·禁忌法》28-9b-3 相對應。末文託名黃帝與岐伯問答,以通俗文體敍述大風、大雨等天候異變時,可不可灸等,或與總論第一篇第三段引自同一書。

第四篇《年神傍通并雜忌傍通法》,係《蝦蟇經》問世之後盛行之説,按照日月年等規定禁灸人神所在部位。題名"年神傍通法"一文,引自《千金》卷二十九末尾文,云"此等諸法,並散在諸部,不可尋究,故集之一處"。繼之,題名"孔穴主對法"一文,引自《千金》卷三十卷首文字,但改針爲灸,且刪除與針相關聯內容。其下文,大體引自《千金》卷二十九《太醫針灸宜忌第七》,但刪除針字,摘録人神等禁灸諸規定。

第五篇《五藏六腑變化流注出入傍通》前半,文始載二文,其末尾王燾注云"出《千金方》第二十九卷中〔近附二十四條〕"。二文與《千金》卷二十九《五藏六腑變化傍通訣第四》首文及末尾文相對應。以下將《千金》卷二十九《五藏六腑變化傍通訣第四》全條,按照條首五(藏)及六(腑)分別整理,並替換爲五行分類之五聲及五音等,實際上,更引用諸書,補充二十三條之五行相生、五行相克、五藏胎月~五傷、五方神、五木等。

第五篇後半題曰"五藏流注傍通",首先於井滎俞經合五行穴中,分別排列五臟流注。另題"心之藏主出入",記述"出井〔金〕

少衝,流滎〔水〕 少府~過原 通里~入合〔土〕 少海"。即以心主(心包)爲五臟之一,而將心排出五臟範圍之外。《甲乙》卷三亦引用《九卷(靈樞)·邪客》篇"手少陰之脈,獨無腧",依此記述,故有心病以心主脈治療之説。

此"心之藏主出入",以通里穴作爲所過原穴,但自《九卷》至《甲乙》,僅規定六腑陽脈有原穴,而五臟陰脈本無原穴。然有例外,如《靈樞·本輸》篇作爲五藏腧(俞)之五穴,而《九針十二原》篇將其重複規定爲原穴,其心脈原穴爲大淵,《甲乙》將心脈移至心主脈。包括心主在内之六臟中,亦規定俞穴以外之源(原)穴,而將通里作爲心脈原穴,現存文獻中,最早或始於《千金》卷二十九《手足三陰三陽穴流注法第二》。若是,則《外臺》"心之藏主出入"似參照《千金》編入,而其前文"五藏流注傍通"無原穴,則變得不可思議。故而,宋臣注(或出自孫兆。作大字文等,混亂相當嚴重)自《千金》引入填補中郄(封?)、内關、公孫、列缺、水原(泉?)各穴。更以同樣形式續録"六腑流注傍通""三焦流注傍通",但未見與甲乙《明堂》等相互矛盾之處。

(四) 各論編成

外臺《明堂》各論題爲"十二身流注五藏六腑明堂",或取自原所附録外臺《明堂圖》之書題。其下分别按肺、大腸、肝、膽、脾、胃、心、小腸、心包,腎、膀胱,三焦十二臟腑立篇。關於此臟腑順序,總論中未作示意説明,而且與現行五行相生、相剋或手足三陰三陽順序皆不相符合。但《素問》《靈樞》所言及明堂諸篇之中,僅見《靈樞·五閲五使》篇 12-2b-3 分别記述五臟,對於顔面所見明堂五官,作如此説明。"黄帝曰:願聞五官。岐伯曰:鼻者肺之官也,目者肝之官也,口唇者脾之官也,舌者心之官也,耳者腎之官也",以肺、肝、脾、心、腎順序記述。可以確定,王燾依照《九卷》該篇,排列五臟及五腑順序。又總論中以心包代替心,配置於心、小腸之後。而末尾以膀胱、三焦順序排列,則應當認爲,依據《素問》膀胱與"三焦……水道出"相關之認識。

各論十二篇,題如"肺人。肺者藏也。兩傍一十八穴",或亦屬原十二人圖標題。其下如"《甲乙經》","肺出於少商,少商者木也""流於魚際,魚際者火也""注於太淵,太淵者土也""行於經渠,經渠者金也""入於尺澤,尺澤者水也",以大字列記出典《甲乙經》及各脈出、流、注、行、入順序,與五行穴流注。六腑,"注"與"行"之間,有原穴"過"。各大字文之下用小字書寫,如〔(少商)在手大指端內側,去手甲角如韭葉,手太陰脈之所出也,爲井。冬三月宜灸之〕等內容,記述部位與井、滎、俞、(原)、經、合等規定。該記述亦摘錄《甲乙》卷三內容,但大部分末尾記錄《甲乙》未見文字,如〔冬三月宜灸之〕等,當屬王燾所附加。

(五)孔穴配列方式

上善《明堂》與外臺《明堂》,本來附錄經脈別孔穴圖,故各論孔穴無需標記一穴或二穴。一方,《甲乙》卷三以古傳方式編制,即頭部與軀幹部孔穴,以上→下方向各行排列。其後,由於確知手足十二經脈孔穴列,實際上自手足末端至軀幹結合部位求心性上行,故將頭部、軀幹部與手足十二經脈孔穴列相分離。上善《明堂》仿效《九卷·經脈》篇走向,將甲乙①孔穴重新排列,但具體記載僅存肺脈一條。外臺《明堂》各論十二脈,媒介南宋版得以全部傳存,已知頭部、軀幹孔穴如何排列於手足經脈之中,見載肺、大腸、肝、膽四脈順序如下。

【肺人。肺者藏也。兩傍一十八穴】

肺脈九穴,少商~天府,求心性排列,與《甲乙》卷三手太陰脈完全一致。

【大腸人。大腸者肺之腑也。兩傍四十二穴〔并下三單穴,共四十五穴〕】

大腸脈,商陽~臂臑十四穴及排列,與《甲乙》手陽明脈相一致。以下臑會、肩髃、肩髃、巨骨四穴,《甲乙》自肩部穴始逆方向,其次扶突、天鼎二穴,自頸部穴始順方向,末尾禾髎~齗交四穴,自面部穴始順方向排列,可見均依據《甲乙》。自《甲乙》肩、頸、面部所摘錄之孔穴,多有"臑會……手陽明之絡"等與手陽明脈相關記載,故可以推定,作爲理由之一,而將諸穴附加於大腸脈。

【肝人。肝者藏也。兩傍二十二穴】

肝脈十一穴,按照大敦~陰廉順序,求心性排列,與《甲乙》足厥陰脈完全一致。

【膽人。膽者肝之腑也。兩傍一百四穴】

膽脈竅陰~環跳十四穴及排列,與《甲乙》足少陽脈一致。以下本神、頭維二穴,自前額髮際部始順方向,臨泣~腦空,頭上第三行共五穴順方向排列。風池自後髮際穴,顱息自耳前後穴,懸顱~瞳子髎六穴自面部穴始順方向。天衝~完骨,頭緣耳上共六穴,順方向排列。淵腋~天池,腋脇部共四穴,順方向排列。章門~居髎六穴,腹第五行(側部)始順方向。如此自《甲乙》摘録排列。《甲乙》以上諸穴多記"居髎……陽蹻、足少陽之會"等,表述與足少陽脈相關聯。並附加後腋、轉穀、飲郄、應突、脅堂、旁庭、始素,似位於胸腹側部而出典不詳七穴。

以上記述,展示王燾將《甲乙》頭部、軀幹部孔穴列,連續於手足經脈方式。其他脈孔穴排列亦概略列記如下,脾脈:《甲乙》足太陰脈、腹第四行、胸第四行。胃脈:《甲乙》足陽明脈、面、耳、頸、胸第三行、腹第三行。心脈:《甲乙》僅手少陰脈。小腸脈:《甲乙》手太陽脈、頸、肩、面。心包脈:《甲乙》僅手厥陰脈。腎脈:《甲乙》足少陰脈、腹第二行、腹第一行(任脈下部)、胸第一行(任脈上部)。膀胱脈:《甲乙》足太陽脈、背第三行、面、前額髮際、頭上第二行、後髮際、背第二行(膀胱脈終點、會陽)、面(督脈始點、素髎)、前額髮際(神庭)、頭上第一行(督脈上部)、後髮際、背第一行(督脈下部,終點、長強)+膏肓俞(膏肓)。三焦脈:《甲乙》手少陽脈、耳、頸、面、肩。

如上所見,整體出現將頭部、軀幹孔穴附加手足陽脈傾向。具體如何附加,似首先考慮《甲乙》頭部、軀幹孔穴所記載關聯經脈。或緣於此,胃脈自足陽明脈末端髀關穴始,以及面部承泣穴向上騰起之後下向排列。任脈孔穴於腎脈末尾,自腹、胸上向附加,但腹、胸各穴與《甲乙》同樣下向排列,與整體排列方向相矛盾。同樣矛盾亦見於附加腹及胸孔穴列之膽脈、脾脈。

　　上善《明堂》依從《九卷・經脈》篇流注,及《難經》奇經概念排列孔穴,因完全無視《甲乙》孔穴排列順序所致。王燾採用與上善不同方法,可以説一定程度上遵循《甲乙》孔穴順序,同時以經脈別排列孔穴,因此出現上記矛盾。督脈孔穴附加於膀胱脈末尾,整體下向排列之方式,與《甲乙》相同,但與現今依準《難經・二十八難》上向排列不同。又,上善《明堂》將奇經編入卷十三,王燾似乎爲有別於此而出另一旨趣,將任脈及督脈,分別附加於腎脈與膀胱脈。依此可以類推,上善《明堂》卷十三所謂奇經,實際或以任脈、督脈爲主。

　　值得注目之處,即王燾以鼻頭素髎穴作爲督脈始點,以下配置前額髮際中央之神庭穴。於是,督脈通過天子所居鼻上。可謂王燾打破自原始《明堂》至新雕本千金《明堂》皆謹慎迴避之禁忌。《太素》卷二壽限,楊注 2-51-3 云"(鼻)明堂之骨,高大肉滿……遂得百歲終也",據此注文推測,上善《明堂》中亦無穿通鼻部之走向。上善督脈始點,與《甲乙》頭上第一行同樣,似定位上星穴或髮際神庭穴,而爲與此相區別,王燾或許以素髎爲始點。

　　(六) 孔穴條文編成及主治文

　　根據以上討論,外臺《明堂》以《甲乙經》爲主要底本,已毋庸置疑。因甲乙《明堂》將孔穴條文分割爲①與②,故首先關於中府穴①,甲乙①與外臺(脾脈),亦併記上善,試作比較。

　　【甲乙①】 <u>中府</u> <u>肺之募也</u> 一名<u>膺中俞</u> 在雲門下一寸乳上三肋間 <u>陷者中</u> <u>動脈應手</u> <u>仰而取之</u> <u>手</u>(足字脱)太陰之會 <u>刺入三分</u> 留五呼 灸五壯

　　【上 善】 <u>中府者</u> <u>肺募也</u> 一名<u>膺中輸</u> 在雲門下一寸乳上三肋間 <u>動脈應手</u> <u>陷者中</u> <u>手足太陰之會</u> <u>刺入三分</u>留五呼 灸五壯

　　【外 臺】 <u>中府</u> <u>肺募也</u> 一名<u>膺中俞</u> 在雲門下一寸 <u>一</u><u>云一寸六分</u> 乳上三肋間 <u>動脈應手</u> <u>陷者中</u> <u>足太陰之會</u>灸五壯

　　上記下線部分爲主要相異記述。造成字句異同之原因,或因

《甲乙經》依據由後世大幅改編之明版醫統本。但僅《外臺》所出現之相違較明瞭,即附記另外部位之"一云一寸六分",刪除針法"刺入三分　留五呼",將"手足太陰之會"改作"足太陰之會"部分。另外部位出典未詳,而刪除針法,正如王燾"明堂自序"中所言。中府穴如前所記,甲乙①排列於胸第四行,規定爲"肺之募""手足太陰之會"。因而,上善以中府作爲肺脈始點,以下逆向排列甲乙①手太陰脈孔穴,推定當與《九卷・經脈》篇之流注相一致。一方,王燾爲編制與上善相異之臟腑別經脈孔穴列,而將中府相關聯經脈由"手足"太陰改爲"足"太陰,並排列於脾脈,似將甲乙①足太陰脈與腹部及胸部第四行相連續。然而,對於自《難經》及原始《明堂》以來,俞募穴既與五行穴、原穴同樣受到重視。故"中府　肺募也"之規定,終究無法改變與脾脈相關之穴性。

　　再者,外臺《明堂》將甲乙《明堂》①條文與②條文連續記述,旨在復原甲乙《明堂》。如此連續記述方式,最初見於上善《明堂》,外臺或受其影響。又關於②主治條文,爲考察比較明顯相異之經渠穴,僅將甲乙②、上善、外臺病症相互對照。又,關於甲乙②,依從黃氏新校本[16]所指出醫統本脫字"刺經渠"而重新構成。

【甲乙②】寒熱　胸背急　喉痺　欬上氣　喘　掌中熱　數欠　汗出　胸中彭彭然　甚則交兩手而瞀　暴痺　喘逆

【上　善】寒熱　胸背急痛　喉中鳴　欬上氣　喘　掌中熱　數欠　汗出　胸中彭彭　甚則交兩手務　暴癉　内逆　先取天府　此胃之大輸　臂内廉痛　喘逆　心痛欲歐

【外　臺】癘　寒熱　胸背急　胸中彭彭然　甚即交兩手如瞀　爲暴痺　喘逆　喉痺　掌中熱　欬逆上氣　喘息　數欠　熱病汗不出　心痛欲嘔

　　各原文中存在形近字訛(瞀與務,痺與癉),及修辭用字相違(急與急痛,欬上氣與欬逆上氣,喘與喘息,彭彭然與彭彭)等。除此類異同之外,病症或文字相異部分引下線表示。爲容易比較,僅將下線部分摘出,以最初出現順序重新排列,而成以下條文。

【甲乙②】喉痺　汗出

【上　善】喉中鳴　汗出　　　内逆　先取天府　此胃之大輪
臂内廉痛　心痛欲歐

【外　臺】喉痺　　熱病汗不出　心痛欲嘔　瘧

如此,僅上善"喉痺"作"喉中鳴",但甲乙②經渠穴中關聯病
症亦未見。唯見《千金》孔穴主對法頭面第一咽喉病 30-7b-13 記
載"少商、大衝(鍾)、經渠,主喉中鳴",上善或參照該文引錄。孔
穴主對法中該條文,取自甲乙②7-10b-12 "……喉中鳴,少商主之"
及 9-5b-1 "喉中鳴……大鍾主之"。黄氏[6]指出,甲乙②中所未見
孔穴主對法内容,大多出自前記《曹氏灸方》《小品方》及秦承祖、
甄權等書,則上善依據各書附加條文之可能性亦難以否定。"内逆
先取天府　此胃之大輸"亦僅見上善文中,但甲乙②12-11a-8 相
似記述"暴痺内逆……取天府,此爲胃之大腧"。上善以爲該文或
另有根據,並附加於經渠穴條文中。"臂内廉痛"病症亦僅見於上
善文,對應文唯有《千金》孔穴主對法四肢第三臂肘病 30-21b-1 "大
泉、經渠主臂内廉痛",可見,或可能上善與"喉中鳴"一同,自《千
金》孔穴主對法中摘録編入。

一方,僅外臺病症中記述"熱病汗不出"及"瘧"二症。參照以
下條文,可知兩症狀皆引自《千金》孔穴主對法。前者見於《千金》
熱病第五熱病 30-30a-5 "經渠、陽池、合谷……主熱病汗不出",後
者見《千金》瘧病 30-34a-10 "太泉、太谿、經渠,主瘧……"如是,王
燾自孔穴主對法中引用與上善相異兩症,但上善所引之"喉中鳴
内逆　臂内廉痛"三症狀,皆未予採納。如前所述,關於上善《明
堂》尺澤穴主治病症,見有甲乙②作"涌泄上下出",上善作"洩上
下出",外臺作"冗泄上下出"等異同記述。諸文字差異,可以推察
王燾用意與上善《明堂》不同經脈、孔穴書籍編纂條文。依此推
之,應該認爲,王燾"心痛欲嘔"即未見於甲乙《明堂》②及千金《明
堂》,亦非引自上善"心痛欲歐"。假設其要因第一,"心痛欲
嘔……經渠主之"條文,曾收載於唐代《甲乙經》,而可能其後脫
落。第二可能性,即兩人依據同系統底本,但各自分別引用。若第
二要因成立,則可推定上善依據《黄帝明堂經》,王燾引自《明堂人

481

形圖》。

（七）編纂目的及影響

《外臺》卷三十九王燾自序,雖明言除卻危險針法,僅保留灸法,然而卷三十九之核心,仍置於各論孔穴篇,即外臺《明堂》。因此,除考慮安全性以外,或另有編纂目的。分析總論,雖概述千金《明堂》,但仍有補充及擴展內容。各論以經脈別編纂,而將孔穴條文①②相接續,可謂對千金《明堂》進一步發展,但實屬受上善《明堂》影響。因而,各經脈之孔穴排列介於兩《明堂》中間,於軀幹部與手足經脈上向性呈現出矛盾性孔穴排列。其新式構想,顯見依準《靈樞·五閱五使》篇十二經脈順序,以及將督脈與任脈附屬於膀胱脈及腎脈,而且督脈通過鼻上亦屬前無先例。

王燾雖於卷三十九卷首文題曰"明堂序",但實際編纂獨自《明堂》。因保留原始《明堂》舊貌傳本無存,或係自編《明堂》第一目的。無疑王燾對孫思邈《千金方》懷抱崇敬,同時亦作爲踰越之目標,而著述《外臺秘要方》。他方,辨析外臺《明堂》孔穴主治文等,可察知王燾費盡心思迴避與上善《明堂》相同文字記述,並可感知王燾似對楊上善懷有某種特殊感情。一方,思邈編纂較《甲乙經》更具有實用性之臨床針灸書千金《明堂》。另一方,上善構想《黃帝內經》時代之臟腑經脈、孔穴書,而撰注上善《明堂》。二人同屬道家,任憑獨自思考編纂《明堂》。而儒家王燾與二人相異,遵循甲乙《明堂》傳統,同時煞費苦心編纂新式臟腑經脈別《明堂》。正因先賢兩部《明堂》之存在,爲編纂外臺《明堂》樹立起第二目標。

然而,效仿《明堂》做法集録孔穴特效作用,一方面出現與臟腑經脈機能認識相矛盾內容。上善《明堂》及外臺《明堂》將特效作用歸屬於臟腑經脈論,可謂解決該矛盾之先驅。可是上善《明堂》似亡佚於唐代,北宋九九二年所編刊《太平聖惠方》卷九十九、卷一百針灸孔穴篇,仍按各列及部位編排孔穴。而以經脈編排孔穴,見於王惟一《銅人腧穴針灸圖經》(1027),或因學術成熟,以及時代發展必然趨勢。《外臺》傳至北宋,一〇六九年首次校正刊行，與《千金》《千金翼》共同對於後世產生極大影響，並延續至今。其後，滑壽《十四經發揮》(1341)等，擴展外臺《明堂》"臟腑—經脈—經穴"概念，廣爲後世所知，發揮較大作用。

七、附論 《醫心方》所收本

日本《醫心方》三十卷(984)，丹波康賴(912—995)編成於平安時代。書中大量保存隋唐醫籍佚文，對於研究《明堂》具有不可取代之參考意義，相關論述附錄本節最後。

現存《醫心方》半井本(日本國寶)保留原作舊貌，而且該本及其影刻本安政版，均有影印本及翻字本出版，有關內容等書誌問題研究基本明瞭。筆者將其卷二《孔穴主治法第一》稱謂醫心《明堂》，前文相關討論中既已敍述。即醫心《明堂》與其他《明堂》文獻有共通字句，同時亦存在完全不同部分。關於相異部分，或認爲原始《明堂》遺存內容，或認爲康賴附加，存有兩種不同見解，故依據醫心《明堂》編制與條文特徵等討論如下。

(一) 編制與孔穴列特徵

康賴於《醫心方》各卷頭銘記"針博士"職銜，以針灸專家爲榮。或緣於此，《醫心方》將針灸孔穴篇置於卷二，而且卷首記錄該書唯一自序。而《千金方》《外臺秘要方》針灸孔穴篇則後置書末。自序始云"夫《黃帝明堂經》、華、扁針灸法(《華佗針灸經法》《扁鵲針灸經》)，或繁文奧義，卷軸各分，或上孔下穴，次第相違"。序文首先例舉《黃帝明堂經》，指責各書文義晦澀，孔穴排列順序紊亂。批評唐代所出現之《黃帝明堂經》，同時致力於編纂具有合理性之孔穴、針灸篇，可見當時康賴深懷自負。繼而記述，以身體部位編排全部孔穴，穴名下略注主治，專依軒宮(黃帝)正經，兼採諸家之説。雖然如此，序文末仍藉口敷衍云"唯恐輕以愚憃之思，猥亂聖賢之蹤，庸誤亂聖旨，譬猶夏蛾之自迷燈，秋蟬之不知雪矣"。該序文顯見康賴上溯黃帝時代之意識及創舉。

序以下題曰孔穴主治法第一，記"合六百六十穴〔《明堂經》穴六百四十九/諸家方穴十一〕"。此《明堂經》穴六四九，指雙穴三百及單穴四十九,本章第一節已述。通覽全文可知,諸家方十一穴(出典),中矩一穴(《華佗傳》),膏肓輸二穴(《千金方》),風市二穴(《千金方》),膝目四穴(華佗、《小品方》),曲尺二穴(《小品方》)。總計六百六十穴,編制十一部位,即頭部、面部、頤下部、頸部、肩部、手部、背部、胸部、腹部、側胸部、足部,顯然自人體上部→下部順序。如本章第三節所討論,該編制與甲乙《明堂》①三十五篇劃分九部位相接近,但甲乙《明堂》①部位,以頭部、軀幹部→上肢、下肢順序編制,與醫心《明堂》上部→下部明確順序相比,缺乏方向性。

然而,分析《醫心方》諸特徵,其編纂契機及體例,肯定仿照《外臺秘要方》一書,故全書內容僅一少部分例外,有意避免引用《外臺》記述。譬如,上記諸家方穴之膏肓輸,《外臺》中亦記載作膏"肓俞",而康賴未併記該出典。並且採用與《外臺》相異編制,《醫心方》卷四至卷八將皮膚、外科性疾患,排列爲從頭髮至手足。卷九至卷十二將內科性疾患,排列爲欬嗽至大小便。如此編纂方式,即病位由上→下排列,中國醫書尚無前例。可以認爲,該編纂方式與醫心《明堂》孔穴排列,以及篇章順序完全同出一轍,皆屬康賴創意特點。

第一,頭部諸穴初始,康賴記云"頭上五行、行五,五五、廿五穴",以下第一至第三行構成頭上五行孔穴列,並編錄頭上五行以外孔穴。對原始《明堂》及甲乙《明堂》①頭部與軀幹部,依據"五行、行五"取穴及圖示,如此設想已於本章第三節詳論。醫心《明堂》亦以頭上部與背部第一至第三行,胸部與腹部第一至第四行並行之孔穴列設篇。

第二,面部正中線上,上星穴至承漿穴"面一行(任脈)",自鼻上而下行,無慮通過"天子所在地明堂(鼻)"之嫌。如前所述,因甲乙《明堂》①及新雕本千金《明堂》,皆避免穿越鼻上,故將此認定爲原始《明堂》敬畏形式。變化成通過鼻上形式,亦見於外臺《明堂》膀胱脈所屬之督脈孔穴排列。醫心《明堂》之"面一行"自鼻上向下行,或受外臺《明堂》啓發。醫心《明堂》"面一行外左右"

及頤下部、頸部孔穴排列，與甲乙《明堂》①排列皆不具有一致性。盡管如此，目、鼻、口、耳附近呈現曲折走向，整體而言，與上→下方向排列孔穴趨勢相一致。肩部孔穴排列順序，兩者亦相異，但肩關節與肩胛骨上部周圍，以一根線路上下、左右往返，該處與關口之意識相一致。諸如此類，或仍屬康賴新創。

筆者不禁推想，康賴亦曾參照《甲乙經》，而特意以不同順序排列孔穴。《甲乙經》係日本大寶令（701）所規定醫生必習教材[29]，《日本國見在書目録》（891—897）著録"《黃帝甲乙經》十二〔玄晏先生撰〕"[71]，故康賴必當參照該書。然而，據小曾戶氏引用文獻名索引[143]可知，《醫心方》中未見直接引用《甲乙經》內容，見有間接引自《小品方》如 2-46a 及 2-73b-3，又 2-54a 引自《外臺》而已。然而，與服石相關記述，則多次引用皇甫謐著述。可見，《醫心方》雖然仿照《外臺》編纂方式，但整體上完全採取不同體例。針博士康賴對於《黃帝明堂經》及《華他（佗）針灸經法》《扁鵲針灸經》採取批評態度，而與《甲乙經》似乎抱有一種對手意識。

他方，因甲乙《明堂》①四肢自末端，以"五五、二十五、六六、三十六"形式取穴，故每條經脈，自指尖端編制上行孔穴列。但是，醫心《明堂》手部與足部，未採用以經脈編排，而以異樣形式排列。即以接近軀幹部之孔穴順序，猶如籐蔓性植物，圍繞手足並下行。其始點與終點之孔穴（甲乙《明堂》規定）作如下規定，即手部始於肩部臑會（手陽明之絡），最後到達指尖而往返，至手第五指末端少衝（手少陰脈之所出，爲井）。足部以陰廉（足厥陰脈）、會陰（任脈別絡俠督脈，衝脈之會）、會陽（背第一行，督脈氣所發）肛門左右、前後爲始，自足第五指末端至陰達湧泉（足少陰脈之所出，爲井）。

如此編排，似乎勾畫着一幅氣行圖，即目及耳等獲得天之氣，經由肩部流入手末端。一方，自鼻之明堂循胸腹正中線降下陰氣，與背正中線下降之陽氣，於會陰與會陽匯聚，並流入足末端。尤其會陰，僅千金《明堂》作爲足少陰腎經終點，但甲乙、外臺《明堂》作爲腹第一行（任脈）終點，而非屬足孔穴。會陽，甲乙、千金、外臺

《明堂》皆作爲背第二行(膀胱脈)末端終點,非屬足孔穴。據有關論文考察推測[8],不以會陽爲背第二行終點之特徵,僅見於敦煌本與醫心《明堂》,故判斷爲古配穴法。且醫心《明堂》底本非上善《明堂》,而爲原始《明堂》系之《黃帝明堂經》。

然以上篇制與孔穴排列,暗喻着天氣下行,與甲乙、千金《明堂》所見頭部及軀幹部孔穴下向排列,概念上體現出一致性。《素問·氣府論》亦陰經不甚明瞭,陽經六脈孔穴自頭部至手足末端,督脈、任脈、衝脈,自頭部、頸胸部至軀幹下部下向排列。又,醫心《明堂》中手足孔穴排列,各一行如同纏繞狀下行,與甲乙《明堂》面部與頸部孔穴,上→下方向曲折狀一行排列形成對應。天氣於頭部與軀幹,分注於數行孔穴列,於肩關節及股關節,再次統合爲一行並下行,於手足末端到達地面,如此概念無疑起到支配作用。於是不僅與頭部、軀幹所過天氣下行認識相一致,而且與《醫心方》中所設上→下之病門具有共通性,邏輯上保持一貫性。

然而,與手足孔穴一行相對應之經脈概念或循行,均未見於出土文獻及經脈漆俑,《史記》《素問》《靈樞》《難經》等亦毫無類似記載。若假設康賴依據某種異説,而於《醫心》卷二《諸家取背輸法第二》始見引用楊玄操佚文 2-40a-1,斥曰"黃帝正經椎有廿一節。華他(佗)、扁鵲、曹翕、高濟(湛?)之徒,或云廿四椎,或云廿二,或云長人廿四椎,短人廿一椎"。據此,應當認爲康賴或曾借鑑華佗、扁鵲等流派之異説。可是,康賴於前述自序中亦對華佗、扁鵲針灸法頗有微詞,因此,即使華佗、扁鵲若有手足一行説,亦不予採用。自大寶令至養老令,《黃帝明堂經》似曾作爲針生教育必習書,故該書存在與《素問》《針經》及《難經》相矛盾之手足一行説可能性殆無。或曾作爲副讀本之楊玄操《明堂音義》,依據前述討論,與甲乙《明堂》經脈説應無大差。本來《醫心方》2-40b-3 所引上記楊玄操佚文末尾如下。

《明堂》者,黃帝之正經,聖人之遺教,所注孔穴靡不指的。又皇甫士安,晉朝高誘(秀?),洞明醫術,撰次《甲乙》,並取三部爲定。如此,則《明堂》《甲乙》是聖人之秘寶,後世學者宜遵用之,不可苟從異説,致乖正理也。

推測該佚文似屬玄操《明堂》序文,已述於本節前楊玄操本。因而,玄操若以"《明堂》《甲乙》是聖人之秘寶,後世學者宜遵用之,不可苟從異説",駁斥時傳異説,則《明堂》《甲乙經》以及玄操《明堂》等,對於孔穴及經脈認識必然相同。無論異説,或原始《明堂》,或玄操《明堂》,皆當未載手足一脈説。依此推之,下行孔穴列纏繞手足概念應該斷定爲康賴所創。正如康賴《醫心方》自序末尾所示,"唯恐輕以愚憨之思,猥亂聖賢之蹤,庸誤亂聖旨",或隱喻自創内容。

可以確定,康賴不僅曾親閲《甲乙經》,甚至實際參閲,將頭部、軀幹部孔穴列配屬手足臟腑經脈之上善《明堂》,以及使其連續之外臺《明堂》。盡管如此,仍仿照與甲乙《明堂》相近似之頭部、軀幹部孔穴下向配列,而未採用臟腑經脈説。進而,分解甲乙《明堂》時期所編制手足孔穴與臟腑經脈配置系統,獨自形成恰似一行下向排列。如此改編,不僅單純否定上善《明堂》所依據《九卷·經脈》篇流注,編制各臟腑經脈孔穴形式。而且,依據《九卷·本輸》篇等"五五、二十五,六六、三十六"取穴方式,使用五行穴與原穴,即自指端至肘、膝關節,將手足孔穴上向排列,大致原始《明堂》時期既已存在。乃至繼承該説之甲乙《明堂》流注概念,亦同樣遭到康賴否定。他方,可以認爲,康賴僅對《素問》所見頭部、軀幹部之"五行、行五"形式取穴及天氣下降概念,給予肯定及重視。

(二) 孔穴條文特徵

醫心《明堂》條文構成,即全部孔穴皆於中央大書正名一穴、二穴,其右一行大致記載一名一部位一針灸刺激量,左一行以"主+病症"形式記載主治文。以如此規格化格式記述條文特徵,與諸《明堂》試作比較討論。關於外臺《明堂》中既已討論之經渠穴,首先列記主治文以外内容。

【甲乙①】經渠者金也。在寸口陷者中,手太陰之所行也,爲經。刺入三分,留三呼。不可灸,灸之傷人神明。

【上　善】(手太陰肺……)行於經渠〔……〕,爲經金也〔……〕。在寸口陷者中。刺入三分,留三呼。不可灸,傷人神明〔……從關至魚一寸……故曰寸口〕。

【外　臺】(肺、手太陰)行於經渠,經渠者金也〔在寸口陷者中,手太陰脈之所行也,爲經。不可灸,傷人神明〕。

【醫　心】經渠二穴〔在寸口陷者中。注云,從關至魚一寸,故曰寸口。刺入三分,留三呼。不可灸。⺍手太陰肺一〕。

以上各書記載,僅醫心提及經渠有"二穴",值得注目。爲區別單穴、雙穴,於穴名下附加"一穴、二穴",尚無孔穴圖初期之十卷本《甲乙經》卷三,已於各穴下記入。然而,《日本國見在書目錄》著錄《甲乙》十二卷本,故丹波康賴所見《甲乙》卷三,畢竟難以想見有一、二穴文字記錄。其後甄權《明堂圖》、增修《明堂人形圖》、千金《明堂》、上善《明堂》、外臺《明堂》皆附錄孔穴圖,故無需以文字記述區別一、二穴。具有以文字記述一、二穴可能性者,僅玄操《明堂音義》。可知,醫心《明堂》當初並未附錄孔穴圖,因而,有必要標記一穴、二穴。

其次,應當注意,僅醫心未見"金、經",即無五行穴記述。半井本醫心《明堂》,所謂五行穴僅見足部二穴,隱白 2-38a-7〔⺍同上(足太陰脾脈),井水〕,及大敦 2-38b-1〔⺍足厥陰肝藏,井〕,冠以"⺍"記述而已。該符號亦冠於上記醫心《明堂》經渠條文末尾,所云與經脈、臟腑相關聯〔⺍手太陰肺一〕。半井本醫心《明堂》孔穴條文與經脈、臟腑相關記述,皆冠以"⺍"式樣符號。參照別系《醫心方》,即多紀家舊藏舊鈔本影印版(大阪,オリエント出版社。1991),則未見經脈、臟腑關聯及隱白、大敦穴井穴等記載。經脈、臟腑關聯與五行穴記載,皆非康賴所編醫心《明堂》原本條文,其後追記於半井本內容。杉立義一(1923—2006)亦斷定,半井本"孔穴主治法第一各孔穴條所書經脈名出自後世之筆"[144]。山田氏進而推測其追記目的及背景[145]。

康賴不僅否定手足孔穴經脈別編制,甚至不認同手足孔穴所存臟腑經脈及五行穴規定。該規定所包括原穴、郄穴、絡穴等,醫心《明堂》中康賴原文皆未記載,可知刪除相關內容而引用。《醫心》卷三十食物本草總論引用《太素》經文,前後所載五味論未予抄錄,而且將上善注"五味"二字全部削除之後引用。各論所收載食物,無視《新修本草》上中下分類,而依據《太素》五穀、五菓、五畜、五菜獨自分類。又,日本所產,並且已有使用經驗物品,亦採錄於《新修》以外文獻[109]。此外,小曾戶氏亦指出[146]《醫心》另一類似特徵,即全卷引用《諸病源候論》等文獻之際,必定刪除脈論部分。以本章討論可以推知,由於存在脈診,臟腑乃至手足經脈概念隨之而生。故康賴選擇性引用典籍,強調獨自主張,構成一部排斥臟腑經脈關聯規定之醫心《明堂》。

然而,又如醫心《明堂》2-24b-8〔中府二穴。肺募也〕,康賴並未刪除十一募穴之規定。背部第二行依據五臟六腑命名之十一俞穴亦未作改寫。即未否定軀幹部俞、募穴與臟腑相關聯,僅不承認與手足臟腑經脈之關聯性。依據灸刺瘢痕掌握背部灸刺點及行列,可上溯於公元前數世紀。俞、募穴概念最初見於二世紀中後期《難經·六十七難》,五臟五腑之俞、募穴名與部位,見於三世紀前中期《脈經》卷三引用"新撰〔並出《素問》諸經〕"。五臟六腑之俞、募穴完整記述,則出現於甲乙《明堂》,故大約三世紀中期原始《明堂》時期,穴名與部位得以統一。可見,軀幹部如此重要之穴,亦因存在五行、行五取穴法,康賴似乎已無法保持否定態度。

(三) 醫心《明堂》底本及編纂目的

前述醫心《明堂》條文中,劃下線表示部分〔注云:從關至魚一寸,故曰寸口〕,一目瞭然,摘引上善《明堂》條末楊注〔……從關至魚一寸……故曰寸口〕內容。尺澤穴亦同然,上善《明堂》楊注〔有本云:在肘屈大橫文中也〕,醫心《明堂》2-12b-9引作〔有本云:在肘屈大橫文中〕,與外臺《明堂》39-12a-8〔甄權云:在臂屈橫文中〕顯然有別。康賴似乎有偏重上善《明堂》傾向。經渠穴主治條文所載病症亦列記如下,試作對比。

【醫　心】a 寒熱　b 胸背急痛　c 喉中鳴　d 欬上氣
e 數欠

【上　善】a 寒熱　b 胸背急痛　c 喉中鳴　d 欬上氣　喘
掌中熱　e 數欠　汗出　胸中彭彭　甚則交兩手務　爲暴瘴
內逆　先取天府　此胃之大輸　臂內廉痛　喘逆　心痛欲歐

【甲乙②】a 寒熱　胸背急　喉痺　d 欬上氣　喘　掌中熱
e 數欠　汗出　胸中彭彭然　甚則交兩手而瞀　暴瘴　喘逆

【外　臺】瘧　a 寒熱　胸背急　胸中彭彭然　甚即交兩手
如瞀　爲暴瘴　喘逆　喉痺　掌中熱　欬逆上氣　喘息
e 數欠　熱病汗不出　心痛欲嘔

如上所示,醫心主治病症 a～e 記載順序等與上善完全一致,
甲乙②及外臺劃下線部分文句相異。此外,上善《明堂》手太陰
脈十穴,不僅限於經渠一穴,其他穴病症表現與記載順序,皆基
本與醫心《明堂》一致,甲乙《明堂》②與外臺《明堂》顯見異同。
分析以上諸點,藤木氏[2]與黃氏[6]認爲,醫心《明堂》以上善《明
堂》爲主要底本摘錄而成。遠藤氏等[8]推定二者存在極其相近
關係。

本章第二節已討論敦煌本 Dx. 235(圖 6-2)第九行腎俞穴主
治"洞泄,食不化",外臺《明堂》39-28a-1 亦同文。而醫心《明
堂》2-20a-2 作"洞洩,食不化",無疑爲避太宗(李世民,626—649
年在位)諱改字。此外,避李世民諱改作"洩"字,亦見於醫心
《明堂》瘈脈、長強、三焦輸、中扇、下扇、意舍、中管(脘)、氣穴、關
明(門)、京門、會陽、巨虛上廉、巨虛下廉、中郄、商丘、大衝等各
穴主治文。同樣,所有孔穴主治文中亦未使用"泄、世、葉、民"等
字。他方,高宗(李治,649—683 年在位)"治"字不避,如膏肓輸
2-19a-9〔《千金方》云:主無所不治〕,乳中 2-24b-2〔……者可
治〕,伏菟 2-32a-8〔无主治〕,而未見避諱所改"療"字。關於以上
諸例,李治卒後成書之外臺《明堂》作 39-29a-6 膏肓俞〔主無所
不療〕,39-19b-8 乳中〔……者可療〕,顯見避李治字諱。依此推
知,醫心《明堂》含有"洩、治"字經文,必定引自李世民卒後之李

治時代官撰之書。

討論上善《明堂》中既已提及，尺澤穴經文有"洩上下出"，上善注〔洩上下出者，謂吐且痢也〕。又，該文甲乙《明堂》作"涌泄上下出"，可知上善《明堂》底本既已改作"洩"字。上善《明堂》孔最穴主治文未採用"主……"句型，而作"可以……"，該特徵僅與醫心《明堂》相同。而且，上善注所引"有本云"內容，即自甄權（增修《明堂人形圖》）抄錄，或可推測上善主要底本有二，穴性、部位等經文參照《甲乙經》，而主治文以《黃帝明堂經》爲主。避李世民諱，當僅見永徽醫疾令（651）前夕所編《黃帝明堂經》三卷，故上善《明堂》沿用避諱。而醫心《明堂》所見避李世民諱字，乃仿照《黃帝明堂經》，實際上介於上善《明堂》傳承而來。如此判斷當無大過。

若確實如此，何故康賴未採用親見之《黃帝明堂經》作底本，反而依據上善《明堂》耶。已知醫心《明堂》自序曾指責《黃帝明堂經》文義晦澀，順序紊亂，固然不宜作爲底本。醫心《明堂》編纂之際，雖然有條件引用《甲乙經》與《外臺秘要方》，但康賴將二書視爲對手或範本，若援引其內容則或生模仿之嫌。千金《明堂》係一部針灸治療專書，並非按孔穴別記述主治文。然而，上善《明堂》中不僅收載康賴不予認同之甲乙《明堂》內容，而且整理《黃帝明堂經》不完善部分，並與他書一同謹慎引用，爲經脈及各孔穴編纂條文。楊注亦言及孔穴名等解釋。當時《延喜式》（927）規定上善《明堂》及《太素》爲培養醫官教科書，因而，康賴選擇上善《明堂》作爲主要底本完全合乎情理。

康賴雖然摘錄上善《明堂》內容，但徹底排除孔穴關聯經脈與手足五行穴等。更將天之精氣通過人體而下注入地之想象具體化，與顏面、頸部途徑同樣，以一行脈氣圍繞手足形式排列孔穴。或者正由於存在如此想象，雖然卷二十二如實抄錄《產經》姙娠十箇月經脈孔穴圖，而醫心《明堂》無法描繪孔穴圖。針博士康賴理應親閱《見在書目錄》"《黃帝針經》九（卷）"[71]，但《醫心方》亦未引用《針經》內容[143]。《黃帝九卷》僅見 2-44a-1 記載一次，而且現行《靈樞》未見與其相對應文字。推其原因,大概現行《靈樞・九針十二原》篇等所謂手足五行穴、原穴之"五五、二十五、六六、三十六"取穴,及《經脈》篇所載經脈交互上行、下行而循行全身等,皆屬新說,不宜依從。上善《明堂》及外臺《明堂》根據手足經脈重編全部孔穴,亦屬新說,加以否定。結果,康賴依照想象,致力於重現《明堂》古貌。甚至可以認爲,康賴僅摘錄與經脈論無關之孔穴固有主治文,構成醫心《明堂》。該《明堂》何止稱謂原始《明堂》,實堪稱早於《素問》之孔穴書。

康賴編錄方法及目的,與吉益東洞(1702—1773)《藥徵》(1771序)具有共同特點。《藥徵》刪除《傷寒論》《金匱要略》陰陽五行及臟腑關聯記述,僅依據藥方主治文,歸納每味藥物主治病症而成。二者皆展現出強烈個性,但類似做法,於中國則無法實現。正如山田氏[145]所云,醫心《明堂》並《醫心方》乃預告醫學日本化之作。

第六節　總　括

本章向亡佚《明堂》舊貌投射出光明,通過討論唐代以前,接受《明堂》影響所編成諸書,以及日本《醫心方》,探究其歷史沉浮。關於最大程度傳承《明堂》舊貌之《甲乙經》卷三,依據孔穴編制分析結果,探討公元前針灸與孔穴、經脈變遷,並且考察《明堂》以前歷史。整體而言,對於諸多方面問題,經過反復論述,依循時代序列,總括如下。

中國戰國時代,有球形冰或青銅凹面鏡焦點處放置艾,利用日光取火方法。人死亡後,體溫喪失,故上古認爲死因乃陰之邪氣所致。因而,産生以太陽陽氣採火之灸法,用於驅逐陰之邪氣。關於針灸法,早於公元前三世紀,以灸與砭石爲主,當時灸石部位,以壓痛或硬結等觸而得知,近似阿是穴,不僅尚無經脈概念,甚至亦無穴名。大約因軀幹多用化膿灸,同時形成灸瘡等,故使用砭石排膿。由於排膿出血,而派生出瀉血法。根據觀察灸石瘢痕,漸漸區分掌握有效部位。

關於初期表述灸石部位,首見《史記·扁鵲倉公列傳》等三才説及陰陽五行説所形成之"三陽五會"。頭上部平行三陽,中間及左右共五行,於五部位放置灸石,乃因已經認識該部位存在"灸刺列"。軀幹部作爲灸刺標識之骨格等,自上而下相連續,最初産生天之陽氣自顏面、頭部至肩關節、股關節下行概念。一説認爲,下行至手足末端。軀幹灸刺列,後世似乎表現爲與督脈及任脈、衝脈相關。此時必定存在有關灸刺法文獻,依據該文獻,後世或編纂灸法孔穴書,其内容極可能收載於原始《明堂》中。然而,與血管走向及脈診並無關係,故灸刺列終究未能衍生爲臟腑經脈説。

一方,觀察手足等脈診與怒張血管走向,以及對四肢實施灸或瀉血,而認識到自關節較多之手足末端上行灸刺列。進而,公元前三世紀末以前所編制《足臂》等,併用三陰三陽概念,記録手足至顏面器官及軀幹、一部分臟腑,形成第二階段十一脈説。而公元前二至前一世紀成都漆俑,使始自手足之經脈與頭上、軀幹灸刺列相關聯,並描畫出全身經脈線及灸刺點。標示背部第一行或第二行特定部位,刻記心、肺、肝、胃、腎,似乎揭示出最早認識背部俞穴與臟腑存在關聯。同時開始規定增加灸刺點所在及主治,其次,爲一部分孔穴命名。各種孔穴概念形成,大約始自公元前一世紀。此前使用砭石刺血絡瀉血及灸爲主,其情狀保存於一世紀前半原始《素問》中。孔穴記載尚未與圖併用時期,於穴名下併記一穴、二穴以示區別。

公元前後至一世紀,開始真正實施金屬微針孔穴治法。而依據《素問》部分内容及二世紀前後之原始《靈樞》,乃至二世紀中後期之原始《難經》可知,由積累主治病症,逐漸發展爲規定手足五行穴等。關於經脈説,以血液循行與灸法《足臂》爲範本,轉化爲針法之《靈樞·經脈》篇,提出手足十二脈氣相連絡,循環臟腑及全身之第三階段概念。頭部、軀幹之孔穴列亦與手足經脈相連續,但難以簡單改變或統一每個孔穴屬性等。至三世紀中期原始《明堂》,折衷本來與臟腑説無關係之頭部、軀幹下行孔穴列,以及與臟腑説締結關係之手足上行經脈。頭部圓形與四肢方形,人體立體性與陽氣下降、陰氣上昇,進而作爲統括孔穴、針灸之權威象徵,比擬人體天子,執政務於顏面,故命名爲"明堂"。

原始《明堂》以一世紀《神農本草經》收載三百六十五種藥爲範本,參照術數論,據陰陽五行三才 2×2×5×5×3 之雙穴三〇〇,以及 2+5 成 7,7×7 之單穴四十九,集成總計三百四十九穴。而全部賦予穴名方法,與成書於三世紀初或前期仲景醫書類同,仲景醫書所有藥方亦均命有方名。更加便於信息傳承與積累,可以認爲,此時已形成具有劃時代意義系統化。將條文依次記述,即孔穴正名——一名—部位—關聯經脈—取穴體位—針灸刺激量—禁刺—"主+病症",實際上仿效《神農》條文記述形式,即藥物正名——一名—氣味—有毒、無毒—出處—"主+病症"。孔穴主治文、俞募穴、五行穴、命門等,雖傳抄《靈樞》《難經》記述及概念,但僅《經脈》篇循環説,與指端取穴之五行穴相矛盾,故未予採用。

原始《明堂》所以將孔穴按部位立篇,乃因同時亦編纂各部位原始明堂《流注圖》。頭上、軀幹爲"五行、行五",四肢爲"五五、二十五,六六、三十六"形式等,可以説,按部位灸刺法及配穴法既已存在並有流傳。其特徵亦遺存於四至五世紀敦煌寫本《明堂》中。推計流注圖,頭上與顏面二圖,胸腹部三圖,及背部三圖,上肢、下肢內側二圖及外側二圖,總計十二圖。稍晚於原始《明堂》,即三世紀後半出現明堂《偃側圖》,即各經脈全身圖上描繪孔穴點。流注圖與偃側圖,除卻朱墨分書部分圖,一般僅於穴點上刻記穴名,而似乎未描畫經脈線。

依據《小品方》佚文,可以推知原始《明堂》未載孔穴禁灸規定。禁灸論似始於二世紀中後期,而原始《明堂》依據其前代文獻所載穴性規定內容。一方,當時亦存在實施多壯灸之扁鵲法及華佗法。俯臥患者手足及背部出現多處灸瘡,以蝦蟆皮膚比喻膿汁滲出狀態,並參照月面蝦蟇模樣,於三世紀後葉編成《蝦蟇圖

（經）》。書中多壯灸所造成之灸瘢稱爲"灸判"，並爲迴避危險，同時記述禁灸穴預知法及偃側圖。《隋書·經籍志》"《明堂蝦蟆圖》一卷"，如同現行《黄帝蝦蟇經》一卷，因載禁灸穴經文及偃側圖兩方面内容，故書名冠以"明堂"。

受其書影響，四世紀後半無名氏於《甲乙經》卷三引用甲乙《明堂》，並規定禁灸十五穴。進而，依據《小品方》佚文可以推定，無名氏於《甲乙》卷五列記禁灸穴，並增訂至十八穴。現行《甲乙經》卷五，禁灸增加至二十四穴。五世紀中期，劉宋太醫令秦承祖編纂附録偃側圖之針灸書，亦曾利用當時《明堂》。秦承祖稍後，劉宋醫官陳延之親見未載禁灸穴之《明堂》，故將《甲乙》禁灸十八穴轉載於《小品方》。《甲乙》編者注所云艾炷如鉛筆頭大小，當時因多壯灸爲廣泛普及而禁灸穴亦逐漸增加。依據確實記載，陳延之當爲親閱原始《明堂》系傳本最後一人，其傳本與四至五世紀敦煌本近似。

據考，或與陳延之同時代，有劉宋醫官德貞常編著《產經圖》，參照《蝦蟇圖》及三世紀前中期《脈經》記載及理念，不僅使姙娠十箇月禁針灸穴説實現邏輯化，並且描繪姙婦偃側圖。其經脈、孔穴認識雖然屬於《明堂》系統，但穴名、部位已經衍生變異。更有隋以前張子存等援引《蝦蟇圖（經）》論説，作爲禁針穴論，編纂《赤烏神針經》一卷。唐令規定該書爲針生兼習書，但因論説淺顯，日本養老令依據"《赤烏神針》等經"之"等經"，選擇使用《黄帝蝦蟇經》。

梁《七録》（523）著録書名明堂、孔穴、流注、偃側圖、蝦蟇等共六部書。各書名均未見"黄帝"二字，僅劉宋太醫令秦承祖《偃側雜針灸經》三卷見有"經"字，使其賦有權威性。然而，《隋書·經籍志》著録附載孔穴圖之十五書，約半數附加"黄帝"或"經"字。無庸置疑，隋代培養醫官，亦實施針灸教育，其教材、副教材書名附加"黄帝"或"經"，不難想象目的在於賦予教材之權威性。可是，書名及卷數均未統一，或屬於原始《明堂》及原始《蝦蟇圖》之派生本，抑或《甲乙經》摘要本。由於反復增删重編，改頭換面在所難免。

　　楊玄操大約於初唐六二一至六三〇年，撰述與古典醫藥書籍相關之七種音義及注釋書。均屬於唐令所規定醫、針生必習主要五種文獻之音義、注釋書。玄操或以隋大業令（607）爲基準，自唐武德令（624）前後開始撰述。其中有玄操《明堂音義》二卷，及玄操注《黃帝明堂經》三卷。又考，《外臺》僅引用《明堂音義》，依據王燾注得知《明堂音義》經文與甲乙《明堂》無甚大差異，故該書不僅音義，而且經文及注亦一併記載。又，玄操序文中未見《明堂經》”“《黃帝明堂》”等表述。於是假設一種可能性，即永徽令（651）規定針生必習之“《明堂》”中，《明堂音義》被視爲副本等，更加增補而成玄操《黃帝明堂經》三卷。

　　早於玄操，即六二〇年或該年前不久時期，通曉醫學之士大夫甄權（541—643）編纂《明堂圖》，仰、伏、側人三圖，各圖屬標記孔穴之偃側圖系統。因圖面亦記載經文，故構成巨大卷子本，引起當時學界關注。唐初時三圖分別附記各病症治療孔穴，但作爲“明堂圖”，三圖描記全部孔穴，最初似始於甄權。高官李襲譽盛讚甄權針術，並主持增修其《明堂圖》，委託擔任製造宮廷日用品專門機構少府，製作《明堂人形圖》一卷，署名甄權撰，六三〇年奏上太宗。該書彩色描繪等身仰、伏、側人内景式臟腑圖，並記述孔穴點及部位、主治等，完成一部精美壯觀明堂、孔穴圖。其後，《外臺》引用《明堂人形圖》序文，可知王燾所注〔甄權云〕，非指《明堂圖》，而引自《明堂人形圖》。據王燾注推知，其孔穴部位、禁灸穴及主治，與甲乙《明堂》存在少許相異。

　　由少府製作之《明堂人形圖》副本，曾下賜甄權，以及李襲譽、甄立言等。由於其精美並具有權威性，出現諸多重抄本或摘抄經文、圖錄本等。他方，一般認爲，《隋書·經籍志》未見，《舊唐書·經籍志》《新唐書·藝文志》倏然出現，《宋史·藝文志》亦未著錄之《黃帝明堂經》三卷，乃爲古傳原始《明堂》系統。然而，楊上善與丹波康賴，批評該書編輯雜亂，孫思邈、王燾皆不屑一顧。唐代新出《黃帝明堂經》，似爲六五一年永徽令前夕，倉卒摘錄《明堂人形圖》及舊傳《明堂》重編而成,或可反映唐令"《明堂》,《流注》、《偃側》等圖"實態。可以推測,書名、卷數均相同之玄操《黃帝明堂經》,即以玄操《明堂音義》二卷爲副本時期,更加增補、改編而成。

孫思邈(581—681)於六五〇至六五八年之間完成《千金方》三十卷,卷二十九、卷三十爲針灸篇。據考,推定《千金翼方》三十卷,七三三至七五二年前後,由思邈子孫或弟子,依據遺稿及《千金》等編成。《千金翼》卷二十六文首,第一段引用李襲譽《明堂序》,其下爲思邈自撰,極可能屬於六五九至六七四年記述,抑或《千金》卷二十九文首所附序文初始內容。思邈亦參照《明堂人形圖》,以人形原尺寸半分描繪人體圖,並將六色經脈線之《明堂三人圖》附錄於《千金》,但其經文基本未作引用。

思邈千金《明堂》經文以甲乙《明堂》爲主要底本,亦參照秦承祖、陳延之內容,因當時完全保持原始《明堂》舊文之傳本既已無存。卷二十九孔穴總論依從《甲乙經》卷三以來之灸刺列或經脈流注,但於手足經脈附記臟腑,頭部、頸部及手足孔穴列與軀幹部開始連續,可見經脈概念進化及浸透於孔穴治療中。尤其顏面孔穴排列四行,揭示由甲乙《明堂》發展而來最早文獻。卷三十收載臨床各論,其目的在於整理、增補《甲乙》卷七至卷十二主治病症,提高其實用性。孫思邈學識淵博,臨床經驗豐富,編纂千金《明堂》而成一部《明堂》系簡明扼要針灸臨床書。然而,所參照並非原始《明堂》系統完整傳本,亦難以窺知原始記載舊貌。

據考,唐高宗時親王李賢,後立爲皇太子,太子侍從楊上善(589—681),與禁中高宗侍醫孫思邈曾經相識。受思邈啓迪,似於六六一年以後形成編撰《黃帝內經明堂類成》十三卷,及《太素》三十卷構想,兩書於六七五年前後奏上朝廷。前者本名"黃帝內經明堂",但因與當時針生教材《黃帝明堂經》書名近似,故於上奏本附加"類成"二字,意味着參照諸文獻,以各經脈類編《明堂》經文。但太子專用圖書館所保管奏本之稿本,書名仍爲

《黃帝内經明堂》，其後，阿倍仲麻吕重抄該本及《太素》，七三五年吉備真備歸朝時，一同攜回日本。七五七年，孝謙天皇敕令，規定上善《明堂》作爲針生教材，但是伴隨宫廷醫勢力衰退而未免散佚之災，現僅存卷一之文永本及永仁本、永德本，中國早於唐宋間亡佚無存。

上善依從《九卷・經脈》篇順序，將肺至肝十二脈各脈分别編入一卷，以任脈、督脈爲主之奇經，編入卷十三。各卷首引用諸典籍藏象論作爲總論，各論將甲乙《明堂》手足經脈孔穴，按《經脈》篇流注重新排列，更將頭部、軀幹孔穴分配於十四脈。原來亦附録孔穴圖。孔穴條文構成，即部位、穴性等引自《甲乙》卷三，主治文摘録《黃帝明堂經》等，並且與各種《明堂》文獻相校對。如是，脈氣循環全身之經脈篇説，將全部孔穴重新定義爲“經穴”。完成該定義，實屬繼經脈説出現及孔穴命名之後，又一巨大發展。乃至變化爲現今經絡、經穴説，堪稱創舉性預見，或可稱爲具有啟發性設想。

王燾（690—756）身爲官吏，同時喜好醫術，七四二年始起稿《外臺秘要方》四十卷，七五二年完成。因循輔佐官號“外臺”習俗，將自身醫學喻爲外臺。其卷三十九即外臺《明堂》，卷首《明堂序》由玄操《明堂音義》序、增修《明堂人形圖》序、思邈《千金方》明堂三人圖第一序論、王燾自序構成。自序描述由十二經之十二圖構成孔穴圖，但早已亡逸。序以後總論，要約千金《明堂》，排除針論以外，對千金《明堂》均有補充與發展，並增加禁灸穴數目。

各論將孔穴分别按肺至三焦十二臟腑立篇，仍然依照《九卷・五閲五使》篇順序，而始終避免與遵從《經脈》篇之上善《明堂》相類似，並且努力實現編制新式經脈排列。各經脈基本遵守《甲乙》卷三孔穴排列順序，由於將頭部、軀幹孔穴大致附加於手足陽脈。故胃脈、膽脈、脾脈等孔穴排列與整體排列方向出現矛盾。而將任脈附加於腎脈，督脈附加於膀胱脈，乃爲迴避產生仿效上善《明堂》之嫌。並且督脈通過鼻上，亦無前例。孔穴條文部位、穴性等引用《甲乙》內容,但排除針法。主治文依據甲乙、千金《明堂》及《明堂人形圖》,隨處窺見與上善《明堂》保持相異之苦心積慮。

日本丹波康賴(912—995)九八四年編撰、進上《醫心方》三十卷。卷二設立針灸孔穴篇,而未若《千金》《外臺》將針灸篇置於全書後卷,無疑緣於康賴身爲針博士之故。醫心《明堂》篇制與排列,近似甲乙《明堂》,但依照人體上部→下部之篇順編制。軀幹各篇孔穴下向排列,亦與甲乙《明堂》同樣。僅四肢部分,改變甲乙《明堂》各經脈及上向排列方式,而自軀幹與四肢銜接處,以纏繞式下向排列孔穴,形成鮮明上→下方向性。孔穴條文摘錄上善《明堂》,但孔穴關聯經脈及手足五行穴等,全部刪除。因此,卷二所附該書唯一自序,謙言"猥亂聖賢之蹤,庸誤亂聖旨"。

康賴雖可利用《甲乙》及《針經》,但迴避引用兩書。其主要理由,或因康賴認爲,手足五行穴、原穴"五五、二十五,六六、三十六"等取穴,及循環全身經脈篇等,皆屬於後世之說。又,康賴認爲,上善《明堂》及外臺《明堂》依據手足經脈,重編全部孔穴,亦屬新說,故予以否定。一方,強調"五行、行五"取穴,亦認同五臟六腑俞穴及募穴。依照如此取捨選擇,致力描述《素問》時代,進而《素問》以前之原始"明堂"狀態。即不按經脈說排列孔穴,及摘錄其主治文,正可謂醫心《明堂》編撰目的。該方法較吉益東洞《藥徵》率先實現日本化,一味追求與中國諸《明堂》文獻完全相異之方法最終點。

分析以上經緯,可以推定,唐初之時,保留原始《明堂》格式、條文之傳本既已亡佚無存。僅《甲乙》卷三及卷七至卷十二,分散引用部分條文,但其甲乙《明堂》條文亦未能完全引用原始《明堂》。初唐出現《黃帝明堂經》,亦似記載甲乙《明堂》以外之原始《明堂》系統佚文,但編輯相當混亂。因而,甄權、楊玄操、孫思邈、楊上善、王燾及丹波康賴,依據諸本,各自竭力憑藉推想,復原理想型《明堂》或使之重現。

　　該過程中,使頭部、軀幹孔穴列逐漸與手足經脈相連續,上善《明堂》爲實現當今經穴、臟腑經絡説鑄造出模型。外臺《明堂》雖未展現如同上善之自由思考,但苦心使手足十二經脈得以統一。最後,具有極端性之醫心《明堂》問世,並非單純復原原始《明堂》,而以否定經脈説,達到《素問》以前孔穴書重現目的。以上所及各書,僅《千金》《千金翼》《外臺》經北宋校刊,其後孔穴、經脈概念發展過程中,與其他黄帝醫籍共同給予後世極大影響。

　　近年,各國逐漸出現致力於正確把握《明堂》舊貌之研究者,當今利用善本之環境及條件均有改善,對於調查研究大有裨益,關聯著作相繼問世。如黄龍祥《黄帝明堂經輯校》,旨在復原甲乙《明堂》,乃至原始《明堂》。小曾户丈夫等《黄帝内經明堂》,極力重新構成上善《明堂》經文。兩書研究《明堂》目的不同,但對於唐代以至平安時代所存《明堂》之探索研究,基本趨於完結。

文獻及注釋

　　[1] 谷田伸治(《<甲乙經>を構成する'三部'とは何か》,《漢方の臨床》36卷1號251~256頁,1989) 如此記述。《黄帝三部針灸甲乙經序》云:"又有《明堂孔穴針灸治要》,皆黄帝岐伯撰事也。三部同歸,文多重複。"以往將文首"明堂孔穴針灸治要"理解爲《明堂》之全稱或別稱。然而,如此理解則與下文中"皆"字相矛盾。故谷田氏提出,當讀作"又有《明堂》,孔穴、針灸治要,皆黄帝岐伯撰事也"。筆者亦依此説。

　　[2] 藤木俊郎,《明堂經の考察》,藤木俊郎《針灸醫學源流考》217~229頁,東京,續文堂,1979。

　　[3] 篠原孝市,《<黄帝明堂經>總説》,小曾户洋等編《東洋醫學善本叢書8》153~173頁,大阪,東洋醫學研究會,1981。

　　[4] 小曾户丈夫,《<黄帝内經明堂>仁和寺本復元試案例》,工藤訓正、細川喜代治《矢數道明先生喜壽記念文集》410~414頁,東京,溫知會,1983。

　　[5] 丸山敏秋,《針灸古典入門》147~158頁,京都,思文閣出版,1987。

　　[6] 黄龍祥,《<黄帝明堂經>文獻研究》,黄龍祥《黄帝明堂經輯校》

239~268 頁,北京,中國醫藥科技出版社,1988。

[7] 小曽户洋,《<黄帝内經明堂>書誌研究》,小曽户洋《中國醫學古典と日本》142~174 頁,東京,塙書房,1996。

[8] 遠藤次郎、梁永宣,《敦煌本<明堂經>の復元ならびに原<明堂經>に關する考察》,《漢方の臨床》43 卷 9 號 1855~1869 頁,1996。

[9] 陳存仁著、岡西爲人譯,《中國針灸沿革史(1)》,《漢方の臨床》3 卷 12 號 813~819 頁,1956。

[10] 真柳誠,《<神農本草經>の問題》,《斯文》119 號 92~117 頁,2010。

[11] 仁和寺本《黄帝内經太素》,《東洋醫學善本叢書 1》459 頁/11-55-2,大阪,東洋醫學研究會,1981。

[12] 司馬遷,《史記》24 頁,北京,中華書局,1995。

[13] 影宋版《脈經》,《東洋醫學善本叢書 7》,大阪,東洋醫學研究會,1981。

[14] 范行準輯佚《范東陽方》,梁峻等《范行準輯佚中醫古文獻叢書(1)》7~118 頁,北京,中醫古籍出版社,2007。

[15] 真柳誠,《目でみる漢方史料館(71) 人面鳥身の針醫——二世紀の畫像石から》,《漢方の臨床》41 卷 4 號 462~464 頁,1994。

[16] 黄龍祥"概論",黄龍祥《黄帝針灸甲乙經(新校本)》1~27 頁,北京,中國醫藥科技出版社,1990。

[17] 宋版《外臺秘要方》,《東洋醫學善本叢書 4、5》,大阪,東洋醫學研究會,1981。

[18] 據東京静嘉堂文庫所藏本縮微膠卷複製。《東洋醫學善本叢書 12》(大阪,オリエント出版社,1989)亦影印該書。

[19] 阮元刻《十三經注疏》1369、1490 頁,北京,中華書局,1980。尤其"明堂位第十四",孔穎達疏"上圓下方,八窗四闥,布政之宮,故稱明堂"等,詳論構造與機能。

[20] 該書(聞人軍《考工記譯注》112 頁,上海,上海古籍出版社,2008)記云:"周人明堂,度九尺之筵,東西九筵,南北七筵,堂崇一筵。五室,凡室二筵。室中度以几,堂上度以筵,宮中度以尋,野度以步,塗度以軌。"

[21] 王明,《太平經合校》179 頁,北京,中華書局,1979。

[22] 山田慶兒,《本草の起源》,山田慶兒《中國醫學の起源》127~228 頁,東京,巖波書店,1999。

[23] 黄龍祥,《中國針灸學術史大綱》164、694、697、703、830 頁,北京,華

夏出版社,2001。

[24] 郭秀梅、岡田研吉,《日本醫家傷寒論注解輯要》252頁,北京,人民衛生出版社,1996。

[25] 葛洪等,《肘後備急方》(影印《道藏》本),北京,人民衛生出版社,1982。

[26] 張仲景,《金匱玉函經》(影印陳世傑本),東京,燎原書店,1988。

[27] 王明,《抱朴子内篇校釋》272頁,北京,中華書局,1985。

[28] 魏徵等,《隋書》1040頁,北京,中華書局,1973。

[29] 丸山裕美子,《北宋醫疾令による唐日醫疾令の復元試案》,《愛知縣立大學日本文化學部論集》第1號(歷史文化學科編)21~40頁,2010。丸山裕美子,《日唐醫疾令の復元と比較》,丸山裕美子《日本古代の醫療制度》1~40頁,東京,名著刊行會,1998.

[30] 李隆基等,《大唐六典》卷十四/299~302頁,西安,三秦出版社,1991。

[31] 魏徵等,《隋書》1047頁,北京,中華書局,1973。

[32] 佐伯有木清《新撰姓氏録の研究》本文篇285頁、考證篇第5冊7~14頁,東京,吉川弘文館,1988。本文記載:"和藥使主,出自吳國主照淵孫智聰也。天國排開廣庭天皇〔謚欽明〕御世,隨使大伴佐弖比古(狹手彥),持内外典、藥書、明堂圖等百六十四卷、佛像一躯、伎樂調度一具等入朝。男善那使主,天萬豐日天皇〔謚孝德〕御世,依獻牛乳,賜姓和藥使主。奉度本方書一百卅卷、明堂圖一、藥臼一及伎樂一具,今在大寺也。"

[33] 舍人親王等,《日本書紀》後篇95頁,東京,吉川弘文館,1973。

[34] 堀田滿等,《世界有用植物事典》495頁,東京,平凡社,1989。

[35] 樊嘉禄,《造紙術的發明、發展及其影響》,路甬祥《走進殿堂的中國古代科技史》(中)110~133頁,上海交通大學出版社,2009。

[36] 王元林,《考古發見の中國古紙本繪畫に關する一考察》,《美術史論集》7號55~72頁,2007。

[37] Ответственный редактор(主編)Л.Н.Меньшиков. М.И. Воробьева-Десятовская, И.С. Гуревич, Л.Н. Меньшиков, В.С. Спирин, С.А. Школяр. *Описание китайских рукописей Дуньхуанского фонда Института народов Азии.* выпуск 1(第1卷). Москва: Издательство восточной литературы(東洋文學出版社),1963,全778頁(facsims).

[38] 俄羅斯科學院東方研究所聖彼得堡分所、俄羅斯科學出版社東方

文學部、上海古籍出版社編《俄羅斯科學院東方研究所聖彼得堡分所藏敦煌文獻》,上海古籍出版社、俄羅斯科學出版社東方文學部,1992~2001。

[39] M.I. Vorobyova-Desyatovskaya, " The S.E. Malov Collection of Manuscripts in the St. Petersburg Branch of the Institute of Oriental Studies." *Manuscripta Orientalia*.1995;1(2):29-39.

[40] I.F.Popova,《ロシア科學アカデミー東洋學研究所サンクト、ペテルブルク支部(SPbF IVRAN)の東洋寫本コレクション》,《東京大學史料編纂所研究紀要》18號48~59頁,2008。

[41] 高田時雄,《藏經音義の敦煌吐魯番本と高麗藏》,《敦煌寫本研究年報》4號1~13頁,京都大學人文科學研究所,2010。

[42] 三木榮,《西域出土醫藥關係文獻總合解説目録》,《東洋學報》47卷1號140~164頁,1964。

[43] 三木榮,《西域出土の醫藥漢文文獻について》,《醫譚》復刊35號11~16頁,1967。

[44] 小曽戸洋,《敦煌文書中の醫藥文獻(その4)》,《現代東洋醫學》8卷1號80~86頁,1987。

[45] 小曽戸洋,《<黄帝内經明堂>書誌研究》,《小品方、黄帝内經明堂古鈔本殘卷》83~95頁,東京,北里研究所附屬東洋醫學總合研究所,1992。

[46] Franzini, Serge.Un manuscrit médical chinois ancien conservé à Saint-Petersbourg.Journal Asiatique.1993,281(1-2):211-224.

[47] 王杏林,《跋敦煌本<黄帝明堂經>》,《敦煌研究》2012年6期80~84頁。

[48] 鶴田一雄,《敦煌出土の寫經についての一考察》,關尾史郎編《敦煌文獻の總合的、學際的研究——平成12年度新潟大學プロジェクト推進經費研究成果報告書》13~22頁,新潟大學人文學部,2001。

[49] 山田慶兒,《夜鳴く鳥》165、166、190~92頁,東京,巖波書店,1990。

[50] 鈴木達彦、遠藤次郎,《厥の原義とその病理觀——扁鵲による虢の太子の治療の意義》,《日本醫史學雜誌》58卷1號15~28頁,2012。

[51] 屈守元,《韓詩外傳箋疏》838~844頁,成都,巴蜀書社,1996。

[52] 馬繼興,《雙包山漢墓出土的針灸經脈漆木製人形》,《文物》1996年4期55~65頁。真柳誠,《西漢時代の墓から出土した黑漆木製人形》,《漢方の臨床》43卷7號1386~1388頁,1996。

[53] 范曄撰、李賢等注,《後漢書》2735頁,北京,中華書局,1996。

［54］馬王堆漢墓帛書整理小組編，《馬王堆漢墓帛書〔肆〕》釋文、注釋3～13頁，北京，文物出版社，1985。

［55］猪飼祥夫，《西漢の漆經穴人形と醫書の出土》，《漢方の臨床》61卷6號894～896頁，2014。

［56］Engelbert Kaempfer 著、今井正譯編，《日本誌》下卷附錄"Ⅲ　日本でよく行われている針術による疝氣治療"470～477頁，東京，霞ヶ關出版，1989。

［57］白杉悦雄，《疝氣と江戸時代のひとびとの身體經驗》，山田慶兒、栗山茂久《歷史の中の病と醫學》63～92頁，京都，思文閣出版，1997。

［58］杉浦守邦，《疝氣—フィラリア症の歷史》，《醫譚》復刊97號94～115頁，2013。

［59］黃龍祥，《<黃帝明堂經>與<內經>對照表》，黃龍祥《黃帝明堂經輯校》279～282頁，北京，中國醫藥科技出版社，1988。

［60］李建民《艾灸的誕生》，李建民《生命史學—從醫療看中國歷史》21～73頁，臺北，三民書局，2005。

［61］阮元刻，《十三經注疏》2721頁，北京，中華書局，1980。

［62］尚志鈞輯校，《吳氏本草經》103、182頁，北京，中醫古籍出版社，2005。

［63］甘肅省博物館、武威縣文化館，《武威漢代醫簡》摸本、釋文、注釋4葉左面，北京，文物出版社，1975。

［64］宋慈(賈静濤點校)，《洗冤集錄》30、66、83頁，上海科學技術出版社，1981。又，睡虎地秦簡(前262—前217頃)《封診式》賊死條，檢驗他殺屍體記載"腹有久(灸)故瘢二所"。該記載，可以佐證秦代亦普遍施用化膿灸，檢驗屍體，觀察灸瘢見有連續現象。

［65］多紀元胤編，《衛生彙編》第1集所收《黃帝蝦蟇經》元胤跋文，江戸、敬業樂群樓新雕，文政六年(1823)。又，小島尚真將《醫心方》卷二所引《蝦蟇經》佚文，抄錄於文政六年本(後作爲楊守敬舊藏本，現臺北故宮博物院藏)。陳祖同曾借閱楊守敬本，於另一文政本抄寫尚真所錄佚文(中醫科學院圖書館藏本)，該本由北京中醫古籍出版社影印(1984)。文政六年本，《東洋醫學善本叢書28》(大阪，オリエント出版社，1992)中影印收錄。

［66］坂出祥伸，《黃帝蝦蟇經について—成書時期を中心に》，《東洋醫學善本叢書29》解題、研究1～16頁，大阪，オリエント出版社，1996。

〔67〕浦山菊花,《＜黄帝蝦蟇經＞について》,《宮澤正順博士古稀記念東洋—比較文化論集》239～252頁,東京・青史出版,2004。

〔68〕劉昫等,《舊唐書》2046～2050頁,北京,中華書局,1975。

〔69〕歐陽修等,《新唐書》1565～1566頁,北京,中華書局,1975。

〔70〕長野仁,《＜黄帝蝦蟇經＞臨模影寫舊鈔本の出現》,《針灸OSAKA》17卷1號1～7頁,2001。

〔71〕藤原佐世,《日本國見在書目録》76～83頁,東京,名著刊行會,1996。

〔72〕魏徵等,《隋書》1037頁,北京,中華書局,1973。

〔73〕馬繼興,《馬王堆古醫書考釋》779～821頁,長沙,湖南科學技術出版社,1992。

〔74〕鈴木千春,《中國古代、中世における逐月胎兒説の變遷》,《日本醫史學雜誌》50卷4號569～589頁,2004。

〔75〕鈴木千春,《唐以前胎發育説の研究》,茨城大學大學院人文科學研究科2006年度修士論文。http://square.umin.ac.jp/mayanagi/students/06/SuzukiMasPaper.pdf

〔76〕清原夏野等,《令義解》279頁,東京,吉川弘文館,1974。

〔77〕閻淑珍,《＜明堂經＞の流傳と現狀》,《(京都大學大學院)歷史文化社會論講座紀要》8卷1～19頁,2011。

〔78〕李昉等,《太平御覽》,《四部叢刊三編》影印本3339頁,臺北,臺灣商務印書館,1980。

〔79〕《小品方、黄帝内經明堂 古鈔本殘卷》32頁,東京,北里研究所附屬東洋醫學總合研究所,1992。

〔80〕上山大峻,《龍谷大學善本叢書16 敦煌寫本本草集注序録、比丘含注戒本》252頁,京都,法藏館,1997。

〔81〕脱脱等,《宋史》5303～5320頁,北京,中華書局,1977。

〔82〕多紀元胤,《(中國)醫籍考》65頁,北京,人民衛生出版社,1983。

〔83〕閻淑珍,《從楊玄操文的片斷看＜明堂經＞在唐代的流傳情況》,《東方學報 京都》第83冊334～348頁,2008。

〔84〕劉昫等,《舊唐書》1595～1596頁,北京,中華書局,1975。

〔85〕歐陽修等,《新唐書》1319頁,北京,中華書局,1975。

〔86〕魏徵等,《隋書》783頁,北京,中華書局,1973。

〔87〕李隆基等,《大唐六典》299～300、527頁,西安,三秦出版社,1991。

［88］真柳誠,《＜本草和名＞所引の古醫學文獻》,《日本醫史學雜誌》33卷1號25～27頁,1987。

［89］劉昫等,《舊唐書》5089～5090頁,北京,中華書局,1975。

［90］王溥,《唐會要》1521～1526頁,北京,中華書局,1998。

［91］劉昫等,《舊唐書》2331～2332頁,北京,中華書局,1975。

［92］劉昫等,《舊唐書》40頁,北京,中華書局,1975。

［93］歐陽修等,《新唐書》1407頁,北京,中華書局,1975。

［94］劉昫等,《舊唐書》37頁,北京,中華書局,1975。

［95］歐陽修等,《新唐書》1314頁,北京,中華書局,1975。

［96］李隆基等,《大唐六典》517頁,西安,三秦出版社,1991。

［97］宮下三郎,《隋唐代の醫療》,藪内清《中國中世科學技術史の研究》260～288頁(267頁,關於謝季卿説明文),京都,朋友書店,1998再刊。

［98］范家偉,《六朝隋唐醫學之傳承與整合》49～57頁,香港,中文大學出版社,2004。

［99］歐陽修等,《新唐書》1268～1269頁,北京,中華書局,1975。

［100］真柳誠,《三卷本＜本草集注＞と出土史料》,《藥史學雜誌》35卷2號135～143頁,2000。

［101］《唐律疏議》(長孫無忌等,234～235頁,臺北,臺灣商務印書館,1990)記載:諸殘害死屍〔謂焚燒、支解之類〕,及棄屍水中者,各減鬪殺罪一等〔緦麻以上尊長不減〕。疏議曰:殘害死屍,謂支解形骸,割絕骨體及焚燒之類。及棄屍水中者,各減鬪殺罪一等。謂合死者,死上減一等。

［102］歐陽修等,《新唐書》1492頁,北京,中華書局,1975。

［103］《小品方、黃帝内經明堂 古鈔本殘卷》53頁,東京,北里研究所附屬東洋醫學總合研究所,1992。

［104］劉昫等,《舊唐書》5094～5097頁,北京,中華書局,1975。

［105］歐陽修等,《新唐書》5596～5598頁,北京,中華書局,1975。

［106］永瑢等,《四庫全書總目》859頁,北京,中華書局,1981。

［107］宋珍民,《孫思邈生年新證》,《中華醫史雜誌》43卷1期9～17頁,2013。

［108］小曽戸洋,《中國醫學古典と日本》440頁,東京,塙書房,1996。

［109］真柳誠,《＜醫心方＞卷30の基礎的研究——本草學的價值について》,《藥史學雜誌》21卷1號52～59頁,1986。

［110］鄭金生、張同君,《食療本草譯注》前言1～11頁,上海世紀出版股

份有限公司、上海古籍出版社,2007。

[111] 劉昫等,《舊唐書》4450 頁,北京,中華書局,1975。

[112] 丸山裕美子,《律令國家と醫學テキスト—本草書を中心に》,《法史學研究會會報》11 號 25~41 頁,2007。

[113] 難波恒雄,《千金方藥注 附·真本千金方》129、131 頁,東京,醫聖社,1982。

[114] 渡邊幸三,《孫思邈千金要方食治篇の文獻學的研究》,渡邊幸三《本草書の研究》222~247 頁,大阪,武田科學振興財團杏雨書屋,1987。

[115] 《唐會要》卷二十三諱(王溥,452 頁,北京,中華書局,1998)記載,武德九年(626)六月太宗令:"今其官號、人名及公私文籍,有世及民兩字不連續者,並不須避。"顯慶五年(660)正月高宗詔規定:"比見抄寫古典,至于朕名,或缺其點畫,或隨便改換,恐六籍雅言,會意多爽,九流通義,指事全違,誠非立書之本。自今以後,繕寫舊典文字,並宜使成,不須隨意改易。"

[116] 劉昫等,《舊唐書》77 頁,北京,中華書局,1975。

[117] 劉昫等,《舊唐書》1384~1385 頁,北京,中華書局,1975。

[118] 歐陽修等,《新唐書》959~960 頁,北京,中華書局,1975。

[119] 岡西爲人,《中國醫書本草考》87 頁,大阪,南大阪印刷センター,1974。

[120] 吳洛,《中國度量衡史》65 頁,臺北,臺灣商務印書館,1981。

[121] 馬繼興、王淑民等,《敦煌醫藥文獻輯校》477~528 頁,南京,江蘇古籍出版社,1998。

[122] 真柳誠,《龍谷大學大宮圖書館和漢古典籍貴重書解題(自然科學之部)》1~2 頁,京都,龍谷大學,1997。

[123] 真柳誠《95 銅人形解説》《95 參考 明堂銅人形圖解説》,磯部彰編《圖錄 國寶〈史記〉から漱石原稿まで——東北大學附屬圖書館の名品》139~140 頁,文部科學省特定領域研究"東アジア出版文化の研究"總括班,2003。

[124] 艾晟,《經史證類大觀本草》(影印柯逢時本)496 頁,東京,廣川書店,1970。

[125] 寇宗奭,《本草衍義》(影印柯逢時本),《經史證類大觀本草》附錄734 頁,東京,廣川書店,1970。

[126] 渡邊幸三,《傳統的本草書の七情表》,渡邊幸三《本草書の研究》

207~221 頁,大阪,武田科學振興財團杏雨書屋,1987。

[127] 楊上善撰注《黃帝内經明堂》,《東洋醫學善本叢書 3》所收,大阪,東洋醫學研究會影印,1981。

[128] 編者不詳,《日本紀略》311 頁,東京,吉川弘文館,1985。

[129] 狩谷掖齋,《箋注倭名類聚抄》2-12b,東京,大藏省印刷局,1883。2-13b 亦有“《黃帝内經》云:水溝在鼻柱下”,2-15a“《黃帝内經》云:水溝即人中也”。

[130] 《小品方、黃帝内經明堂 古鈔本殘卷》27、58 頁,東京,北里研究所附屬東洋醫學總合研究所,1992。

[131] 矢數有道,《國寶仁和寺藏本〈黃帝内經太素〉に關する研究》,《漢方と漢藥》10 卷 5 號 1~39 頁,1943。其後,矢數有道《方證學 後世要方釋義——素問活用論文集》163~209 頁(東京,自然社,1977)轉載。

[132] 新村拓,《古代醫療官人制の研究》291 頁,東京,法政大學出版局,1983。

[133] 真柳誠,《北京圖書館藏,多紀元堅ら手澤の古醫籍(一)》,《漢方の臨床》45 卷 10 號 1258~1260 頁,1998。

[134] 真柳誠,《北京大學圖書館所藏の日本舊藏古醫籍三點》,《漢方の臨床》49 卷 8 號 1002~1004 頁,2002。

[135] 丸山昌朗訓注,《銅人腧穴針灸圖經》19~21 頁,東京,績文堂,1974。

[136] 澀江全善、森立之等,《經籍訪古志》,《近世漢方醫學書集成 53》400 頁,東京,名著出版,1981。

[137] 歐陽修等,《新唐書》3890 頁,北京,中華書局,1975。

[138] 李經緯《王燾》,李經緯、程之范主編《中國醫學百科全書/醫學史》124~125 頁,上海科學技術出版社,1987。

[139] 高文鑄校注,《外臺秘要方》856~858、870~872 頁,北京,華夏出版社,1993。

[140] 宋珍民,《王燾職官考》,《中華醫史雜誌》36 卷 4 期 246~251 頁,2006。

[141] 《舊唐書》(1917 頁,劉昫等,北京,中華書局,1975)記載:“後漢遂以名臣爲刺史,專州郡之政,仍置別駕、治中、諸曹掾屬,號曰外臺。”

[142] 真柳誠,《中國醫籍記錄年代總目錄(十六世紀以前)》,吉田忠、深瀨泰旦《東と西の醫療文化》17~51 頁,京都,思文閣出版,2001。

[143] 小曽戶洋,《<醫心方>引用文獻名索引》,《日本醫史學雜誌》32 卷 1 號 89~118 頁,同卷 3 號 333~52 頁,1986。

[144] 杉立義一,《醫心方の傳來》40 頁,京都,思文閣出版,1991。

[145] 山田慶兒,《日本醫學事始　預告の書としての<醫心方>》,山田慶兒、栗山茂久編《歷史の中の病と醫學》3~33 頁,京都,思文閣出版,1997。

[146] 小曽戶洋,《中國醫學古典と日本》543 頁,東京,塙書房,1996。

附 所出文獻關聯年表

前 3 世紀　鄒衍"五行説"

前 3 世紀末　"馬王堆 3 號墓醫書"書寫(前 168 埋葬)

前 186　張家山脈書《陰陽十一脈灸經》(丙本)埋葬

前 180　淳于意,"黄帝扁鵲之脈書、五色診病"傳受

前 179—前 141　"綿陽漆俑"埋葬

前 179—前 122　《淮南子》成

前 2 世紀中期　《韓詩外傳》成

前 156—前 87　"成都漆俑、五色脈診、經脈書"等埋葬

前 112　"滿城漢墓金銀針"埋葬

前 91 頃　《史記》成

前 6 年頃　《七略》成,醫經著録"《黄帝内經》十八卷、《外經》三十七卷,《扁鵲内經》九卷、《外經》十二卷,《白氏内經》三十八卷、《外經》三十六卷,《旁篇》二十五卷"

公元前後　涪翁《針經》《診脈法》

公元 5　《神農本草經》成

1 世紀初期　《素問》成

1 世紀前期(20—60?)《武威漢代醫簡》埋葬

2 世紀前後　《九卷》成

2 世紀前期　"人面鳥身針醫畫像石"作

2 世紀中後期　《難經》成

3 世紀初或前期"仲景醫書"成,序云"撰用《素問》《九卷》《八十一難》《陰陽大論》《胎臚藥録》"

239　吕廣注《難經》成

3 世紀前中期　王叔和《脈經》成

3 世紀中期　《明堂》、明堂《流注圖》成

3 世紀後半　明堂《偃側圖》《蝦蟇圖（經）》成

310 頃　葛洪《肘後方》成

317　葛洪《抱朴子》成

4 世紀　甲乙《明堂》成

4 世紀後半　《甲乙經》《范汪方》成

4—5 世紀　敦煌本《難經》《明堂》書寫

443—453　劉宋太醫令秦承祖培養醫官

5 世紀中期　德貞常《産經（圖）》成

454—473　陳延之《小品方》成

5 世紀　敦煌本《甲乙經》書寫

500 前夕　陶弘景《本草集注》成

500　陶弘景《肘後百一方》成

500 前後　全元起《黃帝素問》成

523　梁《七錄》成

550 或 562　日·智聰攜入"藥書、明堂圖"

581　蕭吉《五行大義》成

581　隋"開皇令"

605—610 頃　隋《大業正御書目録》成

607　隋"大業令"

610　巢元方等《諸病源候論》成

590—620　《甲乙經》十卷改編成十二卷,託名皇甫謐

620 或前夕　甄權《明堂圖》成

621—630　"楊玄操著述"成

624　唐"武德令"

630　李襲譽等增修《（甄權）明堂人形圖》成

632　日·藥師惠日歸國

639　唐"貞觀令"

651 前　《黃帝明堂經》三卷成

651　唐"永徽令"

7 世紀中期　敦煌本（P.3481、S.10527）《甲乙》書寫

656　《隋書》成

650—658　孫思邈《千金方》成

659　蘇敬等《新修本草》成

659—674　孫思邈,授任高宗侍醫

661—680　楊上善侍從李賢

675　楊上善《太素》《明堂》奏上(661後起稿)

680　李賢,太子廢位

692　新羅《三國史記》成

701　日"大寶令"

711　李賢名譽恢復

719　唐"開元七年令"

721—727　日·阿倍仲麻呂,任東宮司經局校書官

733　日·阿倍仲麻呂上請歸國,未允

733—752　《千金翼》成

735　日·吉備真備歸國,上善《太素》《明堂》齎入

737　唐"開元25年令",規定醫生兼習《傷寒論》

738前後　《唐六典》成

752　王燾《外臺秘要方》成

757　日·孝謙天皇敕,規定講習《太素》《(上善)明堂》《五行大義》《後漢書》等

757　日"養老令"

760　規定醫人考試"張仲景傷寒論二道"

762　王冰序、王注《素問》成(王注引用"靈樞""針經""內經明堂"等)

799　日·和氣廣世,講述《新修本草》《太素》

9世紀初　日·出雲廣貞《難經開委》成(亡)

833　日《令義解》成

891—897　《日本國見在書目錄》成

918頃　日·深根輔仁《本草和名》成

927　日·《延喜式》成,規定《太素》《新修》《小品》《(上善)明堂》《(玄操)難經》習學日數

931—938　日·源順《和名類聚抄》成

945　《舊唐書》成

974　《開寶重定本草》刊

984　日·丹波康賴《醫心方》成

992　《太平聖惠方》刊

1001—1035　"素問亡篇(遺篇)"成

1027　天聖本《難經》《素問》《病源》《銅人》刊

1029　宋"天聖7年令"

1041　《崇文總目》成

1058　高麗版《黃帝八十一難經》《川玉集》《傷寒論》《本草括要》《張仲卿(景)五藏論》等刊

1059　高麗版《肘後方》刊

1060　《新唐書》成

1061　《嘉祐本草》成

1062　《圖經本草》編刊

1065　大字本《傷寒論》校刊

1066　大字本《金匱玉函》《金匱要略》《千金》《千金翼》校刊

1068　大字本《脈經》校刊

1069　熙寧(新校正)本《素問》校刊,大字本《甲乙》《外臺》校刊

1078—1085　元豐本《素問》校刊

1088　小字本《聖惠方》《傷寒》《甲乙》再校刊

1092　《重廣補注神農本草并圖經》編刊

1092　高麗遣使黃宗愨,至北宋進獻《黃帝針經》

1093　元祐本《黃帝針經》校刊

1096　(小字本)《嘉祐本草》《圖經本草》、小字本《金匱》《脈經》《千金翼》再校刊

1100—1269　《難經集注》成

1103—1114　大字本《甲乙》第三次校刊

1108　《大觀本草》編刊

1107—1110　《和劑局方》編刊

1113　(小字本)《外臺》再校刊

1116　《政和本草》編刊

1116(1093)—1118　偽《靈樞經》成

1118　《聖濟總錄》編刊

1119　《本草衍義》編刊

1121　宣和本《素問》第三次校刊

1121前後　宣和(大字)本《脈經》第三次校刊

1126　靖康之變(《太素》等亡佚)

1131—1162　紹興(小字)本《外臺》三刊

1147 前後　紹興(小字)本《千金》刊

1155　紹興本(黄帝内經)《素問》《靈樞》刊

1161 前夕　《紹興本草》編刊

1161　《通志》成

1167—1168　日·仁和寺本《太素》抄寫

1228—1233　紹定本《素問》刊

13 世紀中期　金版《素問》刊

1264　日·文永本《明堂》抄寫

1283　讀書堂本《素問》刊

1296　日·永仁本《明堂》抄寫

1339　古林書堂本《素問》《靈樞》刊

1340　鄧珍本《新編金匱方論》刊

1341　滑壽《十四經發揮》成

1345　《宋史》成

1361　滑壽《難經本義》成(1366 刊)

1383　日·永德本《明堂》抄寫

1395　吳遷,小字本《金匱要略》抄寫

1550　顧從德,仿宋紹興本《素問》影刻

1598 前夕　醫學六經本(醫統本)《甲乙》刊

1599　趙開美《仲景全書》編刊

1652　日·慶安本《難經集注》刊

1796　日·翻古鈔本《本草和名》刊

1803　日·佚存叢書本《難經集注》刊

1804　日·翻慶安本《難經集注》刊

1816　日·翻印宋版元印《聖濟總録》刊

1820　日·福井家影刻《太素》卷二十七

1823　日·影宋版《本草衍義》刊

1823　日·影古鈔本《黄帝蝦蟇經》刊

1826　日·多紀元胤《(中國)醫籍考》成

1829　日·影元版《千金翼》刊

1831　日·小島寶素,獲得《太素》存 23 卷影鈔本

1831　日·淺井正翼,上善《明堂》卷一影鈔

1832　日·影古鈔本《真本千金方》刊

1832　日·澀江等,《素問》研究利用《太素》

1835　日·影元版《注解傷寒論》刊

1840 以前　日·小島寶素《對經篇》成

1842　日·小島寶素,京都訪書

1846　日·多紀元堅《素問紹識》成

1848　日·喜多村直寬《黃帝內經太素九卷經纂錄》成

1849　日·影宋版《備急千金要方》刊

1852—1861　日·李朝木活版《醫方類聚》翻印

1853　日·新校《新編金匱要略方論》刊

1854　日·森立之重輯《神農本草經》刊

1855　日·影顧從德仿宋版《素問》刊

1856　日·《經籍訪古志》成

1856　日·影趙開美本(盜版)《宋板傷寒論》刊

1860　日·影半井本《醫心方》刊

1880　日·松井操將《太素》、上善《明堂》贈送何如璋,兩書初次還流中國

1882　日·服部甫庵計劃公刊《太素》,未刊

1884　楊守敬歸國,重印多紀氏《聿修堂醫學叢書》

1884　柯逢時,獲得《太素》

1884—1890　黃以周自岸田吟香購入《太素》

1889　傅雲龍《籑喜廬叢書》影刻《新修》

1891 前後　楊守敬影刻上善《明堂》

1893　楊守敬影刻曲直瀨本仿宋《脈經》

1897　袁昶本《太素》《黃帝內經明堂》刊

1901　楊守敬《日本訪書志》刊

1904—1912　柯逢時《武昌醫館叢書》刊

1924　蕭延平本《太素》刊

1934　承淡安來日,將和刻《十四經發揮》傳回中國

1935　劉貢三本《太素》,於武漢刊

1943　日·矢數有道關注劉貢三本《太素》,發表《太素》《黃帝內經明堂》調查報告,計劃公刊,仍未刊。不久,志願加入軍醫預備員。

1944　日·矢數有道,赴任武漢

1946　日·矢數有道,客死武漢隣近鄂州華容鎮

1964　日·石原明《〔缺卷復刻〕太素》刊(1971再版,1980中國影印)

1981　日·小曽户洋等《東洋醫學善本叢書》影印

1988　黄龍祥《黄帝明堂經輯校》刊

1990　黄龍祥新校本《黄帝針灸甲乙經》刊

1992　日·北里東醫研彩色影印尊經閣本《小品方》《黄帝内經明堂》

1992　日本經絡學會影印顧從德本《素問》、無名氏本《靈樞》

1999　日·小曽户丈夫等再構成《黄帝内經明堂》刊

2002　中國刊日·森立之《素問攷注》(1864成)

2003　中國刊日·澀江抽齋《靈樞講義》(1845成)

2004　中國刊日·山田業廣《素問次注集疏》(1873成)

2005　中國刊日·伊澤棠軒《素問釋義》(1867成)

2006　錢超塵本《太素(附·上善明堂)》刊

2007　日·杏雨書屋彩色影印福井家本《太素》卷二十一、卷二十七

2009　日·左合昌美本《太素》刊

2010　日·北里東醫研彩色影印舊鈔《難經集注》

後　記

　　當今,各國傳統醫學研究急速發展,令人眩目。將醫療史作爲史學及人類學之一環,研究範圍亦不斷擴展。但是,文獻編成年代,及所用底本等有待澄清問題屢見不鮮,而對於諸問題不求甚解現象亦非罕見。尤其拙著所舉黃帝醫籍各書,雖然中國、日本、韓國以及歐美諸國,曾編著大量注釋及入門書籍,然俯瞰歷史,縱橫交織之研究著述尚未問世,故而致使“黃帝内經”之傳説,時至今日仍獨領風騷,不可一世。

　　對於各書,雖歷經先哲反復論述,但仍未解決之問題更僕難數,研究狀況令人遺憾。原因涉及諸多方面,而主要在於醫學古籍,除北宋時期及江户後期以外,並未作爲學問研究正式對象,大凡對於史料未曾給予質疑及稽覈。因而,爲解決各種錯綜繁複問題,必須援用人文科學各領域專業本領及成果,同時必須具備古往今來之醫學素養等等多方條件。即使採取革新式舉措,而僅依據局限性視點或技巧,終究難以圓滿解決歷史問題。

　　筆者一九八一至一九八三年留學北京中醫學院(現北京中醫藥大學),不久即爲任應秋老師《中醫各家學説》學術魅力所傾倒,該書敲開一生醫史研究大門,留學期間曾屢次造訪任師教研室,諦聽教誨。但任師所云不明楊上善及其《太素》歷史之語,至今記憶猶存。承蒙矢數道明恩師委託,爲紀念《近世漢方醫學書集成》第三期告成,計劃贈寄中國,尋求優秀研究者,於是首推任應秋老師。以後兩恩師互相敬重,友好交流,其情景歷歷在目。

　　天假因緣,其後小曽户洋學兄訪問北京,彼此一見如故,意氣投合。歸國後,承蒙矢數師及大塚恭男師關愛及援助,踏上研究醫史文獻學幸運之途。人物史,受教於矢數師;學說史,發蒙於任師;比較史學,得傳於大塚師。三位先師培育之恩,永生難忘。並私淑岡西爲人及三木榮,堅持不懈從事漢字圈古醫籍研究,宛如調查一草一木,而探究森林形成之歷史。二〇一一年三月十一日地動山搖海嘯,使心靈受到震撼,默然暗示首當探究黃帝醫籍之森林,自此專心著述,所獲結果,即本書問世。有幸榮獲日本學術振興會二〇一四年度科學研究費 · 研究成果公開促進費"學術圖書"265102,於二〇一四年十一月公開刊行。更得力於郭秀梅女士精確翻譯,中文版亦即將面世。拙著幸遇黃帝醫籍母國讀者,可謂至高無上之榮耀。

先行卓越研究,爲拙著奠定基礎,筆者編著同時總括前人論述,並盡力系統性介紹。最受啓發者,首推小曾戶洋、篠原孝市、黃龍祥三氏業績,其諸多論點成爲拙著闡述問題之論據。其次,亦參考遠藤次郎、丸山裕美子、廖育群、沈澍農、陳捷、郭秀梅、閻淑珍、豬飼祥夫、李建民、宮川浩也、浦山菊花、山田慶兒、武田時昌、浦山久嗣等各氏研究成果。又承蒙矢數圭堂師提供資料及意見,左合昌美、小林健二兩氏提供自作電子文獻與關聯資料等。鄭金生、井澤耕一、浦山菊花、左合昌美、天野陽介等氏提供建議及資料。尤其荒川綠氏,糾正書稿中多數誤字。《靈樞》文獻調查,友部和弘氏給予協助。由衷謝忱各位學恩。

又,拙著第一章、第四章及第六章第三節,既登載於《季刊内經》188~192 號(2012—2013),第二章發表於《漢方の臨床》59~60 卷(2012—2013),其後曾作諸多修正及補訂,今後若得以參考拙著,筆者則稍可釋懷。

拙著以期考證翔實,便於閱讀,故多引原文,反復解釋說明,或有煩瑣之嫌,然其中仍難免存在失考或紕謬之處。所述各書之歷史及見解,若可資於後學,則幸甚之至。筆者之訛誤以及尚未論證等諸問題,祈願同仁斧正,以便促進該領域研究更加深入發展。

真柳誠
二〇一六年初冬

譯者後記

　　《黄帝醫籍研究》(真柳誠著,2014年日本汲古書院出版),著者耕耘三載又半,譯者耗時一年,自夏至冬再校甫畢,終將呈獻讀者。春播秋收,滿懷愉悦。公諸同好,心中忐忑。

　　由岡田研吉醫師舉薦,一九九四年八月二十六日星期五晚六時左右,於新宿サムラート印度餐廳初次與真柳誠先生晤面。第一次品嘗印度料理,結識陌生人,當時緊張、興奮心情,記憶猶新。不久,經真柳先生推介,受聘北里研究所附屬東洋醫學綜合研究所醫史學研究部研究員,時至今日倏忽二十餘載。

　　二十年間,與真柳先生及家人結下深厚友誼。起初數年,每逢元旦則受邀至橫濱青葉臺寓所包餃子,一同元日初詣,體會日本正月風俗。曾經同行前往國内外各地,參加學術會議,結識各國同仁,交流傳統醫學研究心得。其中不乏令人回味之惡作劇,一九九五年西安參會,北京轉機,因貪食方便麵而誤機,導致錢超塵教授莫大擔心。一九九七年美國俄勒岡大學會議、普林斯頓大學圖書館、國會圖書館調查結束後,歸途經由夏威夷,爲真柳先生慶賀四十七歲生日,因貪玩險遭海浪衝擊。一九九八年李時珍故鄉會議,武漢夜市因貪酒而腹痛,令人慌亂。數次有驚無險,平添人生難忘滋味。

　　真柳先生爲人直率,熱情炙人。生活節儉,助人慷慨。愛煙愛酒,更愛學問。束裝不拘小節,研究一絲不苟。尊重中國歷史,理解中國國情,熱愛中國文化,堪稱中國真摯友人。對中日兩國醫學文獻了如指掌,善甄優劣。凡遇學術問題,或選題立項,咨詢見解,多獲裨益。長年秉承真柳先生無私教誨及熱情指導,使我從幼稚逐漸成熟,由輕率趨於嚴謹。二十餘年,若自詡醫學古籍方面取得一些成績,皆離不開真柳等諸位先生鼎力相助。情長紙短,難以一一陳述。

《黃帝醫籍研究》,顧名思義,研究冠以"黃帝"之醫籍。全書六章,分述六部黃帝醫書。該書積澱作者數十年研究成果,追溯中國古典醫籍源頭,縷述來龍去脈,實屬前無古人之作。眾多讀者居於中華大地,著者與譯者深感中文譯本時勢所需。承蒙真柳先生信賴,委託中譯其著,雖屬責無旁貸,但仍愧受厚禮。

該書翻譯難度超過預想,完成時間拖延數月。原著盡量以濃縮語句表述複雜內容,並且為求證唯一正確結論,而假設各種反駁論點或推測,進而一一排除其可能性,故略顯繁複。譯者必須反復參閱前後文意,準確理解作者意圖,方可流暢表達原意,使讀者不致困惑。

翻譯該書過程中,深感中日學者審視古代文獻態度之異同。中國學者,多信其真而少疑其偽,心存遵古從賢,敷衍濶論,難免與古人質樸境界漸行漸遠。日本學者,抱以崇敬心情學習,秉持懷疑態度研究,時而局限於僅存散見史料而無法自圓其說。總之,兩者皆有長短,前者應重視客觀史實,避免臆度古人。後者當掌握縱橫歷史,切忌妄非古今。

毋庸置言,著者借鑑中日先行研究,所受啓發良多,凡引皆明示出處。其中亦不乏獨闢蹊徑,冥思苦索,發前人所未發之例。

關於王冰序及運氣七篇,著者參考中日學者觀點,考察相關記述,推論五代至北宋初期,編纂運氣七篇經文,並假託王冰之名,附加注釋內容,改編王冰序文。至北宋初期,編入次注本中,而成次注本二十四卷。

關於皇甫謐著《甲乙經》說,著者推定,大約四世紀後半,無名氏受仲景醫書及《脈經》影響,編纂《甲乙經》十卷,附錄原序及序例。七世紀前後改編為十二卷,假托皇甫謐撰。原序"甘露中,吾病風加苦聾百日,方治要皆淺近"乃後世所加。

所得結論,即王冰序與皇甫謐序皆經後人改編或增刪。我曾擔任過十年醫古文教師,反復重點講授該兩篇序文,卻未曾懷疑文章真偽,頗感汗顏。

著者通過考證史書及相關文獻,對於《太素》作者楊上,字善,以及楊上善與孫思邈同時奉侍朝廷,或交遊於禁中,言醫論道等推論,足以啓迪後學。又依據中日文獻記錄,推斷吉備真備受阿倍仲麻呂之托,將《太素》攜回日本,值得重視。

對於日本《醫心方》,著者亦不爲賢者諱,指出丹波康賴於《醫心方》各卷頭銘記"針博士"職銜,以此爲榮,並將針灸孔穴篇置於《醫心方》卷二。於卷首附記該書唯一自序,批評唐代所現《黃帝明堂經》,並選擇性引用典籍,強調獨自主張,構成一部排斥臟腑經脈關聯規定之醫心《明堂》。

總而言之,《黃帝醫籍研究》使讀者感知,中國醫書流傳至今,廣爲習用,實屬人類文化奇跡。不論與原貌發生如何乖舛,皆當視其爲時代産物,應當給予尊重。然而,對於文獻傳承與變遷,必須以實事求是態度端本清源,厚古薄今、厚今薄古皆不可取。

譯稿完成之時,正值真柳先生茨城大學教授適齡退休,返回橫濱青葉臺居住,距離我工作之處二十分鐘車程。爲校訂譯稿,自夏至冬,三十五次來訪,雖訂正内容不多,但費時不少。每次帶來大量相關資料,詳細説明修改理由。其間時而發生爭執,甚至面紅耳赤,最終達成共識,方下筆訂正。例如,日本語"僚本、僚卷""字樣"如何翻譯,"平擡、擡頭"如何使用,"署名、落款、銜名、官銜"如何區別,"校勘、校正、校對、校異"中日用法微妙差異等等,皆經過反復推敲琢磨。真柳先生精通中文,乃我之幸與不幸。糾正不準確翻譯,並依據實物講解版本傳承經緯,增長知識,深感文獻學必須嚴謹再嚴謹,乃吾之幸;不厭其煩,咬文嚼字,"吹毛求疵",追求盡善盡美,乃吾之不幸。

校訂譯稿同時亦改正日文版所存訛誤,中文版或較日文版更加準確。經過兩次精心校訂,中文譯本自負已近"信、達",至於是否可稱"雅",將聽任諸位讀者。真柳先生今後仍有十年編著五書計劃,皆屬古典文獻考述之作,學界賦予極大期望。

　　值此校訂結束之日，真柳先生將專心詳考《傷寒雜病論》文獻，編著《經方醫籍研究》（暫定），期待早日面世。我將集中精力三校譯書《朝鮮醫學史及疾病史》，幸蒙上海文化發展基金資助，預定明年由上海大學出版社出版。

郭秀梅

二〇一六年冬　於玉川學園

索　引

凡　例

1. 本書所涉六種文獻略稱,《素問》《靈樞(《針經》))《難經》《甲乙經》《太素》《明堂》以及各書篇名,原則上不予採錄。

2. 熙寧本《素問》及甲乙《明堂》等,版本或傳本略稱,以及第五章所述楊上善與上善《明堂》,原則上該章記述不予採錄,僅採錄其他篇章記述。第六章第五節章節以下小項目中所出文獻名及撰者名,原則上該部分内容不予採錄。

3. 正文中所記述之史書、目録書、書誌解題書、工具書、現代編著書、現所藏機關及先行研究者名,乃至"文獻及注釋""所出文獻關聯年表"中所記述書名、人名、事項,原則上不予採錄。但採錄正文中歷史上收藏機關與人物姓名。

4. 若相同字句記述,同一頁中數次重複出現,亦僅採錄一次。以黑體字標記主要記述該字句之最初頁碼。

5. 鄧珍本等版本、傳本之略稱,其原初文獻譬如《金匱要略》項目以下,以鄧珍本列記。

6. 〔重廣補注黄帝内經〕素問等,有冠稱之書名,《素問》項目以下,以重廣補注黄帝内經○○形式列記。

7. 同一人物姓或名等分別稱呼時,該索引統一並補足。

書名索引

人名、事項索引